➤ 6.10	Handwurzelknochen	N. ulnaris Gefäße Sehnen	Triggerpunkte in den Unterarmextensoren und im M. subscapularis
M. adductor pollicis ➤ 6.11	Metakarpalknochen I, II und III Grundgelenke von Daumen und Zeigefinger M. interosseus dorsalis I	Äste des N. radialis, N. ulnaris und des N. medianus	Arthrose des Daumensattelgelenks Arthrose des Daumengrundgelenks Triggerpunkte in der Thenarmuskulatur und in den Mm. interossei
M. trapezius pars descendens ➤ 6.12	Linea nuchae Laterales Drittel der Klavikula M. trapezius pars transversa Dornfortsätze (C1–T3) Spina scapulae	Lunge (Pneumothorax)	Dysfunktionen der Facettengelenke C3/C4 Kopfschmerzen nicht-muskulärer Genese Okzipitalneuralgie Triggerpunkte im M. trapezius pars ascendens, M. levator scapulae, M. semispinalis, M. sternocleidomastoideus, M. temporalis und M. masseter
Mm. trapezius pars transversa und pars ascendens ➤ 6.13	Dornfortsätze C6–Th12 Akromion Spina scapulae	Lunge (Pneumothorax)	Dysfunktionen der Facettengelenke und Rippengelenke Triggerpunkte im M. rhomboideus, M. serratus posterior superior, Erector spinae und M. latissimus
M. rhomboideus ➤ 6.14	Dornfortsätze C7–Th5 Margo medialis scapulae	Lunge (Pneumothorax)	Dysfunktionen der Facettengelenke und Rippengelenke Triggerpunkte in den Mm. trapezius pars transversa und pars ascendens, M. serratus posterior superior, Erector spinae und M. scaleni
Mm. scaleni ➤ 6.15	Querfortsätze der Halswirbelsäule Erste zwei Rippen M. sternocleidomastoideus und M. levator scapulae	Plexus brachialis N. vagus A. carotis Lunge (Pneumothorax) V. jugularis interna und V. jugularis externa N. phrenicus	Zervikale Radikulopathien TOS
M. levator scapulae ➤ 6.16	Querfortsätze der Halswirbelsäule Margo medialis scapulae Angulus superior scapulae M. trapezius pars descendens	Lunge (Pneumothorax) Plexus brachialis	Dysfunktionen der zervikalen Facettengelenke Triggerpunkte im M. trapezius pars descendens
M. sternocleidomastoideus ➤ 6.17	Processus mastoideus Manubrium sterni Klavikula	Plexus brachialis N. vagus A. carotis Lunge Lymphknoten V. jugularis interna und V. jugularis externa N. phrenicus	Gesichtsneuralgien Vestibulärer Schwindel Migräne

P. Reilich, Ch. Gröbli, J. Dommerholt (Hrsg.)

Myofasziale Schmerzen und Triggerpunkte

ELSEVIER
Hackerbrücke 6, 80335 München, Deutschland
Wir freuen uns über Ihr Feedback und Ihre Anregungen an books.cs.muc@elsevier.com

ISBN 978-3-437-23097-4
eISBN 978-3-437-29346-7

2. Auflage 2018

Wichtiger Hinweis für den Benutzer
Ärzte/Praktiker und Forscher müssen sich bei der Bewertung und Anwendung aller hier beschriebenen Informationen, Methoden, Wirkstoffe oder Experimente stets auf ihre eigenen Erfahrungen und Kenntnisse verlassen. Bedingt durch den schnellen Wissenszuwachs insbesondere in den medizinischen Wissenschaften sollte eine unabhängige Überprüfung von Diagnosen und Arzneimitteldosierungen erfolgen. Im größtmöglichen Umfang des Gesetzes wird von Elsevier, den Autoren, Redakteuren oder Beitragenden keinerlei Haftung in Bezug auf jegliche Verletzung und/oder Schäden an Personen oder Eigentum, im Rahmen von Produkthaftung, Fahrlässigkeit oder anderweitig, übernommen. Dies gilt gleichermaßen für jegliche Anwendung oder Bedienung der in diesem Werk aufgeführten Methoden, Produkte, Anweisungen oder Konzepte.

Für die Vollständigkeit und Auswahl der aufgeführten Medikamente übernimmt der Verlag keine Gewähr.
Geschützte Warennamen (Warenzeichen) werden in der Regel besonders kenntlich gemacht (®). Aus dem Fehlen eines solchen Hinweises kann jedoch nicht automatisch geschlossen werden, dass es sich um einen freien Warennamen handelt.

Bibliografische Information der Deutschen Nationalbibliothek
Die Deutsche Nationalbibliothek verzeichnet diese Publikation in der Deutschen Nationalbibliografie; detaillierte bibliografische Daten sind im Internet über http://www.d-nb.de/ abrufbar.

23 24 25 26 5 4 3 2

Um den Textfluss nicht zu stören, wurde bei Patienten und Berufsbezeichnungen die grammatikalisch maskuline Form gewählt. Selbstverständlich sind in diesen Fällen immer Frauen und Männer gemeint.

Planung: Dr. Andreas Dubitzky, München
Projektmanagement: Annekathrin Sichling, München
Redaktion: Dr. Nikola Schmidt, Berlin
Satz: abavo GmbH, Buchloe
Druck und Bindung: Rodona Industria Gráfica, S.L., Pamplona/Spanien
Umschlaggestaltung: SpieszDesign, Neu-Ulm
Titelfotografie: © Christian Gröbli/David G. Simons Academy, DGSA®

Aktuelle Informationen finden Sie im Internet unter **www.elsevier.de.**

Vorwort 2. Auflage

„Myofascial pain is the most common overlooked diagnosis in pain“

D.G. Simons

Sechs Jahre nach dem Erscheinen der ersten Auflage legen wir nun eine überarbeitete Version dieses praxisorientierten Kompendiums zu myofaszialen Schmerzen und Triggerpunkten vor.

Unverändert baut das spezielle Konzept dieses Buches auf dem aktuellen theoretischen Wissensstand (Kap. 1--4) auf, gleichzeitig sind die Inhalte didaktisch sinnvoll auf das praxisrelevante Wissen zu Diagnostik und Therapie (Kap. 5 und 6) konzentriert. In Kapitel 5 findet sich ein Wegweiser zu 14 Schmerzregionen, jeweils mit Nennung der Top-3-Muskeln für jede Schmerzregion. In Kapitel 6 werden dann die Top-30-Muskeln vorgestellt, mit denen sich alle häufigen und über 80 % aller myofaszialer Schmerzsyndrome sicher erkennen und therapieren lassen.

Der Schwerpunkt der Überarbeitungen in der zweiten Auflage liegt auf den Kapiteln zum Dry Needling. Diese wurden neu verfasst und um das Kapitel zum ultraschall-assistierten Dry Needling (D. Bösch) ergänzt. Im Atlasteil wurden viele Bilder aktualisiert, um die Therapiesituation beim Dry Needling besser darzustellen. Wie in der ersten Auflage wurden auch hier alle schematischen Zeichnungen zu den myofaszialen Triggerpunkten und übertragenen Schmerzmustern aus Travell & Simons Standardwerk „The Trigger Point Manual“ übernommen. Um dem Missverständnis vorzubeugen, Triggerpunkte nur an markierten Orten innerhalb der Muskelregionen zu finden, haben wir die bislang exemplarisch eingezeichneten Triggerpunkte entfernt. Das Konzept der Top-30-Muskeln, die für über 80% der in der Praxis auftretenden Fälle verantwortlich sind, wurde beibehalten.

Wir hoffen, dass die zweite Auflage dieses Kompendiums den Bedürfnissen der Leserschaft in noch besserer Weise nachkommt, als uns dies für die erste Auflage von vielen Seiten bestätigt wurde. Für Hinweise auf Unklarheiten, fehler- oder lückenhafte Darstellungen sowie für Verbesserungsvorschläge sind wir jederzeit dankbar.

München/Winterthur (Schweiz)/Bethesda (USA)
im Juni 2018

Priv.-Doz. Peter Reilich, MA
Christian Gröbli, PT
Dr. Jan Dommerholt, PT, DPT, DAIPM

Adressen

Daniel Bösch, PT, FH, BSc
Physiotherapie Bösch GmbH
Schäftlistraße 6
CH-3013 Bern

Dr. med. Fernando Colla
Facharzt für Innere Medizin/Rheumatologie
Theaterstraße 1
CH-8400 Winterthur

Dr. Jan Dommerholt, PT, DPT, DAIPM
Bethesda Physiocare®
4405 East West Highway, Suite 403
Bethesda, MD 20814–3522
USA

Christian Gröbli, PT
David G. Simons Academy, DGSA®
Merkurstraße 12
CH-8400 Winterthur

Priv.-Doz. Dr. med. Peter Reilich, MA
Friedrich-Baur-Institut
Neurologische Klinik und Poliklinik
Klinikum der Universität München
Ziemssenstraße 1
80336 München

Prof. Dr. med. Benedikt Schoser
Friedrich-Baur-Institut
Neurologische Klinik und Poliklinik
Klinikum der Universität München
Ziemssenstraße 1
80336 München

Prof. Dr. Dr. h. c. David G. Simons, MD, PhD Hon
zuletzt
Covington GA 30014
USA

Christine Stebler Fischer, PTFH,
MAS, GF & P, KSP, MSK
physiotherapie mobile
Hauptstraße 37
CH-4562 Biberist

Richard Weissmann, PT
Physiotherapie Neuhof GmbH
Kasernenstraße 1
CH-8180 Bülach

Inhaltsverzeichnis

Abkürzungen

5-HAT	5-Hydroxytryptamin, syn. Serotonin
Ach	Acetylcholin
AChE	Acetylcholinesterase
BK	Bradykinin
CGRP	Calcitonin gene-related peptide
COX	Cytochrom-C-Oxidase
FMS	Fibromyalgie-Syndrom
GCRP	Calcitonin gene-related peptide
IGF	Insulin-like growth factor
IL	Interleukin
ITH	integrierte Triggerpunkthypothese
LLLT	Low-Level-Laser-Therapie
MEPP	Miniaturendplattenpotenzial
MTrP	myofaszialer Triggerpunkt (auch Plural)
PGE2	Prostaglandin E
PMR	Polymyalgia rheumatica
SEA	spontane elektrische Aktivität
SNRI	Serotonin-Norardrenalin-Wiederaufnahme-Inhibitoren
SP	Substanz P
SSRI	Serotonin-Wiederaufnahme-Hemmer
TENS	transkutane elektrische Nervenstimulierung
TNF	Tumornekrosefaktor
WDR	Wide-Dynamic-Range-Neurone

Abbildungsnachweis

Der Verweis auf die jeweilige Abbildungsquelle befindet sich bei allen Abbildungen im Werk am Ende des Legendentextes in eckigen Klammern. Alle nicht besonders gekennzeichneten Grafiken und Abbildungen © Elsevier GmbH, München.

G100	Travell, J. G./Simons, D. G.: Myofascial pain and dysfunction. The trigger point manual. Vol 1. Lippincott Williams and Wilkins. 2nd ed. 1999
J803	Biederbick & Rumpf, Adelsdorf
L106	H. Rintelen, Velbert
L127	J. Mair, München
L231	S. Dangl, München
O1070	Daniel Bösch, Bern
P495	PD Dr. med. P. Reilich, München
S007-1-23	Paulsen, F./Waschke, J.: Sobotta. Atlas der Anatomie des Menschen. Band 1: Allgemeine Anatomie und Bewegungsapparat. Elsevier/Urban & Fischer, 23. Aufl. 2010
V785	David G. Simons Academy, DGSA®

KAPITEL

1

David G. Simons (†), Peter Reilich

Ein persönlicher Blick auf die Geschichte und das Wissen um myofasziale Triggerpunkte

Klinische Vorbemerkungen

Auch nach mehr als hundert Jahren Forschung sind die Ursachen, das Wesen und die Symptome, die myofasziale Triggerpunkte (MTrP) charakterisieren, nicht gänzlich geklärt. MTrP sind von großer klinischer Bedeutung, denn viele Patienten, die wegen Schmerzen medizinische Hilfe aufsuchen, zeigen muskuloskelettale Schmerzen und bei der Mehrheit dieser Patienten werden diese Schmerzen durch MTrP verursacht. Dies ist so zwar weitgehend akzeptiert, jedoch gibt es eine Reihe ungeklärter Aspekte:

- Es fehlen bildgebende und laborchemische diagnostische Testverfahren.
- MTrP können nur über die Anamnese und die manuelle Untersuchung aufgespürt werden.
- Vielen Ärzten und Physiotherapeuten fehlt die Fähigkeit, MTrP und die typischen Hartspannstränge zu ertasten.
- Zudem ist die Pathologie nicht eindeutig geklärt und
- es mangelt an offiziell anerkannten diagnostischen Kriterien.

In der Regel werden MTrP durch **muskuläre Über- oder Fehlbelastung** aktiviert. Eine starke Muskelüberbelastung löst plötzliche Schmerzen aus. Dagegen führen repetitive Bewegungsabläufe oder eine anhaltende Kontraktion der Haltungsmuskulatur zu einem schleichenden Auftreten der Schmerzen [1, 2]. Ein Schlüssel-MTrP (➤ Kap. 3.1) kann wiederum weitere Satelliten-MTrP verursachen. Der von einem MTrP ausgehende Schmerz ist regional und unilateral, kann aber auch beidseitig und multiregional sein, wenn ein Patient multiple aktive MTrP über den Körper verteilt hat. Basierend auf bekannten Mustern der Symptomübertragung (➤ Kap. 5, ➤ Kap. 6), gibt der Ort, an dem der Schmerz verspürt wird, Hinweise auf die Lokalisation des zugrunde liegenden MTrP.

Die **Diagnose** erfolgt durch manuelle Untersuchung, mit der folgende wesentliche Charakteristika (➤ Kap. 3.6) der MTrP identifiziert werden:

- Strangförmige zu tastende Verhärtung einzelner Muskelfasern (sog. Hartspannstrang)
- Lokale Druckschmerzempfindlichkeit innerhalb des Hartspannstrangs
- Reproduzierbarkeit der Symptome des Patienten (oder eines Teils der Symptome) durch die manuelle Untersuchung in einem fortgeleiteten Symptommuster.

Wird bei der Untersuchung eine lokale Zuckungsantwort des Hartspannstrangs oder eine eingeschränkte passive Beweglichkeit festgestellt, untermauert dies die Diagnose. Der äußerst empfindliche Punkt innerhalb des Hartspannstrangs kann einen Durchmesser von einigen Millimetern bis zu einem Zentimeter haben. Druck auf diese empfindliche Stelle muss mit großer Präzision ausgeübt werden. Handelt es sich um einen *aktiven MTrP* (➤ Kap. 3.1), dann ist der Schmerz häufig schon spontan vorhanden und der Patient mit dem Schmerzgefühl vertraut. Ein solcher MTrP ist als (Mit-)Verursacher der Schmerzbeschwerden anzusehen.

Latente MTrP (➤ Kap. 3.1) verursachen keinen Spontanschmerz – und der Patient erkennt den Schmerz bei Palpation nicht wieder – können jedoch alle übrigen Merkmale eines aktiven MTrP aufweisen, wenngleich auch weniger ausgeprägt. Aktive und latente MTrP treten vor allem im mittleren Längenabschnitt einer Muskelfaser bzw. in der Endplattenregion auf. Sekundäre oder dezentrale MTrP treten häufig an muskulotendinösen Übergängen als Folge der permanenten Spannung entlang des Hartspannstrangs, die durch den zentralen bzw. primären MTrP verursacht wird, auf.

Eine eingehende neurologische Untersuchung muss unter differenzialdiagnostischen Aspekten neurogene Ursachen von MTrP-verursachten Symp-

3. Chen JT et al. Phentolamine effect on the spontaneous electrical activity of active loci in a myofascial trigger spot of rabbit skeletal muscle. Arch Phys Med Rehabil 1998; 79(7): 790–4.
4. Chen JT et al. Inhibitory effect of dry needling on the spontaneous electrical activity recorded from myofascial trigger spots of rabbit skeletal muscle. Am J Phys Med Rehabil 2001; 80(10): 729–35.
5. Hou CR et al. Effects of a calcium channel blocker on electrical activity in myofascial trigger spots of rabbits. Am J Phys Med Rehabil 2002; 81(5): 342–9.
6. Kuan TS et al. Effect of botulinum toxin on endplate noise in myofascial trigger spots of rabbit skeletal muscle. Am J Phys Med Rehabil 2002; 81(7): 512–20; quiz 521–3.
7. Chen KH et al. Electrophysiologic effects of a therapeutic laser on myofascial trigger spots of rabbit skeletal muscles. Am J Phys Med Rehabil 2008; 87(12): 1.006–14.
8. Macgregor J, von Schweinitz D. Needle electromyographic activity of myofascial trigger points and control sites in equine cleidobrachialis muscle – an observational study. Acupunct Med 2006; 24(2): 61–70.
9. Simons DG, Stolov WC. Microscopic features and transient contraction of palpable bands in canine muscle. Am J Phys Med 1976; 55(2): 65–88.
10. Janssens LA. Trigger points in 48 dogs with myofascial pain syndromes. Vet Surg 1991; 20(4): 274–8.
11. Childers MK et al. Evaluating motor end-plate-targeted injections of botulinum toxin type A in a canine model. Muscle Nerve 1998; 21(5): 653–5.
12. Strauss H. Über die sogenannte „rheumatische Muskelschwiele". Klin. Wochenschr. 1898; 35: 89–91, 121–123.
13. Muller A. Der Untersuchungsbefund am rheumatisch erkrankten Muskel. Z. Klin. Med. 1912; 74: 34–73.
14. Schade H. Beiträge zur Umgrenzung und Klärung einer Lehre von der Erkältung. Z. Ges. Exp. Med. 1919; 7: 275–374.
15. Lange F. Die Muskelhärten der Beinmuskeln. Munch. Med. Wochenschr 1925; 72: 1626–9.
16. Lange M. Die Muskelhärten (Myogelosen). München: J. F. Lehmanns; 1931.
17. Reynolds MD. The development of the concept of fibrositis. J Hist Med Allied Sci 1983; 38(1): 5–35.
18. Kellgren JH. Observations on referred pain arising from muscle. Clin Sci 1938; 3: 175–90.
19. Gustein-Good M. Idiopathic Myalgia Simulating Visceral and Other Diseases. Lancet 1940: 326–8.
20. Good M. Five Hundred Cases of Myalgia in the British Army. Ann Rheum Dis 1942; 3(2): 118–38.
21. Travell J, Rinzler SH. The myofascial genesis of pain. Postgrad Med 1952; 11(5): 425–34.
22. Travell JG, Simons DG. Myofascial Pain and Dysfunction: The Trigger Point Manual. Vol. 1. Baltimore: Williams & Wilkins; 1983.
23. Travell J. Office Hours: Day and Night. New York: The World Publishing Company 1968.
24. Travell J, Simons DG. Myofascial Pain and Dysfunction: The Trigger Point Manual. Vol. 2. Baltimore: Williams & Wilkins 1992.
25. Wolfe F et al. The American College of Rheumatology 1990 Criteria for the Classification of Fibromyalgia. Report of the Multicenter Criteria Committee. Arthritis Rheum 1990; 33(2): 160–72.
26. Ge HY et al. The predetermined sites of examination for tender points in fibromyalgia syndrome are frequently associated with myofascial trigger points. J Pain 2010; 11: 644–651.
27. Yunus MB et al. Electron microscopic studies of muscle biopsy in primary fibromyalgia syndrome: a controlled and blinded study. J Rheumatol 1989; 16(1): 97–101.
28. Simons DG, Travell J. Myofascial trigger points, a possible explanation. Pain 1981; 10(1): 106–9.
29. Simons DG, Hong CZ, Simons L. Nature of myofascial trigger points: active loci (Abstract). J Musculoske Pain 1995; 3 (Supplement 1): 62.
30. Simons DG, Hong CZ, Simons L. Spontaneous electrical activity of trigger points (Abstract). J Musculoske Pain 1995; 3 (Supplement 1): 124.
31. Simons DG, Hong CZ, Simons L. Spike activity in trigger points (Abstract). J Musculoske Pain 1995; 3 (Supplement 1): 125.
32. Simons DG. Review of enigmatic MTrPs as a common cause of enigmatic musculoskeletal pain and dysfunction. J Electromyogr Kinesiol 2004; 14(1): 95–107.
33. Liley AW. An investigation of spontaneous activity at the neuromuscular junction of the rat. J Physiol 1956; 132(3): 650–66.
34. Liley AW. The effects of presynaptic polarization on the spontaneous activity at the mammalian neuromuscular junction. J Physiol 1956; 134(2): 427–43.
35. Heuser J, Miledi R. Effects of lanthanum ions on function and structure of frog neuromuscular junctions. Proc R Soc Lond B Biol Sci 1971; 179(56): 247–60.
36. Hubbard DR, Berkoff GM. Myofascial trigger points show spontaneous needle EMG activity. Spine 1993; 18(13): 1803–7.
37. Ge HY et al. Increased H-reflex response induced by intramuscular electrical stimulation of latent myofascial trigger points. Acupunct Med 2009; 27:150–4.
38. Bruckle W et al. Tissue pO2 measurement in taut back musculature (m. erector spinae). Z Rheumatol 1990; 49(4): 208–16.
39. Shah JP et al. An in vivo microanalytical technique for measuring the local biochemical milieu of human skeletal muscle. J Appl Physiol 2005; 99(5): 1.977–84.
40. Dommerholt J, Shah JP. Myofascial Pain Syndrome. In: Ballantyne JC, Rathmell JP, Fishman SM (eds.) Bonica's Pain Management. Baltimore: Lippincott Williams & Wilkins; 2010.
41. Lewis C et al. Needle trigger point and surface frontal EMG measurements of psychophysiological responses in tension-type headache patients. Biofeedback & Self-Regulation 1994; 19(3): 274–5.

42. McNulty WH et al. Needle electromyographic evaluation of trigger point response to a psychological stressor. Psychophysiology 1994; 31(3): 313–6.
43. Banks S et al. Effects of autogenic relaxation training on electromyographic activity in active myofascial trigger points. J Musculoske Pain 1998; 6(4): 23–32.
44. Simons DG, Hong CZ, Simons LS. Endplate potentials are common to midfiber myofacial trigger points. Am J Phys Med Rehabil 2002; 81(3): 212–22.
45. Kao MJ et al. Electrophysiological assessment of acupuncture points. Am J Phys Med Rehabil 2006; 85(5): 443–8.
46. Kostopoulos D et al. Reduction of Spontaneous Electrical Activity and Pain Perception of Trigger Points in the Upper Trapezius Muscle through Trigger Point Compression and Passive Stretching. J Musculoske Pain 2008; 16(4): 266.
47. Chou LW et al. Remote influences of acupuncture on the pain intensity and the amplitude changes of endplate noise in the myofascial trigger point of the upper trapezius muscle. Arch Phys Med Rehabil 2009; 90(6): 905–12.
48. Hsieh YL et al. Dry needling to a key myofascial trigger point may reduce the irritability of satellite MTrPs. Am J Phys Med Rehabil 2007; 86(5): 397–403.
49. Ge HY et al. Induction of muscle cramps by nociceptive stimulation of latent myofascial trigger points. Exp Brain Res 2008; 187(4): 623–9.
50. Tough EA et al. Variability of criteria used to diagnose myofascial trigger point pain syndrome – evidence from a review of the literature. Clin J Pain 2007; 23(3): 278–86.

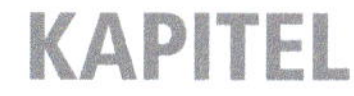

2

Benedikt Schoser

Pathophysiologische Grundlagen des Muskelschmerzes

2

2.1 Anatomische Grundlagen

Ein Muskel ist aus aneinandergelagerten Muskelfaserbündeln aufgebaut, die sich zu Faszikeln gruppieren. Diese Faszikel sind von perimysialem Bindegewebe umgeben. Endomysiales Bindegewebe, das zwischen den Fibrillen liegt, ist physiologisch nur im Bereich der kleinen Gefäße und peripheren Nerven minimal vorhanden. Die Durchmesser der im Querschnitt polygonalen Muskelfasern ist abhängig von Geschlecht, Alter und Trainingszustand und beträgt normalerweise beim Erwachsenen etwa 70 µm. Ein initial rascher Wachstumsschub erfolgt pränatal bis zur Geburt. Ab der Kindheit beginnt eine langsamere Wachstumsphase und erst ab der Pubertät erfolgt dann erneut eine raschere Volumenzunahme. Training kann bis zu Beginn der vierten Lebensdekade eine langsame Wachstumsphase stimulieren, danach beginnt eine sukzessive Kaliberreduktion mit normaler physiologischer Muskelalterung.

Die quergestreiften Muskeln des Menschen setzen sich mosaikartig aus den beiden Hauptfasertypen zusammen. Die Ausdifferenzierung in die Fasertypen wird vom Nervensystem bestimmt. Die Architektur einer **motorischen Einheit** besteht aus einer Vorderhornzelle im Rückenmark mit ihrem peripheren Neuron, ihren Endaufzweigungen sowie allen von ihr innervierten Muskelfasern. Das innervierte Areal einer motorischen Einheit variiert von Muskel zu Muskel und ist funktionsabhängig. In Skelettmuskeln mit vorwiegend feinmotorischen Aufgaben sind kleine Einheiten (z. B. Augenmuskeln 5–7), in Muskeln mit überwiegender Stützfunktion sind große motorische Einheiten vorhanden (z. B. Rückenmuskeln 500–1.000).

Die **Eigenschaften der Hauptfasertypen** werden bestimmt durch Myoglobingehalt, Lipid- und Glykogenkonzentration, Kapillarisierung, der Anzahl der Mitochondrien und der Art der Myosintypen:

- Die **roten oder Typ-1-Muskelfasern** haben einen hohen Gehalt an Myoglobin, Neutralfett und Mitochondrien. Sie sind stark kapillarisiert, werden z. B. für die statische Dauerleistung benötigt und enthalten ausschließlich langsames Myosin.
- Die **Typ-2B-Fasern** haben einen niedrigen Gehalt an Myoglobin, Neutralfett und Mitochondrien. Dieser Fasertyp ist weniger kapillarisiert und enthält schnelles Myosin. Er kann nur phasenweise anaerob arbeiten und braucht anschließend wieder Erholungsphasen.
- Die **Typ-2A-Faser** nimmt hinsichtlich aller Eigenschaften eine Intermediärstellung ein [22].

Muskelalterung – Sarkopenie

Ab dem 30. Lebensjahr kommt es bei beiden Geschlechtern zu einem ersten physiologischen Rückgang der Gesamtmuskelmasse. Diese Abnahme erreicht 25–55 % der ursprünglichen Muskelmasse im Alter von über 80 Jahren. Dadurch erfolgt eine Reduktion von isometrischer, exzentrischer und konzentrischer Muskelkraft. Konsequenz dieser sog. **Sarkopenie** ist ein Verlust an Fitness, Ausdauer, Mobilität und letztendlich eine Zunahme der muskulären Anfälligkeit für sich potenzierende Mikrotraumen und Fibrosierung. Ein erwachsener Mann verliert nach dem 40. Lebensjahr pro Dekade ca. 1,9 kg, eine Frau in etwa 1,1 kg Muskelmasse im Bereich der unteren Extremitäten, speziell der Oberschenkelmuskulatur [8].

Die **Muskelmasse** wird durch die Balance zwischen Stoffwechselwegen für die Proteinbiosynthese und Proteinabbaumechanismen definiert. Anabole Stoffwechselwege für die Proteinsynthese im Muskel beruhen u. a. auf Aktivierung der Serin/Threoninkinase Akt, die über eine Amplifikation von Rapamycin (mTOR) zu einer Zunahme der muskulären Proteinsynthese führt. Weiterhin sind der Insulin-like growth factor-1 (IGF-1), Training, verzweigte Aminosäuren und Testosteron positive Regulatoren. **Skelettmuskelatrophie** erfolgt über die Aktivierung des Proteinabbaus durch den Ubiquitin-Proteasom-Weg und Caspasen unter transkriptionaler Kontrolle des Transkriptionsfaktors Forkhead-O (FOXO) und Nuclear factor (NF)-κB. Zudem wird die Atrophie über den sog. Myostatin-Weg entscheidend gesteuert. Myostatin gehört zur Transforming-growth-factor β (TGFβ)-Familie. Es hemmt lokal den Aufbau von Muskelmasse, indem der Akt/mTOR-Weg herunterreguliert wird und die Anzahl von Satellitenzellen reduziert wird [1].

Neuronale und neurogene Faktoren der Muskelalterung

Die transsynaptische Degeneration von Motoneuronen führt zu einer axonalen Nervenatrophie mit der Minderung der Fähigkeit eines Motoneurons zu expandieren. Diese Reorganisation verursacht ein Remodelling motorischer Einheiten mit Denervation der schnellen Muskelfasertypen und Reinnervation durch axonales Aussprossen von langsamen Nervenfasern, sodass in der Folge ein verändertes motorisches Bewegungs- und Kontraktionsmuster vorliegt. Zusätzlich ist eine Reduktion der Schnelligkeit der Aktionspotenzialfortleitung, der Kontraktionsgeschwindigkeit und somit der Muskelkraft nachweisbar.

Muskuläre Faktoren

Das neuronale Remodelling sowie die metabolisch-oxidative Grundausstattung der Typ-2-Muskelfasern sind Ursachen für die besondere Anfälligkeit für Alterungsprozesse. Sukzessive erfolgt auch eine Fibrosierung und Verfettung des Muskels. Für die Konstanz der Muskelmasse scheinen zwei komplementäre molekulare Kontrollsysteme zu existieren, einerseits das vom Insulin like growth factor 1 (IGF1) abhängige, andererseits das AKT/TSC2/mTOR-abhängige System. Diese scheinen Hauptinduktoren einer anabolen Muskelhypertrophie darzustellen; andererseits scheint Myostatin der katabole Gegenspieler zu sein. Genetisch determinierte Veränderungen des FOXO- und MuRF-Systems in Verbindung mit dem Proteasomabbausystem sind wichtige Zusatzfaktoren [6].

Mitochondriale Faktoren

Mitochondrien als hochenergetische Organellen sind in nahezu allen Körperzellen und insbesondere in der Skelettmuskulatur vorhanden. Mit zunehmendem Alter kommt es zu einer relativen Abnahme der Gesamtanzahl. Aufgrund ihrer hohen Energiebilanz sind Mitochondrien anfälliger für degenerative Veränderungen, sodass häufig eine Akkumulation oder Proliferation abnormer Mitochondrien im Altersgang nachgewiesen werden kann. Ihre besondere genetische Ausstattung führt zu einer höheren Anzahl von genetischen Unregelmäßigkeiten und schließlich zum Verbrauch der enzymatisch-oxidativen Kapazität. Somit werden diese Organellen Opfer vermehrten Zellstresses und unterliegen letztendlich dem früheren Zelltod. Ferner tragen sie damit zur Minderung der ATP-Produktion und somit zur Minderung der Kraftleistung entscheidend bei.

Regenerationsverlust durch Satellitenzellproliferation

Die Muskelalterung führt zu einer kontinuierlichen Abnahme von Satellitenzellen, sodass der Gesamtumsatz an Muskelmasse nicht mehr konstant gehalten werden kann. Diese Regenerationsfähigkeit erschöpft sich progressiv.

Sarkopenie

Aus den genannten Faktoren ergibt sich, ergänzt um weitere genetisch determinierte metabolische Veränderungen, das sog. Konzept der Sarkopenie [20]. In diesem Konzept sind maßgebliche Faktoren vorgegeben, die im Altersgang zu vermehrter Anfälligkeit und leichterer Chronifizierung von Schmerzen der Muskulatur und des umgebenden Bindegewebes führen. Zusätzliche immunogene Veränderungen sind hierbei noch unberücksichtigt [1, 4, 5]. Weltweit geht man von einer Prävalenz der Sarkopenie von 10 % aus [15].

2.2 Schmerzmechanismen der Muskulatur

Nozizeptor-Mechanismus

Die Muskelfaser selbst ist nicht mit Schmerzfasern versorgt, sodass Muskelschmerz zunächst auf eine Läsion peripherer mesenchymaler Strukturen hindeutet.

Ein Nozizeptor ist eine rezeptive Nervenendigung, die spezialisiert ist, Einwirkungen objektiv gewebeschädlicher, subjektiv schmerzhafter Reize zu regis-

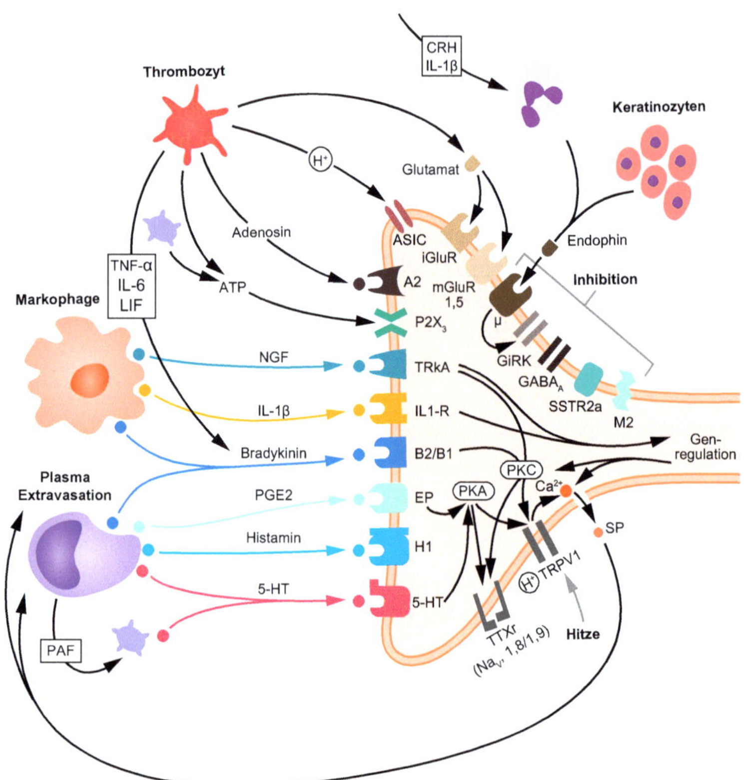

Abb. 2.1 Faktoren der Nozizeptor-Aktivierung [L231]

trieren. Im Skelettmuskel sind Nozizeptoren freie Nervenendigungen. Neben den direkt endogenen Aktivatoren muskulärer Nozizeptoren, wie Bradykinin und Serotonin [2, 7, 12], ist für die Entstehung von Muskelschmerzen die Gewebeazidose mit Protonenüberschuss sowie die Freisetzung von Entzündungsmediatoren wie Prostaglandin E2 (PGE2), 5-HAT, Leukotrienen und proinflammatorischen Zytokinen wichtig. Die so aktivierten Nozizeptoren setzen ihre gespeicherten Neuropeptide, wie z. B. Substanz P, Calcitonin gene-related peptide (CGRP) und Somatostatin, frei und beeinflussen die lokale Mikrozirkulation durch eine verstärkte Vasodilatation und Ödembildung [13]. Komplexe Kaskaden der Nozizeptor-Aktivierung sind durch diese proinflammatorischen Faktoren und Mediatoren, z. B. Makrophagen, Thrombozyten und aus Plasmaextravasaten, möglich (➤ Abb. 2.1) [14].

Das im Skelettmuskel durch Nozizeptoren registrierte „Schmerzsignal Myalgie" wird überwiegend über unmyelinisierte langsam leitende Gruppe-IV-(C-)Fasern und in geringerem Ausmaß über dünne myelinisierte Gruppe-III-Fasern weitergeleitet. Somit initiieren Nozizeptor-vermittelte lokale Muskelschmerzen Impulsströme, die über C-Fasern nach spinal und supraspinal transferiert werden. Afferente marklose Muskelnerven verlaufen zum Hinterhorn des Rückenmarks und werden dort segmental verschaltet. Eine unterschiedliche Verschaltung von Muskelgruppen der Extremitäten und der Rückenmuskulatur wurde nachgewiesen. Dabei erfolgt eine kortikale Verschaltung mit Aktivierung im vorderen Gyrus cinguli sowie eine starke tonische Hemmung durch deszendierende antinozizeptive Bahnen, deren Aktivität sicher stark zur emotionalen Wahrnehmung von Muskelschmerz beiträgt. Ursprünge dieses wichtigen schmerzhemmenden Systems liegen im Mesenzephalon mit Verbindungen zum Hirnstamm (Medulla oblongata) mit dem Kerngebiet Nucleus raphe magnus. Von der Medulla oblongata deszendieren multiple Bahnen über das gesamte Rü-

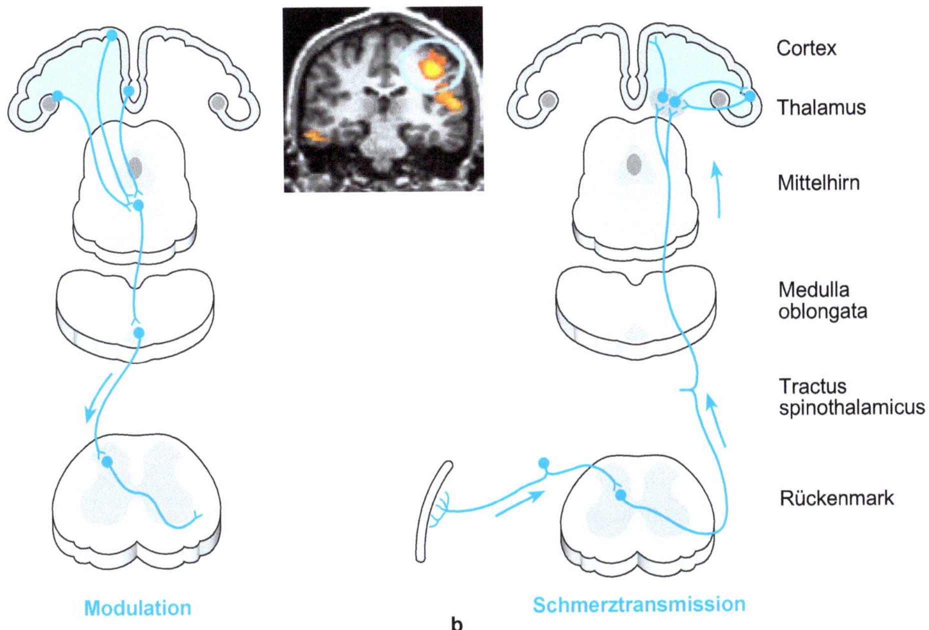

Abb. 2.2 Zentrale Schmerzmodulation und Schmerztransmission: a) absteigendes Schmerzmodulationssystem; b) aufsteigendes Schmerztransmissionssystem [L106]

ckenmark, um hier nozizeptive Hinterhornneurone zu hemmen (➤ Abb. 2.2) [12, 19, 21].

Interneuronale Modulation

Nervenzellen des zentralen Nervensystems befinden sich in einem Dauergleichgewicht zwischen einem Einstrom erregender Signale aus der Peripherie und einem steuernden Einfluss von Interneuronen. Interneurone sind Teil der hemmenden Systeme, welche die Reaktionsbereitschaft und Empfindlichkeit aller Ebenen von der Peripherie über das Rückenmark bis zum Großhirn modulieren. Ein Nachlassen dieser hemmenden Systeme kann zur Verstärkung der Schmerzempfindlichkeit führen und letztendlich die Entstehung chronischer Schmerzen begünstigen. Eine zentrale Rolle im Rückenmark spielen hierbei die γ-Aminobuttersäure-ergen (GABAergen) hemmenden Interneurone, die direkt auf die Aktivität der multirezeptiven Wide-dynamic-range-Neurone (WDR) Einfluss nehmen. Zusätzlich existieren glyzinerge hemmende bzw. modulierende Interneurone, die sog. Gate Controller, die für die physiologische Ausbalancierung wichtig sind. Der inhibitorische Neurotransmitter GABA ist hierbei als Gegenspieler zum Glutamat als förderndem Neurotransmitter der Erregung zu sehen. Das balancierte Zusammenwirken erregender Projektionsneurone und hemmender Interneurone ist Voraussetzung für eine funktionierende Schmerzerfassung und Schmerzverarbeitung.

Chronifizierungsfaktoren

Als Mechanismen, die einen Übergang vom akuten zum chronischen Muskelschmerz bewirken, werden neuroplastische Veränderungen in den afferenten Systemen sowie Störungen des deszendierenden antinozizeptiven Systems diskutiert [9, 12, 13, 16, 20, 21].

Prolongierte oder repetitive unterschwellige Schmerzreize verändern dynamisch das Erregungsniveau des peripheren und zentralen Nervensystems. Es erfolgt eine Umstellung von rein passivem Empfang und Übertragung peripherer nozizeptiver Schmerzsignale auf eine jetzt aktive Verarbeitung der nun ungefiltert einströmenden Impulse.

Die Schmerzwahrnehmung ist ein dynamischer Prozess, in den frühere Erfahrungen einfließen („Schmerzgedächtnis"). Beim chronischen Muskelschmerz fungieren die spinalen WDR-Projektionsneurone im Hinterhorn des Rückenmarks nicht mehr als rein passive Schalter, sondern als Integratoren und Relaisstationen für repetitive chronische Schmerzimpulse. Eine Abschwächung des Interneuronensystems, das GABA und Glycin als hemmende Überträgerstoffe verwendet, kann zur Verstärkung der Schmerzempfindlichkeit führen und letztendlich die Entstehung chronischer Schmerzen begünstigen [20, 21].

Aus dem Tiermodell stammend, müssen für die spezifische Vulnerabilität einzelner Muskelgruppen muskuläre Besonderheiten, wie unterschiedliche Fasertypenzusammensetzungen und differenzielle Nozizeptorausstattung sowie deren umfangreiche Projektionen auf höhere nozizeptive Zentren berücksichtigt werden [18].

Ein ergänzendes Schmerzsystem ist inzwischen näher erforscht worden, das **Endocannabinoid-System.** Unabhängig von den klassischen Zielen der Cannabinoide, den CB1- und CB2-Rezeptoren, sind unterschiedliche Rezeptoren der TRP Familie die Ca^{2+}-permeabele Ionenkanäle darstellen, als „ionotropic cannabinoid receptors" erkannt worden, und dabei insbesondere TRPV1–4, TRPA1 und TRPM8-Kanäle. Alle diese Kanäle sind wichtig für die Schmerztransduktion, die u. a. auch in Rahmen von lokaler Inflammation und chronischer Entzündungsreaktion hochreguliert sein können [17].

Inzwischen sind auch alle bisher bekannten 9 spannungsabhängige Natriumkanäle in der Schmerzwissenschaft besser untersucht: SCN1A bis SCNA11A. Unter diesen SCNA-Isoformen sind Nav1.7, Nav1.8 und Nav1.9 überwiegend im peripheren Nervensystem exprimiert. Diese Kanäle sind wichtig für die Kenntnis von sog. hereditären Schmerzerkrankungen [3, 10].

LITERATUR

1. Ali S, Garcia JM. Sarcopenia, Cachexia and Aging: Diagnosis, Mechanisms and Therapeutic Options. Gerontology 2014; 60: 294–305.
2. Babenko V et al. Experimental human muscle pain and muscular hyperalgesia induced by combinations of serotonin and bradykinin. Pain 1999; 82: 1–8.
3. Dib-Hajj SD, Geha P, Waxman SG. Sodium channels in pain disorders: pathophysiology and prospects for treatment. Pain 2017; 158 (1): S97-S107.
4. Drey M. Sarcopenia – pathophysiology and clinical relevance. Wien Med Wochenschr 2011; 161: 402–8.
5. Edström E et al. Factor contributing to neuromuscular impairment and sarcopenia during aging. Physiol Behav 2007; 92: 129–35.
6. Favier FB, Benoit H, Freyssenet D. Cellular and molecular events controlling skeletal muscle mass in response to altered use. Plugers Arch 2008; 456: 587–600.
7. Franz M, Mense S. Muscle receptors with group IV afferent fibres responding to application of bradykinin. Brain Res 1975; 92: 369–83.
8. Janssen I, Heymsfield SB, Wang ZM, Ross R. Skeletal muscle mass and distribution in 468 men and women aged 18–88 yr. J Appl Physiol. 2000; 89: 81–8.
9. Ji RR, Chamessian A, Zhang YQ. Pain regulation by nonneuronal cells and inflammation. Science. 2016; 354: 572–7.
10. Kanellopoulos AH, Matsuyama A. Voltage-gated sodium channels and pain-related disorders. Clin Sci (Lond) 2016; 130: 2257–65.
11. Mense S. Neurobiologische Grundlagen von Muskelschmerz. Schmerz 1999; 13: 3–17.
12. Mense S. Was ist das Besondere am Muskelschmerz. Schmerz 2003; 17: 459–63.
13. Mense S, Pongratz D. Chronischer Muskelschmerz. Darmstadt: Steinkopff; 2003.
14. Meyer RA, Ringkamp M, Campbell JN, Raja SN. Peripheral mechanisms of cutaneous nociception. In: McMahon SB, Koltzenburg M (eds.): Wall and Melzack's Textbook of Pain. London: Elsevier; 2006: 3–34.
15. Shafiee G et al. Prevalence of sarcopenia in the world: a systematic review and meta-analysis of general population studies. J Diabetes Metab Disord 2017; 16: 21.
16. Sluka KA, Clauw DJ. Neurobiology of fibromyalgia and chronic widespread pain. Neuroscience 2016; 338: 114–29.
17. Storozhuk MV, Zholos AV. TRP channels as novel targets for endogenous ligands: focus on endocannabinoids and nociceptive signalling. Curr Neuropharmacol 2018; 16 (2): 137–50.
18. Taguchi T, Hoheisel U, Mense S. Dorsal horn neurons having input from low back structures in rats. Pain 2008; 138(1): 119–29.
19. Witt CC et al. Cooperative control of striated muscle mass and metabolism by MuRF1 and MuRF2. Embo 2007; 1: 1–11.
20. Ziegelgänsberger W. Grundlagen der Schmerztherapie: In Junker und Nolte (Hrg.) Grundlagen der speziellen Schmerztherapie. München: Urban & Vogel; 2005; 17–49.
21. Ziegelgänsberger W, Strohmeier W. Methocarbamol. Orthopädie & Rheuma 2007; 2: 66–8.
22. Zierz S, Jerusalem F. Muskelerkrankungen. Stuttgart: Georg Thieme Verlag; 2014.

KAPITEL

3 Myofasziale Schmerzsyndrome

3.1 Definition und Begriffserklärungen

Peter Reilich

Eine Befragung von Mitgliedern der American Pain Society hat ergeben, dass 88,5 % das myofasziale Schmerzsyndrom als eine legitime eigenständige Diagnose ansehen [1].

Unter myofaszialen Schmerzen werden regionale, nicht-entzündliche Weichteilschmerzen muskulären Ursprungs verstanden, die nicht auf eine lokal traumatische, neoplastische oder infektiöse Genese zurückgeführt werden können und sich auch in der neurologischen Untersuchung nicht weiter erklären lassen. Den klinisch wegweisenden Befund bei myofaszialen Schmerzen stellt der sog. **„Triggerpunkt"** dar, ein Begriff der von A. Steindler [2] geprägt und vermutlich von dem Begriff *„trigger zone"* aus einer Publikation von Edeiken abgeleitet wurde [3]. Spätestens 1952 benutzte Travell dann den Terminus „myofaszialer Triggerpunkt" (MTrP) [4].

Es handelt sich dabei um eine häufig zu tastende Struktur mit lokaler Schmerzhaftigkeit innerhalb eines Muskelfaserbündels, das einen im Vergleich zu den restlichen Muskelfasern abnormen Muskeltonus aufweist. Während sich der Triggerpunkt selbst je nach anatomischer Lage des Muskels wie auch der Lage innerhalb des Muskels nicht regelmäßig zuverlässig tasten lässt, stellen das gespannte Muskelfaserbündel (sog. **Hartspannstrang,** *taut band*) und die **lokale Schmerzhaftigkeit** innerhalb dieses Hartspannstrangs regelmäßige Befunde dar (➤ Kap. 1, ➤ Kap. 3.6).

Triggerpunkte sind nicht nur für lokale Beschwerden verantwortlich, sondern verursachen auch übertragene Symptome fern ihres Entstehungsortes, und zwar in einem für jeden spezifischen Muskel typischen und daher diagnostisch nutzbaren Verteilungsmuster. Zu diesen Symptomen zählen **übertragene Schmerzen** (*referred pain*), vermehrte muskuläre Schmerzempfindlichkeit fern des Entstehungsmuskels sowie autonome, sensorische und motorische Phänomene, jeweils in wechselnder Ausprägung. Dabei gelten die übertragenen Schmerzen und Dysästhesien als prominentestes (sensorisches) Symptom. Motorische Phänomene machen sich in der Regel als subjektives Schwächegefühl oder aktive Bewegungseinschränkung bemerkbar, während Vasodilatation bzw. -konstriktion der Hautgefäße häufig zu beobachtende autonome Symptome sind und häufig auch von vegetativen Beschwerden wie Schwitzen, Schwindel bis hin zu leichter Übelkeit begleitet werden. Diese sensorischen, motorischen und autonomen Phänomene werden etwas allgemeiner im Folgenden als **übertragene Symptommuster** zusammengefasst.

Im Zusammenhang mit myofaszialen Schmerzsyndromen sind folgende weitere Begriffe von Bedeutung:

Lokale Zuckungsreaktion (local twitch response) Es handelt sich um eine reaktive, kurzdauernde Kontraktion des Hartspannstrangs nach mechanischer Stimulation eines myofaszialen Triggerpunktes (durch Palpation, Druck, Dehnung bzw. durch Nadelinsertion). Im beschränkten Maß kann die Zuckungsantwort auch durch mechanische Reizung des Hartspannstrangs selbst ausgelöst werden. Zuckungsantworten müssen bei tiefer gelegenen Muskeln bzw. ausgeprägtem Unterhautfettgewebe nicht immer von außen sichtbar sein. Sie gehören daher nicht zu den obligaten klinischen diagnostischen Kriterien, lassen sich aber regelmäßig sonografisch (z. B. im M-Mode) darstellen. Die Zuckungsantwort hat eine hohe therapeutische Bedeutung und führt zu einer Änderung des biochemischen Milieus des MTrP (➤ Kap. 3.4).

Ausweichbewegung (jump sign) Die Begriffe *jump sign* und Zuckungsantwort werden häufig fälschlicherweise synonym gebraucht. Letztlich bezeichnet das *jump sign* jedoch nichts anderes als eine unwillkürliche und unspezifische spontane Ausweichbewegung des Patienten nach Stimulation eines MTrP, um dem erlebten Schmerz zu entgehen. Ihr kommt keine eigenständige diagnostische Bedeutung zu.

Aktive myofasziale Triggerpunkte Sie produzieren lokale und übertragene Symptome spontan, d. h. ohne weitere mechanische Irritation des Triggerpunktes (z.B. durch Palpation). Sie sind daher von primärer Bedeutung für die Ursache, Entstehung und Aufrechterhaltung akuter wie auch chronischer myofaszialer Schmerzen und somit auch Zielstruktur jeglicher therapeutischer Strategien. Durch mechanische Stimulation (Muskeldehnung, Druck, Nadelinsertion) verstärkt sich meist das Symptommuster und wird als Ganzes oder Teil der beklagten Symptome erlebt. Aktive myofasziale Triggerpunkte unterscheiden sich darüber hinaus auch in ihrem biochemischen Milieu von latenten Triggerpunkten (➤ Kap. 3.4).

Latente myofasziale Triggerpunkte Diese Triggerpunkte hingegen produzieren keine spontanen Symptome, können jedoch alle weiteren klinischen Charakteristika nach mechanischer Irritation aufweisen. Latente Triggerpunkte lassen sich bei beschwerdefreien Personen in nahezu allen, insbesondere durch Scherkräfte belasteten Muskeln (z. B. M. trapezius) nachweisen und damit auch im Rahmen von Triggerpunktlehrkursen an den Teilnehmern demonstrieren. Latente MTrP können jedoch bereits biomechanische Auswirkungen, wie zum Beispiel eine schmerzlose Einschränkung der aktiven Beweglichkeit, mit sich bringen und zu zentralen Sensitivierungsphänomenen beitragen, wie dies in verschiedenen Publikationen beschrieben wurde [5–11]. Sie sind also nicht ohne jegliche pathologische Bedeutung, wie bisher angenommen, und sollten in Abhängigkeit von den Beschwerden mit in die Behandlung einbezogen werden. Durch muskuläre Überlastung werden sie zu aktiven MTrP.

Schlüsseltriggerpunkte Als Schlüsseltriggerpunkt (*key trigger point*) versteht man einen durch muskuläre Überlastung entstandenen aktiven MTrP, der wiederum benachbarte latente MTrP entlang des übertragenen Symptommusters aktivieren oder hervorrufen kann, die dann als **Satellitentriggerpunkte** bezeichnet werden (Beispiel: M. trapezius und M. masseter). Die erfolgreiche Behandlung eines Schlüsseltriggerpunktes führt häufig zur Inaktivierung der assoziierten Satellitentriggerpunkte.

Ein aktiver MTrP kann auch einen weiteren MTrP sekundär biomechanisch aktivieren oder hervorrufen, der nicht im Ursprungsmuskel selbst und auch nicht in der Region des übertragenen Symptommusters liegt. Man spricht dann von **primären** und **sekundären Triggerpunkten.** Die Behandlung des primären MTrP führt nicht zwangsläufig zu einer Inaktivierung des sekundären MTrP.

Zwei weitere Begriffe, die im Hinblick auf die Prognose und die Chronizität von Bedeutung sind, sind voneinander abzugrenzen:

Primäre myofasziale Schmerzen Als primäre myofasziale Schmerzen werden Schmerzen bezeichnet, die durch eine direkte muskuläre, meist exzentrische Überlastung, z. B. nach Beschleunigungstrauma, hervorgerufen werden. Hierzu zählen auch die im Volksmund häufig genannten Klassiker wie der „Hexenschuss" und der fälschlicherweise so bezeichnete „eingeklemmte Nerv". Häufig lassen sich diese bei raschem Therapiebeginn mit manuellen Techniken und Dehnungsübungen ausreichend erfolgreich behandeln.

Sekundäre myofasziale Schmerzen Sie entstehen auf dem Boden meist chronischer muskuloskelettaler Veränderungen (z. B. degenerative Wirbelsäulen-, Gelenk- oder Muskelerkrankungen), die zu einer Fehl- und Überbelastung einzelner Muskelgruppen führen bzw. durch viszerosomatogene Mechanismen bei inneren Erkrankungen (z. B. persistierende Triggerpunkte im M. pectoralis in der Folge von Angina-pectoris-Anfällen). Hier ist meist der Einsatz zusätzlicher diagnostischer Verfahren und eine breitere Palette an therapeutischen Maßnahmen, wie das Dry Needling und medikamentöse Verfahren, indiziert.

Die Unterscheidung in primäre versus sekundäre myofasziale Schmerzen ist oft schwer zu treffen. Häufig ist bei chronischen Beschwerden im Einzelfall schwer zu klären, ob die myofaszialen Schmerzen oder die degenerativen Veränderungen zuerst vorhanden waren. Eine Unterscheidung in *direkte* versus *indirekte* myofasziale Schmerzen oder noch besser in myofasziale Schmerzen *„assoziert mit"* oder *„koexistierend mit"* wäre hier eigentlich exakter. Das Wissen um solche koexistierende Veränderungen kann durchaus von wichtiger klinischer Bedeutung für Diagnostik und Behandlung sein.

LITERATUR

1. Harden RN et al. Signs and symptoms of the myofascial pain syndrome: a national survey of pain management providers. Clin J Pain. 2000; 16(1): 64–72.
2. Steindler A, Luck JV. Differential diagnosis of pain low in the back; allocation of the source of pain by the procaine hydrochloride method. JAMA 1938; 110(2): 106–13.
3. Edeiken J, Wolferth CC. Persistent pain in the shoulder region following myocardial infarction. Am J Med Science. 1936; 191: 201–10.
4. Travell J, Rinzler SH. The myofascial genesis of pain. Postgrad Med. 1952; 11(5): 425–34.

3

5. Ge HY et al. Increased H-reflex response induced by intramuscular electrical stimulation of latent myofascial trigger points. Acupunct Med. 2009; 27(4): 150–4.
6. Ge HY et al. Induction of muscle cramps by nociceptive stimulation of latent myofascial trigger points. Exp Brain Res. 2008; 187(4): 623–9.
7. Li LT, Ge HY, Yue SW, Arendt-Nielsen L. Nociceptive and non-nociceptive hypersensitivity at latent myofascial trigger points. Clin J Pain. 2009; 25(2): 132–7.
8. Lucas KR, Polus BI, Rich PS. Latent myofascial trigger points: their effect on muscle activation and movement efficiency. J Bodyw Mov Ther. 2004; 8: 160–6.
9. Lucas KR, Rich PA, Polus BI. Muscle activation patterns in the scapular positioning muscles during loaded scapular plane elevation: the effects of latent myofascial trigger points. Clinical Biomechanics. 2010; 25(8): 765–70.
10. Xu Y-M, Ge H-Y, Arendt-Nielsen L. Sustained nociceptive mechanical stimulation of latent myofascial trigger point induces central sensitization in healthy subjects. J Pain. 2010; 11(12): 1348–55.
11. Zhang Y et al. Attenuated skin blood flow response to nociceptive stimulation of latent myofascial trigger points. Arch Phys Med Rehabil 2009; 90(2): 325–32.

3.2 Epidemiologie

Peter Reilich

Über die Prävalenz myofaszialer Schmerzen innerhalb definierter Bevölkerungsgruppen liegen keine systematisch erhobenen Daten vor. Dies liegt unter anderem daran, dass die Erhebung solcher Daten aufgrund des Fehlens verbindlicher Diagnosekriterien, aber auch durch die Untersuchererfahrung, die Unterscheidung von latenten und aktiven MTrP und die unterschiedliche Dauer und Chronifizierung der Beschwerden zu einem Zeitpunkt erschwert ist.

Einzelne Studien, die die Prävalenz von MTrP bei einzelnen Bevölkerungs- und ausgewählten Patientengruppen untersucht haben, geben jedoch Aufschluss über die Häufigkeit myofaszialer Schmerzen und Triggerpunkte.

3.2.1 Prävalenz in einzelnen Bevölkerungsgruppen

Eine kanadische Studie zeigte eine durch Interview erhobene Prävalenz muskuloskelettaler Schmerzen bei 22 % der Befragten (n = 45 000) [1]. In einer randomisierten Fragebogenerhebung unter neuseeländischen Wahlberechtigten (n = 330) reichte die Prävalenz muskuloskelettaler Schmerzen in Abhängigkeit von der Altersgruppe von 40 % (Frauen < 40 Jahre) bis zu 67 % (Frauen > 65 Jahre) [2].

In einem Kollektiv von 200 jungen Mitgliedern eines Fliegercorps zeigten bei Untersuchung der dorsalen Schultermuskulatur 54 % der Frauen und 45 % der Männer eine signifikante lokale Schmerzhaftigkeit der Muskeln, in rund 13 % aller Fälle konnte ein übertragenes Schmerzmuster ausgelöst werden [3].

In einer Untersuchung zur Prävalenz von temporomandibulären Störungen fanden sich bei 50 % der 269 gesunden Krankenschwesternschülerinnen Hinweise auf eine solche Störung aufgrund bzw. unter anderem aufgrund von myofaszialen Triggerpunkten. Nur 6 % der 269 Probanden zeigten subjektive Symptome [4].

3.2.2 Prävalenz in einzelnen Patientengruppen

Die Diagnose von MTrP hängt unter anderem von der Beschwerdesymptomatik des Patienten und der Fachrichtung der Ärzte ab, die vom Patienten aufgesucht wurden:

32 % von 172 konsekutiv untersuchten Patienten einer allgemeinmedizinischen Universitätsambulanz stellten sich dort wegen Schmerzen vor. Bei 30 % dieser Schmerzpatienten fand sich ein myofasziales Schmerzsyndrom als Ursache der Beschwerden [5]. Im Kollektiv von 283 Patienten, die sich in einer spezialisierten Schmerzambulanz vorstellten, konnte bei 85 % die Diagnose eines myofaszialen Schmerzsyndroms als (Mit-)Ursache erhoben werden [6].

Immerhin fanden sich bei 55 % von 164 Patienten einer Zahnklinik mit idiopathischen Zahn- und Kiefergelenksbeschwerden aktive myofasziale Triggerpunkte [7].

Untersucht man Patienten mit anderen spezifischen Schmerzsyndromen, findet man bei 38 % (n = 40) [8] bis 85 % (n = 20) [9] der Patienten mit chronischen Spannungskopfschmerzen myofasziale Triggerpunkte. Bei Frauen mit Schmerzen nach Mastektomie (n = 29) fanden sich signifikant mehr aktive myofasziale Triggerpunkte [10] im Vergleich zu gesunden Kontrollpersonen. Die Prävalenz von myofaszialen Schmerzen bei Frauen nach Brustkrebsoperationen (n = 116) lag bei rund 45 % [11].

Patienten mit Beschleunigungstrauma entwickeln in 85 % der Fälle aktive MTrP in den Mm. semispinales und trapezius und in 75 % der Fälle im M. levator scapulae [12]. Rollstuhlfahrer zeigen in 54 % der Fälle aktive myofasziale Triggerpunkte in der Nacken- und oberen Rückenmuskulatur [13]. Fröhlich zeigte in einer Studie an Patienten mit lumboglutealen Schmerzen, dass 20 der 97 untersuchten Patienten aktive MTrP im M. piriformis aufwiesen [14].

3.2.3 Geschlechtsunterschiede

Derzeit existieren keine systematisch erhobenen Daten, die einen signifikanten Unterschied in der Prävalenz myofaszialer Schmerzen unter den Geschlechtern nachweisen [15]. Es bestehen jedoch indirekte Hinweise, dass Frauen häufiger und länger unter muskuloskelettalen Beschwerden leiden [16, 17, 18], was sich mit experimentellen Daten zum Muskelschmerz im Allgemeinen deckt [19, 20, 21].

Diese publizierten Daten vermitteln den Eindruck, dass myofasziale Triggerpunkte häufig anzutreffen sind. Nicht immer bewirken diese zwangsläufig eine signifikante Schmerzsymptomatik. Sie können in nahezu jedem Lebensalter auftreten und zeigen keine klare Prädominanz unter den Geschlechtern.

LITERATUR

1. Badley EM, Webster GK, Rasooly I. The impact of musculoskeletal disorders in the population: are they just aches and pains? Findings from the 1990 Ontario Health Survey. J Rheumatol. 1995; 22(4): 733–9.
2. Taylor W. Musculoskeletal pain in the adult New Zealand population: prevalence and impact. N Z Med J. 2005; 118(1221): U1.629.
3. Sola AE, Rodenberger ML, Gettys BB. Incidence of hypersensitive areas in posterior shoulder muscles; a survey of two hundred young adults. Am J Phys Med. 1955; 34(6): 585–90.
4. Schiffman EL, Fricton JR, Haley DP, Shapiro BL. The prevalence and treatment needs of subjects with temporomandibular disorders. J Am Dent Assoc. 1990; 120(3): 295–303.
5. Skootsky SA, Jaeger B, Oye RK. Prevalence of myofascial pain in general internal medicine practice. West J Med. 1989; 151(2): 157–60.
6. Fishbain DA et al. Male and female chronic pain patients categorized by DSM-III psychiatric diagnostic criteria. Pain 1986; 26(2): 181–97.
7. Fricton JR, Kroening R, Haley D, Siegert R. Myofascial pain syndrome of the head and neck: a review of clinical characteristics of 164 patients. Oral Surg Oral Med Oral Pathol. 1985; 60(6): 615–23.
8. Langemark M, Olesen J. Pericranial tenderness in tension headache. A blind, controlled study. Cephalalgia. 1987; 7(4): 249–55.
9. Couppé C et al. Myofascial trigger points are very prevalent in patients with chronic tension-type headache: a double-blinded controlled study. Clin J Pain. 2007; 23(1): 23–7.
10. Fernández-Lao C et al. Myofascial trigger points in neck and shoulder muscles and widespread pressure pain hypersensitivtiy in patients with postmastectomy pain: evidence of peripheral and central sensitization. Clin J Pain. 2010; 26(9): 798–806.
11. Torres Lacomba M et al. Incidence of myofascial pain syndrome in breast cancer surgery: a prospective study. Clin J Pain. 2010; 26(4): 320–5.
12. Ettlin T et al. A distinct pattern of myofascial findings in patients after whiplash injury. Arch Phys Med Rehabil. 2008; 89(7): 1290–3.
13. Boninger ML et al. Investigating neck pain in wheelchair users. Am J Phys Med Rehabil. 2003; 82(3): 197–202.
14. Fröhlich D, Fröhlich R. Piriformis syndrome: A frequent item in the differential diagnosis of lumbogluteal pain. Manuelle Medizin 1995; 33:7–10.
15. Dannecker EA, Knoll V, Robinson ME. Sex differences in muscle pain: self-care behaviors and effects on daily activities. J Pain. 2008; 9(3): 200–9.
16. Lavelle ED, Lavelle W, Smith HS. Myofascial trigger points. Anesthesiol Clin. 2007; 25: 841–51.
17. Rollman GB, Lautenbacher S. Sex differences in musculoskeletal pain. Clin J Pain. 2001; 17(1): 20–4.
18. Bergenudd H, Lindgärde F, Nilsson B, Petersson CJ. Shoulder pain in middle age. A study of prevalence and relation to occupational work load and psychosocial factors. Clin Orthop Relat Res. 1988; (231): 234–8.
19. Ge HY, Madeleine P, Cairns BE, Arendt-Nielsen L. Hypoalgesia in the referred pain areas after bilateral injections of hypertonic saline into the trapezius muscles of men and women: a potential experimental model of gender-specific differences. Clin J Pain. 2006; 22(1): 37–44.
20. Cairns BE et al. Glutamate-induced sensitization of rat masseter muscle fibers. Neuroscience. 2002; 109(2): 389–99.
21. Arendt-Nielsen L et al. Interactions between glutamate and capsaicin in inducing muscle pain and sensitization in humans. Eur J Pain. 2008; 12(5): 661–70.

3.3 Ätiologie der MTrP

Peter Reilich

Verschiedene Mechanismen, die ätiologisch an der Entstehung von MTrP beteiligt sind, werden postuliert. Hierzu zählen insbesondere die akute muskuläre Überlastung und die exzentrische Muskelarbeit, Besonderheiten der intramuskulären Druckverteilung und des Rekrutierungsverhaltens der Muskelfasern bei submaximalen Kontraktionen sowie das Vorliegen begünstigender metabolischer und psychischer Faktoren.

3.3.1 Akute muskuläre Überlastung

Akute muskuläre Überlastungen können MTrP aktivieren [1]. Durch eine akute muskuläre Überlastung wird möglicherweise eine Kaskade von Ereignissen ausgelöst, wobei die direkte Schädigung muskulärer Strukturen wie der Muskelzellmembran und des sarkoplasmatischen Retikulums zu einer hohen Freisetzung von Kalzium, nachfolgender Aktivierung des kontraktilen Apparats bei gleichzeitigem relativen Mangel an Adenosintriphosphat (ATP) und somit zu einem gestörten Rücktransport von intrazellulärem Kalzium ins sarkoplasmatische Retikulum führen kann. Dieser Pathomechanismus wird in der integrierten Hypothese (➤ Kap. 3.4) berücksichtigt.

Zum Beispiel ließen sich retrospektiv bei 80 % der Patienten, die in eine Kollision bei geringer Geschwindigkeit verwickelt waren, schmerzhafte Myogelosen nachweisen [2]. Es zeigt sich, dass die Nackenmuskeln nach Beschleunigungstrauma zunächst in einem bestimmten Verteilungsmuster MTrP entwickeln: Es fanden sich MTrP im M. splenius capitis, M. semispinalis capitis und M. sternocleidomastoideus in 77 %, 62 % bzw. 52 % der Fälle [3–5]. Bei chronischen muskuloskelettalen Beschwerden nach Beschleunigungstrauma lassen sich bei fast allen Patienten MTrP der Schulter-/Nackenmuskulatur nachweisen und zwar am häufigsten im M. trapezius. Nach manueller Therapie der MTrP (➤ Kap. 4.1) wurde eine signifikante Besserung der Beschwerden bei mehr als einem Viertel der Patienten erreicht, auch wenn die korrekte Diagnosestellung und Behandlung teils erst nach 2,5 Jahren erfolgte [6]. Im Gegensatz zu Patienten mit chronischen idiopathischen Nackenschmerzen zeigen Patienten mit chronischen Schmerzen nach Beschleunigungstrauma zudem eine signifikante Hypersensitivität gegenüber Druck- und Temperaturreizen [7]. Dies könnte sich mit dem anhaltenden nozizeptivem Input durch MTrP und konsekutiven peripheren wie auch zentralen Sensibilisierungsmechanismen erklären lassen [8–11]. Andere Beispiele für akute muskuläre Überbelastungen sind unter anderem Hebeverletzungen und muskuläre Überlastungen beim Sport [12].

3.3.2 Exzentrische Muskelarbeit

Häufig werden MTrP-assoziierte Muskelschmerzen durch wiederholte akute oder durch chronische muskuläre Überlastung ausgelöst [13]. Insbesondere ungewohnte exzentrische Muskelarbeit und maximale bzw. submaximale konzentrische Aktivität scheinen hier verantwortlich [14]. Exzentrische Kontraktionen bewirken eine unregelmäßige und uneinheitliche Verlängerung der Muskelfasern [15–17]. Sie führen bereits nach kurzer Belastung zur Schädigung der Zytoskelettarchitektur [18–21]. Exzentrisches und konzentrisches Training und MTrP wurden mit lokaler Hypoxie assoziiert [22]. Die **lokale Hypoxie** lässt sich durch eine kontraktionsbedingte kapilläre Konstriktion mit Hypoperfusion erklären. In der Folge kommt es zu einem pH-Wert-Abfall sowie zur Freisetzung von Kalium und neurovasoaktiven Substanzen [19, 23–25], wie sie in ähnlicher Konstellation auch im biochemischen Mikromilieu bei aktiven MTrP nachgewiesen werden [26] (➤ Kap. 3.4) und in Studien zu exzentrischer Muskelarbeit gefunden werden konnten [27].

Dabei kann ein niedriger pH-Wert zudem durch die Aktivierung protonenabhängiger Ionenkanäle Muskelschmerzen und mechanische Hyperalgesie verursachen bzw. aufrechterhalten. Alle diese Mechanismen führen zu Muskelkater und Schmerz, verbunden mit peripheren und zentralen Sensibilisierungsmechanismen [28, 29].

3.3.3 Druckverteilungen und Rekrutierungsverhalten während muskulärer Arbeit

Tierexperimentell konnte nachgewiesen werden, dass schon während geringer Muskelkontraktion der Kapillardruck der intramuskulären Gefäße insbesondere in der Nähe des Muskelansatzes signifikant zunimmt und in der Folge zu verringerter Blutperfusion und lokaler Hypoxie und Ischämie führen kann [30]. Aber auch der Kapillardruck im Muskelbauch steigt bereits bei 10–20 % der willkürlichen Maximalkraft signifikant an [31, 32]. Dieses Modell eines **gesteigerten intramuskulären Drucks, verringerter Zirkulation und lokaler Hypoxie** am Muskelansatz könnte eine Erklärung für den bei Personen mit MTrP klinisch beobachteten Schmerz nahe des Muskel-Sehnen-Übergangs darstellen, auch wenn es letztlich das Phänomen des Hartspannstrangs nicht ausreichend erklärt.

Unter der Hypothese, dass Hartspannstränge in der Lage sind, durch die dauerhafte Tonuserhöhung der Muskelfasern lokale Enthesopathien hervorrufen, wurde der Begriff sog. *attachment trigger points* geprägt, um den Schmerz am Muskel-Sehnen-Übergang bei Personen mit MTrP zu erläutern [33, 34]. Es fand sich später jedoch keine ausreichende Evidenz für einen solchen Pathomechanismus. Zudem scheint bei dieser Betrachtung die Annahme, dass Muskelfasern in der ganzen Länge vom Ursprung zum Ansatz des Muskels ziehen, nicht korrekt ist, da Skelettmuskelfasern aus seriell angeordneten Fasern aufgebaut sind [35]. So verliert sich vermutlich der Hypertonus der Muskelfasern im Hartspannstrang zu beiden Seiten des MTrP innerhalb kurzer Distanz [36–38].

Bei einer Muskelkontraktion werden zunächst kleinere motorische Einheiten vor den größeren rekrutiert und auch erst nach den größeren wieder derekrutiert. So sind auch die kleineren Typ-1-Muskelfasern während lang anhaltender motorischer Tätigkeiten kontinuierlich aktiv [39]. Muskelschmerzen nach Belastung sollen durch eine selektive Überbeanspruchung dieser zuerst rekrutierten und zuletzt derekrutierten motorischen Einheiten verursacht werden (sog. **Cinderella-Hypothese** [40]). Dabei soll bei submaximalen, anhaltenden Kontraktionen nur ein Bruchteil der motorischen Einheiten aktiviert werden, die bei Kontraktionen auf höherem Kraftniveau beansprucht werden. Bei diesem Rekrutierungsmuster der Muskelfasern wurde eine Tendenz zur Stereotypie nachgewiesen, sodass bei lang andauernden motorischen Tätigkeiten geringerer Kraft kontinuierlich die kleineren Typ-1-Fasern aktiviert werden [41–45]. Dies kann zur einer metabolischen Überbeanspruchung der motorischen Einheiten, Verlust der Kalzium-Homöostase mit vermehrter Ausschüttung von Kalzium aus dem sarkoplasmatischen Retikulum, Schädigung der Zellmembrane, vermehrter Freisetzung von Interleukin-6 und anderen Zytokinen und folglich zu Muskelschmerzen führen [46, 47]. Bioptisch lassen sich bei den Patienten vermehrt *ragged red fibers,* die auf eine mitochondriale Störung hinweisen, und *moth eaten fibers* nachweisen, die auf einer unregelmäßigen Verteilung der NADH-Reduktase-Aktivität an Typ-I-Fasern basieren und insgesamt einen unspezifischen Befund darstellen [48–51].

Myofasziale Triggerpunkte treten häufig bei Musikern, Büroangestellten, Zahnärzten und anderen Berufsgruppen auf, die vorwiegend kontinuierliche Muskelarbeit auf geringem bis mäßigem Kraftniveau leisten. So kann zum Beispiel schon durch 30- bis 60-minütiges kontinuierliches Tippen auf einer Tastatur die Bildung von MTrP ausgelöst werden [52, 53]. Klavierschüler zeigten nach nur 20 Minuten kontinuierlichem Klavierspielens eine signifikant erhöhte Druckschmerzhaftigkeit über latente MTrP [54].

3.3.4 Begünstigende Faktoren

Simons et al. [33] fanden verschiedene Faktoren, die die Entstehung myofaszialer Schmerzen begünstigen. Hierzu zählen mechanische Faktoren, wie die ventrale Translation des Kopfes, Beinlängendifferenzen, Skoliosen, Beckenschiefstände, Gelenkhypermobilitäten und eine schlechte Körperhaltung, sowie ernährungsbedingte, metabolische und psychische Faktoren [52, 55, 56].

In seinen Übersichtsarbeiten lieferte Gerwin eine umfangreiche Zusammenfassung mit dem Schwerpunkt auf nicht strukturell begünstigende Faktoren, die hier in der Folge wiedergegeben sind [57].

In einigen Studien bei zahlreichen Patienten mit muskuloskelettalen Schmerzen und MTrP konnten

pathologisch veränderte Serumwerte für Vitamin B_{12}, Eisen und Vitamin D nachgewiesen werden. In den meisten Fällen lag ein Mangel des jeweiligen Vitamins oder Spurenelements vor. Inwieweit ein derartiger Mangel die Entstehung von muskuloskelettalen Triggerpunkten unmittelbar beeinflusst, ist bisher nicht geklärt. Es bleibt jedoch anzumerken, dass dieser Zustand zu einer gestörten Energieversorgung des Muskels führen und damit die Entstehung von MTrP begünstigen oder zu einer Verschlimmerung vorbestehender MTrP führen kann.

Metabolische Störungen oder Ernährungsmängel werden häufig übersehen oder als klinisch nicht relevant angesehen.

Ferritin stellt den gewebegebundenen nicht essenziellen Eisenspeicher in Muskel, Leber und Knochenmark dar, der das für den Sauerstofftransport und die eisenabhängigen Enzyme erforderliche Eisen bereitstellt. Zu einem muskulären Eisenmangel kommt es erst, wenn das Speichereisen aufgebraucht ist. **Eisen** ist auch ein wichtiger Bestandteil des Cytochromoxidase-Enzymsystems, weshalb ein manifester Eisenmangel die Entstehung und/oder den Erhalt von MTrP begünstigen könnte [57]. Bei Myalgiepatienten konnten interessanterweise auch verminderte **Cytochromoxidase-Spiegel** nachgewiesen werden [58]. Serumlevels der Cytochromoxidase zwischen 15–20 ng/ml weisen auf einen deutlichen Verbrauch des Ferritins hin und gehen häufig mit chronischer Müdigkeit, Kälteempfindlichkeit und Muskelschmerzen einher. Ferritin-Konzentrationen unter 50 ng/ml können hier von klinischer Relevanz sein, auch wenn optimale Ferritin-Werte bisher noch unbekannt sind [57].

Ein Mangel an **Vitamin D** kann bei fast 90 % der Patienten mit der Diagnose eines chronischen myofaszialen Schmerzsyndroms nachgewiesen werden [59]. Als Serumparameter wird der 25-OH-Vitamin-D-Wert bestimmt. Konzentrationen über 20 ng/ml gelten als normwertig, nach Gerwin et al. [57] könnten bereits weniger als 34 ng/ml auf Mangelerscheinungen hinweisen.

Bei serologischem Nachweis eines Eisen- oder Vitamin-D-Mangels wird eine Substitution (ggf. auch über Monate) bis zum Erreichen normwertiger Spiegel empfohlen, wenngleich durch die alleinige Substitution von den Patienten selten eine Verbesserung wahrgenommen wird. Auch fehlen seriöse Daten, inwiefern die Substitution tatsächlich der Entstehung von MTrP vorbeugen oder diese verhindern könnte.

Sollte bei Patienten mit MTrP die alleinige physio- oder manualtherapeutische Intervention nicht zu einer ausreichenden Verbesserung der Symptomatik führen, sollte an einen ernährungs- oder stoffwechselbedingten Mangel an Vitaminen oder Spurenelementen gedacht werden. Zusätzlich dürfen schwerwiegende internistische, neuromuskuläre und letztlich auch infektiöse Erkrankungen, die mit Myalgien und MTrP einhergehen, nicht übersehen werden.

LITERATUR

1. Dommerholt J, Royson MW, Whyte-Ferguson L. Neck pain and dysfunction following whiplash. In: Whyte-Ferguson L, Gerwin RD (eds). Clinical Mastery of Myofascial Pain Syndrome. Baltimore: Lippincott, Williams & Wilkins; 2005.
2. Schuller E, Eisenmenger W, Beier G. Whiplash injury in low speed car accidents. J Musculoskeletal Pain 2000; 8: 55–67.
3. Baker BA. The muscle trigger: Evidence of overload injury. J Neurol Orthop Med Surg 986; 7: 35–44.
4. Dommerholt J. Whiplash injury, muscle pain & motor dysfunction. In: Mense S, Gerwin R, D (eds.) Muscle pain – an update. Mechanisms, diagnosis and treatment. Heidelberg: Springer; 2010: 247–88.
5. Ettlin T et al. A distinct pattern of myofascial indings in patients after whiplash injury. Arch Phys Med Rehabil. 2008; 89(7): 1.290–3.
6. Gerwin RD, Dommerholt J. Myofascial trigger points in chronic cervical whiplash syndrome. J Musculoskeletal Pain 1998; 6 (Suppl. 2): 28.
7. Scott D, Jull G, Sterling M. Widespread sensory hypersensitivity is a feature of chronic whiplash – associated disorder but not chronic idiopathic neck pain. Clin J Pain 2005; 21: 175–81.
8. Dommerholt J. Dry needling in orthopedic physical therapy practice. Orthop Phys Ther Pract 2004; 16: 15–20.
9. Lidbeck J. Central hyperexcitability in chronic musculoskeletal pain: A conceptual breakthrough with multiple clinical implications. Pain Res Manag 2002; 7: 81–92.
10. Munglani R. Neurobiological mechanisms underlying chronic whiplash associated pain: The peripheral maintenance of central sensitization. J Musculoskeletal Pain 2000; 8: 169–78.
11. Curatolo M, Arendt-Nielsen L, Petersen-Felix S. Evidence, mechanisms, and clinical implications of central hypersensitivity in chronic pain after whiplash injury. Clin J Pain. 2004; 20(6): 469–76.
12. Vecchiet L, Vecchiet J, Bellomo R, Giamberardino MA. Muscle pain from physical exercise. J Musculoskeletal Pain 1999; 7: 43–53.

13. Simons DG. Review of enigmatic MTrPs as a common cause of enigmatic musculoskeletal pain and dysfunction. J Electromyogr Kinesiol 2004; 14: 95–107.
14. Gerwin RD, Dommerholt J, Shah J. An expansion of Simons' integrated hypothesis of trigger point formation. Curr Pain Headache Rep 2004; 8: 468–75.
15. Fridén J, Lieber RL. Segmental muscle fiber lesions after repetitive eccentric contractions. Cell Tissue Res 1998; 293: 165–71.
16. Newham DJ, Jones DA, Clarkson PM. Repeated high-force eccentric exercise: Effects on muscle pain and damage. J Appl Physiol 1987; 63: 1.381–86.
17. Stauber WT, Clarkson PM, Fritz VK et al. Extracellular matrix disruption and pain after eccentric muscle action. J Appl Physiol 1990; 69: 868–74.
18. Barash IA et al. Desmin cytoskeletal modifications after a bout of eccentric exercise in the rat. Am J Physiol Regul Integr Comp Physiol 2002; 283: R958–63.
19. Lieber RL, Shah S, Fridén J. Cytoskeletal disruption after eccentric contractioninduced muscle injury. Clin Orthop 2002; 403: S90–9.
20. Peters D, Barash IA, Burdi M. Asynchronous functional, cellular and transcriptionalchanges after a bout of eccentric exercise in the rat. J Physiol 2003; 553 (Pt 3): 947–57.
21. Thompson JL, Balog EM, Fitts RH, Riley DA. Five myofibrillar lesion types in eccentrically challenged, unloaded rat adductor longus muscle: A test model. Anat Rec 1999; 254: 39–52.
22. W. Brückle et al. Gewebe-pO_2-Messung in der verspannten Rückenmuskulatur (M. erector spinae). Z. Rheumatol 1990; 49: 208–16.
23. Gerwin RD, Dommerholt J, Shah J. An expansion of Simons' integrated hypothesis of trigger point formation. Curr Pain Headache Rep 2004; 8: 468–75.
24. Graven-Nielsen T, Arendt-Nielsen L. Induction and assessment of muscle pain, referred pain, and muscular hyperalgesia. Curr Pain Headache Rep 2003; 7: 443–51.
25. Mense S. The pathogenesis of muscle pain. Curr Pain Headache Rep 2003; 7: 419–25.
26. Shah JP, Phillips TM, Danoff JV, Gerber LH. An in-vivo microanalytical technique for measuring the local biochemical milieu of human skeletal muscle. J Appl Physiol 2005; 99: 1.980–7.
27. Gerwin RD. A review of myofascial pain and fibromyalgia: Factors that promote their persistence. Acupunct Med 2005; 23: 121–34.
28. Sluka KA, Kalra A, Moore SA. Unilateral intramuscular injections of acidic saline produce a bilateral, long-lasting hyperalgesia. Muscle Nerve 2001; 24: 37–46.
29. Sluka KA et al. Chronic hyperalgesia induced by repeated acid injections in muscle is abolished by the loss of ASIC3, but not ASIC1. Pain 2003; 106: 229–39.
30. Otten E. Concepts and models of functional architecture in skeletal muscle. Exerc Sport Sci Rev 1988; 16: 89–137.
31. Sjogaard G, Sogaard K. Muscle injury in repetitive motion disorders. Clin Orthop 1998; 351: 21–31.
32. Sjogaard G, Lundberg U, Kadefors R. The role of muscle activity and mental load in the development of pain and degenerative processes at the muscle cell level during computer work. Eur J Appl Physiol 2000; 83: 99–105.
33. Simons DG, Travell JG, Simons LS. Travell and Simons' Myofascial Pain and Dysfunction: The Trigger Point Manual. Vol. 1. 2nd ed. Baltimore: Williams & Wilkins; 1999.
34. Simons DG. Understanding effective treatments of myofascial trigger points. J Bodywork Mov Ther 2002; 6: 81–8.
35. Trotter JA. Functional morphology of force transmission in skeletal muscle: A brief review. Acta Anat (Basel) 1993; 146: 205–22.
36. Altringham JD, Bottinelli R. The descending limb of the sarcomere length-force relation in single muscle fibres of the frog. J Muscle Res Cell Motil 1985; 6: 585–600.
37. Denoth J, Stüssi E, Csucs G, Danuser G. Single muscle fiber contraction is dictated by inter-sarcomere dynamics. J Theor Biol 2002; 216: 101–122.
38. Street SF. Lateral transmission of tension in frog myofibers: A myofibrillar network and transverse cytoskeletal connections are possible transmitters. J Cell Physiol 1983; 114: 346–64.
39. Henneman E, Somjen G, Carpenter DO. Excitability and inhibitability of motoneurons of different sizes. J Neurophysiol 1965; 28: 599–620.
40. Hägg GM. Ny förklaringsmodell för muskelskador vid statisk belastning i skuldra och nacke. Arbete Människa Miljö 1988; 4: 260–62.
41. Forsman M, Kadefors R, Zhang Q, Birch L, Palmerud G. Motorunit recruitment in the trapezius muscle during arm movements and in VDU precision work. Int J Ind Ergon 1999; 24: 619–30.
42. Forsman M, Birch L, Zhang Q, Kadefors R. Motor unit recruitment in the trapezius muscle with special reference to coarse arm movements. J Electromyogr Kinesiol 2001; 11: 207–16
43. Forsman M, Taoda K, Thorn S, Zhang Q. Motor-unit recruitment during long-term isometric and wrist motion contractions: A study concerning muscular pain development in computer operators. Int J Ind Ergon 2002; 30: 237–50.
44. Zennaro D, Laubli T, Krebs D et al. Continuous, intermitted and sporadic motor unit activity in the trapezius muscle during prolonged computer work. J Electromyogr Kinesiol 2003; 13: 113–24.
45. Zennaro D et al. Trapezius muscle motor unit activity in symptomatic participants during finger tapping using properly and improperly adjusted desks. Hum Factors 2004; 46: 252–66.
46. Armstrong RB. Initial events in exercise-induced muscular injury. Med Sci Sports Exerc 1990; 22: 429–35.
47. Gissel H. Ca^{2+} accumulation and cell damage in skeletal muscle during low frequency stimulation. Eur J Appl Physiol 2000; 83: 175–80.
48. Hägg GM. The Cinderella Hypothesis. IN: Johansson H et al. (eds). Chronik Work-Related Myalgia. Gävle: Gävle University Press; 2003.

49. Kadi F et al. Structural changes in male trapezius muscle with work-related myalgia. Acta Neuropathol (Berl) 1998; 95: 352–60.
50. Kadi F et al. Pathological mechanisms implicated in localized female trapezius myalgia. Pain 1998; 78: 191–6.
51. Larsson B et al. Blood supply and oxidative metabolism in muscle biopsies of female cleaners with and without myalgia. Clin J Pain 2004; 20: 440–6.
52. Treaster D et al. Myofascial trigger point development from visual and postural stressors during computer work. J Electromyogr Kinesiol 2006; 16: 115–24.
53. Hoyle JA, Marras WS, Sheedy JE, Hart DE. Effects of postural and visual stressors on myofascial trigger point development and motor unit rotation during computer work. Journal of electromyography and kinesiology: official journal of the International Society of Electrophysiological Kinesiology. Feb 2011; 21(1): 41–8.
54. Chen SM et al. Decrease in pressure pain thresholds of latent myofascial trigger points in the middle finger extensors immediately after continuous piano practice. J Musculoskeletal Pain 2000; 8: 83–92.
55. Fernández-de-las-Peñas C et al. Trigger points in the suboccipital muscles and forward head posture in tension-type headache. Headache 2006; 46: 454–60.
56. Fricton JR, Auvinen MD, Dykstra D, Schiffman E. Myofascial pain syndrome: Electromyographic changes associated with local twitch response. Arch Phys Med Rehabil 1985; 66: 314–7.
57. Dommerholt J, Gerwin RD. Nutritional and metabolic perpetuating factors in myofascial pain. In: Dommerholt J, Huijbregts PA (eds.) Myofascial trigger points: pathophysiology and evidence-informed diagnosis and management. Boston: Jones & Bartlett; 2011.
58. Kadi F et al. Pathological mechanisms implicated in localized female trapezius myalgia. Pain 1998; 78: 191–6.
59. Plotnikoff GA, Quigley JM. Prevalence of severe hypovitaminosis D in patients with persistent, nonspecific musculoskeletal pain. Mayo Clin Proc 2003; 78: 1.463–70.

3.4 Pathophysiologie

Jan Dommerholt

Myofasziale Triggerpunkte (MTrP) zeigen Symptome von lokaler Schmerzempfindlichkeit, führen zu einem eingeschränkten Bewegungsumfang, zu Muskelschwäche und -hemmung und rufen autonome Symptome und Aspekte der peripheren und zentralen Sensibilisierung hervor, einschließlich Allodynie, Hyperalgesie und dem Phänomen einer sekundärer Hyperalgesie, in der MTrP-Literatur bekannt als **übertragener Schmerz („referred pain").** Nach aktuellem Forschungsstand gibt es gemeinsame pathophysiologische Mechanismen des myofaszialen Schmerzes, die über die letzten beiden Jahrzehnte durch die **„integrierte Triggerpunkt-Hypothese" (ITH)** erklärt wurden. Jüngst wurden mehrere Limitationen der ITH identifiziert, die erhebliche Auswirkungen auf die klinische Praxis und die zukünftige Forschung haben können [1–3]. Dieses Kapitel befasst sich mit dem aktuellen Verständnis der Pathophysiologie myofaszialer Schmerzen.

3.4.1 Das biochemische Milieu von MTrP

Forscher am US National Institute of Health (NIH) haben festgestellt, dass die Konzentrationen von Calcitonin-Gene-related Peptid (CGRP), Bradykinin (BK), Substanz P (SP), Protonen (H+), Serotonin (5-HT), Noradrenalin (NE), Tumor-Nekrose-Faktor (TNF-α) und Interleukin-1β (IL-1β) in der unmittelbaren Umgebung von aktiven MTrP signifikant höher waren im Vergleich zu latenten MTrP und normalem Muskelgewebe. Der pH-Wert war deutlich niedriger. Nach dem Auslösen einer lokalen Zuckungsreaktion mit trockener Nadelung sanken die Konzentrationen von SP und CGRP signifikant weiter ab als vor der Zuckungsreaktion [4]. Eine Folgestudie bestätigte die Ergebnisse und fand auch signifikant erhöhte Spiegel von Interleukin 6 (IL-6) und 8 (IL-8) in der Nähe aktiver MTrP [5]. Es ist nicht bekannt, ob diese erhöhten Konzentrationen ein Vorläufer für die Entwicklung aktiver MTrP oder eine Folgeerscheinung von MTrP sind. Taiwanesische Forscher haben die Konzentrationen von β-Endorphin, Substanz P, TNF-α, Cyclooxygenase (COX-2), Hypoxie-induziertem Faktor-1 α (HIF-1 α), der induzierbaren Stickstoffmonoxid-Synthase (iNOS) und dem vaskulärem endothelialen Wachstumsfaktor (VEGF) gemessen und erhöhte Konzentrationen in der Umgebung von MTrP bei Kaninchen bestätigt. Sie waren sich einig, dass die Behandlung mit **Dry Needling** die Konzentrationen dieser Substanzen abhängig von der Intensität der Behandlung modulieren kann, wenngleich in einer dosisabhängigen Weise [6].

Eine **Kombination von Einzelsubstanzen** bewirkt oft mehr Schmerzen als die einzelnen Substanzen selbst. Die Sensibilisierung bzw. Aktivierung von Muskelnozizeptoren variiert je nach Gleichgewicht der sensibilisierenden Stoffe im Muskelgewebe und der jeweiligen Rezeptorschwelle. Vermutlich basiert auf diesem Gleichgewicht ein Spektrum der **Nozizeptor-Erregbarkeit,** das einen normaler Muskel von einem Muskel mit latentem oder aktiven MTrP unterscheidet. **Muskuläre Nozizeptoren** spielen eine aktive Rolle bei der Aufrechterhaltung einer normalen Gewebehomöostase, indem sie das periphere biochemische Milieu erfassen und bei der Regulation der Gefäßversorgung des Gewebes vermitteln.

3.4.2 Die motorische Endplatte

Grundlage der ITH ist die Existenz von **dysfunktionalen motorischen Endplatten.** Unter normalen physiologischen Bedingungen gelangen die Nervenimpulse eines motorischen Neurons zum motorischen Nerventerminal und öffnen dort spannungsgesteuerte Kalzium-(Ca^{2+})-Kanäle, die unter anderem einen Ca^{2+}-Zufluss und eine quantale Freisetzung von etwa 100 acetylcholinhaltigen synaptischen Vesikeln (ACh), Adenosintriphosphat (ATP), 5-HT, Glutamat und CGRP verursachen. Die **ACh-Freisetzung** kann quantal und nicht-quantal sein. Die nicht-quantale Freisetzung erfolgt nicht über das α-Motoneuron. Die **nicht-quantale Freisetzung** trägt zur Aufrechterhaltung der funktionellen Eigenschaften der Skelettmuskulatur und zu verschiedenen neurotrophen Funktionen der motorischen Endplatte selbst bei. Es kann auch verantwortlich sein für die Bildung von abnormalen Muskelfaserkontrakturen oder *taut bands* bei myofaszialen Schmerzen. MTrP werden als lokale Ansammlungen multipler punktueller Sarkomer-Kontraktionen angesehen, was aber bioptisch bisher nicht bestätigt wurde. Bioptische Untersuchungen von MTrP an frischen Leichnamen zeigten vollständig kontrahierte Sarkomere mit Verlust der I-Banden und Ausweitung der A-Banden [7], wobei das Ausmaß postmortaler Veränderungen nicht abzuschätzen ist.

Präsynaptisches **ATP** hemmt die Freisetzung von ACh durch purinerge P2Y-Rezeptoren. Das bedeutet, dass eine Abnahme von ATP zu einer erhöhten Freisetzung von ACh führt. Dieser Prozess ist auch redoxabhängig – somit kann oxidativer Stress die präsynaptische Hemmung weiter begünstigen.

Adenosin ist ein Neurotransmitter, der die Freisetzung von ACh steuert. Es ist ein Abbauprodukt von ATP und wirkt am hemmenden Adenosinrezeptor A1 und am stimulierenden A2a-Rezeptor. Die Aktivierung von A1-Rezeptoren reduziert die Anzahl der ACh-Moleküle, die pro Quantum freigesetzt werden. Ansteigendes intrazelluläres Ca^{2+} in der Nervenendigung aktiviert den exozytotischen Prozess, der durch A2a-Rezeptoren vermittelt wird. Die A2a-Rezeptoren tragen auch zur stimulierenden Wirkung von CGRP auf die ACh-Freisetzung bei. Zusätzlich erfolgt die Modulation der ACh-Freisetzung durch sekundäre Messenger wie Proteinkinase A und C (PKA und PKC) [8].

Interessanterweise wird auch die nicht-quantale Freisetzung von ACh deutlich durch ATP vermindert, aber nicht durch Adenosin. Die Blockierung von ATP mit dem purinergischen Rezeptorantagonisten Suramin beendet die Wirkung von ATP und erhöht sofort die nicht-quantale Ausschüttung von ACh. Suramin hemmt auch die Aktivität der Stickstoffmonoxidsynthase und ein Mangel an Stickstoffmonoxid (NO) erhöht die nicht-quantale Freisetzung von ACh. Malomouzh et al. konnten zeigen, dass die hemmende Wirkung von ATP auf die nicht-quantale Freisetzung von ACh durch die Phospholipase C über metabotrope purinerge P2Y-Rezeptoren erfolgt [9].

Unter normalen Umständen ist die Konzentration von ATP in Muskelzellen sehr hoch. Zu geringe Konzentrationen von postsynaptischem ATP führen zum Versagen der Kalziumpumpe, was zu einer erhöhten Ca^{2+}-Konzentration, einer Ca^{2+}-induzierten Ca^{2+}-Freisetzung und Muskelfaserkontrakturen führt. Entlang des synaptischen Spalts finden sich Tausende von nikotinischen ACh-Rezeptoren (nAChR) pro μm^2, die Teil einer großen Familie von pentameren Neurotransmitter-Membranrezeptoren sind, die gemeinsam als Cys-Loop-Rezeptoren bezeichnet werden [10]. Andere Cys-Loop-Ionenkanäle schließen 5-HT-, Glycin- und Gamma-Aminobuttersäure (GABA)-Rezeptoren mit ein. Wenn zwei ACh-Moleküle an einen nAChR binden, folgt ein Na^+-Einstrom und ein Kaliumausstrom (K^+) durch die Muskelzellmembran. Jedes einzelne ACh-Quantum depolarisiert die postsynaptische Zelle und löst ein Miniatur-Endplattenpotenzial (MEPP) aus. Eine ausreichende Anzahl von MEPPs produziert eine Depolarisation und ein Aktionspotenzial, das in die T-Tubuli zu einem Dihydropyuridin (DHP)-Rezeptor in der T-Tubuli-Membran wandert. Ein Aktionspotenzial löst ein exzitatorisches postsynaptisches Poteztial aus. Normalerweise blockiert ein DPH-Rezeptor benachbarte Ryanodin-Rezeptoren im sarkoplasmatischen Retikulum (SR). Durch die Depolarisation wird diese Hemmung wieder beseitigt und der Ryanodinkanal öffnet sich. Ca^{2+} wird aus dem SR in das Zytosol freigesetzt, bindet an Troponin, erleichtert Tropomyosin die Verlagerung seiner Position, legt Myosin-bindende Stellen am Aktin frei und führt letztlich zu einer Kontraktion des Muskels. Wenn Ca^{2+} in das SR wieder aufgenommen wird, bricht der ATP-abhängige Prozess ab.

In weniger als einer Millisekunde ist ACh teilweise diffundiert und durch das Enzym **Acetylcholinesterase (AChE)** in Acetat und Cholin hydrolysiert. Cholin wird in die Nervenendigung rückresorbiert, wo es mit Acetyl-CoA aus den Mitochondrien mittels der Acetyltransferase zu ACh resynthetisiert wird. Die ACh-Freisetzung wird durch die Konzentration der AChE moduliert. Die Hemmung der AChE führt zu einer Akkumulation von ACh im synaptischen Spalt, was die postsynaptische Membran stimuliert und die nAChR tonisch aktiviert. ATP spielt auch eine Schlüsselrolle bei der Synthese von AChE und nAChR durch P2Y1-Nukleotidrezeptoren. Viele elektrophysiologische Studien an MTrP von Menschen, Kaninchen und Pferden haben den Nachweis von niedrigamplitudiger spontaner elektrischer Aktivität, die als Endplattenrauschen (EPN) und Endplattenspikes (EPS) bezeichnet werden, erbracht [11]. Die Prävalenz von EPN und EPS korreliert mit dem Grad der mechanischen Reizbarkeit und der Schmerzintensität [12]. Eine kürzlich durchgeführte Studie am Rattenmodell über die trockene Nadelung an myofaszialen Triggerspots zeigte erhöhte Werte von ACh und nAChr in MTrP, nicht aber in den Kontrolltieren ohne MTrP bzw. außerhalb der MTrP. Die trockene Nadelung führt zu einem signifikanten Rückgang von ACh, nAChRs, EPN und EPS [13]. Es wird angenommen, dass die Grundlage für EPN und EPS eine übermäßige Freisetzung von ACh an der motorischen Endplatte ist. Dabei handelt es sich vermutlich um eine intrinsische Störung der Endplatte selbst, da sich die Ausprägung des EPN nicht ändert, wenn der motorische Nerv durchtrennt wird [14].

Zusätzlich zur Dysfunktion der motorischen Endplatte sind erhöhte zytosolische Ca^{2+}-Spiegel in der Pathophysiologie von MTrP wahrscheinlich relevant. Unter hypoxischen Bedingungen können Mitochondrien, dysfunktionelle Ryanodinrezeptoren und das endoplasmatische Retikulum erhöhte Konzentrationen von Ca^{2+} bewirken.

3.4.3 Die integrierte Triggerpunkthypothese und mehr

In der ITH wird davon ausgegangen, dass eine **übermäßige Konzentration von ACh** an dysfunktionellen motorischen Endplatten vorliegt, die eine anhaltende Muskelfaserkontraktion auslöst. Dies führt zur **Funktionsstörung benachbarter Blutgefäße** mit Hypoperfusion, Reduktion der lokalen Sauerstoffversorgung mit nachfolgender Hypoxie und einen pH-Wert-Abfall, und trägt somit wiederum zur Verstärkung der übermäßigen Freisetzung von ACh und zu Schmerzen und Dysfunktion des Muskels bei [15]. Die Existenz von Muskelfaserkontraktionen ist aus klinischer Sicht offensichtlich, konnte aber auch bei Patienten mit myofaszialen Schmerzen durch die MRT-Elastografhie objektiviert werden [16]. Mögliche Faktoren, die zu einer übermäßigen ACh-Freisetzung beitragen, sind u. a. AChE-Insuffizienz, eine erhöhte Empfindlichkeit der nAChR, niedriger pH-Wert, Hypoxie, ATP-Mangel, bestimmte genetische Faktoren, Medikamente und bestimmte Chemikalien wie Di-Isopropylfluorphosphat oder Organophosphat-Pestizide [1, 3]. Die Sauerstoffsättigung in MTrP liegt weit unter den normalen Werten, was in Verbindung mit einem erhöhten Stoffwechselbedarf zu einer lokalen Energiekrise führen kann, deren morphologische Korrelate an abnormal konfigurierten Mitochondrien in den Nervenendigungen, und sog. *ragged red fibers* als Zeichen struktureller Schäden der Zellmembran und den Mitochondrien gesehen werden kann. Obwohl erhöhte ACh-Konzentrationen innerhalb MTrP beim Menschen nicht bestätigt wurden, konnten im Rattenexperiment erhöhte ACh- und rAChR-Konzentrationen innerhalb der

MTrP im Vergleich zu Nicht-MTrP-Regionen und Kontrollen ohne MTrP beobachtet werden [13].

Während die ITH vorschlägt, dass eine persistierende Hyperalgesie vermutlich durch eine Muskelgewebsschädigung oder durch einen anhaltenden nozizeptiven Input nach Muskelverletzung verursacht wird, kann eine zentrale Sensibilisierung unter Beteiligung von spinalen und thalamischen Neuronen ebenso mit verantwortlich sein [17]. Dennoch ist wohl der **anhaltende nozizeptive Input** höchstwahrscheinlich einer der Haupttreiber des myofaszialen Schmerzes [18], der die **Beteiligung mehrerer Rezeptoren** bedingt. Vanilloidrezeptoren und säureempfindliche Ionenkanäle (ASIC) sind besonders empfindlich bei niedrigeren pH-Werten des Gewebes und ischämischen Bedingungen, während purinerge Rezeptoren für ATP empfindlich sind. BK, 5-HT und Prostaglandine (PG) interagieren auch an den multimodalen Vanilloidrezeptoren [19]. In Anbetracht der vielen Substanzen, die in unmittelbarer Nähe aktiver MTrP identifiziert wurden [5, 6], erhöhen Hypoxie und ein niedriger pH-Wert die Freisetzung von CGRP, BK und SP.

CGRP erleichtert die Freisetzung von ACh aus der motorischen Endplatte, hemmt AChE und regelt nAChR. BK stimuliert die Freisetzung von CGRP und SP, aber auch die Freisetzung von TNF-α. Normales Muskelgewebe weist nur einen einzigen BK-Rezeptor auf, der als B2-Rezeptor bekannt ist. Die Stimulation von B2-Rezeptoren führt nur zu vorübergehenden Erhöhungen der intrazellulären Kalziumkonzentration und aus diesem Grund ist eine Sensibilisierung der Nozizeptoren weniger wahrscheinlich. Bei einer **Gewebeentzündung** wird ein weiterer BK-Rezeptor, der sog. B1-Rezeptor exprimiert und in die terminale Nozizeptormembran eingebaut. B1-Rezeptoren sind an der Sensibilisierung des peripheren Nozizeptors beteiligt. Die Induktion und Bindung des B1-Rezeptors kann wiederum zur Produktion von pro-inflammatorischen Mediatoren, einschließlich TNF-α und IL-1β führen und resultiert in einer anhaltenden Erhöhung der intrazellulären Kalziumkonzentration, die wiederum zu einer nachhaltigen peripheren Sensibilisierung führen kann.

In der Pathophysiologie der MTrP gibt es mehrere Teufelskreisläufe, die dynamisch zu **neuroplastischen Veränderungen im Hinterhorn** des Rückenmarks, **der neuronalen Aktivität** und der **Schmerzwahrnehmung** beitragen [1, 20]. Nachfolgend sind einige Beispiele aufgeführt, die die Komplexität der regulatorischen Mechanismen, welche die ITH zum Ausdruck bringt, veranschaulichen:

- Verminderte lokale Sauerstoffkonzentrationen führen zu einer verstärkten lokalen Freisetzung von CGRP, BK und SP.
- TNF-α führt einerseits zur Freisetzung von IL-1β, IL-6 und Prostaglandinen über einen Cycloxygenase-vermittelten, nozizeptiven Signalweg und andererseits zur Freisetzung von IL-8 über einen separaten nozizeptiven Signalweg. IL-1β stimuliert auch die Produktion von IL-6 nach einer Muskelverletzung. IL-8 vermittelt einen sympathischen Schmerz durch die Stimulation der Freisetzung von sympathischer Aminen. TNF-α, IL-1β und IL-6 können eine zentrale Sensibilisierung induzieren und spielen indirekt eine wichtige Rolle bei der Entstehung von muskulärer Hyperalgesie. TNF-α stimuliert die Produktion von NE, was mit einer erhöhten Sympathikus-Aktivität von MTrP einhergehen kann. Es konnte beobachtet werden, dass nach Stimulation der Alpha- und Beta-adrenergen Endplattenrezeptoren als Nebeneffekt ACh im N. phrenicus von Nagetieren freigesetzt wurde, was auf einen weiteren möglichen Weg für autonome Aktivität bei MTrP hindeutet. TNF-α hat bei intramuskulärer Freisetzung eine doppelte Wirkung: Es unterdrückt zunächst die neuronale Erregbarkeit und trägt in einer späteren Phase zur neuronalen Hypererregbarkeit bei.
- SP verursacht die Degranulation der Mastzellen und löst die Freisetzung von Serotonin und Histamin aus und reguliert TNF-α, IL-4, IL-6 und IL-10.

Jüngst erweiterte Jafri die ITH um die Rolle reaktiver Sauerstoffspezies (ROS) [2]. Die ITH postuliert, dass die Aktin-Myosin-Brücke aufrechterhalten wird, wenn Ca^{2+} nicht aus dem Zytosol entfernt wird. Die Ca^{2+}-Wiederaufnahme in das sarkoplasmatische Retikulum ist jedoch ein energetisch anspruchsvoller Prozess, der über das Na^{+}/K^{+}-ATPase (sarkoendoplasmatisches Retikulum ATPase [SERCA])-System abläuft. Aus Sicht von Jafri wurde die Rolle von Ca^{2+} unterschätzt. Er subsummiert, dass eine erhöhte muskuläre Aktivität, z. B. bei Muskelüberlastung, zur Bildung von **reaktiven Sauerstoffspezies (ROS)**, insbesondere Superoxid, führt. Normalerweise wer-

Muskelfasern. Assoziierte Areale der Muskelfaser weisen dagegen eine Dehnung und Auflockerung auf. Ein derartiger Befund wurde erstmals von Simons und Stolov 1976 am Hund erhoben und ist als klassische Abbildung eines Triggerpunktes in die Literatur eingegangen (➤ Abb. 3.1) [1].

Beim Menschen konnten bisher diese Kontraktionsknoten oder Kontraktionsscheiben nicht überzeugend nachgewiesen werden. Stattdessen lassen sich innerhalb von Triggerpunkten vermehrt sehr kurzstreckige Kontraktionen einzelner Muskelfaserabschnitte, die dann Kontraktionsscheiben entsprechen, nachweisen, jedoch bisher nie im Ausmaß der beim Hund erhobenen Befunde. Elektronenmikroskopisch zeigen sich verkürzte Z-Banden-Abstände innerhalb von Triggerpunkten. Ebenso kann eine Zerstörung der Z-Banden-Struktur (sog. *Z-band streaming*) nachgewiesen werden. Inwieweit die Faszie hier zusätzlich eine Rolle spielt, ist noch immer unklar. Veränderungen in der Kollagenfaserzusammensetzung, in Fibroblasten oder in der extrazellulären Matrix werden diskutiert. Weiter typische unspezifische Veränderungen wie ein vermehrter fibrotischer Umbau, Einzelfasernekrosen und andere myofibrilläre Störungen als Zeichen der chronischen Muskelfaserschädigung sowie eine vermehrte Einzelfaserlipidbestäubung, einzelne mitochondriale Alterationen wie Cytochrom-C-negative Fasern und der Nachweis einzelner *ragged red fibers* als Zeichen metabolischen Stresses bzw. der Muskelalterung und Sarkopenie wurden beschrieben (➤ Abb. 3.2). Keine dieser additiven Veränderungen lässt jedoch auf eine primäre degenerative oder metabolische Myopathie schließen [2–5].

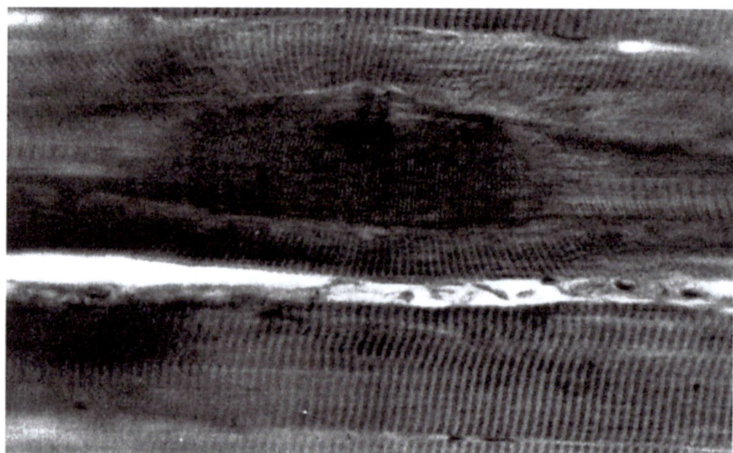

Abb. 3.1 Horizontalschnitt eines Triggerpunktes beim Hund, Lichtmikroskopie [G100]

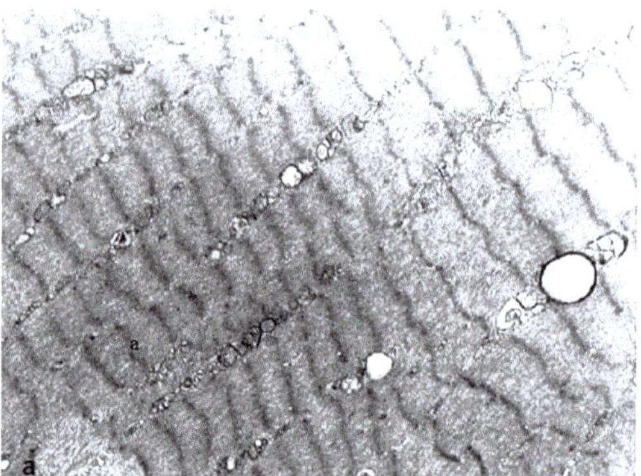

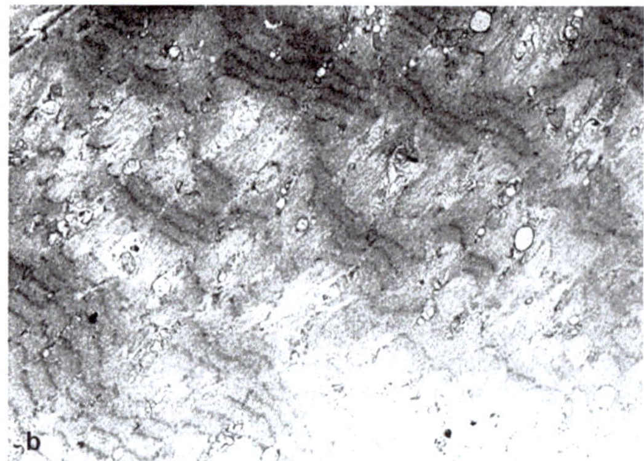

Abb. 3.2 Histopathologie eines humanen Triggerpunktes: a) Verkürzung der Z-Banden-Abstände; b) Zerstörung der Z-Banden-Struktur. Elektronenmikroskopie [P495] (mit freundlicher Genehmigung von Herrn Prof. Dr. J. Müller-Höcker, München)

3.5.2 Analyse der bisher veröffentlichten Daten

David G. Simons (†), Peter Reilich

Wie bereits im ➤ Kapitel 1 erwähnt, haben verschiedene Autoren kompetente Biopsiestudien veröffentlicht, jedoch unter verschiedenen klinischen Diagnosen, was die Identifizierung der Ergebnisse deutlich erschwert. Die Biopsien zwischen 1898 und 1938 zeigen allesamt einen normalen Muskelbefund. Die Illustrationen von betroffenen Muskeln in der damaligen Literatur beziehen sich stets auf den gesamten Muskel, schenken aber den unter chronischer Spannung stehenden Muskelabschnitten keine Beachtung. Nach 1938 weisen die Biopsiestudien regelmäßig auf Abnormalitäten hin, wenn in den Untersuchungen ein Augenmerk auf die Hartspannstränge gerichtet worden war.

Für die Übersicht der älteren Literatur werden drei klinische Befunde für die Diagnose aktiver MTrP in Betracht gezogen: muskuloskelettale Schmerzbeschwerden, ein tastbarer, druckempfindlicher Hartspannstrang und das Wiedererkennen des durch Behandlung des MTrP ausgelösten, übertragenen Schmerzes durch den Patienten.

Zytoarchitektur von Sarkomeren

Die Kenntnis der Struktur von Sarkomeren ist eine Voraussetzung für das Verständnis der Pathologie. Das Sarkomer ist die kontraktile Basiseinheit des Muskels. Individuelle Sarkomere sind zwar unter dem Lichtmikroskop sichtbar, aber um die strukturellen Details ihres Zytoskeletts zu erkennen, bedarf es eines Elektronenmikroskops. In einer Reihe agieren Sarkomere wie Kettenglieder, die auf Kommando gestreckt oder zusammengezogen und verkürzt werden können. Ein Sarkomer ist von der zylinderförmigen Membranhülle, dem Sarkolemm, umhüllt, seine Enden werden von Z-Scheiben gebildet, die – im Längsschnitt betrachtet – allgemein auch als Z-Linie oder Z-Streifen bezeichnet werden. Die kontraktilen Elemente sind Aktin und Myosin, gleitende Filamente, die interagieren und das Sarkomer verkürzen. Aktin formt eine wabenartige Struktur, die fest in der Gitterstruktur der Z-Scheibe verankert ist. Die Myosinmoleküle gleiten in dieser wabenartigen Struktur ein und aus, wobei jedes Myosinmolekül von sechs Aktinmolekülen umgeben wird. Titinmoleküle positionieren die Myosinmoleküle in der Mitte des Sarkomers. Wenn die Z-Scheiben sich durch eine Verkürzung des Sarkomers annähern, übt das Titin Spannung auf Myosin aus, um es in Position zu halten. Dies gelingt, weil das Titin mit einer klebrigen, federartigen Struktur in der Z-Scheibe verankert ist und sich nur langsam streckt, wenn sich das Sarkomer dehnt.

Ein Muskelfaszikel ist ein Bündel von Muskelfasern, das seine Z-Scheiben normalerweise perfekt ausgerichtet hat. Myofibrilläre Baueinheiten, z. B. Desmin und Myotilin, verbinden die Z-Scheiben und halten sie in Position. Bei Muskelüberbelastung sind sie zuallererst betroffen, daher führt die Überbelastung zu einer Störung an der Z-Scheiben-Struktur.

Befunde

Mehrere grundsätzliche Merkmale von MTrP können durch Biopsiebefunde gesichert werden: Die Ursache für die Hartspannstränge und die Ursache für die knötchenartige Beschaffenheit des zentralen MTrP, die als eine feste, bis zu 1 cm große, durch die Haut entlang des Muskelfaserverlaufs zu tastende Resistenz beschrieben wird. Der Schmerz kann unter anderem durch eine Störung im biochemischen Milieu erklärt werden, wie es in ➤ Kapitel 1 und ➤ Kapitel 3.4 ausgeführt wird.

Das Verständnis von der Pathologie von MTrP wird durch die zahlreichen diagnostischen Begriffe erschwert und es gibt keine einzige gut konzipierte Studie, die sich mit der Biopsie von Muskeln befasst, die speziell auf MTrP untersucht wurden. Daher wurde im ➤ Kapitel 1 auch im Detail auf die früher verwendeten Diagnosen eingegangen; so konnte gezeigt werden, wie diese synonym zur Diagnose von MTrP verwendet wurden, die Ergebnisse nun aber auch auf die MTrP direkt übertragen werden können.

Die **zentrale Frage** zu den Biopsiebefunden lautet: Was führt zu der abnormalen Spannung im Hartspannstrang?

Früher sah es so aus, als läge die einzig mögliche Ursache im Kontraktionsknoten. Dieser erklärt zwar, warum aktive und latente MTrP so beständig sind, beantwortet aber nicht die Frage nach der Verteilung der klinischen Druckschmerzempfindlichkeit. Fokale Muskelfaserläsionen füllen die Lücke für das Verständnis von MTrP. Fast alle erhobenen morphologischen Befunde sind nicht spezifisch. Ihre Verteilung im Muskel ist nicht charakteristisch für Myopathien, sondern eher für die Pathologie der muskulären Überbelastung. ➤ Tab. 3.1 fasst die heute bekannten Befunde zusammen.

Myofibrilläre Disruptionen

- Abgeschwächte Darstellung von **Dystrophin und Desmin** sowie eine gesteigerte Konzentration von Ca^{2+} waren die ersten Veränderungen, die in Stressuntersuchungen beobachtet werden konnten. Sie sind Hinweise auf eine Störung der zytoskelettalen Struktur und sollten in MTrP-Biopsien erkennbar sein.
- **Z-Scheiben-Smearing und -Streaming** sind ein wichtiger Befund bei Biopsien von MTrP bei Tier- und Humanexperimenten wie auch allgemein in Muskelbiopsien bei Myalgien.
- **Verlust der Z-Gitterstruktur, desorganisierte Myofilamente, zerfressene A-Bänder** sind ebenfalls häufige Befunde und das Resultat einer nicht mehr intakten Z-Scheibe.
- **Undichte Sarkolemma, T-Tubuli, sarkoplasmatisches Retikulum** sind charakteristisch bei Stressexperimenten mit Tieren und wurden auch bei klinischer Myalgie beobachtet. Diese Quelle von Ca^{2+} ist die Voraussetzung für eine fokale Läsion.
- **Disseminierte fokale Läsionen, hyperkontraktierte Megafasern** scheinen ebenfalls häufige Merkmale von MTrP-Biopsien zu sein. Megafasern sind ein Segment von Muskelfasern, die im Querschnitt betrachtet hyperkontraktiert sind. Sie erhöhen die Spannung dieser Faser deutlich und erweitern den Durchmesser, da jedes Sarkomer ein konstantes Volumen hat. Serielle Querschnitte verdeutlichen, dass die großen runden Megazellen einen begrenzten Umfang haben. Die beachtliche zusätzliche lokale Kraft, die durch die hyperkontraktierten Segmente ausgeübt wird, führt tendenziell zu einer höheren Ausschüttung von Ca^{2+}, wodurch sich die fokale Läsion ausbreitet. Disseminierte fokale Läsionen, die in Tierversuchen beobachtet werden können, sind vermutlich das Resultat undichter Sarkolemma, T-Tubli oder eines undichten sarkoplasmatischen Retikulums und treten häufig in der gleichen oder benachbarten Muskelfaser auf. Fokale Läsionen könnten die Schmerzempfindlichkeit des Hartspannstrangs außerhalb des MTrP erklären, wobei der Hypertonus der Fasern periphere MTrP entstehen lassen könnte (➤ Kap. 3.1).

Inflammation und Regeneration

- **Lysosomen und nekrotische Veränderungen** des Zytoskeletts sind charakteristische Veränderungen an den Enden fokaler Läsionen. Dies zeigt an, dass die zentrale Hyperkontraktion das Gewebe über seine Grenzen belastet und wiederum zu dessen Schädigung und Abräumung des zerstörten Materials führt.
- **Gespaltene Fasern** sind eine Begleiterscheinung von Muskelspannung. Der elektronenmikroskopische Befund lässt auf Inflammation und anschließende Regenerierung von gespaltenen Fasern schließen. Satellitenzellen und Myonuclei sind charakteristisch für die Muskelregenerierung.

Hypoxisch verursachte Energiekrise

- Sogenannte *ragged red fibers* in Typ-1-Fasern finden sich auffallend häufig bei Myalgien. Sie sind der klinische Beweis für Muskelüberbelastung mit metabolischem Stress und können daher in MTrP-Biopsien nachweisbar sein. Sie sind typisch bei mitochondrialen Dysfunktionen und pathognomonisch bei mitochondrialen Zytopathien. Die Arbeit von Typ-1-Fasern wird hauptsächlich durch aeroben Metabolismus gewährleistet, was eine ungestörte mitochondriale Funktion voraussetzt.
- *Moth eaten fibers* treten in Verbindung mit ausgestanzt wirkenden Lücken der zytoskelettalen Struktur auf. Dazu gehören auch strukturelle Störungen der A-Bänder („*moth eaten A-bands*").
- Die Ansammlung von abnorm veränderten Mitochondrien und Glykogen-, Lipid- sowie Fettablagerungen deutet auf einen dysfunktionalen aero-

Tab. 3.1 Histopathologische Daten zu myofaszialen Triggerpunkten (MTrP)

Befund	Negative Befunde 1898–1938 (n = 7)	Positive Befunde 1951–2002	Stress-Experimente		Myalgie
			Tier	Mensch	
Unauffälliges Muskelparenchym	[6–13]				
Myofibrilläre Strukturstörungen					
Abgeschwächte Darstellung von Dystrophin und Desmin, Ca^{2+} erhöht			[14–18]	[19]	
Z-Banden-Smearing und -Streaming		[20]	[17, 19, 21, 22]	[23–25]	[26]
Verlust der Z-Banden-Struktur, Disorganisation der Myofilamente, *moth-eaten* A-Banden		[27]	[15, 21, 23, 28]	[23, 25]	[26]
Undichte Sarkomere, T-Tubuli und sarkoplasmatisches Retikulum			[14, 16–18, 28–30]		[31]
Disseminierte fokale Läsionen, hyperkontrahierte Megafasern		[27, 32–35]	[14, 17, 18, 21, 22, 28, 36]	[23, 25]	[26, 37, 38]
Zeichen der Inflammation und Reparatur					
Lysosomen und nekrotische Zytoskelettveränderungen		[27, 35, 39, 40]	[18, 21]	[19]	[38]
↑ Satellitenzellen und zentrale Zellkerne, *„split fibers"*			[29, 30]	[41]	[42, 43]
Veränderungen passend zu Energiekrise					
„ragged red fibers"				[44]	[31, 38, 45–47]
„moth-eaten fibers"		[34]			[50, 66, 67]
Akkumulation von abnormen Mitochondrien sowie Glykogen- und Lipidansammlungen		[27, 34, 39, 40]	[36]	[24]	
↓ Cytochrom-C-Oxidase (COX), Typ-2-Faser-Degeneration		[34]		[44]	[37, 45, 47, 49]
Regionales Ödem; ↓ interstitielle Matrix; ↑ Serumkreatin		[33, 35, 39, 50]	[17, 23, 29, 30, 51]		[49]
↓ Kapillärer Blutfluss					[48, 49]
↓ Energiereiche Phosphate					[43, 46]
Reduzierte Anzahl an Typ-2-Fasern; Typ-1-Faserveränderungen			[18, 22]	[23, 24]	[38, 43, 46]
Klinische Korrelationen					
Myalgien, passend zur Myopathologie					[31, 37, 47]
↓ Kraftausdauer, erschöpfte Erschöpfbarkeit				[23, 44]	[473]

ben und anaeroben Muskelstoffwechsel hin und lässt sich vermutlich in jeder überbelasteten Faser finden.
- Cytochrom-C-Oxidase (COX) ist ein Enzym, das für den aeroben Metabolismus unerlässlich ist. Ein Mangel betrifft vorwiegend die Typ-2-Fasern und führt zu einer Energiekrise.
- Regionales Ödem, vergrößertes Interstitium, erhöhte Konzentration von Mucopolysacchariden und Kreatinin finden sich häufig bei Humanbiopsien und auch in Tierexperimenten zu muskulärem Stress, doch ergeben sich manchmal auch Hinweise und Beispiele für eine verringerte interstitielle Matrix. Diese Indikatoren für metabolischen Stress sind regionale und variabel anzutreffen.
- Verengte Kapillaren und verminderter Blutfluss passen zu den übrigen Befunden einer hypoxisch verursachten Energiekrise.
- Eine verminderte Konzentration von energiereichen Phosphaten, speziell von Adenosintriphosphat (ATP), zeugt von einer Energiekrise bei Läsionen im Zusammenhang mit MTrP.
- Der Nachweis von beschädigten Typ-1-Fasern ist eine Folge der Muskelüberbelastung, besonders im Zusammenhang mit Überdehnung oder anhaltender Muskelkontraktion.

3

Klinische Korrelation

Myalgien stehen in Verbindung zur Muskelpathologie, denn fortgeschrittene Veränderungen haben auch verstärkte Muskelschmerzen zur Folge, was darauf hindeutet, dass die histologischen Veränderungen (Mit-)Ursache für Muskelschmerzen sind. Dies ist nicht bewiesen, angesichts der übrigen Befunde jedoch sehr wahrscheinlich.

Verminderte Leistungsfähigkeit und vorzeitige muskuläre Ermüdung untermauern die Auffassung, dass die Pathologie von Myalgien ein weiteres Beispiel für Muskelüberbelastung ist, wie in Experimenten mit Tieren aufgezeigt werden konnte.

LITERATUR

1. Simons DG, Travell J, Simons L. Travell & Simons Myofascial Pain and Dysfunction: The Trigger Point Manual. 2 ed. Baltimore: Williams & Wilkins; 1999.
2. Mense S, Pongratz D. Chronischer Muskelschmerz. Darmstadt: Steinkopff; 2003.
3. Stecco A, Gesi M, Stecco C, Stern R. Fascial components of the myofascial pain syndrome. Curr Pain Headache Rep 2013; 17: 352.
4. Zierz S, Jerusalem F. Muskelerkrankungen. Stuttgart: Georg Thieme Verla; 2014.
5. Akamatsu FE et al. Trigger points: an anatomical substratum. Biomed Res Int 2015: 623287.
6. Strauss H. Über die sogenannte „rheumatische Muskelschwiele". Klin. Wochenschr. 1898; 35: 89–91, 121–3.
7. Muller A. Der Untersuchungsbefund am rheumatisch erkrankten Muskel. Z. Klin. Med. 1912; 74: 34–73.
8. Schade H. Beiträge zur Umgrenzung und Klärung einer Lehre von der Erkaltung. Z. Ges. Exp. Med. 1919; 7: 275–374.
9. Lange F. Die Muskelhärten der Beinmuskeln. Munch. Med. Wochenschr. 1925; 72: 1.626–9.
10. Lange M. Die Muskelhärten (Myogelosen). München: J. F. Lehmanns; 1931.
11. Froriep F. Ein Beitrag zur Pathologie und Therapie des Rheumatismus. Weimar; 1.843.
12. Port K. Eine für den Orthopäden wichtige Gruppe des chronischen Rheumatismus (Knötchenrheumatismus). Arch Orthop Unfallchir 1920; 17: 465–506.
13. Slauck A. Beiträge zur Kenntnis des Muskelrheumatismus. Med Klin 1929; 25: 552–4.
14. Friden J, Lieber RL. Segmental muscle fiber lesions after repetitive eccentric contractions. Cell Tissue Res 1998; 293(1): 165–71.
15. Lieber RL, Shah S, Friden J. Cytoskeletal disruption after eccentric contraction-induced muscle injury. Clin Orthop Relat Res 2002 (403 Suppl): S90–9.
16. Lovering RM, De Deyne PG. Contractile function, sarcolemma integrity, and the loss of dystrophin after skeletal muscle eccentric contraction-induced injury. Am J Physiol Cell Physiol 2004; 286(2): C230–8.
17. Friden J, Lieber RL. Eccentric exercise-induced injuries to contractile and cytoskeletal muscle fibre components. Acta Physiol Scand 2001; 171(3): 321–6.
18. Lieber RL, Friden J. Mechanisms of muscle injury gleaned from animal models. Am J Phys Med Rehabil 2002; 81(11 Suppl): S70–9.
19. Friden J, Kjorell U, Thornell LE. Delayed muscle soreness and cytoskeletal alterations: an immunocytological study in man. Int J Sports Med 1984; 5(1): 15–8.
20. Reilich P, Pongratz D. Myofascial pain syndrome. In: Jost WH (Ed.) Botulinum toxin in painful diseases. Basel, New York: Karger; 2003: 173.
21. Brooks SV, Zerba E, Faulkner JA. Injury to muscle fibres after single stretches of passive and maximally stimulated muscles in mice. J Physiol 1995; 488 (Pt 2): 459–69.
22. Lieber RL, Friden J. Morphologic and mechanical basis of delayed-onset muscle soreness. J Am Acad Orthop Surg 2002; 10(1): 67–73.
23. Friden J, Sjostrom M, Ekblom B. Myofibrillar damage following intense eccentric exercise in man. Int J Sports Med 1983; 4(3): 170–6.

24. Friden J. Changes in human skeletal muscle induced by long-term eccentric exercise. Cell Tissue Res 1984; 236(2): 365–72.
25. Lindman R et al. Changes in muscle morphology in chronic trapezius myalgia. Scand J Work Environ Health 1991; 17(5): 347–55.
26. Newham DJ, McPhail G, Mills KR, Edwards RH. Ultrastructural changes after concentric and eccentric contractions of human muscle. J Neurol Sci 1983; 61(1): 109–22.
27. Fassbender H. Non-articular rheumatism. In: Fassbender HG (Ed.) Pathology of Rheumatic Diseases. New York: Springer; 1975: 303–4.
28. Lieber RL, Friden J. Mechanisms of muscle injury after eccentric contraction. J Sci Med Sport 1999. 2(3): 253–65.
29. Lovering RM, McMillanAB, Gullapalli RP. Location of myofiber damage in skeletal muscle after lengthening contractions. Muscle Nerve 2009; 40(4): 589–94.
30. Stauber WT, Smith CA. Cellular responses in exertion-induced skeletal muscle injury. Mol Cell Biochem 1998; 179(1–2): 189–96.
31. Larsson SE, Bodegård L, Henriksson KG, Oberg PA. Chronic trapezius myalgia. Morphology and blood flow studied in 17 patients. Acta Orthop Scand 1990; 61(5): 394–8.
32. Glogowski G, Wallraff J. Clinical and histologic aspects of myogelosis. Z Orthop Ihre Grenzgeb 1951; 80(2): 237–68.
33. Reitinger A et al. Morphologische Untersuchung an Triggerpunkten. Man Med 1996; 34: 256–62.
34. Windisch A et al. Morphology and histochemistry of myogelosis. Clin Anat 1999; 12(4): 266–71.
35. Awad EA. Interstitial myofibrositis: hypothesis of the mechanism. Arch Phys Med Rehabil 1973; 54(10): 449–53.
36. Kuipers H et al. Muscle degeneration after exercise in rats. Int J Sports Med 1983; 4(1): 45–51.
37. Kadi F et al. Pathological mechanisms implicated in localized female trapezius myalgia. Pain 1998; 78(3): 191–6.
38. Stauber WT. Factors involved in strain-induced injury in skeletal muscles and outcomes of prolonged exposures. J Electromyogr Kinesiol 2004; 14(1): 61–70.
39. Miehlke K, Schulze G, Eger W. Clinical and experimental studies on the fibrositis syndrome. Z Vererbungsl 1960; 19: 310–30.
40. Yunus MB, Kalyan-Raman UP. Muscle biopsy findings in primary fibromyalgia and other forms of nonarticular rheumatism. Rheum Dis Clin North Am 1989; 15(1): 115–34.
41. Kadi F, Thornell LE. Concomitant increases in myonuclear and satellite cell content in female trapezius muscle following strength training. Histochem Cell Biol 2000; 113(2): 99–103.
42. Eriksson A, Lindström M, Carlsson L. Hypertrophic muscle fibers with fissures in power-lifters; fiber splitting or defect regeneration? Histochem Cell Biol 2006; 126(4): 409–17.
43. Kadi F et al. Structural changes in male trapezius muscle with work-related myalgia. Acta Neuropathol 1998; 95(4): 352–60.
44. Larsson B et al. Fibre type proportion and fibre size in trapezius muscle biopsies from cleaners with and without myalgia and its correlation with ragged red fibres, cytochrome-c-oxidase-negative fibres, biomechanical output, perception of fatigue, and surface electromyography during repetitive forward flexions. Eur J Appl Physiol 2001; 84(6): 492–502.
45. Larsson B, Börk J, Henriksson KG. The prevalences of cytochrome c oxidase negative and superpositive fibres and ragged-red fibres in the trapezius muscle of female cleaners with and without myalgia and of female healthy controls. Pain 2000; 84(2–3): 379–87.
46. Larsson SE, Bengtsson A, Bodegard L, Henriksson K-G, Larsson J. Muscle changes in work-related chronic myalgia. Acta Orthop Scand 1988; 59(5): 552–6.
47. Persson AL, Sjolund BH, Larsson BK. Three Clusters of Different Properties Characterize Women with Chronic Trapezius Myalgia. J Musculoske Pain 2008; 16(4): 287.
48. Larsson B et al. Blood supply and oxidative metabolism in muscle biopsies of female cleaners with and without myalgia. Clin J Pain 2004; 20(6): 440–6.
49. Kadi F, Ahlgren C, Waling K. The effects of different training programs on the trapezius muscle of women with work-related neck and shoulder myalgia. Acta Neuropathol 2000; 100(3): 253–8.
50. Brendstrup P, Jespersen K, Asboe H. Morphological and chemical connective tissue changes in fibrositic muscles. Ann Rheum Dis 1957; 16(4): 438–40.
51. Stauber WT, Smith C, Miller G, Stauber F. Recovery from 6 weeks of repeated strain injury to rat soleus muscles. Muscle Nerve 2000; 23(12): 1819–25.

3.6 Diagnose

Fernando Colla

Wie in ➤ Kapitel 3.2 dargestellt, ist die Prävalenz myofaszialer Schmerzen in der Allgemeinbevölkerung hoch [1–3]. Die Diagnose beginnt mit der genauen und zielführenden Erhebung der **Anamnese.** Irrelevante Informationen können dabei vom Ziel ablenken. Äußerungen oder klinische Befunde können unspezifisch, unklar, widersprüchlich oder irreführend sein. Deshalb sollte das Hauptproblem des Patienten mit anderem Wortlaut wiederholt und allenfalls diskutiert werden. Es empfiehlt sich, das Problem vor dem Patienten kurz zusammenzufassen. Ein zu forsches und zielgerichtetes Vorgehen birgt die Gefahr, dem Patienten nicht genügend Raum zur Formulierung aller relevanten Informationen zu geben. Nach der präzisen Erhebung der Anamnese erfolgt die **klinische Untersuchung,** welche die Frage nach der anatomischen Zuordnung und der Art (Entzündung, Degeneration, Dysbalance, Entrapment etc.) der Beschwerden beantworten sollte. Eine saubere, ausgiebige klinische Untersuchung (und Anamneseerhebung) ist der Schlüssel zur raschen und genauen Diagnosefindung. Die klinische Untersuchung sollte aber kritisch durchgeführt werden. Der Kliniker sollte sich nicht verleiten lassen, die während der Anamneseerhebung erhobene Verdachtsdiagnose „nur" bestätigen zu wollen [1–3].

3

Derzeit besteht kein internationaler Konsens in Bezug auf Kriterien zur Diagnose des myofaszialen Schmerzsyndroms [4]. Für die **Diagnose** eines myofaszialen Triggerpunktes wurden von Simons und Travell [5] vor rund 30 Jahren folgende Charakteristika angegeben (hervorgehoben: obligate Kriterien):

Kriterien für die Diagnose eines myofaszialen Triggerpunktes

- **Druckdolente Stelle in einem Muskelhartspannstrang**
- **Bei Palpation Wiedererkennung des bekannten Schmerzes**
- Übertragener Schmerz in eine Präferenzzone
- Lokale Zuckungsreaktion auf mechanische Stimulation
- Bewegungseinschränkung
- Leichtgradige Muskelschwäche ohne Atrophie
- Phänomene des autonomen Nervensystems

Als **obligate Charakteristika** für den Nachweis eines myofaszialen Triggerpunktes haben sich im klinischen Alltag die beiden ersten Kriterien etabliert: eine druckdolente Stelle auf einem Muskelhartspann und das Wiedererkennen des bekannten Schmerzes, der den Patienten zum Aufsuchen des Arztes oder des Therapeuten geführt hat.

Der klinische Nachweis des Hartspannstrangs erfolgt am besten am ruhenden Muskel, der sich in einer entspannten oder leichten Dehnposition befindet, mittels Querpalpation. Dabei wird quer zum Faserverlauf ein „verspanntes" Muskelbündel gesucht. Hierfür hat sich entweder die Flach- oder die Pinzettenpalpation bewährt (> Abb. 3.3). Auf diesem Hartspannstrang kann mit der gleichen Palpationstechnik die Zone mit der maximalen Druckschmerzhaftigkeit identifiziert werden, der Triggerpunkt. Nicht selten wird der Untersucher durch die Angaben des Patienten an den aktiven Triggerpunkt geführt. Die Flachpalpation kommt bei den Muskeln zur Anwendung, die sich nicht abheben und zwischen Daumen und Zeige-/Mittelfinger fassen lassen. Wenn bei dieser Palpation der Schmerz, der den Patienten zum Therapeuten oder Arzt geführt hat, provoziert werden kann, liegt laut Diagnosekriterien ein aktiver myofaszialer Triggerpunkt vor.

Bei genauer klinischer Untersuchung und Anamneseerhebung finden sich häufig mehr als die zwei minimalen Diagnosekriterien. Die **Reproduzierbarkeit** der Diagnosekriterien an unterschiedlichen

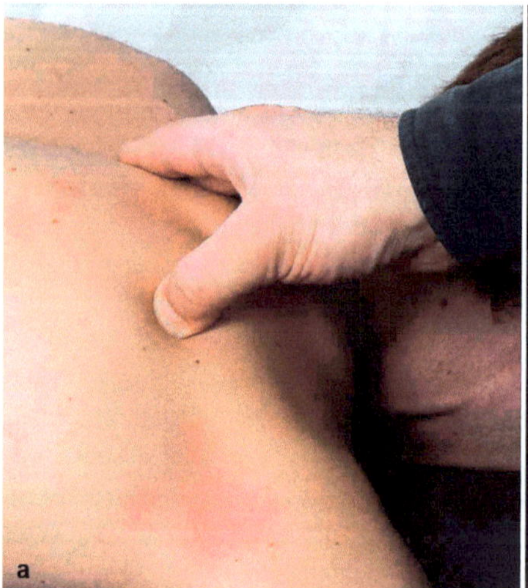

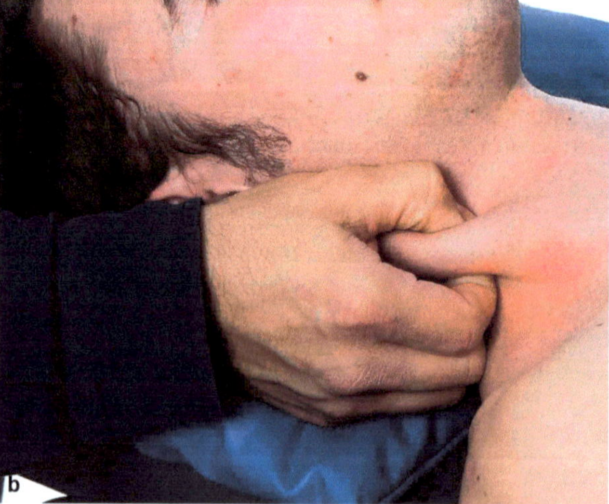

Abb. 3.3 a) Flache Palpationstechnik am Beispiel des M. trapezius, pars horizontalis; b) Pinzettengriff-Technik am Beispiel des M. sternocleidomastoideus [V785]

Muskeln und durch mehrere Untersucher wurde durch Gerwin et al. untersucht [6]. Dabei zeigte sich, dass die Intertester-Reliabilität bei fünf Diagnosekriterien (lokale Druckdolenz, Muskelhartspannstrang, lokale Zuckungsreaktion, übertragener Schmerz und Wiedererkennung des Schmerzes) erst nach einer kurzen Trainingszeit als gut bezeichnet werden kann. Die einzelnen Diagnosekriterien zeigen eine unterschiedliche Reproduzierbarkeit sowohl untereinander als auch in Abhängigkeit vom zu testenden Muskel. Die lokale Zuckungsreaktion ist das Diagnosekriterium, das am schwierigsten zu ermitteln ist. Im lumbalen Bereich sind die lokale Druckdolenz und das Wiedererkennen des Schmerzes die Kriterien mit der besten Reliabilität [7–12].

Obwohl klinisch nicht relevant, lassen sich Triggerpunkte auch mit **technischen Hilfsmitteln** objektivieren. Hubbard et al. zeigten 1993, dass bei Vorliegen eines myofaszialen Triggerpunktes mit dem EMG eine Spontanaktivität über dem Triggerpunkt und dem Hartspannstrang abgeleitet werden kann [13]. Gerwin et al. konnten 1997 mittels Ultraschall die lokale Zuckungsreaktion darstellen [14]. Chen et al. quantifizierten mit einer neuen MRI-Technik, der Magnet-Resonanz-Elastografie (MRE), Asymmetrien im Muskeltonus und konnten dadurch die Muskelhartspannstränge objektivieren [15, 16], während Sikdar et al. mittels neuer Ultraschallapplikation Triggerpunkte zu visualisieren und zu charakterisieren versuchten [17].

Eine histologische Darstellung des Triggerpunktes beim Menschen ist hingegen bis heute nicht in so frappanter Weise gelungen, wie beim Tier [18–21]. Die Histopathologie von MTrP ist in ➤ Kapitel 3.5 dargestellt.

Bei einem myofaszialen Schmerz kann mindestens ein aktiver myofaszialer Triggerpunkt nachgewiesen werden, der die klinisch relevanten Schmerzen (zumindest teilweise) erklären kann. Ein myofasziales Schmerzsyndrom ist praktisch immer durch mehrere Triggerpunkte in verschiedenen Muskeln bedingt.

3.6.1 Kriterien

Auf die zwei wichtigsten Kriterien (druckdolente Stelle in einem Muskelhartspannstrang und bei Palpation Wiedererkennen des bekannten Schmerzes), die einen myofaszialen Triggerpunkt definieren, wurde bereits eingegangen. Die anderen Kriterien werden nachfolgend näher beschrieben.

Lokale Zuckungsreaktion auf mechanische Stimulation Durch eine spickende Palpation oder eine Nadelung lässt sich eine kurz dauernde Kontraktur der Muskelfaser (in einem Hartspannstrang) auslösen, die einen myofaszialen Triggerpunkt enthält [5]. Diese lokale Zuckungsreaktion verläuft im Faserverlauf des Muskels und kann dadurch in der Praxis gelegentlich zur Identifikation des Muskels beitragen (z. B. in der interskapulären Region). Hong konnte in seiner Arbeit zeigen, dass die lokale Zuckungsreaktion beim Dry Needing angestrebt werden muss, weil dadurch der Behandlungserfolg erhöht werden kann [22].

Übertragener Schmerz in eine Präferenzzone (referred pain) Die mechanische Stimulation des Triggerpunktes löst oft einen Übertragungsschmerz aus, der meistens distal der Stimulation und auf derselben Körperhälfte liegt. Der Schmerz wird oft als tiefer Gewebeschmerz empfunden. Um den Übertragungsschmerz provozieren zu können, muss der Druck auf den Triggerpunkt zwischen 10 und 20 Sekunden aufrechterhalten werden. Der Übertragungsschmerz folgt fast immer typischen Mustern, die im ➤ Kapitel 6 für jeden Muskel einzeln aufgeführt sind. Umgekehrt kann schon während der Anamneseerhebung über die angegebene Schmerzausstrahlung ins Übertragungsgebiet der hierfür verantwortliche Muskel vermutet werden.

Bewegungseinschränkung Ein Muskel mit einem Hartspannstrang und einem myofaszialen Triggerpunkt kann eine vermehrte Spannung mit Muskelverkürzung [5] entwickeln sowie zu einer Enthesiopathie führen (➤ Kap. 3.3), was eine leichtgradige Bewegungseinschränkung mit sich bringt. Die Bewegungseinschränkung zeigt praktisch immer einen Endphasenschmerz (Dehnschmerz) mit weichem Stopp.

Leichtgradige Muskelschwäche ohne Atrophie Eine leichte Muskelschwäche ohne Muskelatrophie – die sich praktisch nur bei der resistiven Muskelprüfung objektivieren lässt – kann gelegentlich vom Patienten beschrieben werden [5, 23]. Steht die Muskelschwäche im Vordergrund, ist eine neu-

3

rologische Ursache (z. B. Nervenwurzelkompression) auf jeden Fall auszuschließen.

Phänomene des autonomen Nervensystems Autonome Phänomene beinhalten vaso-, sudo- und pilomotorische Störungen im Übertragungsgebiet oder im Triggerpunktbereich [24]. So kann nicht selten über dem M. trapezius pars descendens eine „Gänsehaut" durch Druck auf einen lokalen Triggerpunkt provoziert werden [5].

3.6.2 Praktisches Vorgehen

Wie eingangs dargelegt, beruht die Diagnostik myofaszialer Schmerzen im klinischen Alltag auf Anamnese und manuellen Untersuchungstechniken, die sich mit zunehmender Erfahrung stetig verbessern lassen [6]. Eine präzise Untersuchungstechnik ist wesentlich, da sie den einzigen Schlüssel zur Diagnose darstellt [25]. Während bei akuteren myofaszialen Schmerzen sich die Diagnosefindung relativ einfach gestaltet, können chronische myofasziale Schmerzen eine diagnostische Herausforderung darstellen. Die betroffenen Patienten suchen ärztlichen oder therapeutischen Rat nicht nur aufgrund der Schmerzen, sondern aufgrund von komplexen sozialen oder psychischen Faktoren [26].

Bei der **Anamnese** müssen neben der genauen Schmerzerhebung (wann, wie, wo, warum) auch die sieben Diagnosekriterien erfragt werden. Wichtig ist die Angabe der Schmerzintensität auf einer visuellen Analogskala von 0–10 (aktuell, Minimum und Maximum in den letzten 7 Tagen). Zudem ist es ratsam, sich die Schmerzlokalisation bzw. die Schmerzausstrahlung genau zeigen zu lassen.

Bei der **klinischen Untersuchung** genügt aus ärztlicher und therapeutischer Sicht eine nur myofaszial ausgerichtete Untersuchung nicht, da myofasziale Schmerzen häufig auch bei rheumatologischen und neurologischen Problemen (artikulär, neurogen etc.) vorliegen (sekundäres myofasziales Schmerzsyndrom). Vor der Palpation des vermutlich betroffenen Muskels sollte dieser in maximaler Dehnstellung auf einen Dehnschmerz geprüft und einer isometrischen Muskelanspannung (Frage nach Schmerz oder Muskelschwäche) zugeführt werden. Kann dadurch der bekannte Schmerz provoziert werden oder liegt eine leichte Schwäche ohne Atrophie vor, findet sich im getesteten Muskel wahrscheinlich ein Triggerpunkt. Anschließend folgt die minuziöse Palpation des Muskels quer zum Faserverlauf in der Flach- oder Pinzettenpalpation.

Nach Abschluss der Untersuchung (und der Anamneseerhebung) sollte eine medizinisch-therapeutische Beurteilung erfolgen mit Beantwortung der Fragen:

1. Liegt ein myofasziales Schmerzsyndrom vor? Ein primäres oder sekundäres (➤ Kap. 3.1)?
2. Bestehen Hinweise für ein generalisiertes Schmerzsyndrom (➤ Kap. 3.7)?

LITERATUR

1. Bowen JL. Educational strategies to promote clinical diagnostic reasoning. N Engl J Med 2006; 355: 2217–25.
2. Eva KW. What every teacher needs to know about clinical reasoning. Med Educ 2005; 39: 98–106.
3. Elstein AS, Schwarz A. Clinical problem solving and diagnostic decision making: selecitve review of the cognitive literature. BMJ 2002; 324: 729–32.
4. Tough EA, WhiteAR, Richards S, Campell J. Variability of criteria used to diagnosis myofascial trigger point pain syndrome – evidence from a review of the literature. Clin J Pain 007; 23 (3): 278–86.
5. Simons DG, Travell JG. Myofascial Pain and Dysfunction: The Trigger Point Manual. Vol1, 2nd ed. Baltimore: Lippincott, Williams & Wilkins; 1999.
6. Gerwin RD et al. Interrater reliability in myofascial trigger point examination. Pain 1997; 69: 65–73.
7. Nice RA et al. Intertester reliability of judgments of the presence of trigger points in patients. Arch Phys Med Rehabil 1992; 73: 893–98.
8. Njoo KH, Van der Does E. The occurence and inter-rater reliability of myofascial trigger points in the quadratus lumborum and gluteus medius: a prospective study in nonspecific low ack pain patients and controls in generel practice. Pain 1994; 58:317–23.
9. Al-Shenqiti AM, Oldham JA. Oldham JA Test-retest reliability of myofascial trigger point detection in patients with rotator cuff tendonitis. Clin Rehabil 2005; 19:482–87.
10. Bron C, Franssen J, Wensing M, Oostendorp RAB. Interrater reliability of palpation of myofascial trigger points in three shoulder muscles. J Man Manipulative Ther 2007; 15:203–15
11. Hsieh CY et al. Interexaminer reliability of the palpation of trigger points in the trunk and lower limb muscles. 2000; 81:258–64.
12. McEvoy J, Huijbregts PA. Reliability of myofascial trigger points palpation: a systemic review, in Dommerholt J, Huijbregts PA. Myofascial trigger points: pathophysiology and evidence-informed diagnosis and management. Boston: Jones & Bartlett; 2011.
13. Hubbard DR, Berkoff GM. Myofascial triggerpoints show spontaneous needle EMG acitivity. Spine 1993; 18: 1.803–7.

14. Gerwin RD, Duranleau D. Ultrasound identification of the myofascial trigger point. Muscle and Nerve 1997; 6: 767–8.
15. Chen Q et al. Identification and quantification of myofascial taut bands with magnetic resonance elastographie. Arch Phys Med Rehabil 2007; 88 (12): 1.658–61.
16. Chen Q, Basford J, An KN. Ability of magnetic resonance elastography to assess taut bands. Clin Biomech 2008; 23:623–9.
17. Sikdar S et al. Novel applications of ultrasound technology to visualize and characterize myofascial trigger points and surrounding soft tissue. 2009; 90: 1.829–38.
18. Simons DG, Stolov WC. American Journal of Physical Medicine 1976; 55(2): 65–88.
19. Gariphianova MB. The ultrastructure of myogenic trigger points in patients with contracture of mimetic muscles (abstract). J Musculoskeletal Pain 1995; 3 (Suppl 1): 3.
20. Reitinger A et al. Morphologische Untersuchungen an Triggerpunkten. Manuelle Med 1996; 34: 256–62.
21. Windisch A et al. Morphology and histochemistry of myogelosis. Clin Anat 1999; 12: 266–71.
22. Hong CZ. Lidocaine Injection versus Dry Needling to Myofascial Trigger Point. The Importance of the Local Twitch Response. Am J Phys Med Rehabil 1994; 73: 256–63.
23. Baldry PE, YunusMB, Inanici F. Myofascial Pain and Fibromyalgia Syndromes. A Clinical Guide to Diagnosis and Management. Churchill Livingstone; 2001
24. Ge HY, Fernández de las Peñas C, Arendt-Nielsen L. Sympathetic facilitation of hyperalgesia evoked from myofascial tender and trigger points in patients with unilateral shoulder pain. Clin Neurophysiol 2006; 117: 1.545–50.
25. Sciotti VM et al. Clinical precision of myofascial trgger point location in the trapezius muscle. Pain 2001; 93:259–66.
26. Uhlig T, Hagen KB, Kvien TK. Why do patients with chronic musculoskeletal disorders consult their primary care physicians? Curr Opin Rheumatol 2002; 14:104–8.

3.7 Differenzialdiagnostische Aspekte

Fernando Colla

Differenzialdiagnostische Überlegungen zur Schmerzursache sollten nicht nur bei der Erstkonsultation, sondern auch während der Behandlung und besonders bei therapierefraktären Syndromen angestellt werden.

Differenzialdiagnostische Überlegungen können nach verschiedenen Gesichtspunkten erfolgen. Eine oft verwendete **Einteilung** orientiert sich an der hauptsächlich betroffenen anatomischen Struktur (arteriell, muskulär, ossär, artikulär etc.), der Art der Erkrankung der betroffenen Struktur (Entzündung, Degeneration, Ruptur, Neoplasie, Ischämie etc.) oder an der betroffenen Körperregion (Kopfschmerzen, Schulterschmerzen etc.). Je nach Fragestellung genügt eine gewählte Einteilung aber nicht allen Anforderungen.

Differenzialdiagnostische Überlegungen können sich radikal ändern, wenn andere Symptome oder klinische Befunde zu den myofaszialen Schmerzen hinzukommen, wie zum Beispiel Gelenkschwellungen, Sonnenunverträglichkeit, Hautveränderungen (z. B. Psoriasis-Plaques), Durchblutungsstörungen, Diarrhö, neurologische Ausfälle (inkl. Muskelschwäche) oder eine Verschlechterung des Allgemeinzustandes. Bei Unklarheit sollte eine fachärztliche Abklärung in Erwägung gezogen werden.

Besondere Vorsicht ist bei **Kindern** mit anhaltenden Schmerzen geboten. Hier müssen die Befunde in einem eigenen spezifischen Kontext gesehen werden und bedürfen einer fachärztlichen Differenzialdiagnose.

Schließlich können auch mehrere Probleme mit unterschiedlichen Manifestationen gleichzeitig vorliegen. So kann zum Beispiel ein Patient mit einem Fibromyalgiesyndrom eine Coxarthrose, ein lumboradikuläres Syndrom oder ein primäres, lokales, myofasziales Schmerzsyndrom entwickeln.

Wenn ein myofasziales Schmerzsyndrom durch eine gezielte Therapie (➤ Kap. 4) nicht zufriedenstellend gebessert werden kann, werden differenzialdiagnostische Überlegungen wichtig.

Drei **grundsätzliche Aspekte** sind zu bedenken: Das myofasziale Schmerzsyndrom

1. wurde unzureichend konsequent behandelt.
2. ist ein sekundäres Phänomen, das durch ein regionales Problem getriggert wird.
3. ist Teil eines übergeordneten Problems, oft im Rahmen eines generalisierten Schmerzsyndroms (s. u.).

3.7.1 Myofasziale Schmerzen

Eine mögliche Ursache für ein ungenügendes Ansprechen auf eine Therapie beim myofaszialen Schmerzsyndrom kann an der angewandten Technik liegen: Die ischämische Kompression sollte stark genug und so präzise wie möglich am Triggerpunkt erfolgen, beim Dry Needling sollte eine lokale Zuckungsreaktion gesucht werden, ein Selbstbehandlungsprogramm zur konsequenten Dehnung der betroffenen Muskeln und Stabilisierung der betroffenen Region sollte gezeigt und überprüft werden.

Eine andere Ursache kann im Nicht-Erkennen bzw. im Nicht-Ausschalten **unterhaltender Faktoren** liegen: Beinlängendifferenz nicht korrigiert, muskuläre Dysbalance nicht beachtet, Haltungskorrektur nicht instruiert. Die unzureichende Mitbehandlung der muskulären Synergisten bzw. der Antagonisten kann ein weiterer Grund sein.

Eine zusätzliche Ursache kann darin bestehen, dass die Existenz von Satellitentriggerpunkten nicht ausreichend berücksichtigt wurde bzw. die identifizierten Satelliten-MTrP nicht relevant am Schlüsseltriggerpunkt beteiligt sind.

Für eine optimale Behandlung sind **gute anatomische Kenntnisse** mit **sicherer Palpationstechnik** von nicht zu unterschätzender Wichtigkeit; die einzelnen Muskeln sind in vivo gelegentlich schwierig voneinander abzugrenzen (z. B. M. vastus lateralis und M. biceps femoris, caput longum).

Im therapeutischen Alltagsstress können auch bestimmte Muskeln schlicht vergessen werden (z. B. M. biceps caput breve beim Knieschmerz oder M. iliopsoas beim Rückenschmerz). Erst die intensive Auseinandersetzung mit dem zu behandelnden myofaszialen Schmerzsyndrom führt nicht selten zu dessen Lösung.

3.7.2 Regionale Schmerzen

Diese Schmerzen sind auf ein umschriebenes Körpergebiet lokalisiert. Die Ursachen regionaler Schmerzen des Bewegungsapparats können, vereinfachend dargestellt, artikulär, periartikulär oder neurogen bedingt sein.

Artikuläre Ursache Das betroffene Gelenk ist bei der Bewegung normalerweise schmerzhaft. Klinisch kann zusätzlich eine Schwellung, ein Erguss, eine Überwärmung, eine Rötung oder eine Krepitation nachgewiesen werden. Der Bewegungsumfang ist oft aktiv und passiv limitiert, wobei die Schmerzen sowohl aktiv als auch passiv reproduziert werden können. Bei einer Arthritis beispielsweise – also bei Beteiligung des gesamten Gelenks – sind die Schmerzen oft in allen Bewegungsrichtungen auslösbar. Die wichtigsten artikulären Ursachen sind Arthrosen und Arthritiden.

Periartikuläre Schmerzen Sie liegen definitionsgemäß außerhalb des Gelenks und werden hingegen nur bei bestimmten Bewegungen angegeben. Der Schmerz kann durch Palpation der betroffenen Struktur reproduziert werden. Der Bewegungsumfang kann aktiv eingeschränkt, passiv aber normal sein. Die Schmerzprovokation ist bei aktiver deutlich größer als bei passiver Bewegungsprüfung. Durch gezielte Widerstandstests können – im Gegensatz zur artikulären Ursache – die Schmerzen reproduziert werden. Hauptursachen periartikulärer Schmerzen sind die radiale (laterale) Epikondylopathie, das Schulter- oder Hüft-Impingement und die Tendovaginitis.

Neurogene Schmerzen Bei diesen werden häufig Störungen der Empfindung mit Verschlimmerung durch Nervenkompression oder Nervendehnung bzw. Mobilisation der Wirbelsäule angegeben. Üblicherweise ergibt die neurologische Untersuchung Auffälligkeiten, der Gelenkstatus hingegen ist regelrecht. Beispiele sind das radikuläre Reiz- und Ausfallsyndrom bei diskogener Nervenwurzelkompression oder das Karpaltunnelsyndrom.

Auf alle weiteren differenzialdiagnostischen Überlegungen einzugehen, würde den Rahmen dieses Buches sprengen. Es seien nur kurz die folgenden drei Probleme erwähnt:

- Bei übertragenen **viszeralen Schmerzen** kann weder im Gelenksstatus noch im Neurostatus ein pathologischer Befund erhoben werden. Beispiele der viszeralen Schmerzausstrahlungen sind die Angina pectoris mit Ausstrahlung in die linke Schulter und den Thorax, die Gallenblasenaffektion mit Ausstrahlung in die linke Skapularregion und das Aortenaneurysma mit Ausstrahlung in die BWS-Region.
- Bei **ischämischen Schmerzen** sollte klinisch eine Pulsabschwächung getastet und eventuell ein Strömungsgeräusch auskultiert werden können. Zudem werden die Schmerzen durch körperliche Belastung der betroffenen Muskelregion verstärkt.
- Eine Überbeweglichkeit der Wirbelsäule oder peripherer Gelenke kann zu einem **unspezifischen**

Rückenschmerz oder zu **Arthralgien** führen, die klinisch nicht zwingend reproduziert werden können. Oft findet man zusätzlich ein hartnäckiges myofasziales Schmerzsyndrom.

3.7.3 Generalisierte Schmerzen

Bei ausbleibender Besserung eines fachgerecht behandelten umschriebenen myofaszialen Schmerzsyndroms liegt nicht selten ein übergeordnetes Problem bzw. ein generalisiertes Schmerzphänomen vor. Dabei sind vereinfachend **vier Ursachen** zu überprüfen:

1. Es liegt möglicherweise eine **nicht erkannte internistische Erkrankung** vor (meistens aus dem rheumatologisch-immunologischen, endokrinologischen oder onkologischen Formenkreis), die ursächlich zum Schmerzsyndrom beiträgt, z. B. die Polymyalgia rheumatica.
2. Es liegt eventuell ein **generalisiertes myofasziales Schmerzproblem** oder eine zentrale Schmerzverarbeitungsstörung (z. B. ein Fibromyalgie-Syndrom) zugrunde.
3. Es liegt u. U. ein **vorwiegend (psycho-)soziales Probelm** zugrunde (z. B. Symptomausweitung im Rahmen eines generalisierten Schmerzsyndroms).
4. Es liegt eventuell ein **begleitendes psychiatrisches Problem,** wie zum Beispiel eine Depression mit somatisierten Symptomen, zugrunde.

Eine genaue Anamnese und ggf. weitere diagnostische Schritte sind hier oft weiterführend. Bei diagnostischer Unklarheit lohnt es sich, eine Zweitmeinung einzuholen oder die Zuweisung an einen Facharzt vorzunehmen.

Polymyalgia rheumatica

Schmerzen im Becken- und Schultergürtel mit Morgensteifigkeit und erhöhten serologischen Entzündungsparametern (BSR und CRP) führen hier zur Diagnose.

Es existieren kein pathognomonischer Test oder etablierte diagnostische Kriterien. Obwohl Klassifikationskriterien von der European League Against Rheumatism (EULAR) und dem American College of Rheumatology (ACR) für Studien verfasst wurden [1], sollten diese nicht als diagnostische Kriterien für den einzelnen Patienten herangezogen werden [2]. Fasst man alle empirisch formulierten Kriterien für die klinische Diagnose zusammen [3–6], so lassen sich folgende Charakteristika finden:

1. Seit mindestens 14 Tagen bestehende, anhaltende, proximal und beidseitig verteilte Schmerzen mit morgendlicher Steifigkeit (mind. 30 min). Die Steifigkeit sollte mindestens zwei der folgenden Regionen betreffen: Nacken oder Rumpf, Schultern oder Oberarme bzw. Hüften oder Beckengürtel.
2. Alter ≥ 50 Jahre bei Symptombeginn
3. Blutkörperchensenkungsgeschwindigkeit (BSR) > 40 mm/h
4. Rasches Ansprechen auf niedrige Dosen einer Prednison-Behandlung (max. 20 mg/Tag), dabei in der Regel 50–70-prozentige Besserung innerhalb von 3 Tagen, nahezu alle Patienten innerhalb von 3 Wochen

Atypische Formen sind bekannt. Die PMR muss mit Prednison über längere Zeit, normalerweise zwischen 1 und 2 Jahren, behandelt werden. Dabei muss die Initialdosis, die nicht zu hoch sein darf (max. 20 mg/Tag), langsam und schrittweise (2,5-mg-Schritte, unter 10 mg Tagesdosis 1-mg-Schritte) reduziert werden. Selten muss über mehrere Jahre behandelt werden [7]. Eine Unterlassung der Behandlung mit Prednison ist aus ärztlicher Sicht ein Kunstfehler, da die PMR mit der Riesenzellarteriitis (Horton) vergesellschaftet sein kann, was unter anderem zu einem Befall der A. ophthalmica mit drohender Erblindung führen kann [8].

Fibromyalgie-Syndrom

1990 wurden die Fibromyalgie-Klassifikationskriterien des American College of Rheumatology (ACR) erstmals publiziert [9]. Die Kriterien beinhalteten Druckdolenzen loco typico an mindestens 11 von 18 exakt definierten Sehnenansatzpunkten (Tenderpunkte) bei ausgedehnten, chronischen Schmerzen in allen vier Körperquadranten. Zwanzig Jahre später wurden neue (preliminäre) ACR-Diagnosekriterien vorgelegt [10].

Zwar soll eine körperliche Untersuchung zum Ausschluss einer anderen Erkrankung erfolgen, je-

3

doch wird keine klinisch verifizierbare muskuläre Druckdolenz für die **Diagnosestellung** mehr gefordert. So besteht nun auch keine Verwechslungsmöglichkeit von Tender- und Triggerpunkten mehr und es wurde der heutigen Auffassung, das Fibromyalgie-Syndrom ist eine zentrale Schmerzverarbeitungsstörung und hat keine periphere Ursache, ausreichend Rechnung getragen. So hat sich die Diagnostik von der palpatorischen auf die anamnestische Ebene verschoben und ist nun auch Psychiatern und Psychosomatikern direkt möglich.

Anstelle der 18 Fibromyalgie-Referenzdruckpunkte wird der Patient in **19 Schmerzregionen** eingeteilt (Schultergürtel links und rechts, Oberarm links und rechts, Vorderarm links und rechts, Hüftregion links und rechts, Oberschenkel links und rechts, Unterschenkel links und rechts, Kiefer links und rechts, Brust, Abdomen, LWS, BWS und Nacken). Die anamnestische Schmerzausdehnung wird durch Addition der betroffenen Schmerzregionen in einem Index (WPI: widespread pain index) zusammengefasst (Wert zwischen 0 und 19).

Als zweites werden **vier Hauptsymptome** beurteilt: Müdigkeit, unausgeruhtes Erwachen, kognitive und 41 weitere somatische Symptome (wie Muskelschmerz, Reizdarm, Muskelschwäche, Schwindel, Verstopfung, Depression, Appetitlosigkeit, Pollakisurie, Übelkeit etc.). Jedes dieser vier sog. Hauptsymptome wird anhand eines Scores gewichtet (Scale Score: zwischen 0 und 3 pro Hauptsymptom; total Scale Score zwischen 0 und 12). Die Diagnose Fibromyalgie-Syndrom (FMS) kann gestellt werden, wenn die Beschwerden mindestens 3 Monate andauern, eine andere Erkrankung ausgeschlossen werden konnte und wenn der WPI ≥ 7 und der Scale Score ≥ 5 oder der WPI zwischen 3 und 6 und der Scale Score ≥ 9 beträgt.

Im Gegensatz zur Polymyalgia rheumatica geht das FMS nie mit einer serologischen Entzündungsaktivität einher. Gewichtsverlust, unklare Gewichtszunahme oder Fieber (oder andere objektivierbare Befunde) sollten an der Diagnose FMS Zweifel aufkommen lassen.

Die optimale **Behandlung** der FMS richtet sich nach dem jeweiligen Patienten. Generell können vier Therapiemodalitäten empfohlen werden:

1. Genaue Aufklärung bzgl. Diagnose
2. Körperliche Aktivität
3. Medikamentöse Behandlung (mit starker oder moderater Evidenz: Amitriptylin, Cyclobenzaprin, Tramadol, Serotonin-Wiederaufnahme-Hemmer [SSRI], Serotonin-Noradrenalin-Wiederaufnahme-Inhibitoren [SNRI], Pregabalin)
4. Kognitive Behandlung (kognitive Verhaltenstherapie [CBT]) [11]

Symptomausweitung

Die Symptomausweitung ist – nach Definition von Matheson [12] – ein invalidisierendes, unter dem Einfluss sozialer Faktoren erlerntes und aufrechterhaltenes Verhaltensmuster, bei dem das Klagen über Beschwerden und Demonstrieren der Symptome dem Leidenden dazu dient, sein Umfeld, seine Lebensumstände und sein psychisches Gleichgewicht unter Kontrolle zu halten. Das Ausmaß der Behinderung ist nicht abhängig von strukturellen, pathologischen Veränderungen, sondern von kognitiven, emotionalen und sozialen Faktoren [13]. Das invalidisierende Verhalten wird durch anhaltende Angst (vor erneuten starken Schmerzen, vor Bewegung, vor nicht kommunizierter Diagnose, vor sozioökonomischer Zukunft) und durch soziale Faktoren (übermäßige Schonung, finanzielle Kompensation, Arbeitsplatzunzufriedenheit, Desinteresse des Arbeitgebers an einer frühen Integration etc.) gefördert.

Merkmale der Symptomausweitung sind die diffuse Symptombeschreibung, die sehr hohe Schmerzbewertung auf einer VAS-Skala (8–10 von 10), die Unkenntnis darüber, was die Beschwerden verstärkt oder vermindert, mangelnde Strategien zur Symptomkontrolle und die Erfolglosigkeit aller Behandlungen. Klinisch fällt eine nicht erklärbare Funktionseinschränkung mit Schon- und Vermeidungsverhalten auf. Ein zusätzliches wichtiges Merkmal sind die Inkonsistenzen: bei der Befragung, bei der klinischen Untersuchung und/oder bei den Leistungstests (z. B. bei der Evaluation der funktionellen Leistungsfähigkeit). Dabei ist zum Beispiel das Lasègue-Manöver in der klinischen Untersuchung positiv, der Längssitz aber problemlos einnehmbar [14, 15]. Zusätzlich sind eine verminderte Leistungsbereitschaft (die zu einem Testabbruch führt, ohne Zeichen funktioneller Grenzen zu beobachten), eine fehlende Bereitschaft, zumutbare Belastungen zu tolerieren und ein geringes kooperatives Verhalten typisch für dieses Krankheitsbild.

Die Symptomausweitung geht fließend in die **chronische Schmerzstörung** über. Im Vordergrund des klinischen Bildes stehen seit mindestens 6 Monaten bestehende Schmerzen in einer oder mehreren anatomischen Regionen, die ihren Ausgangspunkt in einem physiologischen Prozess oder einer körperlichen Störung haben. Psychischen Faktoren wird eine wichtige Rolle hinsichtlich Schweregrad, Exazerbation oder Aufrechterhaltung der Schmerzen beigemessen, jedoch nicht die ursächliche Rolle für deren Beginn. Der Schmerz verursacht in klinisch bedeutsamer Weise Leiden und Beeinträchtigungen in sozialen, beruflichen oder anderen wichtigen Funktionsbereichen. Der Schmerz wird nicht absichtlich erzeugt oder vorgetäuscht (wie bei der vorgetäuschten Störung oder Simulation). Schmerzstörungen, insbesondere im Zusammenhang mit einer affektiven, Angst-, Somatisierungs- oder psychotischen Störung, werden an dieser Stelle nicht berücksichtigt.

Die **Therapie** ist schwierig und beinhaltet ein konsequentes Training (Arbeiten am somatischen Limit) und die Verhaltenstherapie.

Depression

Chronische muskuloskelettale Schmerzen können depressive Symptome hervorrufen und im Gegenzug kann eine depressive Störung einen ungünstigen Einfluss auf einen muskuloskelettalen Krankheitsverlauf haben [16, 17].

Bei Verdacht auf eine depressive Störung haben sich für den Kliniker zwei Fragen an den Patienten als wertvoll herausgestellt:

1. Fühlten Sie sich im letzten Monat häufig niedergeschlagen, traurig, bedrückt oder hoffnungslos?
2. Hatten Sie im letzten Monat deutlich weniger Lust und Freude an Dingen, die Sie sonst gerne tun? [18]

Die eigentliche **Diagnose** einer depressiven Störung muss aber dem Spezialisten überlassen werden. Die Diagnosekriterien können dem „Diagnostic and Statistical Manual of Mental Disorders" (DMS) [19] oder auch der „Internationale Klassifikation psychischer Störungen" (ICD-10) [20] entnommen werden.

Bei den typischen leichten, mittelgradigen oder schweren Episoden leidet der betroffene Patient unter einer gedrückten Stimmung und einer Verminderung von Antrieb und Aktivität. Die Fähigkeit zu Freude, das Interesse und die Konzentration sind vermindert. Ausgeprägte Müdigkeit kann nach jeder kleinsten Anstrengung auftreten. Der Schlaf ist meist gestört, der Appetit vermindert. Selbstwertgefühl und Selbstvertrauen sind fast immer beeinträchtigt. Sogar bei der leichten Form kommen Schuldgefühle oder Gedanken über eigene Wertlosigkeit vor. Die gedrückte Stimmung verändert sich von Tag zu Tag wenig, reagiert nicht auf Lebensumstände und kann von sog. somatischen Symptomen begleitet werden, wie Interessenverlust oder Verlust der Freude, Früherwachen, Morgentief, deutliche psychomotorische Hemmung, Agitiertheit, Appetitverlust, Gewichts- und Libidoverlust. Abhängig von Anzahl und Schwere der Symptome ist eine depressive Episode als leicht, mittelgradig oder schwer zu bezeichnen.

Depressive **Hauptsymptome** sind Schlafstörungen (S), Appetitverlust (A), Dysphorie (D), Freudlosigkeit (A, anhedonia), Müdigkeit (F, fatigue), Agitiertheit (A), Konzentrationsstörungen (C), Selbstwertprobleme (E, esteem) und Suizidgedanken (S). Diese 9 Merkmale können im englischen Merksatz SAD-A-FACES zusammengefasst werden [21].

Die **Behandlung** beinhaltet in der Regel eine medikamentöse Therapie mit Antidepressiva sowie eine psychotherapeutische Intervention; sie sollte durch Fachpersonen erfolgen.

LITERATUR

1. Dasgupta B, Cimmino MA, Kremers HM et al. 2012 Provisional classification criteria for polymyalgia rheumatica: a European League Against Rheumatism/American College of Rheumatology collaborative initiative. Arthritis Rheum 2012; 64: 943.
2. Aggarwal R, Ringold S, Khanna D et al. Distinctions between diagnostic and classification criteria? Arthritis Care Res (Hoboken) 2015; 67: 891.
3. Chuang TY, Hunder GG, Ilstrup DM, Kurland LT. Polymyalgia rheumatica: a 10-year epidemiologic and clinical study. Ann Intern Med 1982; 97: 672.
4. Bird HA, Esselinckx W, Dixon AS et al. An evaluation of criteria for polymyalgia rheumatica. Ann Rheum Dis 1979; 38: 434.

3

5. Jones JG, Hazleman BL. Prognosis and management of polymyalgia rheumatica. Ann Rheum Dis 1981; 40: 1.
6. Healey LA. Long-term follow-up of polymyalgia rheumatica: evidence for synovitis. Semin Arthritis Rheum 1984; 13: 322–8.
7. Salvarani C, Cantini F, Hunder GG. Polymyalgia rheumatica and giant-cell arteritis. Lancet 2008; 372: 234–45.
8. Gonzalez-Gay MA et al. Permanent visual loss and cerebrovascular accidents in giant cell arteritis. Arthritis Rheum 1998; 41: 1497–504.
9. Wolfe F et al. The American College of Rheumatology 1990 Criteria for the Classification of Fibromyalgia. Arthritis Rheum 1990; 33: 160–72.
10. Wolfe F et al. The American College of Rheumatology Preliminary Diagnostic Criteria for Fibromyalgia and Measurement of Symptom Severity. Arthritis Care Res 2010; 62: 600–10.
11. Goldenberg DL, Burckhardt C, Crofford L. Management of Fibromyalgia Syndrome. JAMA 2004; 292: 2388–95.
12. Matheson LN. Symptom Magnification Syndrome. In: Isernhagen SJ (ed.) Work Injury. Gaithersburg: Aspen Publishers; 1988: 257–85.
13. Kopp HG, Oliveri M, Thali A. Erfassung und Umgang mit Symptomausweitung. Ein neues Konzept als Synthese von altbekannten klinischen Beobachtungen. SUVA – Med Mitteilungen 1997/98; 70: 56–78.
14. Waddell G, McCulloch JA, Kummel E, Venner RM. Nonorganic Physical Signs in Low-Back Pain. Spine 1980; 5: 117–25.
15. Isernhagen SJ. Contemporary Issues in Funcional Capacity Evaluation. In: Isernhagen SJ (ed.) The Comprehensiv Guide to Work Injury Management. Gaithersburg: Aspen Publishers; 1995: 410–29.
16. Magni G, Caldieron C, Rigatti-Luchini S, Merskey H. Chronic muskuloskeletal pain and depressive symptoms in the general population. An analysis of the 1st National Health and Nutrition Examination Survey data. Pain 1990; 43: 299–307.
17. Newman S, Mulligan K. The psychology of rheumatic diseases. Baillière's Clinical Rheumatology 2000; 14: 773–84.
18. Whooley MA, Avins AL, Miranda J, Browner WS. Case-finding instruments for depression. Two questions are as good as many. J Gen Intern Med 1997; 12: 439–45.
19. American Psychiatric Association. Diagnostical and statistical manual of mental disorders (DSM-V). 5. ed., Washington DC; 2013.
20. Weltgesundheitsorganisation WHO. Internationale Klassifikation psychischer Störungen. ICD-10 Kapitel V (F). 7. überarbeitete Auflage, Verlag Hans Huber; 2009.
21. Montano CB. Recognition and treatment of depression in a primery care setting. J Clin Psychiatry 1994; 55S: 18–34, 35–7.

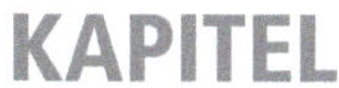

4 Therapie myofaszialer Schmerzsyndrome

4.1 Manuelle Therapieverfahren

Christine Stebler Fischer, Jan Dommerholt

Janet Travell führte in den 1940er-Jahren die Theorie und die Nomenklatur des myofaszialen Schmerzsyndroms und der myofaszialen Triggerpunkte (MTrP) ein [1, 2]. Der Begriff „myofaszial" entstand aufgrund der Annahme, dass Faszien ähnlich den Muskeln Schmerzen übertragen können [3]. Travell war bekannt für ihre Kombination der Infiltrationstherapie mit der sog. Spray-and-Stretch-Technik zur Inaktivierung von MTrP. In der Behandlung von Patienten mit myofaszialen Beschwerden spielten die manuellen Techniken immer eine wichtige Rolle [4–7]. Um Patienten mit myofaszialen Schmerzen effektiv behandeln zu können, ist die exakte Palpation der MTrP unerlässlich. Folgende **Diagnosekriterien** müssen erfüllt sein: Im Faserverlauf des Zielmuskels wird einerseits ein Hartspannstrang gefunden und dazu eine druckdolente Stelle in dessen Verlauf. Es ist für die Identifikation eines MTrP nicht zwingend, übertragene Schmerzen, dem Patienten bekannte Symptome oder eine lokale Zuckungsantwort auszulösen. Treten diese Zeichen jedoch während der Untersuchung auf, gelten sie als bestätigende Befunde [8] (➤ Kap. 3.6).

Palpiert wird mit flachem Palpationsfinger (➤ Abb. 4.1) oder mit dem Pinzettengriff quer zum Muskelfaserverlauf (➤ Abb. 4.2). Ist der Hartspannstrang identifiziert und ist in Absprache mit dem Patienten die maximal schmerzhafte Zone auf dem Hartspannstrang eruiert, so ist ein myofaszialer Triggerpunkt identifiziert.

Manuelle Therapietechniken sollten optimalerweise auf aktuellen wissenschaftlichen Kenntnissen beruhen und sich auf die verschiedenen Aspekte der erweiterten integrierten Triggerpunkthypothese (➤ Kap. 3.4) beziehen, die das umfangreichste, aktuell zur Verfügung stehende Erklärungsmodell [9, 10] zu möglichen Entstehungsmechanismen und pathophysiologischen Vorgängen in MTrP darstellt.

Eine **effektive manuelle Triggerpunkttherapie** hat mehrere Ziele:

- Verbesserung der lokalen Blutzirkulation in der MTrP-Region und daraus folgend eine Normalisierung der O_2-Konzentration im betroffenen Gebiet [11, 12]
- Aktuelle, noch vorläufige Forschungsergebnisse zeigen, dass aktive MTrP deutliche Unterschiede in den Blutströmungsprofilen im Vergleich zu latenten MTrP und normalem Muskelgewebe zeigen. Dazu gehören sowohl erhöhte systolische Strömungsgeschwindigkeiten wie auch diastolische Strömungsumkehr mit negativem Dip. Diese Beobachtungen lassen sich zum Beispiel mit einer gesteigerten Durchblutung im MTrP mit gleichzeitiger Abflussbehinderung innerhalb des vaskulären Kompartiments erklären [12].

Die manuelle Triggerpunkttherapie kann zur Normalisierung des biochemischen Gleichgewichts und

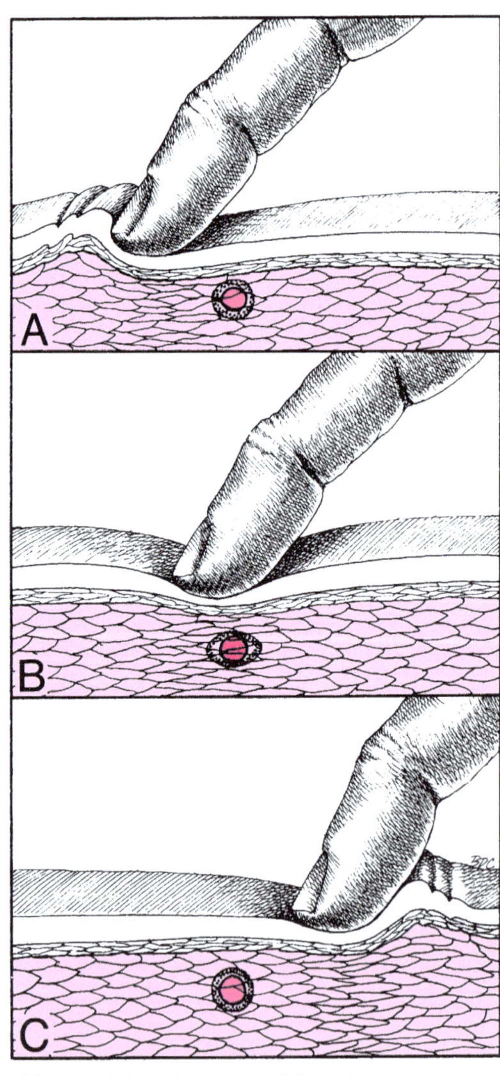

Abb. 4.1 Flache Palpationstechnik [G100]

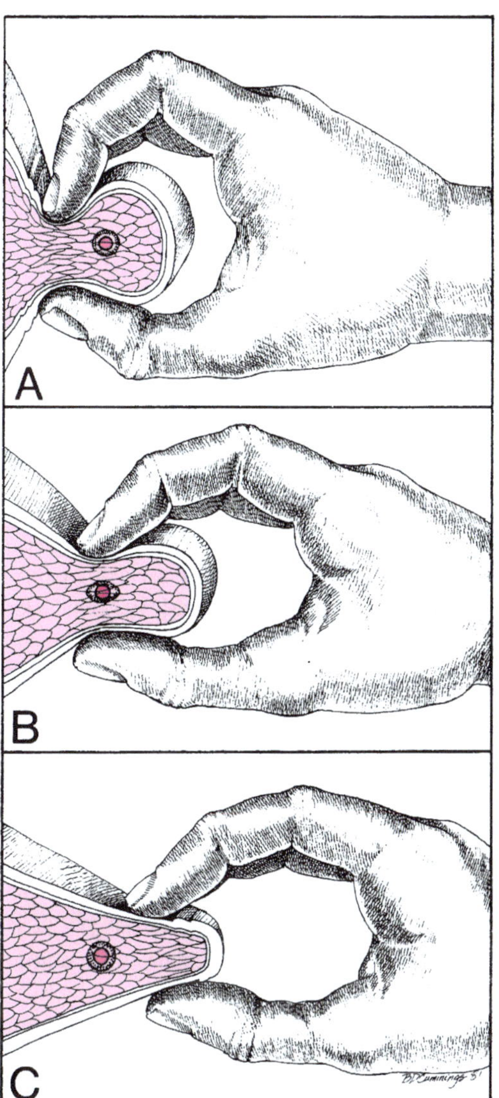

Abb. 4.2 Palpationstechnik mit Pinzettengriff [G100]

der lokalen Durchblutung in der aktiven MTrP-Region auf folgende Weise beitragen [12–15]:

- Verminderung der Konzentration neurovasoaktiver Substanzen im MTrP-Gebiet und als Folge eine Erhöhung des pH-Wertes, was zu einer Erhöhung der Druckschmerzgrenze führt [13]
- Entspannung des ganzen Muskels sowie Verbesserung der Mobilität der Bindegewebsstrukturen des Muskels und seiner Faszie, um eine normale intra- und intermuskuläre Mobilität und Koordination zu erreichen und zu erhalten

Während verschiedene Publikationen die manuelle Therapie und Massage in der Behandlung von Patienten mit myofaszialen Beschwerden unterstützen [16–22], gibt es dennoch keine klaren Evidenzen, dass die manuelle Triggerpunkttherapie tatsächlich zu einer Verbesserung der Mobilität des Bindegewebes und der Faszien führt. Neueste Studien zu Eigenschaften und Verhalten von Faszien zeigen jedoch, dass diese in komplizierter Weise in ein myofasziales Schmerzgeschehen involviert sind [23–28]. Manuelle Triggerpunkttherapie durch erfahrene Therapeuten reduziert den Schmerz und hat einen positiven Einfluss auf das psychologische Stressniveau [29]. Tiefe Gewebemassage war hinsichtlich der sofortigen Erhöhung der Druckschmerzschwelle effektiver als *Spray und Stretch* und andere Verfahren [20]. Traditionelle Thai-Massage mit Dehntechniken zeigte bei der Therapie von unspezifischen unteren Rückenschmerzen bei MTrP ähnliche Resultate wie die Schwedische Massage mit Dehntechniken [16].

Zusammengefasst sind die **wichtigsten Ziele** der manuellen Triggerpunkttherapie:

- Durchbrechen des Circulus vitiosus, der in der erweiterten integrierten Hypothese beschrieben wird
- Normalisierung der intra- und intermuskulären Koordination
- Beheben von unterhaltenden Faktoren [30, 31]

Travell und Simons empfahlen in ihren ersten Publikationen die gezielte ischämische manuelle Kompression von MTrP zu deren Inaktivierung [32]. Der Terminus der ischämischen Kompression wurde später umbenannt in Triggerpunktdruckentlastung (*trigger point pressure release*), weil die Ziele der Intervention primär eine fokale Gewebeentlastung und eine Zunahme der lokalen Durchblutung sind [33]. Üblicherweise wird darüber hinaus eine sekundäre Hyperämie mit dieser Technik erzielt. Die Triggerpunktdruckentlastung soll über direkten senkrechten Druck auf den Muskel zu einer Verlängerung der Sarkomere im Faserverlauf führen [34]. Obwohl die Bezeichnung „ischämische Kompression" von Simons und anderen aufgegeben wurde, ist der Begriff in der heutigen Forschung und in der klinischen Praxis immer noch üblich.

Eine Untersuchung aus dem Jahr 2009 zeigt, dass die ischämische Kompression auf latente MTrP im

M. trapezius descendens einen positiven Einfluss auf die aktive Beweglichkeit der Halswirbelsäule, auf die elektrische Ruheaktivität des Muskels sowie auf die subjektive Schmerzempfindung hat [35]. Ebenfalls aus dem Jahr 2009 stammt ein systematisches Review, das für die Methode der ischämischen Kompression zur sofortigen Schmerzreduktion von MTrP ebenfalls eine gute Evidenz nachweist [36]. Ein Heimprogramm zur Selbsttherapie mit ischämischer Kompression und Dehnübungen war bei Hanten et al. ebenfalls effektiv [37]. *Manual pressure release* auf latente MTrP im M. trapezius pars descendens reduzierte die Schmerzen und erhöhte die Drucktoleranz signifikant [38]. Querfriktionen, wie sie Cyriax beschrieb, erwiesen sich als ähnlich effektiv wie die Triggerpunktdruckentlastung [39]. Neueste Arbeiten zur Wirkung von ischämischer Kompression bei verschiedenen Syndromen wie Karpaltunnel-Syndrom, Schulterschmerzen oder patellafemoralem Schmerzgeschehen zeigen ausgezeichnete klinische Resultate [40–42]. Wird in die Behandlung von Schulterdysfunktionen die manuelle MTrP-Therapie einbezogen, sind die Resultate erwiesenermaßen besser als ohne Einbezug [43]. Obwohl Forscher wie Therapeuten weiterhin den Begriff der ischämischen Kompression benutzen, ist es unwahrscheinlich, dass mit den typischerweise angewandten Techniken eine Ischämie erreicht wird, die auch gar nicht erwünscht ist.

4

4.1.1 Manuelle Triggerpunkttherapie

Eine effektive Triggerpunkttherapie sollte die spezifische Behandlung

- der identifizierten MTrP-Region,
- des Hartspannstrangs sowie
- des ganzen Muskels und seiner Umgebungsstrukturen

beinhalten. Die Identifikation und die Behebung beschwerdeunterhaltender Faktoren sind ebenfalls wichtige Bestandteile der Therapie [45].

Es gibt **verschiedene Vorgehensweisen zur Inaktivierung von MTrP:** Massagetechniken, Triggerpunktdruckentlastung, myofasziale Releasetechniken, Spray-und-Stretch-Verfahren, postisometrische Relaxation, Muskel-Energie-Techniken, manualtherapeutische Verfahren, Strain/Counterstrain-Techniken, Triggerpunkt-Dry-Needling (➤ Kap. 4.2) sowie Dehnübungen zur Selbsttherapie [21] bilden eine Auswahl der beschriebenen Verfahren. Rickards publizierte einen systematischen Review über die nichtinvasiven Methoden [21, 46]. Es muss festgehalten werden, dass normalerweise nur randomisierte, kontrollierte Untersuchungen (RCT) in Meta-Reviews eingeschlossen werden, was bedeutet, dass möglicherweise wertvolle Einzelbeiträge, Neuerungen oder individuelle klinische Vorgehensweisen nicht berücksichtigt werden [47]. Da Kliniker häufig verschiedene Vorgehensweisen zur Behandlung von Patienten anwenden, ist es schwierig, aus individualisierten Behandlungen standardisiert Schlüsse zu ziehen. In den letzten Jahrzehnten sind mehrere Untersuchungs- und Behandlungsstrategien bei myofaszialen Beschwerden unabhängig voneinander entstanden. In Großbritannien entstand z.B. die *neuromuscular technique* oder NMT [48, 49], aus den USA kommen die *myofascial trigger point therapy* [44], *Nimmo's Receptor-Tonus Technique* [7] oder die *neuromuscular therapy* (ebenfalls genannt NMT) [50]. In der Schweiz entwickelte sich die manuelle Triggerpunkttherapie [51–53]. All diese Behandlungsstrategien zeigen Ähnlichkeiten und teilen dieselben Ziele und Ansätze.

Die nachstehend beschriebene manuelle Triggerpunkttherapie wurde von Dejung begründet und von Weissmann, Gröbli, Koch und Struch weiterentwickelt. Sie vereinigt verschiedene manuelle Techniken zur präzisen Behandlung von MTrP. Die Techniken sind (entsprechendes Training und Erfahrung vorausgesetzt) eine kostengünstige und ohne Hilfsmittel anwendbare, äußerst effektive Therapieform. Allerdings gibt es noch keine kontrollierten wissenschaftlichen Studien zu dieser Methode [54–56]; die einzige zur Verfügung stehende Arbeit zur Effektivität dieser Behandlungsmethode ist eine nicht verblindete Studie mit 83 Probanden [52].

Die Behandlungstechniken im Überblick

In der manuellen Triggerpunkttherapie werden zwei lokal auf den Muskel von zwei global auf die Faszien fokussierten Grifftechniken unterschieden. Aus didaktischen Gründen hat sich für den Berufsalltag eine **numerische Klassifikation** etabliert:

- Lokale Release-Techniken:
  - Technik 1: fokale manuelle Kompression der Triggerpunktzone

  - Technik 2: manuelle Längsdehnung der Triggerpunktzone und des unmittelbar benachbarten Abschnitts im Hartspannstrang
- Globale Release-Techniken:
  - Technik 3: großflächiger faszialer Release der kollagenen Hüllstrukturen im Gesamtmuskel
  - Technik 4: interfaszialer Release zum Lösen intermuskulär-kollagener Adhäsionen
  - Techniken 5 und 6: therapeutisches Dehnen und Selbstdehntechniken

Die einzelnen Techniken werden in ➤ Kapitel 6 illustriert.

Die Behandlungstechniken in der konkreten Umsetzung

Lokale Release-Technik 1 Auf den zu behandelnden MTrP wird eine möglichst fokale manuelle Kompression (z. B. mit der Fingerkuppe) gegen das Körperzentrum (idealerweise gegen eine darunterliegende knöcherne Struktur) oder mit dem Pinzettengriff ausgeübt. Während der Kompression sollte nach Möglichkeit eine aktiv-assistierte Bewegung des betroffenen Muskels erfolgen, sodass die Triggerpunktzone zusätzlich unter eine Längenbeanspruchung gerät. Diese intensiviert den mechanischen Reiz auf das Gewebe [34]. Im Augenblick der Aufhebung der Kompression kommt es zu einer lokalen Hyperämie, die hypothetisch eine Konzentrationsverdünnung von neurovasoaktiven Substanzen im MTrP und eine bessere Gewebsoxygenierung bewirkt. Darüber hinaus ist die Aktivierung von spinalen Gate-Control-Mechanismen denkbar.

Aktuell gibt es zur Deaktivierung von MTrP keine wissenschaftlich gesicherten Empfehlungen, weder zur notwendigen Druckintensität noch zur Applikationsdauer einzelner Techniken. Die Autoren applizieren den Druck bis kurz unterhalb der Toleranzgrenze. Die Erfahrungen zeigen, dass die Intensität individuell angepasst werden muss. Je präziser der MTrP identifiziert und komprimiert wird, desto weniger Druck ist notwendig.

Lokale Release-Technik 2 Mit der gleichen Intensität wie bei Technik 1 werden die Triggerpunktzone sowie die benachbarten Abschnitte des Hartspannstrangs in Faserrichtung manuell längsgedehnt. Die Fingerkuppe und/oder der Daumen gleiten langsam (ca. 1 cm/s) durch das Gewebe. Mit der Technik 2 wird zusätzlich zur Durchblutungsverbesserung versucht, die lokalen kollagenen Adhäsionen im Gewebe zu lösen, um damit die intramuskuläre Mobilität zu erhöhen.

Globale Release-Technik 3 Die Technik 3 ist ein großflächiger Griff, der aus dem Repertoire der Effleurages der klassischen Massage stammt. Diese Technik wird allerdings mit deutlich höherem Druck appliziert. Sie erfolgt vorzugsweise mit der Rückseite der Grundphalangen in Faserrichtung auf dem zu behandelnden Muskel und seiner unmittelbaren Umgebung, unabhängig von der Lokalisation der Hartspannstränge und der Triggerpunktzonen. Erwartet werden eine lokale Durchblutungssteigerung und ein globaler Release sämtlicher kollagener Hüllstrukturen im ganzen Muskel.

Globale Release-Technik 4 Mit spezifischen manuellen Griffen werden die faszialen Grenzschichten benachbarter Muskeln gegeneinanderbewegt, verschoben und voneinander gelöst. Eine unbehinderte intermuskuläre Mobilität ist wichtig für die Beweglichkeit, Koordination und störungsfreie Funktion der Muskulatur [57, 58].

Therapeutisches Dehnen und Autostretching-Techniken 5 und 6 Ziel der therapeutischen Dehnung bzw. des Autostretchings durch den Patienten nach einer manuellen Triggerpunkttherapie ist die Wiedererlangung der normalen bzw. symmetrischen Verlängerungsfunktionsfähigkeit eines Muskels [37]. Über *Hold-Relax-* oder *Contract-Relax-*Techniken kann kollagenes Gewebe dekontrahiert werden. Neuere Untersuchungen zeigen, dass die therapeutische Dehnung mittels PNF (propriozeptive neuromuskuläre Fazilitation)-Techniken den schmerzfreien Bewegungsumfang eines Gelenks verbessert [22]. Auch tägliche dynamische Dehnungen über 30 Sekunden Dauer bewirken eine nachhaltige Verbesserung des *Range of Motion* [59].

Die Techniken 1 und 2 sind während der Anwendung schmerzprovozierend. Die Anwendung bedarf deshalb einer unmissverständlichen Kommunikation zwischen Patient und Therapeut. Es ist daher empfehlenswert, mit dem Patienten ein Codewort für die **individuelle Grenze der Schmerztoleranz** (z. B. „Stopp!") zu vereinbaren.

4

Die **Reihenfolge** der Techniken innerhalb der Behandlung ist nicht vorgegeben. Es empfiehlt sich jedoch, mit den lokalen Release-Techniken zu beginnen. Die Nummerierung der Techniken hat einen rein didaktischen Hintergrund.

Zur Optimierung des Behandlungseffekts können und sollen **unterstützende Maßnahmen** eingesetzt werden. Hierzu gehören zum Beispiel posttherapeutische Wärme- oder Kälteapplikationen, die Instruktion zur Selbstbehandlung mit oder ohne Hilfsmittel (z. B. Gummiball, Massagehölzer etc.) und die Umsetzung von Maßnahmen zur Förderung ergonomischer Haltung.

Nebenwirkungen

Bei der manuellen Triggerpunktbehandlung kann es zu reaktiven Schmerzen und Schmerzverstärkungen nach der Behandlung kommen. Diese unterscheiden sich in der Schmerzqualität von den eigentlichen Beschwerden der Patienten. Die behandelte Region kann sich schwer und/oder überempfindlich anfühlen. Der Therapeut ist demnach angehalten, über diese möglichen Nebenwirkungen der manuellen Triggerpunkttherapie aufzuklären. Dazu gehören auch lokale Hämatome oder muskelkaterartige Beschwerden am Behandlungs- und ggf. auch am Folgetag. Die Therapieschmerzen sollten nach wenigen Stunden bis spätestens nach 3 Tagen abgeklungen sein. Im Regelfall sind die Beschwerden im Sinne eines Therapieerfolgs am Folgetag deutlich vermindert.

Es gibt einige relative **Kontraindikationen** für die manuelle Triggerpunkttherapie. Dazu gehören z. B. lokale oder generalisierte Durchblutungsstörungen, Hämatome, Hautirritationen, Frakturen im Behandlungsbereich, ausgeprägte Osteoporose, akute fieberhafte Erkrankungen sowie Koagulopathie oder die Therapie mit Antikoagulanzien [53].

LITERATUR

1. Travell J, Rinzler S, Herman M. Pain and disability of the shoulder and arm. JAMA 1942. 120: 417–22.
2. Travell J, Bobb AL. Mechanism of relief of pain in sprains by local injection techniques. Fed Proc 1947; 6: 378.
3. Travell J. Pain mechanisms in connective tissue. In: R. C. J. M. J. Foundation (ed) Connective tissues, transactions of the second conference. New York: Ragan C. Josiah Macy Jr. Foundation; 1952: 96–111.
4. Kraus H. Behandlung akuter Muskelhärten. Wien Klin Wochenschr 1937; 50: 1356–7.
5. Lange F, Eversbusch G. Die Bedeutung der Muskelhärten für die allgemeine Praxis. Münch. Med. Wochenschr. 1921; 68: 418–20.
6. Mennell JB. The treatment of recent injury by mobilisation and massage. Lancet 1913; 181(4666): 316–7.
7. Schneider M, Cohen J, Laws S. The collected writings of Nimmo & Vannerson; pioneers of chiropractic trigger point therapy. Pittsburgh: Schneider; 2001.
8. Gerwin RD et al. Interrater reliability in myofascial trigger point examination. Pain 1997; 69(1–2): 65–73.
9. Gerwin RD, Dommerholt J, Shah JP. An expansion of Simons' integrated hypothesis of trigger point formation. Curr Pain Headache Rep 2004; 8(6): 468–75.
10. McPartland JM, Simons DG. Myofascial trigger points: translating molecular theory into manual therapy. J Man Manipulative Ther 2006; 14(4): 232–39.
11. Brückle W et al. Gewebe-pO_2-Messung in der verspannten Rückenmuskulatur (m. erector spinae). Z. Rheumatol. 1990; 49: 208–16.
12. Sikdar S et al. Understanding the vascular environment of myofascial trigger points using ultrasonic imaging and computational modeling. Conf Proc IEEE Eng Med Biol Soc 2010; 1: 5.302–5.
13. Shah JP et al. Biochemicals associated with pain and inflammation are elevated in sites near to and remote from active myofascial trigger points. Arch Phys Med Rehabil 2008; 89(1): 16–23.
14. Shah JP, Phillips TM, Danoff JV, Gerber LH. An in-vivo microanalytical technique for measuring the local biochemical milieu of human skeletal muscle. J Appl Physiol 2005; 99: 1977–84.
15. Sikdar S et al. Novel applications of ultrasound technology to visualize and characterize myofascial trigger points and surrounding soft tissue. Arch Phys Med Rehabil 2009; 90(11): 1829–38.
16. Chatchawan U et al. Effectiveness of traditional Thai massage versus Swedish massage among patients with back pain asscociated with myofascial trigger points. J Bodyw Mov Ther 2005; 9: 298–309.
17. Dardzinski JA, Ostrov BE, Hamann LS. Myofascial pain unresponsive to standard treatment: successful use of a strain and counterstrain technique with physical therapy. J Clin Rheumatol 2000; 6(4): 169–174.
18. Fernández de las Peñas C, Campo MS, Carnero JF, Page JCM. Manual therapies in myofascial trigger point treatment: a systematic review. J Bodyw Mov Ther 2005; 9: 27–34.
19. Gam AN et al. Treatment of myofascial trigger-points with ultrasound combined with massage and exercise – a randomised controlled trial. Pain 1998; 77(1): 73–9.
20. Hong CZ, Chen Y-C, Pon CH, Yu J. Immediate effects of various physical medicine modalities on pain threshold of the active myofascial trigger points. J Musculoskeletal Pain 1993; 1(2): 37–53.
21. Rickards LD. Effectiveness of noninvasive treatments for active myofascial trigger point pain: a systematic review. In: Dommerholt J, Huijbregts PA (Eds.). Myofascial trigger points; pathophysiology and evidence-informed

diagnosis and management. Sudbury: Jones & Bartlett; 2011: 129–158.

22. Trampas A et al. Clinical massage and modified Proprioceptive Neuromuscular Facilitation stretching in males with latent myofascial trigger points. Physical Therapy in Sport 2010; 11(3): 91–8.
23. Schleip R. Fascial plasticity – a new neurobiological explanation J Bodyw Mov Ther 2003; 7: 11–19, 104–16.
24. Schleip R, Klingler W, Lehmann-Horn F. Active fascial contractility: Fascia may be able to contract in a smooth muscle-like manner and thereby influence musculoskeletal dynamics. Med Hypotheses 2005; 65(2): 273–7.
25. Schleip R et al. Passive muscle stiffness may be influenced by active contractility of intramuscular connective tissue. Med Hypotheses 2006; 66(1): 66–71.
26. Stecco A et al. Anatomical study of myofascial continuity in the anterior region of the upper limb. J Bodyw Mov Ther 2009; 13(1): 53–62.
27. Stecco A et al. The pectoral fascia: anatomical and histological study. J Bodyw Mov Ther 2009; 13(3): 255–61.
28. Stecco C et al. Histological study of the deep fasciae of the limbs. J Bodyw Mov Ther 2008; 12(3): 225–30.
29. Moraska A, Chandler C. Changes in psychological parameters in patients with tension-type headache following massage therapy: a pilot study. J Man Manip Ther 2009; 17(2): 86–94.
30. Dommerholt J, Shah J. Myofascial pain syndrome. In: Ballantyne JC, Rathmell JP, Fishman SM (eds) Bonica's Management of Pain. Baltimore: Lippincott, Williams & Williams; 2010: 450–71.
31. Gerwin RD, Dommerholt J. Treatment of myofascial pain syndromes. In: Boswell MV, Cole BE (eds) Weiner's pain management; a practical guide for clinicians. Boca Raton: CRC Press; 2006: 477–92.
32. Travell JG, Simons DG. Myofascial pain and dysfunction; the trigger point manual. Vol. 1. Baltimore: Williams & Wilkins; 1983.
33. Simons DG, Travell JG, Simons LS. Travell and Simons' myofascial pain and dysfunction; the trigger point manual. 2 ed. Vol. 1. Baltimore: Williams & Wilkins; 1999.
34. Simons DG. Understanding effective treatments of myofascial trigger points. J Bodyw Mov Ther 2002; 6(2): 81–8.
35. Aguilera FJ et al. Immediate effect of ultrasound and ischemic compression techniques for the treatment of trapezius latent myofascial trigger points in healthy subjects: a randomized controlled study. J Manipulative Physiol Ther 2009; 32(7): 515–20.
36. Vernon H, Schneider M. Chiropractic management of myofascial trigger points and myofascial pain syndrome: a systematic review of the literature. J Manipulative Physiol Ther 2009; 32(1): 14–24.
37. Hanten WP, Olson SL, Butts NL, Nowicki AL. Effectiveness of a home program of ischemic pressure followed by sustained stretch for treatment of myofascial trigger points. Phys Ther 2000; 80(10): 997–1003.
38. Fryer G, Hodgson L. The effect of manual pressure release on myofascial trigger points in the upper trapezius muscle. J Bodyw Mov Ther 2005; 9(4): 248–55.
39. Fernández-de-las-Peñas C et al. The immediate effect of ischemic compression technique and transverse friction massage on tenderness of active and latent myofascial trigger points: a pilot study. J Bodyw Mov Ther 2006; 10(1): 3–9.
40. Hains G, Descarreaux M, Hains F. Chronic shoulder pain of myofascial origin: a randomized clinical trial using ischemic compression therapy. J Manipulative Physiol Ther 2010; 33(5): 362–9.
41. Hains G, Descarreaux M, Lamy AM, Hains F. A randomized controlled (intervention) trial of ischemic compression therapy for chronic carpal tunnel syndrome. J Can Chiropr Assoc 2010; 54(3): 155–63.
42. Hains G, Hains F. Patellofemoral pain syndrome managed by ischemic compression to the trigger points located in the peri-patellar and retro-patellar areas: A randomized clinical trial. Clinical Chiropractic 2010; 13: 201–9.
43. Bron C et al. Treatment of myofascial trigger points in patients with chronic shoulder pain; a randomized controlled trial BMC Medicine 2011; 9: 8.
44. Dommerholt J, Bron C, Franssen JLM. Myofascial trigger points; an evidence-informed review. J Manual Manipulative Ther 2006; 14(4): 203–21.
45. Edwards J. The importance of postural habits in perpetuating myofascial trigger point pain. Acupunct Med 2005; 23(2): 77–82.
46. Rickards LD. The effectiveness of non-invasive treatments for active myofascial trigger point pain: A systematic review of the literature. Int J Osteopathic Med 2006; 9(4): 120–36.
47. Chaitow L et al. Efficacy of manipulation in low back pain treatment: The validity of meta-analysis conclusions. J Bodyw Mov Ther 2004; 8: 25–31.
48. Chaitow L, DeLany J. Neuromuscular techniques in orthopedics. Techniques in Orthopedics 2003; 18(1): 74–86.
49. Nagrale AV, Glynn P, Joshi A, Ramteke G. The efficacy of an integrated neuromuscular inhibition technique on upper trapezius trigger points in subjects with non-specific neck pain: a randomized controlled trial. J Manual Manipulative Ther 2010; 18(1): 37–43.
50. DeLany JP. Advances in neuromuscular therapy. American Version. St. Petersburg: International Academy of NMT; 2001.
51. Dejung B. Triggerpunkt- und Bindegewebebehandlung – neue Wege in Physiotherapie und Rehabilitationsmedizin. Physiotherapeut 1988; 24(6): 3–12.
52. Dejung B. Die Behandlung unspezifisher chronischer Rückenschmerzen mit manueller Triggerpunkt-Therapie. Manuelle Medizin 1999; 37: 124–31.
53. Dejung B, Gröbli C, Colla F, Weissmann R. Triggerpunkttherapie. Bern: Hans Huber; 2003.
54. Gröbli C. Klinik und Pathophysiologie von myofaszialen Triggerpunkten. Physiotherapie 1997; 32(1): 17–26.

55. Gröbli C, Dejung B. Nichtmedikamentöse Therapie myofaszialer Schmerzen. Schmerz 2003; 17(6): 475–80.
56. Gröbli C, Dommerholt J. Myofasziale Triggerpunkte; Pathologie und Behandlungsmöglichkeiten. Manuelle Medizin 1997; 35: 295–303.
57. Stecco C et al. Mechanics of crural fascia: from anatomy to constitutive modelling. Surg Radiol Anat 2009; 31(7): 523–9.
58. Stecco L. Fascial manipulation for musculoskeletal pain. Padova: Piccin; 2004.
59. Reid DA, McNair PJ. Passive force, angle, and stiffness changes after stretching of hamstring muscles. Med Sci Sports Exerc 2004; 36(11): 1944–8.

4.2 Dry Needling

Dry Needling (DN) ist ein zunehmend beliebter Ansatz bei der Behandlung von MTrP. Nach der Veröffentlichung einer retrospektiven Untersuchung von Dry Needling für MTrP, Sehnen, Periost und Enthesen im Jahr 1979, u. a. mit einer berichteten sofortigen Schmerzlinderung an 87 % der Nadelungsstellen [1], haben Ärzte, Physiotherapeuten und andere Praktiker weltweit damit begonnen, Dry-Needling-Techniken nicht nur für die Behandlung von MTrP, sondern auch für Faszienadhäsionen, Narbengewebe und Tendinopathien einzusetzen. Dry Needling wird von einer Vielzahl von Therapeuten wie Ärzten, Zahnärzten, Tierärzten, Heilpraktikern, Physiotherapeuten, Chiropraktikern, Akupunkteuren Ergotherapeuten und Muskeltherapeuten im klinischen Alltag eingesetzt. In einigen Ländern, wie z. B. Deutschland und Japan, ist Dry Needling Physiotherapeuten nicht erlaubt und streng auf **Ärzte** (und Heilpraktiker) beschränkt. Die Mehrheit der amerikanischen physiotherapeutischen Gesellschaften haben Dry Needling als Teilgebiet der Physiotherapie anerkannt, obwohl es in einigen wenigen Staaten weiterhin außerhalb des Bereichs der Physiotherapie liegt.

Im Allgemeinen wird Dry Needling mit den gleichen **Nadeln** wie bei der Akupunktur durchgeführt, obwohl vor kurzem mindestens eine (spanische) Firma Nadeln speziell für den Zweck des Dry Needlings entwickelt und hergestellt hat. Die Ähnlichkeit der Nadeln wirft zwangsläufig Fragen nach Ähnlichkeiten und Unterschieden zwischen Akupunktur und Dry Needling auf. Einige Akupunkteure, vor allem in den Vereinigten Staaten, glauben, dass das Dry Needling exklusiv in den Fachbereich der Akupunktur gehört und von Nicht-Akupunkteuren nicht praktiziert werden sollte [2, 3]. In diesem Kapitel sollen die Grundlagen des Dry Needlings und seine Anwendung im klinischen Management von Patienten mit MTrP dargestellt werden. Akupunktur und einige weniger gebräuchliche Nadelungsverfahren, wie z. B. die elektrische intramuskuläre Stimulation zur Auslösung einer Zuckungsantwort oder die Neuralakupunktur oder die subkutane Nadelung nach Fu werden in diesem Kapitel nicht behandelt.

4.2.1 Techniken des Dry Needling

Jan Dommerholt

Unter den verschiedenen Dry-Needling-Techniken ist die am häufigsten verwendete eine Erweiterung der TrP-Injektionstechniken von Travell, basierend auf der Beobachtung, dass die **mechanische Stimulation eines MTrP** durch die Nadel verantwortlich für den therapeutischen Nutzen sein könnte. Dry Needling von MTrP mit Akupunkturnadeln wird erst seit den späten 1970er-Jahren praktiziert [1], obwohl in der medizinischen Literatur Nadelungsverfahren für schmerzhafte Bereiche schon viel früher beschrieben wurden. Die Anwendung invasiver Behandlungstechniken fordert ausgezeichnete anatomische Kenntnisse, um die sensorischen und kinästhetischen Fähigkeiten zu entwickeln und zu erlernen, die für ein sicheres und genaues Dry Needling erforderlich sind. Nach zwei Publikationen zu Dry Needling aus den Jahren 1979 und 1980 [1, 4] sind in Bezug auf die **Einstechtiefe der Nadel** zwei Hauptvarianten des Dry Needling entstanden [5]:

- **Oberflächliches Dry Needling** bedeutet, dass die Nadel in das über einem MTrP liegendem Gewebe bis zu einer Tiefe von maximal 5–10 mm eingeführt wird.
- Bei **tiefen Dry Needling** wird die Nadel direkt bis in den MTrP vorgeschoben mit dem Ziel, lokale Zuckungsreaktionen (*local twitch responses*, LTR) hervorzurufen.

Eine **LTR** ist ein über das Rückenmark vermittelter Zuckungsreflex von Muskelfasern innerhalb eines *taut bands,* ausgelöst durch Dry Needling, Injektionen oder Palpation [6, 7]. Das Auslösen einer LTR wird bei der Inaktivierung von MTrP als bedeutsam angesehen, denn sie bestätigt neben den physiologischen Veränderungen, dass der Therapeut die Nadel genau im MTrP positioniert hat [5, 7]. Die Auslösung einer LTR ist jedoch nicht zwingend erforderlich und auch ohne sie ist Dry Needling therapeutisch effektiv [8, 9]. Probanden, bei denen eine LTR ausgelöst wurde, berichteten über eine kurzfristige stärkere Verbesserung der Funktion der behandelten lumbalen Mm. multifidi im Vergleich zu denen, bei denen keine LTR ausgelöst worden war [8].

Tiefes Dry Needling kann lokale und übertragene Empfindungen auslösen, wie Pelzigkeitsgefühl, Kribbeldysästhesien und Schmerzen. Brady et al. haben in einer prospektiven Studie mit fast 8000 Dry-Needling-Behandlungen festgestellt, dass das Risiko, eine signifikante Komplikation auszulösen, weniger als 0,04 % beträgt [10]. Die wichtigsten **Komplikationen** waren leichte Blutungen und Schmerzen während und unmittelbar nach dem Eingriff, die allgemein als Nachbehandlungsschmerzens bezeichnet werden. Mehrere Arbeiten untersuchten, wie man den häufigen [11] Nachbehandlungsschmerzen entgegenwirken kann und kamen zu dem Schluss, dass Übungen unter geringer Last [12], die lokale Applikation von Druck [13] und die Spray-und-Stretch-Technik [14] die Schmerzen verringern.

4.2.2 Mechanismen des Dry Needling

Jan Dommerholt

Die genauen Mechanismen des Dry Needling von MTrP sind nicht bekannt. Mechanisch gesehen kann das tiefe Dry Needling die Kontraktionsknoten bzw. kontrahierte Sarkomere auflösen und die Überlappung der Aktin- und Myosinfilamente verringern [15]. Dry Needling kann motorische Endplatten zerstören und distale Denervationen bewirken sowie Veränderungen der Cholinesterasekonzentration und der Acetylcholin-Rezeptoren der postsynaptischen Membran als Teil des normalen Regenerationsprozesses der Muskulatur verursachen [16].

Niddam et al. bestätigten, dass Personen mit MTrP eine abnorme zentrale Verarbeitung und Hyperalgesie als Reaktion auf elektrische Stimulation bzw. Kompression des MTrP zeigen [17, 18]. Erhöhte Gehirnaktivität wurde in den somatosensorischen und limbischen Regionen sowie reduzierte Aktivität im Hippocampus beobachtet, was als hinweisend für stressassoziierte Veränderungen bei chronische Schmerzen gedeutet werden kann [18]. Es mehren sich die Hinweise, dass MTrP zur Entwicklung einer zentralen Sensibilisierung beitragen [19]. Studien an Patienten mit Fibromyalgie-Syndrom, bei dem zentrale Sensibilisierungsmechanismen postuliert werden, zeigen, dass Dry Needling einiger weniger koexistenter MTrP nicht nur den nozizeptiven Input der behandelten MTrP, sondern auch die typischen, generalisierten Schmerzen des Fibromyalgie-Syndroms und die allgemeine Schmerzempfindlichkeit reduziert [20], wie auch die Beweglichkeit der Wirbelsäule verbessert [21]. Mehrere Studien haben gezeigt, dass die unmittelbare Umgebung von aktiven MTrP verschiedene Entzündungsmediatoren, Neuropeptide, Zytokine und Katecholamine enthält, die kontinuierlich muskuläre Nozizeptoren aktivieren [22, 23]. Die Auslösung einer LTR kann die Konzentration einiger dieser Chemikalien reduzieren.

LTR reduzierten zudem die Ausprägung des Endplattenrauschens, das in MTrP bei Kaninchen [24] abgeleitet werden kann. Es besteht eine positive Korrelation zwischen der Prävalenz des Endplattenrauschens in einer MTrP-Region und der Schmerzintensität dieses MTrP [25]. Dry Needling erhöht die lokale Sauerstoffsättigung, was in Hinblick auf die integrierten Triggerpunkt-Hypothese bedeutsam ist [26].

4.2.3 Dry Needling und Elektrotherapie

Jan Dommerholt

Dry Needling wird zunehmend häufiger in Kombination mit Elektrotherapie eingesetzt, es fehlen jedoch noch wissenschaftlich basierte Richtlinien für die Behandlung. Die negative Elektrode wird üblicherweise in einem MTrP, die die positive Elektrode im Hartspannstrang außerhalb des MTrP positioniert. Elorriaga et al. empfehlen, zwei konvergierende Elektroden in einen MTrP einzuführen, während Mayoral del Moral et al. und Kollegen die Position auf beiden Seiten eines MTrP innerhalb des Hartspannstrangs bevorzugen [27, 28]. Die Parameter des applizierten elektrischen Stroms sind jedoch wohl die kritischeren Aspekte als die Elektrodenpositionierung. Die **transkutane elektrische Nervenstimulation (TENS)** wirkt auf das periphere Nervensystem, das Rückenmark und die absteigenden hemmenden Bahnen und kann ähnliche Hirnregionen, einschließlich des ventrolateralen periaquäduktalen Graus [29, 30] aktivieren. Frequenzen zwischen 2 und 4 Hz bei hohen Intensitäten lösen die Freisetzung von Endorphinen und Enkephalinen aus. Frequenzen zwischen 80 und 100 Hz führen zur Freisetzung von Dynorphin, Gamma-Aminobuttersäure und Galanin [5]. Modulierende hoch- und niederfrequente TENS erzeugte eine bessere Analgesie als beide Frequenzen allein [31]. Hingegen erhöht die niederfrequente TENS während und unmittelbar nach der Behandlung die spinalen Serotonin-Konzentrationen [32]. Die elektrische Stimulation aktiviert das endogene Opioidsystem; endogene Opioidstoffe, Serotonin, Reserpin und Acetylcholin wirken begünstigend auf die Schmerzlinderung [33].

Mehrere Studien an Nagetieren haben gezeigt, dass Elektroakupunktur die Expression von N-Methyl-D-Aspartat in primären sensorischen Neuronen modulieren kann [34, 35]. Die hochfrequente TENS reduziert bei Ratten mit Arthritis die spinalen Level von Glutamat und Aspartat im Vergleich zur Konzentration bei Ratten ohne Arthritis [36]. Die Injektion von Naltrindol blockiert die Reduktion dieser spinalen Level, was bestätigt, dass hochfrequentes TENS die Delta-Opioid-Rezeptoren möglicherweise durch Gliazellen im Hinterhorn des Rückenmarks aktiviert [36]. Nur die hochfrequente TENS reduziert die primäre Hyperalgesie auf mechanische Stimulation und Wärme [37]. In einer Arbeit wurde festgestellt, dass hohe Intensitätsniveaus wirksamer sein können als eine Stimulation mit niedriger Intensität [38], während andere Autoren keine Unterschiede in verschiedener Intensität und Pulsdauer bei Verwendung von hochfrequenter TENS sahen [37]. Eine Studie mit niederfrequenter TENS bei Patienten mit chronischen Nackenschmerzen zeigte, dass im Vergleich Dry Needling allein nicht so effektiv schmerzlindernd wirksam ist [39].

Sowohl die hoch- als auch niederfrequente Stimulation kann postoperative Bauchschmerzen signifikant reduzieren [40].

4.2.4 Erschwernisse in der Dry-Needling-Forschung

Jan Dommerholt

Forscher, die sich mit den Techniken des Dry Needling befassen, stoßen bei der Durchführung von doppelblinden, kontrollierten, randomisierten Studien auf die gleichen Schwierigkeiten wie Akupunkturforscher. Nach bestem Wissen der Autoren gibt es nur eine einzige randomisierte Doppelblindstudie, bei der die Probanden vor einem Knieersatz in Vollnarkose oder Lokalanästhesie behandelt wurden [41]. In einigen Studien haben Forscher eine sog. **„Streitberger Nadel"** verwendet, die dem Probanden den Eindruck vermittelt, genadelt zu werden, die Nadel verschwindet jedoch im Nadelschaft und dringt nicht in die Haut ein [42]. Im Vergleich von Akupunktur, Scheinakupunktur mit Streitbergernadel und Hautstichen stellten Pariente et al. fest, dass die Erwartungen und der Glaube der Patienten an ein positives Ergebnis den dorsolateralen präfrontalen Kortex und den anterioren cingulären Kortex aktivieren [43]. Die Antworten nach Scheinbehandlung werden in frontalen kortikalen Bereichen verarbeitet, die an der Erzeugung und Aufrechterhaltung kognitiver Erwartungen beteiligt sind [44]. Andere funktionelle MRT-Studien haben bestätigt, dass die Erwartungshaltung signifikant das Schmerzempfinden beeinflusst [45]. Eine Arbeit kam zu dem Schluss, dass Patienten mit einem hohen Grad an optimistischer Veranlagung und geringer Angstbereitschaft besonders empfänglich für Placebo-Reaktionen waren [46]. Es gibt keine spezifischen Studien zu Dry-Needling, die die Erwartungen und Überzeugungen der Patienten hinsichtlich eines positiven Ergebnisses berücksichtigt haben. Die positiven Ergebnisse des Dry Needling können daher zumindest teilweise auf einen Placeboeffekt zurückzuführen sein. White und Cummings schlugen vor, Scheinnadelungen nicht durchzuführen, stattdessen aber die klinische Wirksamkeit invasiver Verfahren mit anderen Interventionen zu vergleichen und dabei standardisierte Outcome-Parameter anzuwenden [47].

4.2.5 Evidenz des Dry Needling

Jan Dommerholt

In den letzten Jahren haben sich die Evidenz für Dry Needling und die Qualität der Forschung verbessert [48–50], auch wenn immer noch qualitativ hochwertigere Studien erforderlich sind [5]. Einige aktuelle Studien sind in diesem Abschnitt enthalten.

Die Effektivität des Dry Needling kann **sonografisch überwacht** werden. Eine Studie aus dem Jahr 2015 zeigte Gewebsveränderungen nach Dry Needling, wobei auch Veränderungen des MTrP-Status von aktiv zu latent und schließlich eine vollständige Behebung der Schmerzsymptome erfasst wurden [51]. Teilnehmer mit mindestens einem aktiven MTrP erhielten eine 3-wöchige Dry-Needling-Behandlung ihres aktivsten MTrP. Eine signifikante Verminderung der Muskelsteifigkeit wurde bei den MTrP beobachtet, die auch noch 8 Wochen nach der Dry-Needling-Behandlung auf Behandlung ansprachen [51]. Gerber et al. bestätigten, dass einige wenige Sitzungen mit Dry Needling die Schmerzen für mindestens 6 Wochen wirksam lindern können [52]. Mehrere klinische Prüfärzte untersuchen derzeit, ob Dry Needling auch die Spastizität vermindern kann und zwar mit vielversprechenden Ergebnissen [53–57]. Calvo et al. zeigten, dass Dry Needling einen positiven Effekt auf die quantitative EEG-Aktivität hatte, insbesondere in den frontalen und präfrontalen Regionen von zwei Schlaganfallpatienten [57].

Interessant ist, dass nicht alle Studien zu Dry-Needling die Anwendung der Technik in der klinischen Praxis unterstützen. Zwei spanische Studien kamen zu dem Ergebnis, dass der zusätzliche Einsatz von Dry Needling neben manueller Therapie und Übungsbehandlung bei Patienten mit patellofemoralen Schmerzen [58] bzw. unspezifischen Schulterschmerzen [59] keine signifikante Verbesserung bewirkt. Aktuelle Arbeiten über die Wirkungen des Dry Needling von latenten MTrP auf Muskelaktivierungsmuster in der Schulterregion haben jedoch gezeigt, dass eine Kombination aus Dry Needling und passiver Dehnung normale Aktivierungsmuster der Schultermuskulatur wiederherstellt [60, 61]. Eine andere Studie fand, dass die zusätzliche Anwendung von Dry Needling zu einem Übungsprogramm bei subakromialen Schmerzsyndromen die funktionellen Einschränkungen besser verringert [62]. Dry Needling der Schultermuskulatur führt zur einer Verbesserung der Kraft des Faustschlusses und vermindert Schmerzen bei Patienten mit lateraler Ellenbogenschmerz [63]. Eine Metaanalyse zur Wirksamkeit von Dry Needling bei Nacken- und Schulterschmerzen ergab, dass Dry Needling kurzfristig wirksam ist, MTrP-Injektionen jedoch überlegen sind [64]. Die Behandlung junger Sportler in zwei Dry-Needling-Sitzungen verbessert zwar nicht das Bewegungsumfang der ischiokruralen Muskulatur [65], aber für Patienten mit Trochanterschmerzen ist Dry Needling so effektiv wie Steroidinjektionen [66]. Eine Studie bei Patienten mit Bandscheibenschmerzen zeigte einen signifikant besseren Langzeiteffekt in der Dry-Needling-Gruppe [67].

LITERATUR

1. Lewit K. The needle effect in the relief of myofascial pain. Pain 1979; 6: 83–90.
2. Fan A Y, He H. Dry needling is acupuncture. Acupunct Med 2016; 34(3): 241.
3. Zhou K, Ma Y, Brogan MS. Dry needling versus acupuncture: the ongoing debate. Acupunct Med 2015; 33(6): 485–90.
4. Gunn C C et al. Dry needling of muscle motor points for chronic low-back pain: a randomized clinical trial with long-term follow-up. Spine 1980; 5(3): 279–91.
5. Dommerholt J, Mayoral O, Gröbli C. Trigger point dry needling. J Manual Manipulative Ther 2006; 14(4): E70–E87.
6. Hong C-Z, Torigoe Y. Electrophysiological characteristics of localized twitch responses in responsive taut bands of rabbit skeletal muscle. J Musculoskeletal Pain 1994; 2: 17–43.
7. Hong C Z. Lidocaine injection versus dry needling to myofascial trigger point. The importance of the local twitch response. Am J Phys Med Rehabil 1994; 73(4): 256–63.
8. Koppenhaver S L et al. The association between dry needling-induced twitch response and change in pain and muscle function in patients with low back pain: a quasi-experimental study. Physiotherapy 2017; 103(2): 131–7.
9. Fernandez-Carnero, J et al. Effectiveness of Different Deep Dry Needling Dosages in the Treatment of Patients With Cervical Myofascial Pain: A Pilot RCT. Am J Phys Med Rehabil 2017; 96(10): 726–33.
10. Brady S et al., Adverse events following dry needling: A prospective survey of Chartered Physiotherapists. J Manual Manipul Ther 2014; 22(3): 134–40.
11. Martin-Pintado-Zugasti A, Rodriguez-Fernandez AL, Fernandez-Carnero J. Postneedling soreness after deep dry needling of a latent myofascial trigger point in the

upper trapezius muscle: Characteristics, sex differences and associated factors. J Back Musculoskelet Rehabil 2016; 29(2): 301–8.
12. Salom-Moreno J et al. Effects of Low-Load Exercise on Postneedling-Induced Pain After Dry Needling of Active Trigger Point in Individuals With Subacromial Pain Syndrome. PM R 2017.
13. Martin-Pintado-Zugasti A et al. Ischemic Compression After Dry Needling of a Latent Myofascial Trigger Point Reduces Postneedling Soreness Intensity and Duration. PM R 2015; 7(10): 1026–34.
14. Martin-Pintado Zugasti A. et al. Effects of Spray and Stretch on Postneedling Soreness and Sensitivity After Dry Needling of a Latent Myofascial Trigger Point. Arch Phys Med Rehabil 2014; 95(10): 1925–32.
15. Simons DG, Travell JG, Simons LS. Travell and Simons' myofascial pain and dysfunction; the trigger point manual. 2 ed. Vol. 1. 1999, Baltimore: Williams & Wilkins.
16. Domingo A et al. Neuromuscular damage and repair after dry needling in mice. Evid Based Complement Alternat Med 2013; 2013: 260806.
17. Niddam DM et al., Central modulation of pain evoked from myofascial trigger point. Clin J Pain 2007; 23(5): 440–8.
18. Niddam DM et al., Central representation of hyperalgesia from myofascial trigger point. Neuroimage 2008; 39(3): 1299–306.
19. Fernandez-de-Las-Penas C, Dommerholt J. Myofascial trigger points: peripheral or central phenomenon? Curr Rheumatol Rep 2014; 16(1): 395.
20. Affaitati G et al. Effects of treatment of peripheral pain generators in fibromyalgia patients. Eur J Pain 2011; 15(1): 61–9.
21. Castro-Sanchez AM et al., Effects of Dry Needling on Spinal Mobility and Trigger Points in Patients with Fibromyalgia Syndrome. Pain Physician 2017; 20(2): 37–52.
22. Shah JP, Gilliams E.A. Uncovering the biochemical milieu of myofascial trigger points using in vivo microdialysis: an application of muscle pain concepts to myofascial pain syndrome. J Bodyw Mov Ther 2008; 12(4): 371–84.
23. Hsieh Y-L et al. Dry needling at myofascial trigger spots of rabbit skeletal muscles modulates the biochemicals associated with pain, inflammation, and hypoxia. Evidence-Based Complementary and Alternative Medicin, 2012.
24. Chen JT et al., Inhibitory effect of dry needling on the spontaneous electrical activity recorded from myofascial trigger spots of rabbit skeletal muscle. Am J Phys Med Rehabil 2001; 80(10): 729–35.
25. Kuan TS et al. The myofascial trigger point region: correlation between the degree of irritability and the prevalence of endplate noise. Am J Phys Med Rehabil 2007; 86(3): 183–9.
26. Cagnie B et al. The influence of dry needling of the trapezius muscle on muscle blood flow and oxygenation. J Manipulative Physiol Ther 2012; 35(9): 685–91.
27. Elorriaga A. The 2-Needle Technique. Med Acupunct 2000; 12(1): 17–9.
28. Mayoral O, de Felipe JA, Martínez JM. Changes in tenderness and tissue compliance in myofascial trigger points with a new technique of electroacupuncture. Three preliminary cases report. J Musculoskeletal Pain 2004; 12(suppl): 33.
29. DeSantana JM et al., Transcutaneous electrical nerve stimulation at both high and low frequencies activates ventrolateral periaqueductal grey to decrease mechanical hyperalgesia in arthritic rats. Neuroscience 2009; 163(4): 1233–41.
30. DeSantana JM et al. Effectiveness of transcutaneous electrical nerve stimulation for treatment of hyperalgesia and pain. Curr Rheumatol Rep 2008; 10(6): 492–9.
31. DeSantana JM, Santana-Filho VJ, Sluka KA. Modulation between high- and low-frequency transcutaneous electric nerve stimulation delays the development of analgesic tolerance in arthritic rats. Arch Phys Med Rehabil 2008; 89(4): 754–60.
32. Sluka KA, Lisi TL, Westlund KN. Increased release of serotonin in the spinal cord during low, but not high, frequency transcutaneous electric nerve stimulation in rats with joint inflammation. Arch Phys Med Rehabil 2006; 87(8): 1137–40.
33. Han JS et al. High and low frequency electro-acupuncture analgesia are mediated by different opioids. Pain 1984. 2 (Suppl): 543.
34. Choi BT, Kang J, Jo UB. Effects of electroacupuncture with different frequencies on spinal ionotropic glutamate receptor expression in complete Freund's adjuvant-injected rat. Acta Histochem 2005; 107(1): 67–76.
35. Wang L et al. Electroacupuncture (EA) modulates the expression of NMDA receptors in primary sensory neurons in relation to hyperalgesia in rats. Brain Res 2006; 1120(1): 46–53.
36. Sluka KA, Vance CG, Lisi TL. High-frequency, but not low-frequency, transcutaneous electrical nerve stimulation reduces aspartate and glutamate release in the spinal cord dorsal horn. J Neurochem 2005; 95(6): 1794–801.
37. Gopalkrishnan P, Sluka KA. Effect of varying frequency, intensity, and pulse duration of transcutaneous electrical nerve stimulation on primary hyperalgesia in inflamed rats. Arch Phys Med Rehabil 2000; 81(7): 984–90.
38. Barlas P et al., Effects of intensity of electroacupuncture upon experimental pain in healthy human volunteers: a randomized, double-blind, placebo-controlled study. Pain 2006; 122(1–2): 81–9.
39. Leon-Hernandez JV et al. Immediate and short-term effects of the combination of dry needling and percutaneous TENS on post-needling soreness in patients with chronic myofascial neck pain. Braz J Phys Ther 2016; 20(5): 422–31.
40. Lin JG et al., The effect of high and low frequency electroacupuncture in pain after lower abdominal surgery. Pain 2002; 99(3): 509–14.
41. Mayoral O et al. Efficacy of myofascial trigger point dry needling in the prevention of pain after total knee arthroplasty: a randomized, double-blinded, placebo-controlled

trial. Evid Based Complement Alternat Med 2013; 2013: 694941.
42. Streitberger K, Kleinhenz J. Introducing a placebo needle into acupuncture research. Lancet 1998; 352(9125): 364–5.
43. Pariente J et al. Expectancy and belief modulate the neuronal substrates of pain treated by acupuncture. Neuroimage 2005; 25(4): 1161–7.
44. Faria V, Fredrikson M, Furmark T. Imaging the placebo response: a neurofunctional review. Eur Neuropsychopharmacol 2008; 18(7): 473–85.
45. Wager T D et al. Placebo-induced changes in FMRI in the anticipation and experience of pain. Science 2004; 303(5661): 1162–7.
46. Morton D L et al. Reproducibility of placebo analgesia: Effect of dispositional optimism. Pain 2009.
47. White A, Cummings M. Does acupuncture relieve pain? BMJ 2009; 338: a2760.
48. Gattie E, Cleland JA, Snodgrass S. The Effectiveness of Trigger Point Dry Needling for Musculoskeletal Conditions by Physical Therapists: A Systematic Review and Meta-analysis. J Orthop Sports Phys Ther 2017; 47(3): 133–49.
49. Espejo-Antûnez L et al. Dry needling in the management of myofascial trigger points: A systematic review of randomized controlled trials. Complementary Therapies in Medicine 2017; 33: 46–57.
50. Stoop R et al., Evolution of the methodological quality of controlled clinical trials for myofascial trigger point treatments for the period 1978–2015: A systematic review. Musculoskelet Sci Pract 2017; 30: 1–9.
51. Turo D et al. Novel Use of Ultrasound Elastography to Quantify Muscle Tissue Changes After Dry Needling of Myofascial Trigger Points in Patients With Chronic Myofascial Pain. J Ultrasound Med 2015; 34(12): 2149–61.
52. Gerber L H et al., Beneficial Effects of Dry Needling for Treatment of Chronic Myofascial Pain Persist for 6 Weeks After Treatment Completion. PM R 2017; 9(2): 105–12.
53. Calvo S, Quintero I, Herrero P. Effects of dry needling (DNHS technique) on the contractile properties of spastic muscles in a patient with stroke: a case report. Int J Rehabil Res 2016; 39(4): 372–76.
54. Salom-Moreno J et al. Changes in spasticity, widespread pressure pain sensitivity, and baropodometry after the application of dry needling in patients who have had a stroke: a randomized controlled trial. J Manipulative Physiol Ther 2014; 37(8): 569–79.
55. Mendigutia-Gomez A et al. Effect of Dry Needling on Spasticity, Shoulder Range of Motion, and Pressure Pain Sensitivity in Patients With Stroke: A Crossover Study. J Manipulative Physiol Ther 2016; 39(5): 348–58.
56. Ansari N N et al. Dry needling for the treatment of poststroke muscle spasticity: a prospective case report. Neuro Rehabilitation 2015; 36(1): 61–5.
57. Calvo S et al. Electroencephalographic changes after application of dry needling [DNHSTechnique] in two patients with chronic stroke. MYOPAIN, 2017. online 1–6.
58. Espi-Lopez G V et al. Effectiveness of Inclusion of Dry Needling in a Multimodal Therapy Program for Patellofemoral Pain: A Randomized Parallel-Group Trial. J Orthop Sports Phys Ther 2017; 47(6): 392–401.
59. Perez-Palomares S. et al. Contribution of Dry Needling to Individualized Physical Therapy Treatment of Shoulder Pain: A Randomized Clinical Trial. J Orthop Sports Phys Ther 2017; 47(1): 11–20.
60. Lucas K R, Polus BI, Rich PS. Latent myofascial trigger points: their effects on muscle activation and movement efficiency. J Bodyw Mov Ther 2004; 8: 160–66.
61. Bohlooli N et al. Differential activation of scapular muscles, during arm elevation, with and without trigger points. Journal of Bodywork and Movement Therapies 2016; 20: 26–34.
62. Arias-Buria J L et al. Exercises and Dry Needling for Subacromial Pain Syndrome: A Randomized Parallel-Group Trial. J Pain 2017; 18(1): 11–8.
63. Kheradmandi A et al. The effect of dry needling of the trigger points of shoulder muscles on pain and grip strength in patients with lateral epicondylitis: a pilot study. J Rehabil Science Res 2015; 3: 58–62.
64. Liu L et al. Effectiveness of Dry Needling for Myofascial Trigger Points Associated With Neck and Shoulder Pain: A Systematic Review and Meta-Analysis. Arch Phys Med Rehabil 2015.
65. Mason J S et al. The Effectiveness of Dry Needling and Stretching Vs. Stretching Alone on Hamstring Flexibility in Patients with Knee Pain: A Randomized Controlled Trial. Int J Sports Phys Ther 2016; 11(5): 672–83.
66. Brennan K L, Allen BC, Maldonado YM. Dry Needling Versus Cortisone Injection in the Treatment of Greater Trochanteric Pain Syndrome: A Noninferiority Randomized Clinical Trial. J Orthop Sports Phys Ther 2017; 47(4): 232–9.
67. Mahmoudzadeh A et al. The effect of dry needling on the radiating pain in subjects with discogenic low-back pain: A randomized control trial. J Res Med Sci 2016; 21: 86.

4.2.6 Ultraschall-assistiertes Dry Needling

Daniel Bösch

Geschichte der Sonografie

Die Ursprünge der Sonografie gehen auf den österreichischen Neurologen Karl Dussik (1908–1968) zurück, der 1942 einen Seitenventrikel des Großhirns mittels A-Mode-Messung (Amplitudendarstellung) darstellte. Er nannte sein Verfahren Hyperphonografie [1].

Seit dem Ende der 1940er-Jahre wurde die Sonografie gleichzeitig in verschiedenen medizinischen

Fachrichtungen weiterentwickelt. Erste kardiologische Untersuchungen mittels A-Mode-Messungen wurden durch den deutschen Sinnesphysiologen Wolf-Dieter Keidel vorgenommen, erste M-Mode-artige Messungen (zeitlich aufgereihte Amplitudenverläufe) führten die schwedischen Kardiologen Inge Edler und Carl Helmut Hertz durch. Zur selben Zeit wurden von dem Engländer John Julian Wild und den Amerikanern Douglass H. Howry und Joseph H. Holmes erste B-Mode-artige Schnittbilder (Helligkeitsdarstellung) im Bereich des Halses und des Abdomens erzeugt [2].

Grundlagen der Sonografie

Ultraschall sind Schallwellen mit einer Frequenz, die über der menschlichen Hörgrenze liegen (ab 20 kHz bis 1 GHz). Im Bereich der Sonografie verwendet man Frequenzen zwischen 1 und 40 MHz. Es gilt als grobe Richtlinie: je höher die Frequenz, desto besser das Bild einer oberflächigen Struktur und umgekehrt.

Ein **Ultraschallgerät** enthält eine Elektronik für die Schallerzeugung, Signalverarbeitung und Signaldarstellung außerdem Schnittstellen für einen Monitor, Drucker sowie für Speichermedien.

Die **Ultraschallsonde** (auch **Schallkopf** genannt) ist auswechselbar und ist mit einem Kabel am Ultraschallgerät verbunden. Die Ultraschallwellen werden mit in der Sonde angeordneten Kristallen durch den piezoelektrischen Effekt erzeugt und auch wieder empfangen und nachgewiesen. Von Bedeutung für die Schallausbreitung in einem Material ist der Wellenwiderstand oder die **Impedanz,** also der Widerstand, welcher der Ausbreitung von Wellen entgegenwirkt. An der Grenzfläche zweier Stoffe mit großem Impedanzunterschied wird der Schall stark reflektiert. Dieser Unterschied ist zwischen Luft und zum Beispiel Wasser besonders stark ausgeprägt, weshalb bei der Unterschalluntersuchung ein stark wasserhaltiger Gel verwendet werden muss, damit der Schall nicht von Lufteinschlüssen zwischen dem Sondenkopf und der Hautoberfläche reflektiert wird.

Es gibt verschiedene Darstellungsmethoden der Echointensität, wobei der **B-Mode** derzeit am verbreitesten zur Anwendung kommt. Der B-Mode (B für englisch *brightness modulation*) ist eine Darstellungsmethode, bei welcher die Echointensität in eine Helligkeit umgesetzt wird. Es gilt folgende grobe Regel: Alles, was dunkel zur Darstellung kommt, ist mehr oder weniger flüssig; alles, was hell zur Darstellung kommt, ist entweder Luft oder harte Substanz.

Im Sonogramm, d. h. dem mithilfe von Ultraschall erzeugtem Bild, beschreibt man die Darstellung der Strukturen bzw. das Gewebe im Hinblick auf ihre Echogenität als:

- Anechogen: echofrei
- Hypoechogen: echoarm
- Isoechogen: echogleich
- Hyperechogen: echoreich

Vorteile der Sonografie

Die Ultraschalldiagnostik wird heute von fast allen medizinischen Fachdisziplinen genutzt. Gründe liegen in der risikoarmen, nichtinvasiven, schmerzlosen und strahlenexpositionsfreien Anwendung, der hohen Verfügbarkeit und der schnellen und dynamischen Durchführung. Die Anwendung ist anschaulich und patientenfreundlich. Die Anschaffungs- und Betriebskosten sind im Vergleich zu anderen bildgebenden Verfahren wie der Computertomografie oder Magnetresonanztomografie (MRT) gering. Die Bildübermittlung passiert in Echtzeit.

Muskuloskelettaler Ultraschall

Die Geschichte des muskuloskelettalen Ultraschalls in der Physiotherapie geht bis ins Jahr 1968 zurück. Damals verwendeten Wissenschaftler die Methode, um die Kraft des Oberarms in Relation zum Muskelvolumen zu bestimmen, was man heute „*rehabilitative* ultrasound *imaging*" (RUSI) nennt [3].

Das Interesse im Gebiet der Applikationen der Sonografie wuchs und so wurde 2008 von Siddhartha Sikdar und Jay P. Shah versucht, myofasziale Triggerpunkte (MTrP) mittels Ultraschall darzustellen [4, 5]. Es wurde zusätzlich zur Sonografie auch noch die **Elastografie** als weiteres bildgebendes Verfahren zur Verbesserung der Beurteilung hinzugezogen.

Die Elastografie ist eine Weiterentwicklung sowohl der Sonografie als auch der Magnetresonanztomografie. Sie wurde bereits 1991 bekannt, jedoch erst deutlich später klinisch genutzt, zuerst zur Erkennung von Tumoren. Analog zur manuellen Palpation nutzt die Elastografie die Tatsache, dass verschiedene Gewebearten verschiedene Elastizität und verschiedene Härtegrade haben. Mit diesem Verfahren wird versucht, die visko-elastischen Eigenschaften von Gewebe abzubilden [6, 7]. Bei der MRT-Elastografie wird durch automatisch von außen einwirkende Druckwellen das untersuchte Gewebe zyklisch komprimiert und wieder entlastet, während zeitgleich Aufnahmen gemacht werden. Automatisch wird nach der Untersuchung ein **Elastogramm** gefertigt, welches die Unterschiede in der Elastizität aufzeigt. Das Elastogramm zeichnet die erlangten Informationen mit höchster Genauigkeit ab, was auch für sehr tiefe Strukturen zutrifft [8]. Qingshan Chen konnte 2007 mit dieser Technik als erster Hartspannstränge darstellen [9, 10]. Die sonoelastische Bildgebung ist ein ähnliches Verfahren, bei dem die Ausbreitungsgeschwindigkeit von Ultraschall im Gewebe durch die Doppler-Technik erfasst wird. Mittels dieser Techniken wurde versucht, Triggerpunkte darzustellen und deren Charakteristika und Diagnosekriterien besser zu beschreiben [5, 11–15]. **Triggerpunkte** wurden im sonografischen Bild meist als sphärische, elliptische, hypoechogene Regionen beschrieben [5, 13]. Der Grund dafür könnte in einer Akkumulation von Flüssigkeit im Sinne eines lokalen Ödems im Bereich eines lokalen Entzündungsherdes sein [16]. Dies steht allerdings im Kontrast zur Palpation, welche eher eine hyperechogene, also dichtere Darstellung erwarten lassen würde, was tatsächlich in verschiedensten Studien so sonografisch auch dargestellt wurde [5, 17, 18].

Ultraschall-assistiertes Dry Needling

Die Idee zum Ultraschall-assistiertes Dry Needling hatten die Autoren im Jahr 2009. Andere Kliniker beschrieben ähnliche Einsatzmöglichkeiten und Techniken [19, 20]. Voraussetzung für eine sinnvolle Anwendung ist eine gute technische Handhabung des Ultraschallgeräts, man muss die verschiedenen Gewebe (Knochen, Gefäße, Nerven, Muskeln, Sehnen etc.) erkennen und darstellen können und zudem wird vom Behandler ein ausgeprägtes dreidimensionales Vorstellungsvermögen der Lokalisation des MTrP im Muskel gefordert. Der Sinn und Nutzen der Sonografie fürs Dry Needling sind vielfältig:

1. Anatomische Kenntnisse und eine gezielte Palpation können durch die Bildgebung bestätigt werden, was einen Lerneffekt zur Folge hat. Es können beispielsweise Nervenverläufe oder Muskelgrenzen sichtbar gemacht, anatomische Variationen erkannt werden.
2. Es können bei Gefahrenzonen vor dem Dry Needling Abstandsmessungen gemacht werden, welche die Tiefe der Nadelung und die Länge der Nadel beeinflussen und so die Sicherheit des Dry Needlings erhöhen. So kann zum Beispiel der Abstand bis zur Pleura gemessen werden vor der Nadelung der Mn. rhomboidei oder der interkostalen Muskulatur.
3. Einfache lokale Kontraindikationen fürs Dry Needling (z. B. Zyste, Abszess) können direkt erkannt und so vermieden werden.
4. Beim direkten Ultraschall-gesteuerten Dry Needling kann die Nadel sichtbar gemacht werden. Somit können in Echtzeit Zuckungsantworten erkennbar gemacht und gefährliche Strukturen (Nerven, Organe) gemieden werden. Die Nadelung wird so genauer und effizienter.
   Die Schwierigkeit hierbei liegt in der Handhabung der Sonde bei gleichzeitiger Nadelung unter Einhaltung der Hygienevorschriften (➤ Abb. 4.3 ➤ Abb. 4.4). Die Nadel sollte möglichst längs zur Sonde plaziert werden, um gut dargestellt zu werden. So kann beispielsweise der M. tibialis posterior genadelt werden mit Darstellung des N. tibialis und der A. tibialis posterior und den Vv. tibiales posteriores (➤ Abb. 4.4). Auch kann der M. flexor carpi radialis mit Kontrolle und Darstellung des N. ulnaris sicher und genau behandelt werden.

Das Ultraschall-assistierte Dry Needling ermöglicht die Nadelung vieler heikler Gebiete und bedeutet gleichzeitig eine Reduktion der Gefahren.

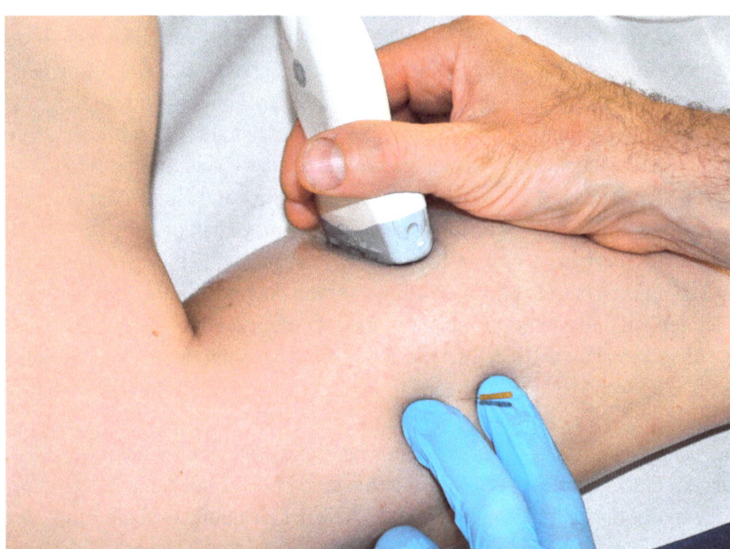

Abb. 4.3 Position des Schallkopfes bei der Nadelung des M. tibialis posterior [O1070]

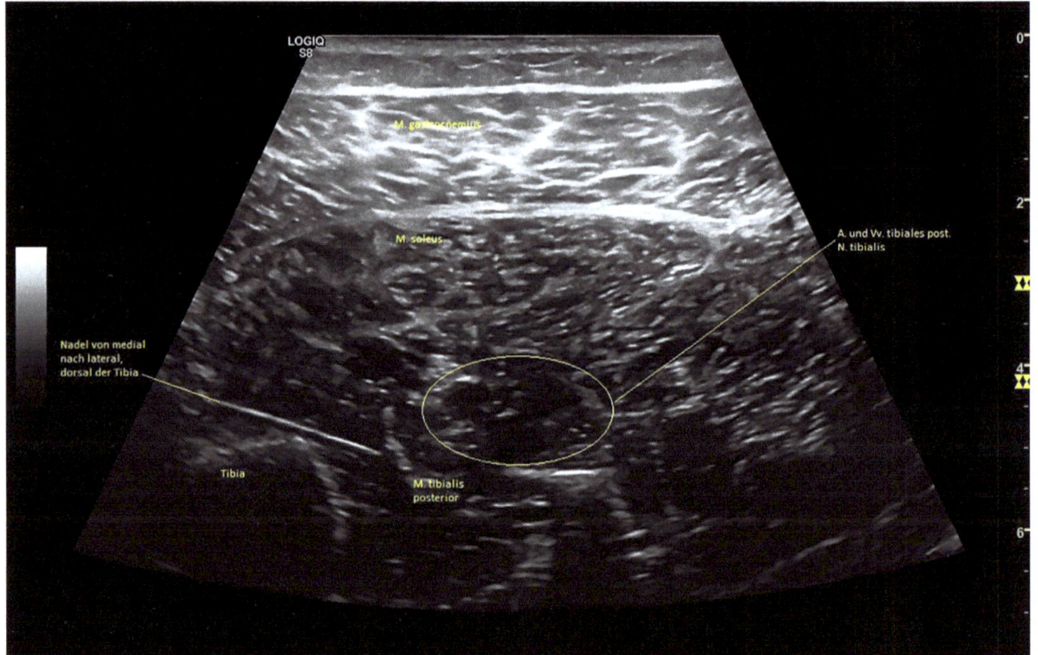

Abb. 4.4 Ultraschallbild: Unterschenkel mit Dry Needling von medial (links im Bild) nach lateral. Nadelung des M. tibialis posterior (anterior des M. gastrocnemius und des M. soleus, anterior des Gefäß-/Nervenstrangs [A. tibialis posterior und Vv. tibiales posteriores und des N. tibialis] und posterior der Tibiahinterkante). [O1070]

LITERATUR

1. Dussik K T Über die Möglichkeit hochfrequente mechanische Schwingungen als diagnostisches Hilfsmittel zu verwerten. Z Neurol Psychiat 1942; 174: 153.
2. Thomas A M K, Banerjee A K, Busch U. Classic Papers in Modern Diagnostic Radiology, Springer Science & Business Media 2005; 193–5.
3. Ikai M, Fukunaga T. Calculation of muscle strength per unit cross-sectional area of human muscle by means of ultrasonic measurement. Int Z Angew Physiol 1968; 26: 26–32.
4. Sikdar S, Shah JP, Gilliams E, Gebreab T, Gerber LH. Assessment of myofascial trigger points (MTrPs): a new application of ultrasound imaging and vibration sonoelasto-

graphy. Conf Proc IEEE Eng Med Biol Soc 2008; 2008: 5585–8.
5. Sikdar S, Shah JP, Gebreab T et al. Novel Applications of Ultrasound Technology to Visualize and Characterize Myofascial Trigger Points and Surrounding Soft Tissue. Archives of physical medicine and rehabilitation 2009; 90(11): 1829–38.
6. Levinson SF, Shinagawa M, Sato T. Sonoelastic determination of human skeletal muscle elasticity. J Biomech. 1995;28(10): 1145–54.
7. Sarvazyan AP et al. Shear wave elasticity imaging: a new ultrasonic technology of medical diagnostics. Ultrasound Med Biol 1998; 24(9): 1419–35.
8. Thomas K, Shankar H. Targeting myofascial taut bands by ultrasound. Curr Pain Headache Rep 2013 Jul; 17(7): 349.
9. Chen Q et al. Identification and quantification of myofascial taut bands with magnetic resonance elastography. Arch Phys Med Rehabil 2007; 88(12): 1658–61.
10. Chen Q, Basford J, An KN. Ability of magnetic resonance elastography to assess taut bands. Clin Biomech (Bristol, Avon) 2008. [PMC free article]
11. Ballyns JJ, Shah JP, Hammond J et al. Objective sonographic measures for characterizing myofascial trigger points associated with cervical pain. J Ultrasound Med 2011; 30: 1331–40. [PMC free article]
12. Sikdar S, Ortiz R, Gebreab T et al. Understanding the vascular environment of myofascial trigger points using ultrasonic imaging and computational modeling. Conf Proc IEEE Eng Med Biol Soc 2010; 2010: 5302–05. [PMC free article]
13. Turo D, Otto P, Shah JP et al. Ultrasonic characterization of the upper trapezius muscle in patients with chronic neck pain. Ultrason Imaging 2013; 35: 173–87. [PMC free article]
14. Shamdasani V, Bae U, Sikdar S et al. Research interface on a programmable ultrasound scanner. Ultrasonics 2008; 48: 159–68.
15. Rha DW, Shin JC, Kim YK et al. Detecting local twitch responses of myofascial trigger points in the lower-back muscles using ultrasonography. Arch Phys Med Rehabil 2011; 92: 1576–80.
16. Srbely JZ, Kumbhare D, Grosman-Rimon L. A narrative review of new trends in the diagnosis of myofascial trigger points: diagnostic ultrasound imaging and biomarkers. The Journal of the Canadian Chiropractic Association 2016; 60(3): 220–25.
17. Gerwin RD, Duranleau D. Ultrasound identification of the myofascial trigger point. Muscle Nerve 1997; 20: 767.
18. Shankar H, Reddy S. Two- and three-dimensional ultrasound imaging to facilitate detection and targeting of taut bands in myofascial pain syndrome. Pain Med 2012; 13: 971–5.
19. Bubnov RV. The use of trigger point „dry" needling under ultrasound guidance for the treatment of myofascial pain (technological innovation and literature review), Lik Sprava 2010 Jul-Sep; (5–6): 56–64.
20. Kumbhare D et al. Ultrasound-Guided Interventional Procedures: Myofascial Trigger Points With Structured Literature Review. Reg Anesth Pain Med 2017 May/Jun; 42(3): 407–12.

4.2.7 Sicherheitsaspekte beim Dry Needling

Christian Gröbli

Dry Needling ist eine sichere Therapiemethode, wenn fundiert geschult wurde und sehr gute dreidimensionale Anatomie- und Palpationskenntnisse vorliegen. Sind diese Voraussetzungen gegeben und folgt der Therapeut den von den Autoren empfohlenen Sicherheitsrichtlinien und Hinweisen zu Hygiene, Komplikationen und Kontraindikationen, sind ernsthafte Komplikationen praktisch nicht zu erwarten.

Es gibt verschiedene Sicherheitsrichtlinien. Die Autoren empfehlen die „Schweizerischen Richtlinien für sicheres Dry Needling". Diese Richtlinien wurden vom Dry Needling Verband Schweiz (DVS) publiziert und können auf der Webseite des DVS in ihrer Langversion eingesehen und heruntergeladen werden [1].

Die wichtigsten Punkte der **„Schweizerischen Richtlinien für sicheres Dry Needling"** sind:

1. Vor jeder Behandlung muss der Therapeut die **möglichen Kontraindikationen** prüfen. Dazu gehören u. a. akute systemische Infektionen, alle akuten Notfälle, Blutverdünnung und Gerinnungsstörungen, kein Einverständnis des Patienten, Lymphödeme und Hautveränderungen.
2. Der Therapeut muss die **möglichen Komplikationen des Dry Needling** kennen, welche bei nicht sachgemäßer Ausübung des Dry Needling entstehen können und wissen, wie diese vermieden werden können. Zu den wichtigsten Komplikationen gehören u. a. der Pneumothorax, die Verletzung innerer Organe, Nervenverletzungen, Blutungen und Hämatome, Infektionen und vegetative Reaktionen.
3. Es müssen die **spezifischen anatomischen Richtlinien beim Dry Needling** befolgt werden. Diese beinhalten das Dry Needling im Bereich von Thorax, Nerven, Gefäßen, Gelenken, Lymphknoten und Abdomen.

Die Ergebnisse von Studien zur Sicherheit der Akupunktur können nicht direkt auf die Technik Dry Needling übersetzt werden. Die erste Studie zur Sicherheit von Dry Needling wurde 2014 von Brady et al. publiziert [2]. In dieser prospektiven Umfrage konnte gezeigt werden, dass es bei 7629 Behandlungen mit Dry Needling zu keinen schweren Komplikationen gekommen ist. Es wurden lediglich bei 19,8 % leichte Komplikationen berichtet. Zu leichten Komplikationen gehören u. a. kleine Hämatome, leichte Blutungen und geringe Schmerzen nach der Behandlung.

LITERATUR

1. Schweizerische Richtlinien für sicheres Dry Needling. 2014. Dry Needling Verband Schweiz. www.dryneedling.ch (letzter Zugriff 1.3.2018)
2. Brady S, McEvoy J, Dommerholt J, Doody C. Adverse events following trigger point dry needling: a prospective survey of chartered physiotherapists. J Man Manip Ther 2014; 22: 134–40.

4

4.3 Medikamentöse Therapieverfahren

4.3.1 Orale Medikamente

Fernando Colla

Eine kurative orale Medikation, die den myofaszialen Triggerpunkt spezifisch neutralisieren würde, ist nicht bekannt. Deshalb ist die orale medikamentöse Therapie stets eine symptomatische Begleittherapie und spielt im Behandlungskonzept myofaszialer Schmerzen eher eine untergeordnete Rolle. Medikamentöse Therapien sollten nur zusätzlich zu physikalisch-manuellen Behandlungsverfahren zum Einsatz kommen und können diese nicht ersetzen (➤ Kap. 4.3). Für den Einsatz von oralen Medikamenten gibt es in diesem Zusammenhang **zwei Hauptindikationen:**

1. Kurzfristiger Einsatz eines Analgetikums zur Linderung der Behandlungsschmerzen
2. Vorübergehender Einsatz, um die Schmerzkomponente des myofaszialen Schmerzsyndroms während einer Behandlungsserie unterstützend positiv zu beeinflussen

Dabei sollten stets der Nutzen und das Risiko (für das Auftreten von Neben- und Wechselwirkungen) sorgfältig abgewogen werden. Ein Dauereinsatz eines oralen Medikaments bei primären myofaszialen Schmerzen muss kritisch hinterfragt werden. Sollte dies notwendig werden, dürfte wahrscheinlich eine zusätzliche Diagnose (➤ Kap. 3.7) vorliegen.

Der Einsatz von oralen Glukokortikoiden beim primären myofaszialen Schmerzsyndrom ist nicht indiziert [1]. Deshalb wird im Folgenden auf diese Substanzgruppe nicht näher eingegangen.

Die folgende Darstellung der Wirksubstanzen erhebt keinen Anspruch auf Vollständigkeit; dieses Kapitel soll als Leitfaden in der täglichen Behandlung myofaszialer Schmerzen dienen.

Bevor ein orales Medikament verordnet wird, müssen individuell die Indikation, die Kontraindikationen, das spezifische Nebenwirkungsprofil des Medikaments und mögliche Interaktionen mit anderen Medikamenten sorgfältig geprüft werden. Die im Folgenden genannten Angaben zu Dosierungen stellen Richtgrößen dar. Die Dosierung kann je nach Situation des Patienten (Alter, Gewicht, Komorbidität) variieren.

Analgetika

Bei der Schmerzbehandlung hat sich allgemein ein **stufenweises Vorgehen** bewährt. In Analogie zu den EULAR-Therapieempfehlungen bei Arthrosen [2, 3] sollte bei myofaszialen Schmerzen als Erstbehandlung Paracetamol eingesetzt werden. Bei ungenügendem Ansprechen werden nicht-steroidale Antirheumatika (NSAR) oder Coxibe ergänzend gegeben (2. Stufe). Bei ungenügendem Ansprechen oder bei Kontraindikation sollten Opioide mit oder ohne Paracetamol angewendet werden. Zusätzlich zu dieser Therapie können Muskelrelaxanzien und/oder Antidepressiva verordnet werden.

Antiepileptische Mittel wie Gabapentin, Pregabalin und Carbamazepin werden bei neuropathischen Schmerzen eingesetzt und finden bei primären myofaszialen Schmerzen kaum Anwendung.

Paracetamol

Paracetamol (Acetaminophen) ist ein Anilin-Derivat mit antipyretischer und analgetischer Wirkung. Die antiphlogistische Wirkung ist sehr gering. Der analgetische Effekt ist zentral bedingt. Neuere Arbeiten zeigen, dass die analgetische Wirkung auch über die Inhibition der Prostaglandinsynthese zustande kommt [4, 5]. Als Analgetikum wirkt Paracetamol schwächer als NSAR. Die maximale Tagesdosis beträgt 4 g. Die übliche Dosierung liegt bei 1–3× 500–1.000 mg pro Tag. Bei Überdosierung steht die Lebertoxizität im Vordergrund; bei Patienten mit Lebererkrankung ist daher Vorsicht geboten. Bei nicht-entzündlichen rheumatischen Erkrankungen ist Paracetamol bei leichteren Schmerzen die Substanz der Wahl.

Nicht-steroidale Antirheumatika (NSAR)

NSAR sind die am meisten verwendeten Medikamente weltweit. Sie haben neben der analgetischen auch eine antipyretische und antiphlogistische Wirkung. Sie blockieren die Bildung von Prostaglandinen durch Inhibition der Cyclooxygenase (COX). Die zwei wichtigsten Unterformen der Cyclooxygenase sind die COX-1 und die COX-2. Acetylsalicylsäure, der älteste NSAR, wirkt stärker auf COX-1 als auf COX-2. Daraus resultieren seine größere gastrointestinale Toxizität und auch die starke Thrombozytenaggregationshemmung. COX-2 führt zur Produktion von Prostaglandin E2, das auch auf den Nozizeptor wirkt [7]. Der analgetische Effekt von NSAR beruht auf der Inhibition der Prostaglandin-E2-Synthese.

Auf dem Markt sind verschiedene NSAR erhältlich. Die wichtigsten **Untergruppen der NSAR** sind: Salicylsäurederivate (z. B. Acetylsalicylsäure), Arylpropionsäurederivate (z. B. Ibuprofen, Naproxen), Arylessigsäurederivate (z. B. Diclofenac), Anthranilsäurederivate (z. B. Mefenaminsäure), Indolessigsäurederivate (z. B. Indometacin) und Oxicame (z. B. Piroxicam). Sie unterscheiden sich vorwiegend in der Bioverfügbarkeit bzw. Eliminationshalbwertszeit; somit variieren die Tagesdosen stark. Ibuprofen wird zum Beispiel üblicherweise in einer Dosis von 3× 200–600 mg/Tag oder 2× 800 mg retard/Tag eingenommen, während die Tagesdosis bei Diclofenac 150 mg beträgt (z. B. 2× 75 mg retard/Tag oder 3× 50 mg/Tag).

Das **Nebenwirkungsprofil** ist bei allen NSAR ähnlich. Wichtige Nebenwirkungen betreffen den Gastrointestinaltrakt (z. B. obere und untere Gastrointestinalblutung) [8, 9], die Nieren (Ödeme, arterielle Hypertonie, akutes Nierenversagen) [10] und das kardiovaskuläre System (z. B. Myokardinfarkt) [11]. Andere Nebenwirkungen in anderen Organen sind ebenso möglich und sollten speziell beachtet werden. Bei Risikopatienten für gastrointestinale Nebenwirkungen und somit auch beim älteren Patienten (> 60 Jahre) ist die Verordnung eines zusätzlichen Protonenpumpeninhibitors (z. B. Omeprazol) angebracht.

Im letzten Drittel der Schwangerschaft sollten NSAR aufgrund des vorzeitigen Verschlusses des Ductus arteriosus Botalli nicht eingenommen werden.

Coxibe

Im Gegensatz zu den meisten NSAR inhibieren Coxibe nicht unspezifisch beide Cyclooxygenasen (COX-1 und COX-2), sondern relativ selektiv die COX-2. Dadurch wurde eine bessere therapeutische Wirkung und vor allem ein besseres Nebenwirkungsprofil erwartet [12]. Das anfänglich nur den Coxiben zugeschriebene kardiovaskuläre Risiko konnte durch verschiedene Studien relativiert werden [13]. Wahrscheinlich wird durch Hemmung der endothelialen Prostaglandinsynthese durch NSAR und Coxibe das Risiko für einen Herzinfarkt erhöht [14]. Naproxen (NSAR) scheint kein erhöhtes Herzinfarktrisiko mit sich zu bringen und dürfte deshalb bei kardiovaskulären Risikopatienten die richtige Wahl sein [11].

Die übliche Dosierung für Celecoxib liegt bei 2× 100–200 mg/Tag, für Etoricoxib bei 1× 30–60 mg/Tag.

Die **Nebenwirkungen** sind denen der NSAR ähnlich. Entscheidende Vorteile gegenüber NSAR bestehen in der verminderten Blutungsneigung (vorwiegend bei antikoagulierten Patienten) und in der verringerten Inzidenz gastroduodenaler Ulzerationen. Coxibe haben auch Vorteile bei Patienten mit Acetylsalicylsäure-induziertem Asthma.

Opioide

Da Opioide und Analgetika auf einen gemeinsamen Opioidrezeptor wirken, ist das Wirkprofil ähnlich. Der Unterschied liegt vorwiegend in der quantitativen Wirkung. Es werden volle (z. B. Morphin) und partielle Agonisten (bzw. Antagonisten) der Opiatrezeptoren unterschieden. Opioide haben eine zentrale und eine periphere Wirkung. Die zentrale

Hauptwirkung ist die Herabsetzung der Schmerzempfindung durch Stimulation der Opioidrezeptoren. Die übrigen Wirkungen machen sich bei Patienten mit myofaszialen Schmerzen eher als ungünstige Nebenwirkungen bemerkbar: Sedation, euphorische oder dysphorische Stimmung, atemdepressive Wirkung sowie Übelkeit, Erbrechen, Magenentleerungsstörung und reduzierte Darmmotilität.

Es werden schwache und starke Opioide unterschieden. Ein **schwaches Opioid,** das zuerst zum Einsatz kommen sollte, ist Kodein, das vorwiegend in Kombination mit nicht-opioiden Analgetika verwendet wird. Es wird oft in Kombination mit Paracetamol in einer Dosis von 3–6× 30 mg Kodein/500 mg Paracetamol gegeben. Die maximale Kodeindosis wird mit 240 mg/Tag angeben. Eine Intoxikation mit Kodein – die sich mit einer extremen Atemdepression manifestiert – kann mit dem Opiat-Antagonisten Naloxon aufgehoben werden.

Ein zweites oft verwendetes Opioid ist Tramadol, das ein partieller Opiat-Agonist ist. Die quantitative Wirkung liegt bei etwa einem Siebtel der Morphinwirkung. Die Suchtgefahr und die atemdepressive Wirkung sind jedoch viel geringer. Die Dosierung liegt bei 4–6× 50 mg/Tag. Generell sollte die niedrigste analgetische Dosis gewählt werden. Die Tageshöchstdosis von 400 mg sollte nicht überschritten werden.

Starke Opioide (z. B. Morphin oder Fentanyl) werden bei myofaszialen Schmerzen selten notwendig. Bei chronischen Verläufen werden sie gelegentlich in oraler oder transdermaler Form angewendet. Obschon die vorherrschende Meinung besteht, dass hohe Dosierungen sicher seien, kommt Ballantyne in ihrem Review zu dem Schluss, dass länger dauernde Gaben hoher Dosierungen weder sicher noch effektiv sind [15].

Muskelrelaxanzien

Muskelrelaxantien wirken peripher oder zentral. Während die peripher wirkenden Muskelrelaxanzien bei einer Narkose oder bei Infektionskrankheiten/Vergiftungen zur Anwendung kommen, werden die zentral wirkenden bei Muskelspastizität oder erhöhtem Muskeltonus, also auch bei myofaszialen Schmerzen, eingesetzt. Diese zentral wirkenden Muskelrelaxanzien werden in die Benzodiazepin-Gruppe und in die Nicht-Benzodiazepin-Gruppe eingeteilt. **Benzodiazepine** (Tetrazepam) sind bei reiner muskulärer Tonuserhöhung bei myofaszialen Schmerzen aufgrund des Nebenwirkungsprofils (Abhängigkeit) weniger geeignet [16]. Zur **Nicht-Benzodiazepin-Gruppe** gehören z. B. Tolperison, Tizanidin und Baclofen. Baclofen wirkt antispastisch und kommt in der Neurologie zur Anwendung.

Als Muskeltonus-senkendes Medikament mit leichter analgetischer Wirkung werden vorwiegend Tolperison und Tizanidin verwendet, die auf Hirnstamm- und Rückenmarkniveau agieren. Der genaue Mechanismus ist nicht bekannt. Die wichtigste Nebenwirkung ist die sedierende Eigenschaft. Tolperison wird in einer Dosis von 3–4× 150 mg/Tag, Tizanidin 3(–4)× 2–4 mg/Tag eingenommen.

Antidepressiva

Als schmerzmodulierende Substanzen können Antidepressiva auch beim chronischen myofaszialen Schmerzsyndrom zur Anwendung kommen. Es werden in diesem Zusammenhang **drei Gruppen** unterschieden: trizyklische Antidepressiva, selektive Serotonin-Wiederaufnahme-Hemmer (SSRI) und kombinierte Serotonin-Noradrenalin-Wiederaufnahme-Hemmer (SNRI). Verschiedene Studien konnten zeigen, dass die trizyklischen Antidepressiva das beste analgetische Profil haben [17].

Zu den trizyklischen Antidepressiva gehören Amitriptylin, Nortriptylin und Trimipramin. Ihre wichtigsten **Nebenwirkungen** sind der anticholinergische Effekt (Mundtrockenheit, Akkommodationsstörungen, Obstipation, Miktionsbeschwerden), kardiovaskuläre Störungen (Blutdruckabfall, Tachykardie) und zentralnervöse Störungen (Tremor, Krampfanfälle). Amitriptylin wird üblicherweise bei chronischen Schmerzen als abendliche Einmaldosis zwischen 10 mg und 100 mg eingenommen. Die mittlere therapeutische Dosis beträgt 50–75 mg/Tag. Dabei sind die Kontraindikationen, Vorsichtsmaßnahmen und Interaktionen vor der Verabreichung genau zu beachten (Vorsicht bei kardiovaskulären Schäden, bei Hyperthyreose, eingeschränkter Leberfunktion etc.). Die Therapie depressiver Störung sollte Fachpersonen überlassen bleiben.

LITERATUR

1. Simons DG, Travell JG. Myofascial Pain and Dysfunction: The Trigger Point Manual. Vol1, 2nd ed. Baltimore: Lippincott Williams and Wilkins; 1999.
2. Zhang W et al. EULAR evidence based recommendations for the management of hip osteoarthritis: report of a task force of the EULAR Standing Committee for International Clinical Studies Including Therapeutics (ESCISIT). Ann Rheum Dis 2005; 64: 669–81.
3. Jordan KM et al. M. EULAR Recommendations 2003: an evidence based approach to the management of knee osteoarthritis: Report of a Task Force of the Standing Committee for International Clinical Studies Including Therapeutic Trials (ESCISIT). Ann Rheum Dis 2003; 62: 1145–55.
4. Graham GC, Scott KF. Mechanism of Action of Paracetamol. Am J Ther 2005; 12: 46–55.
5. Hinz B, Cheremina O, Brune K. Acetaminophen (paracetamol) is a selective cyclooxygenase-2 inhibitor in man. FASEB J 2007; 22: 383–90.
6. Vane JR. Inhibition of Prostaglandin Synthesis as a Mechanism of Action for Action for Aspirin-like Drugs. Nat New Biol 1971; 231: 232–5.
7. Anderson GD et al. Selective inhibition of cyclooxygenase (COX)-2 reverses inflammation and expression of COX-2 and interleukin 6 in rat adjuvant arthritis. J Clin Invest 1996; 97: 2672–9.
8. Allison MC et al. Gastrointestinal Damage associated with the use of Nonsteroidal Antiinflammatory Drugs. N Engl J Med 1992; 327: 749–54.
9. Langman MJS et al. Risks of bleeding peptic ulcer associated with individual non-steroidal anti-inflammatory drugs. Lancet 1994; 343: 1075–8.
10. Schneider V et al. Association of Selective and Conventional Nonsteroidal Antiinflammatory Drugs with Acute Renal Failure: A Population-based, Nested Case-Control Analysis. Am J Epidemiol 2006; 164: 881–9.
11. Kearney PM et al. Do selective cyclo-oxygenase-2 inhibitors and traditional non-steroidal anti-inflammatory drugs increase the risk of atherothrombosis? Meta-analysis of randomised trials. BMJ 2006; 332: 1302–8.
12. Zeilhofer HU, Brune K. Analgesic strategies beyond the inhibition of cyclooxygenases. Trends Pharmacol Sci 2006; 27: 467–74.
13. Rahme E, Nedjar H. Risks and benefits of COX-2 inhibitors vs non-selective NSAIDs: does their cardiovascular risk exceed their gastrointestinal benefit? A retrospective cohort study. Rheumatology 2007; 46: 435–8.
14. Grosser T, Fries S, Fitzgerald GA. Biological basis for the cardiovascular consequences of COX-2 inhibition: therapeutic challenges and opportunities. J Clin Invest 2006; 116: 4–15.
15. Ballantyne JC, Mao J. Opioid Therapy for Chronic Pain. N Engl J Med 2003; 349: 1943–53.
16. Cummings M, Baldry P. Regional myofascial pain: diagnosis and management. Best Pract Res Clin Rheumatol 2007; 21: 367–87.
17. Watson CPN, Chipman ML, Monks RC. Antidepressant analgesics: a systematic review and comparative study. In: Mc Mahon SB, Koltzenburg M (Eds.) Wall and Melzack's Textbook of Pain. 5th Edition; London: Elsevier; 2006: 481–97.

4.3.2 Injektionstherapeutika

Peter Reilich

Schon Janet Travell publizierte ab 1942 in mehreren Artikeln über die Injektionstechnik bei MTrP mit Procain [1]. Dies ist insofern von Bedeutung, da die alternative Dry-Needling-Technik erst ab 1979 entwickelt wurde und zunehmend Verbreitung fand [2, 3]. Die Injektion von Wirksubstanzen scheint aus verschiedenen Gründen attraktiv. Zum einen wird ihnen hohe Effektivität unterstellt, zum anderen ist die benötigte Zeit für die Anwendung im Vergleich zu den manuellen Techniken und auch dem Dry Needling deutlich kürzer. Triggerpunktinjektionen sind in der Regel Ärzten und Heilpraktikern vorbehalten. Bei der Injektion von Wirksubstanzen muss selbstverständlich auf die Regeln und Kontraindikationen bei Injektionen geachtet werden, auf die hier nicht näher eingegangen werden soll. Bereits seit den Studien von Jonas H. Kellgren [4] ist bekannt, dass Triggerpunktinjektionen häufig übertragene Symptommuster hervorrufen können, die auch als direktes Feedback für den korrekten Injektionsort dienen können.

Injektionstechnik

Wie bei jeder Art von Injektionen wird vom Behandler eine dreidimensionale Vorstellung der Lokalisation des MTrP im Muskel gefordert. In der Regel wird nach Palpation des Muskels die Nadel zum MTrP vorgeschoben. Die optimale Nadelposition ist spätestens dann erreicht, wenn mit der Nadel eine lokale Zuckungsreaktion oder das übertragene Symptommuster ausgelöst werden kann. In dieser Position sollte dann die Injektion der Substanz erfolgen (➤ Abb. 4.5). Diese Technik wird an den meisten Muskeln angewendet, da sie schnell und praktikabel erscheint und den Patienten wenig belastet.

In Muskeln, die aufgrund ihrer anatomischen Lage schlecht zu palpieren und nur mit einer Nadel gut zu erreichen sind, wird eine **Kompartment-Technik** angewendet. Hier dient die Nadel als Werkzeug für die Palpation, Diagnose (z. B. durch Auslösung der lokalen Zuckungsreaktion und von übertragenem Schmerzmuster) und Behandlung zugleich. Beispiele für solche Muskeln sind der M. pterygoideus lateralis, M. subscapularis und die Mm. multifidi [5]. Es gibt Hinweise, dass die möglichst exakte Injektion mit Auslösung einer lokalen Zuckungsreaktion den therapeutischen Effekt beeinflussen könnte [6, 7, 8, 14].

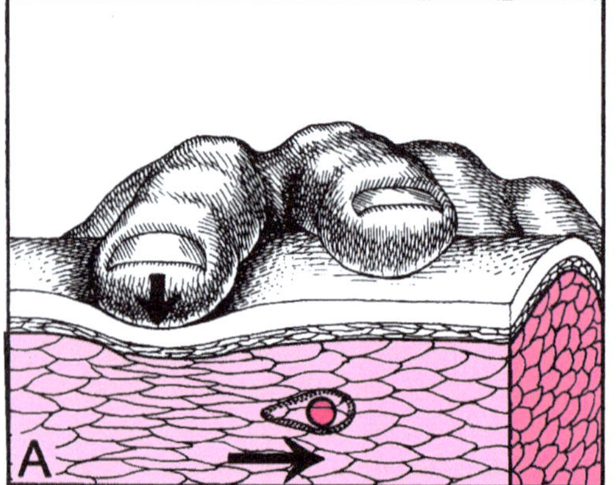

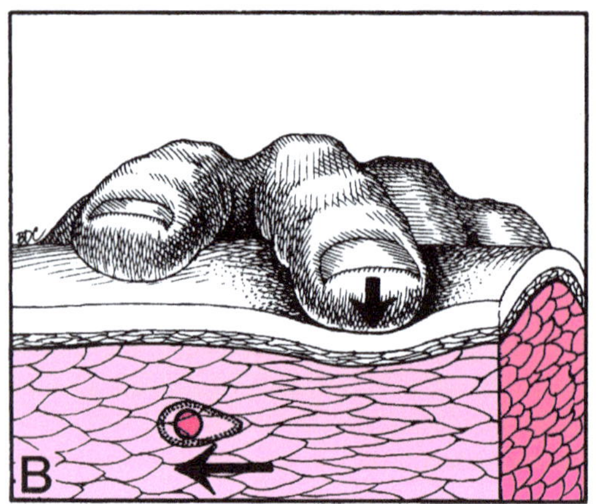

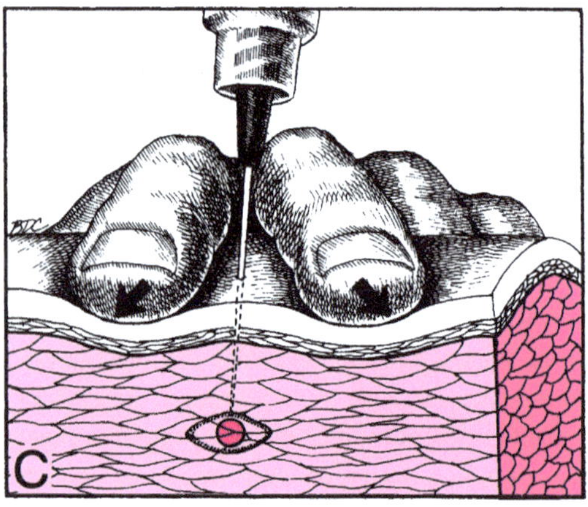

Abb. 4.5 Injektionstechnik bei flacher Palpation eines MTrP: Mit wechselseitigem Druck zweier Finger (A und B) wird der Hartspannstrang bzw. der MTrP getastet, anschließend mit beiden Fingern fixiert (C) und die Nadel zum MTrP vorgeführt. [G100]

Injektionstherapie nach A. Fischer

Ausgehend vom Konzept einer „spinalen segmentalen Sensitivierung“ durch vermehrt in das Hinterhorn des Rückenmarks einlaufende Afferenzen peripherer Schmerzfasern postulierte Andrew Fischer neben den klassischen therapeutischen Verfahren wie dem Dry Needling, der Infiltration von MTrP (mit Lidocain), der Spray-und-Strech-Technik und detonisierenden Verfahren die Applikation von paraspinalen Nervenblockaden zur Ausschaltung der Afferenzen des sensitivierten Rückenmarkssegments [9]. Zusätzliche segmentale Injektionen des Ligamentum supraspinale sollen zur Inaktivierung von MTrP in den korrespondierenden Myotomen beitragen, wenngleich der Wirkmechanismus unklar bleibt [10]. Vergleichende Studien dieses Therapiekonzepts mit der alleinigen Dry-Needling- bzw. Injektionstherapie wurden bisher nicht durchgeführt.

Lokalanästhetika

Wie bereits eingangs erwähnt, wurde Procain bereits in den frühen Studien von Janet Travell bei Patienten mit myofaszialen Schmerzen erfolgreich eingesetzt. Heute ist der Einsatz von Lidocain häufiger gebräuchlich. Dabei wurde nachgewiesen, dass die 0,25-prozentige Lösung effektiver wirksam ist als die 0,5- bis 2-prozentigen Zubereitungen [11, 12], die jedoch in der Praxis dennoch häufiger eingesetzt werden [13–16]. Der Vergleich von Inkjektionen mit 0,25 % Bupivacain versus dem langwirksamen Bupivacain-Abkömmling Ropivacain (ebenso 0,25 %) konnte keine signifikanten Unterschiede im Wirkeffekt hinsichtlich der maximalen Schmerzreduktion, Wirkdauer und Schmerz während der Behandlung feststellen [17]. Dies deckt sich auch mit den Ergebnissen eines solchen Vergleichs bei anderen Indikationen in Gynäkologie und Pädiatrie [20–22].

Steroide

Methylprednisolon wurde in einer vergleichenden Studie von Mauro Porta (n = 40) als ebenso wirksam wie Botulinumtoxin Typ A bewertet, in seiner Wirkstärke jedoch kürzer wirksam [21]. Die Kombination von Lidocain und Steroid scheint bei der unmittelbaren Reduktion des Schmerzes der Injektion von Lidocain allein bzw. dem Dry Needling überlegen (n = 45) [22]. In der Regel werden jedoch intramuskuläre Injektionen von Kortikosteroiden weitgehend vermieden, da Steroide myotoxische Eigenschaften aufweisen [23–25].

Botulinumtoxin

Botulinumtoxin scheint aufgrund seiner Wirkmechanismen eine ideale Substanz für Triggerpunktinjektionen zu sein. Neben der bekannten lang anhaltenden, anticholinergen Eigenschaft zeigt Botulinumtoxin Typ A zudem auch eine zeitlich begrenzte, antiinflammatorische Wirkung. Somit bietet Botulinumtoxin zwei Ansatzpunkte, in den postulierten pathophysiologischen Kreislauf der „integrierten Hypothese" (➤ Kap. 3.4) einzugreifen.

Es liegen derzeit mehr als 30 Studien vor, welche die Wirksamkeit von Botulinumtoxin auf myofasziale Schmerzen untersucht haben. Betrachtet man nur die randomisierten kontrollierten Studien bei myofaszial unterhaltenen chronischen Schulter- und Nackenschmerzen, Schmerzen nach Beschleunigungstraumen, orofazialen Schmerzen oder bei Bruxismus, so lässt sich keine ausreichende Wirksamkeit von Botulinumtoxin Typ A gegenüber Plazebo nachweisen. Andere randomisierte kontrollierte Studien zeigten signifikante schmerzlindernde Wirksamkeit beim Low Back Pain, temporomandibulären Störungen, bei myofaszialen Schmerzen der oberen Rückenmuskulatur und beim therapieresistenten Nackenschmerz bei degenerativen HWS-Veränderungen, beim Tennis-Ellenbogen und beim plantaren Fersenschmerz. Ausführliche Reviews dieser Studien sind bei Querama et al. [26] und Zhang et al. [27] zu finden.

Insgesamt sind die Studiengrößen bei den einzelnen Indikationen zu gering und es bestehen zum Teil auch erhebliche methodische Mängel, sodass der Wirkeffekt abschließend derzeit nicht ausreichend zu beurteilen ist. Die verwendeten Diagnosekriterien zur Lokalisierung der MTrP und die Genauigkeit der Injektionen werden oft nicht ausreichend beschrieben. Insgesamt lässt sich derzeit die Wirksamkeit von Botulinumtoxin bei myofaszialen Schmerzen als „möglicherweise effektiv" (Level-C-Evidenz) bewerten [28].

Betrachtet man einzelne vergleichende Medikamentenstudien, so zeigt sich in einer randomisierten Crossover-Studie (n = 18) kein signifikanter Unterschied im Wirkeffekt von Botulinumtoxin Typ A und 0,5 % Bupivacain [29].

Der Vergleich der Wirksamkeit von Triggerpunktinjektionen mit Botulinumtoxin Typ A, Lidocain 0,5 % und Dry Needling zeigte, dass in der Lidocain-Gruppe bei Evaluation 4 Wochen nach Injektion die Schmerzscores signifikant besser reduziert werden konnten und die Schmerzschwelle höher lag als in der Botulinumtoxin- bzw. Dry-Needling-Gruppe. Die Schmerzintensität nach der visuellen Analogskala war jedoch in allen drei Gruppen gleich signifikant reduziert. Angemerkt werden muss, dass das Dry Needling mit Injektionsnadeln und nicht den sonst gebräuchlichen Akupunkturnadeln durchgeführt wurde [30].

Sowohl Triggerpunktinkjektionen mit Methylprednisolon als auch mit Botulinumtoxin Typ A, jeweils injiziert mit Bupivacain (0,5 %), reduzieren effektiv die Schmerzen im 30-tägigen Verlauf nach Injektion, an Tag 60 scheint jedoch Botulinumtoxin noch signifikant besser wirksam als das Steroid [21].

Tropiseteron

Intramuskuläre Injektionen mit Tropisetron, einem Serotoninantagonisten am 5-HT_3-Rezeptor, zeigten in zwei deutschen Studien eine bessere Wirksamkeit auf den Schmerz als Lidocain allein [31, 32]. Die Wirksamkeit von Tropisetron kann durch die Ergebnisse der Mikrodialyse von Triggerpunkten besser verstanden werden, da hierbei erhöhte Serotoninkonzentrationen in aktiven MTrP nachgewiesen werden konnten [33, 34].

Thiocolchicosid

Thiocolchicosid ist ein kompetitiver GABA(A)-Rezeptorantagonist und hat klinische Bedeutung als Muskelrelaxans mit zusätzlichen antiinflammatorischen und analgetischen Eigenschaften. Die Injektion von Thiocolchicosid in MTrP an 5 aufeinanderfolgenden Tagen zeigte signifikante Effekte in der Reduktion der Schmerzintensität und Verbesserung der aktiven Beweglichkeit, war aber nicht besser wirksam als die topische Applikation der Substanz als Salbe über der Triggerpunktregion [35].

Diclofenac

Eine einzige Studie verglich die Wirksamkeit von Triggerpunktinjektionen mit Diclofenac mit der von Lidocain im 5-stündigen Verlauf nach Injektion. Diclofenac zeigte dabei einen größeren Effekt auf das Schmerzlevel als Lidocain [36].

Fazit

Insgesamt scheinen die Nadeltherapien (Dry Needling und Injektionen) effektiv zur Schmerzlinderung und Inaktivierung von MTrP beizutragen [37–42]. Aufgrund der aktuellen Studienlage lassen sich keine klaren Vor- oder Nachteile einzelner Substanzen herausfiltern. In Abwägung von Kosten, Wirksamkeit und Wirkdauer scheint den Lokalanästhetika derzeit die höchste Bedeutung zuzukommen. Die Höhe eines Plazeboeffekts lässt sich jedoch nur schwer einschätzen, hier sind entsprechende Studien gefordert [43].

LITERATUR

1. Travell JG, Rinzler S, Herman M. Pain and disability of the shoulder and arm: treatment by intramuscular infiltration with procaine hydrochloride. JAMA 1942; 120: 417–22.
2. Lewit K. The needle effect in the relief of myofascial pain. Pain 1979; 6: 83–90.
3. Gunn CC, Milbrandt WE, Little AS, Mason KE. Dry needling of muscle motor points for chronic low-back pain: a randomized clinical trial with long-term follow-up. Spine 1980; 5: 279–91.
4. Kellgren JH. A preliminary account of refferd pains arising from muscle. British Med J 1938; 1: 325–7
5. Brechner VL. Myofascial pain syndrome of the lateral pterygoid muscle. J Craniomandibular Pract 1982; 1: 42–5.
6. Reilich P, Pongratz D. Myofascial pain syndrome. In: Jost WH (Ed.) Botulinum toxin in painful diseases. Pain Headache. 14. Aufl. Basel: Karger; 2003: 23–41.
7. Reilich P et al. Consensus statement: botulinum toxin in myofascial pain. J Neurol 2004; 251 (Suppl. 1): I36–8.
8. Reilich P, Schoser BG. Accuracy of botulinum toxin injections in myofascial pain. Response to Gobel et al. Pain 2006; 125: 82–8. Pain. 2007 Aug; 130(3): 299; author reply 299–300.
9. Fischer AA, Imamura M. New concepts in the diagnosis and management of musculoskeletal pain. In: Lennard TA (ed.) Pain Procedures in Clinical Practice. Philadelphia: Hanley & Belfus; 2000: 213–29
10. Fischer AA. Treatment of myofascial pain. J Musculoskeletal Pain 1999; 7(1/2): 131–42.
11. Iwama H, Akama Y. The superiority of water-diluted 0.25 % to near 1 % lidocaine for trigger-point injections in myofascial pain syndrome: a prospective, randomized, double-blinded trial. Anesth Analg 2000; 91: 408–9.
12. Iwama H, Ohmori S, Kaneko T, Watanabe K. Water-diluted local anesthetic for trigger-point injection in chronic myofascial pain syndrome: evaluation of types of local anesthetic and concentrations in water. Reg Anesth Pain Med 2001; 26: 333–6.
13. Carlson CR et al. Reduction of pain and EMG activity in the masseter region by trapezius trigger point injection. Pain 1993; 55: 397–400.
14. Hong CZ. Lidocaine injection versus dry needling to myofascial trigger point. The importance of the local twitch response. Am J Phys Med Rehabil 1994; 73: 256–63.
15. Kamanli A et al. Comparison of lidocaine injection, botulinum toxin injection, and dry needling to trigger points in myofascial pain syndrome. Rheumatol Int 2005; 25: 604–11.
16. Peng PW, Castano ED. Survey of chronic pain practice by anesthesiologists in Canada. Can J Anaesth 2005; 52: 383–9.
17. Zaralidou AT et al. Comparison between newer local anesthetics for myofascial pain syndrome management. Methods Find Exp Clin Pharmacol 2007; 29: 353–7.
18. Alahuhta S, Rasanen J, Jouppila P et al. The effects of epidural ropivacaine and bupivacaine for cesarean section on uteroplacental and fetal circulation. Anesthesiology 1995; 83: 23–32.
19. Ala-Kokko TI et al. Pharmaco-kinetics of 0.2 % ropivacaine and 0.2 % bupivacaine following caudal blocks in children. Acta Anaesthesiol Scand 2000; 44: 1.099–102.
20. Stienstra R et al. Ropivacaine 0.25 % versus bupivacaine 0.25 % for continuous epidural analgesia in labor: a double-blind comparison. Anesth Analg 1995; 80: 285–9.
21. Porta M. A comparative trial of botulinum toxin type A and methylprednisolone for the treatment of myofascial pain syndrome and pain from chronic muscle spasm. Pain. 2000 Mar; 85(1–2): 101–5.

22. Venâncio Rde A, Alencar FG, Zamperini C. Different substances and dry-needling injections in patients with myofascial pain and headaches. Cranio. 2008 Apr; 26(2): 96–103.
23. Frost FA, Jessen B, Siggaard-Andersen J. A control, doubleblind comparison of mepivacaine injection versus saline injection for myofascial pain. Lancet 1980; 1: 499–501.
24. Garvey TA, Marks MR, Wiesel SW. A prospective, randomized, double-blind evaluation of trigger-point injection therapy for low-back pain. Spine 1989; 14: 962–4.
25. Fischer AA. New developments in diagnosis of myofascial pain and fibromyalgia. In: Fischer AA, ed. Myofascial Pain: Update in Diagnosis and Treatment. Vol. 8. Philadelphia: WB Saunders; 1997: 1–21.
26. Qerama E, Fuglsang-Frederiksen A, Jensen TS. The role of botulinum toxin in management of pain: an evidence-based review. Curr Opin Anaesthesiol 2010 Oct; 23(5): 602–10.
27. Zhang T et al. The efficacy of botulinum toxin type A in managing chronic musculoskeletal pain: a systematic review and meta analysis. Inflammopharmacology 2011 Feb; 19(1): 21–34.
28. Naumann M et al. Therapeutics and Technology Assessment Subcommittee of the American Academy of Neurology. Assessment: Botulinum neurotoxin in the treatment of autonomic disorders and pain (an evidence-based review): report of the Therapeutics and Technology Assessment Subcommittee of the American Academy of Neurology. Neurology 2008 May 6; 70(19): 1707–14.
29. Graboski CL, Gray DS, Burnham RS. Botulinumm toxin A versus bupivacaine trigger point injections for the treatment of myofascial pain syndrome: a randomised double blind crossover study. Pain 2005 Nov; 118(1–2): 70–5.
30. Kamanli A et al. Comparison of lidocaine injection, botulinum toxin injection, and dry needling to trigger points in myofascial pain syndrome. Rheumatol Int 2005 Oct; 25(8): 604–11.
31. Ettlin T. Trigger point injection treatment with the 5-HT3 receptor antagonist tropisetron in patients with late whiplash-associated disorder. First results of a multiple casestudy. Scand J Rheumatol 2004; 119: 49–50.
32. Müller W, Stratz T. Local treatment of tendinopathies and myofascial pain syndromes with the 5-HT3 receptor antagonist tropisetron. Scand J Rheumatol Suppl 2004; 119: 44–8.
33. Shah JP, Phillips TM, Danoff JV, Gerber LH. An in-vivo microanalytical technique for measuring the local biochemical milieu of human skeletal muscle. J Appl Physiol 2005; 99: 1980–7.
34. Shah JP, Danoff JV, Desai MJ. Biochemicals associated with pain and inflammation are elevated in sites near to and remote from active myofascial trigger points. Arch Phys Med Rehabil 2008; 89: 16–23.
35. Ketenci A, Basat H, Esmaeilzadeh S. The efficacy of topical thiocolchicoside (Muscoril) in the treatment of acute cervical myofascial pain syndrome: a single-blind, randomized, prospective, phase IV clinical study. Agri 2009 Jul; 21(3): 95–103.
36. Frost A. Diclofenac versus lidocaine as injection therapy in myofascial pain. Scand J Rheumatol 1986; 15: 153–6.
37. Hong CZ. Myofascial trigger point injection. Crit Rev Phys Med Rehabil 1993; 5: 203–17.
38. Ling FW, Slocumb JC. Use of trigger point injections in chronic pelvic pain. Obstet Gynecol Clin North Am 1993; 20: 809–15.
39. Padamsee M, Mehta N, White GE. Trigger point injection: a neglected modality in the treatment of TMJ dysfunction. J Pedod 1987; 12: 72–92.
40. McMillan AS, Blasberg B. Pain-pressure threshold in painful jaw muscles following trigger point injection. J Orofacial Pain 1994; 8: 384–90.
41. Fischer AA. Local injections in pain management: trigger point needling with infiltration and somatic blocks. In: Kraft GH, Weinstein SM (eds.) Injection Techniques: Principles and Practice. Vols. 851–870. Philadelphia: WB Saunders; 1995.
42. Tschopp KP, Gysin C. Local injection therapy in 107 patients with myofascial pain syndrome of the head and neck. ORL 1996; 58: 306–10.
43. Cummings TM, White AR. Needling therapies in the management of myofascial trigger point pain: a systematic review. Arch Phys Med Rehabil 2001 Jul; 82(7): 986–92.

4.4 Sonstige Therapieverfahren

Jan Dommerholt

Einleitung

In der ersten Phase eines klinisch-therapeutischen Programms für Patienten mit akuten oder chronischen myofaszialen Schmerzen liegt der Schwerpunkt häufig auf der Schmerzreduktion. Therapeutische Eingriffe in dieser Phase umfassen manuelle Therapie, Dry Needling, Injektionen, Atemübungen und Entspannungstherapie, frühzeitiges Körperhaltungs- und Bewegungstraining und elektrotherapeutische Verfahren.

Die Forschung und die Empfehlungen zu elektrotherapeutischen Verfahren sind uneinheitlich. In der westlichen Welt hat die Anwendung elektrotherapeutischer Verfahren deutlich abgenommen zugunsten einer Verlagerung des Fokus auf das Phänomen der zentralen Sensibilisierung einerseits und auf aktive Behandlungsansätze andererseits, während sie beispielsweise im Nahen Osten und in Indien stärker genutzt werden. In der alltäglichen Praxis werden die meisten Kliniker einen multimodalen Ansatz mit einer Vielzahl von Interventionen verfolgen [1]. Wie bei allen Verfahren und Therapien sollte der Behandlungsplan auf einer gründlichen klinischen Evaluation, dem Einverständnis des Patienten nach ausführlicher Information unter Berücksichtigung der Indikationen und Kontraindikationen, der sicherheitsrelevanten Aspekte, des aktuellen Forschungsstands und des aktuellen theoretischen Verständnisses über MTrP basieren. In diesem Kapitel werden verschiedene verfahrensbasierte Interventionen einschließlich Elektro-, Ultraschall- und Lasertherapie, Magnetstimulation und Stoßwellentherapie behandelt.

4.4.1 Elektrotherapie

Obwohl die **transkutane elektrische Nervenstimulation (TENS)** weit verbreitet ist, verringert sie nicht unbedingt die Schmerzhaftigkeit einzelner MTrP [2]. Es gibt Hinweise, dass TENS die Schmerzen insgesamt lindert, ohne dass eine langfristige Wirkung beobachtet werden kann. Auch andere Formen der Elektrotherapie wie die Interferenztherapie oder die gepulste Hochspannungstherapie haben keine solide wissenschaftliche Grundlage. Lediglich Ardic et al. berichten von einer signifikanten Schmerzreduktion nach Behandlungen mit TENS bei einer dreimonatigen Nachbeobachtungszeit [3].

León-Hernández et al. empfehlen die Kombination von Trockener Nadelung mit perkutaner Elektrotherapie zur kurzfristigen Schmerzlinderung bei Patienten mit Nackenschmerzen [4]. Ein Vergleich zwischen progressiver Muskelentspannung und TENS ergab, dass beide Methoden eine vergleichbare Schmerzlinderung erreichten, die progressive Entspannung jedoch bei Patienten mit Kopfschmerzen vom Spannungstyp effektiver zur Stressreduktion beitrug [5]. In einer Fallserie von 9 Patienten mit myofaszialen Schulterschmerzen verwendeten die Mediziner eine **„inverse Elektrodenplatzierung"**, bei der die Kathode auf der entsprechenden Rückenmarksebene des zu behandelnden Muskels und die Anode an der entsprechenden Extremität distal platziert wurde. Nach 3 Wochen hatten sich alle Probanden von ihren Schultersymptomen erholt. Shanmugam et al. postulierten, dass diese Stimulationsmethode eine Verminderung generalisierter Schmerzen, eine segmentale muskuläre Entspannung und Gewebeheilung induziert [6].

Die **Mikrostromelektrotherapie (FSM)** wird für Patienten mit myofaszialen Schmerzen und generalisierten Schmerzsyndromen vom Fibromyalgietyp empfohlen, jedoch sind die meisten Publikationen hierzu retrospektive Beobachtungen und qualitativ überwiegend nicht überzeugend [7]. Eine prospektive Studie zeigte, dass FSM die muskulären Schmerzen nach exzentrischer Belastung reduzieren kann [8]. Eine weitere relativ neue Entwicklung ist die **transkranielle Gleichstromstimulation (tDCS)** mit dem Ziel, die Konzentration des neurotropen Wachstumsfaktors BDNF zu erhöhen [9]. Eine Anwendung von anodischem tDCS über dem motorischen Kortex während fünf aufeinanderfolgenden Tagen in Kombination mit anderen Therapieverfahren schien die Schmerzintensität schneller zu reduzieren als die einzelnen Therapieverfahren allein [10].

4.4.2 Ultraschalltherapie

Die Ultraschalltherapie wird häufig bei der Behandlung von Patienten mit **Nacken- und Rückenschmerzen** eingesetzt [11, 12]. Simons et al. vermuteten, dass der Ultraschall-induzierte Temperaturanstieg in Verbindung mit den Auswirkungen der mechanischen Schwingung die postulierte Energiekrise der MTrP [13] positiv verändern könnte. Interessant ist, dass eine 10-minütige Anwendung von gepulstem 3-MHz-Ultraschall in einer Intensität von 1,0 W/cm^2 und einer Einschaltdauer von 50 % einen ähnlichen intramuskulären Temperaturanstieg hervorruft wie der kontinuierliche 3-MHz-Ultraschall mit einer Intensität von 0,5 W/cm^2 für 10 Minuten [14].

Es gibt nur wenige Studien über Ultraschall und MTrP. Die meisten der Studien haben ergeben, dass Ultraschall die Schmerzen bei Patienten mit Schulter- und Nackenschmerzen nicht signifikant verringern kann [15]. Srbely et al. konnten in mehreren Studien zeigen, dass Ultraschall nur einen kurzfristigen antinozizeptiven Effekt auf die MTrP-Empfindlichkeit hat [16, 17]. Eine kürzlich durchgeführte randomisierte, kontrollierte Ultraschallstudie zeigte jedoch eine signifikante Abnahme der Schmerz- und Depressionsscores unmittelbar nach der Therapie und nach 3 Monaten [18]. In Srbelys Studien führte die Ultraschalltherapie zu einer 31-prozentigen Abnahme der Schmerzhaftigkeit von MTrP im M. supraspinatus, wenn MTrP im benachbarten M. infraspinatus behandelt wurden [17]. Diese Studie ist insofern interessant, weil sie zum einen demonstriert, dass Rückenmarkverbindungen eine wichtige Rolle bei Ätiologie und Auflösung von MTrP-assoziierten Schmerzen spielen, zum anderen dass die segmentale Sensitivierung zu der bei Patienten zu beobachtenden Schmerzausbreitung beitragen kann [17]. Ein Cochrane-Review von 2010 kam zu dem Schluss, dass therapeutischer Ultraschall für Patienten mit Gonarthrose tatsächlich von Nutzen sein kann [19], während für eine Vielzahl von weiteren Erkrankungen wenige Hinweise gefunden wurden [20].

Lee et al. empfahlen die **gleichzeitige Elektrotherapie mit Wechsel- oder Gleichstrom** in Kombination mit Ultraschall [21]. Beim Vergleich Ultraschall mit TENS bei der Behandlung von Patienten mit Kiefergelenkschmerzen reduzierten beide Verfahren die Schmerzen, aber Ultraschall war in seiner überlegen [22]. Ay et al. verglichen die Wirksamkeit des Ultraschalls mit der Diclofenac-Phonophorese auf MTrP [23]. Beide Anwendungen verbesserten signifikant die Schmerzen, reduzierten die Anzahl der MTrP, erhöhten die Druckschmerzschwelle und auch den Bewegungsumfang und reduzierten den Score im *Neck Pain Disability Index.* Kurioserweise zeigten die Probanden in der Kontrollgruppe mit Scheinultraschall ebenso eine signifikante Zunahme der Beugung und Rotation des Halses.

Majlesi und Unalan kamen zu dem Schluss, dass Hochleistungs-Schmerzschwellenultraschall („*high power pain threshold ultrasound*")bei der Behandlung von aktiven MTrP wirksam ist [24]. In dieser Studie mit niedriger Aussagekraft setzten sie statischen kontinuierlichen Ultraschall ein und erhöhten allmählich die Intensität auf das maximale Schmerzniveau des Patienten, hielten den Hochleistungsultraschall für 4–5 Sekunden aufrecht, bevor sie die Amplitude 15 Sekunden lang um 50 % reduzierten. Sie wiederholten diese Sequenz 3-mal und verglichen das Ergebnis mit konventionellem Ultraschall (1,5 W/cm^2, kontinuierlich, 5 Minuten) [24]. In einer Folgestudie verglichen sie Hochleistungs-Schmerzschwellenultraschall mit der Injektion eines Lokalanästhetikums bei der Behandlung von aktiven MTrP des M. trapezius [25]. Es zeigten sich keine signifikanten Unterschiede in Bezug auf die Schmerzen und dem Bewegungsausmaß bei HWS-Lateralflexion zwischen Ultraschall- und Injektionstherapie [25].

4.4.3 Lasertherapie (LLLT) und monochromatische Lichttherapie (MIRE)

Laser (Lichtverstärkung durch induzierte Strahlungsemission) besteht aus einem schmalen monochromen Strahl von Photonen gleicher Frequenz. Es wurde zur Behandlung einer Vielzahl von Krankheiten einschließlich MTrP eingesetzt. Die **Low-Level-Lasertherapie (LLLT),** auch Kaltlaser genannt, liefert in der Regel eine Energieintensität ohne signifikante Änderung der Gewebetemperatur. Die Effekte von LLLT sind wahrscheinlich auf eine Kombination aus antinozizeptiven, entzündungshemmenden, kollagenproliferativen und Durchblutungseffekten zurückzuführen, aber es fehlen solide Beweise hierfür. Passarella behauptet, dass die Behandlung mit Helium-Neon (He-Ne) LLLT die Synthese von Adenosintriphosphat durch die Mitochondrien erhöht [26], während Ceylan et al. einen Anstieg des Serotoninspiegels nach der Behandlung von MTrP fanden [27]. Ein Cochrane-Review zum Einsatz von LLLT bei chronischem unterem Rückenschmerz kam zu dem Schluss, dass keine ausreichenden Daten vorliegen, um die Wirksamkeit der LLLT nachzuweisen [28]. Auf der anderen Seite berichtet ein jüngerer systematischer Reviewartikel, dass LLLT ist ein effektives Verfahren bei der Behandlung von Personen mit chronischem lumbalen Schmerzen trotz fehlender Beweise einer Funktionsverbesserung ist [29].

Zwar gibt es verschiedene Arten von Kaltlaser, darunter Galliumarsenid-(Ga-As)-Laser, He-Ne-Laser und Infrarot-Diodenlaser, aber es gibt keine Arbeiten darüber, welche Laserart für welche Indikation einzusetzen ist und ob es hier überhaupt Unterschiede gibt. Es gibt keine veröffentlichten Richtlinien, in denen bevorzugte Intensitäten, Frequenz oder Behandlungsdauer angegeben werden.

Khalighi et al. zeigten in einer Pilotstudie an Patienten mit myofaszialen Schmerzen, dass LLLT die Schmerzen signifikant reduzierte und die Mundöffnung zunahm [30]. Vergleicht man die Effekte von Botulinumtoxin-Injektionen mit LLLT (Low-Level-GaAlAs-Laser, 100 mW Leistung, Wellenlänge von 830 nm bei kontinuierlicher Lichtemission), so konnten beide Verfahren die Schmerzen signifikant reduzieren, aber die LLLT zeigte einen deutlich schnelleren Wirkeffekt [31].

4

Laakso et al. beobachteten eine signifikante Schmerzreduktion bei MTrPs mit besseren Ergebnissen bei der Verwendung eines leistungsstärkeren Infrarot-Lasers im Vergleich zu einem Rotlaser mit geringerer Leistung [32]. Mehrere Studien haben eine positive Wirkung des Lasers auf MTrP gezeigt [33–35], andere haben jedoch keine signifikanten Vorteile des Lasers gegenüber Placebo festgestellt [36]. Zwei Studien haben ergeben, dass die Wirkung von LLLT nach 3 Monaten noch anhielt [33, 37]. Ilbuldu et al. sahen dagegen 6 Monate nach der Therapie keinen Unterschied zwischen Verum- und Placebogruppe [38]. Carasco et al. zeigten, dass die schmerzlindernde Wirkung der LLLT gegenüber den Kontrollgruppen ähnlich war, kamen aber dennoch zu dem Schluss, dass die LLLT eine optionale Behandlungsmöglichkeit für myofasziale Schmerzen ist [39]. Insgesamt sprechen die Ergebnisse der Forschung dafür, dass LLLT eine **effektive kurzfristige Behandlungsmöglichkeit für MTrP** sein könnte [40]. Weitere Forschungsarbeiten sind erforderlich, um die optimalen LLLT-Behandlungsparameter zu ermitteln und die langfristige Wirksamkeit der LLLT zu bewerten.

Der Nutzen der **monochromatischen Infrarot-Energie (MIRE)** bei der Behandlung von Patienten mit myofaszialen Schmerzen ist noch nicht untersucht worden. Forscher aus Taiwan führten eine interessante Kaninchenstudie durch, in der myofasziale Triggerspots, das Äquivalent menschlicher MTrP, mit MIRE 3-mal wöchentlich jeweils 40 Minuten über 2 Wochen behandelt wurden. Im Vergleich zu Kaninchen, die eine Scheinbehandlung erhielten, zeigte die Studie einen signifikanten Rückgang der Prävalenz von Endplattenrauschen (EPN) unmittelbar nach der Behandlungsserie, jedoch nicht mehr eine Woche später [41]. Ob MIRE daher ein nützliches Verfahren zur Behandlung von humanen MTrP ist, bleibt abzuwarten.

4.4.4 Magnetstimulation

Sollmann et al. kamen zu dem Schluss, dass die periphere **repetitive magnetische Stimulation (rMS)** eine sehr effektive Behandlungsmethode bei der Behandlung von Patienten mit myofaszialen getriggerten **Migräne-Kopfschmerzen** ist und zu einer signifikanten Abnahme der Schmerzintensität und Häufigkeit von Migräneanfällen führt [42]. Smania et al. führten eine Studie bei 18 Probanden durch, in der MTrP im M. trapezius mit peripherer rMS behandelt wurden und fanden im Vergleich zur Scheinstimulation eine signifikante Schmerzverminderung, eine Zunahme des Bewegungsausmaßes und eine Verminderung der Druckempfindlichkeit [43]. In einer anderen Studie stellten die gleichen Autoren fest, dass peripheres rMS mittel- und längerfristig wirksamer ist als TENS [44]. Eine jüngere Studie zur repetitiven transkraniellen Magnetstimulation (rTMS) zeigte eine 30-prozentige Schmerzreduktion und erhöhte BDNF-Werte [45].

4.4.5 Extrakorporale Stoßwellentherapie

Die **extrakorporale Stoßwellentherapie (ESWT)** wird neben einer Vielzahl anderer Erkrankungen wie z. B. Kalkablagerungen, Plantarfasziitis und Tendinopathie zunehmend für die Diagnose und Behandlung von MTrP eingesetzt [46–49]. Die Stoßwellentherapie liefert entweder eine fokussierte oder eine radiale Kompressionswelle mit hohem Druckspitzenwert und kurzer Impulszeit, die durch elektrohydraulische, elektromagnetische oder piezoelektrische Generatoren erzeugt werden kann [48, 50].

Obwohl es nur wenige definierte Anwendungsparameter gibt, kann die Stoßwellentherapie das typische Schmerzmuster der MTrP hervorrufen und als solche bei der Diagnose von MTrP helfen [46]. Eine prospektive, randomisierte Studie zur ESWT bei der Behandlung von Sportlern mit akuten oder chronischen Schulterschmerzen zeigte eine signifikant verbesserte isokinetische Kraftentwicklung, Schmerzreduktion und allgemeine Leistungsverbesserung [51]. Gür et al. haben festgestellt, dass eine dreistufige Behandlung mit der niederenergetischen ESWT eine sichere und gut verträgliche Therapie für Patienten mit myofaszialen Schmerzsyndromen ist und dass sie effizienter ist, wenn diese als Therapie in drei Sitzungen verabreicht wird [52].

Zusammenfassung und Schlussfolgerungen

Im letzten Jahrzehnt haben mehrere neue Studien einen gewissen Evidenzgrad für verfahrensbasierte Interventionen bei der Behandlung von Patienten mit MTrP geliefert. Der Einsatz von TENS, LLLT, Ultraschall, ESWT, peripherem rMS und rTMS wird verstärkt empfohlen. Für all diese Verfahren stehen jedoch prospektive, randomisierte und kontrollierte Studien noch aus.

LITERATUR

1. Segura-Perez M et al., A Multimodal Approach for Myofascial Pain Syndrome: A Prospective Study. J Manipulative Physiol Ther 2017; 40(6): 397–403.
2. Graff-Radford S B et al., Effects of transcutaneous electrical nerve stimulation on myofascial pain and trigger point sensitivity. Pain 1989; 37(1): 1–5.
3. Ardiç F, Sarhus M, Topuz O. Comparison of two different techniques of electrotherapy on myofascial pain. J Back Musculoskeletal Rehabil 2002; 16: 11–6.
4. Leon-Hernandez J V et al. Immediate and short-term effects of the combination of dry needling and percutaneous TENS on post-needling soreness in patients with chronic myofascial neck pain. Braz J Phys Ther 2016; 20(5): 422–31.
5. Kumar S, Raje A. Effect of progressive muscular relaxation exercises versus transcutaneous electrical nerve stimulation on tension headache: A comparative study. Hong Kong Physiother J 2014; 32(2): 86–91.
6. Shanmugam S et al. Effects of intramuscular electrical stimulation using inversely placed electrodes on myofascial pain syndrome in the shoulder: A case series. Korean J Pain 2016; 29: 136–40.
7. McMakin C R, Gregory WM, Phillips TM. Cytokine changes with microcurrent treatment of fibromyalgia associated with cervical spine trauma. J Bodyw Mov Ther 2005; 9: 169–76.
8. Curtis D et al. The efficacy of frequency specific microcurrent therapy on delayed onset muscle soreness. J Bodywork Movement Ther 2010; 14(3): 272–9.
9. Choi Y H et al. Additional effects of transcranial direct-current stimulation and trigger-point injection for treatment of myofascial pain syndrome: a pilot study with randomized, single-blinded trial. J Altern Complement Med 2014; 20(9): 698–704.
10. Sakrajai P et al. Pain reduction in myofascial pain syndrome by anodal transcranial direct current stimulation combined with standard treatment: a randomized controlled study. Clin J Pain 2014; 30(12): 1076–83.
11. Goode A P, Freburger J, Carey T Prevalence, practice patterns and evidence for chronic neck pain. Arthritis Care Res (Hoboken) 2010.
12. Pensri P et al. Physiotherapy management of low back pain in Thailand: a study of practice. Physiother Res Int 2005; 10(4): 201–12.
13. Simons D G, Travell JG, Simons LS. Travell and Simons' myofascial pain and dysfunction; the trigger point manual. 2 ed. Vol. 1. 1999, Baltimore: Williams & Wilkins.
14. Gallo J A et al. A comparison of human muscle temperature increases during 3-MHz continuous and pulsed ultrasound with equivalent temporal average intensities. The Journal of orthopaedic and sports physical therapy 2004; 34(7): 395–401.
15. Gam A N et al. Treatment of myofascial trigger-points with ultrasound combined with massage and exercise – a randomised controlled trial. Pain 1998; 77(1): 73–9.
16. Srbely J Z, Dickey JP. Randomized controlled study of the antinociceptive effect of ultrasound on trigger point sensitivity: novel applications in myofascial therapy? Clin Rehabil 2007; 21(5): 411–7.
17. Srbely J Z et al. Stimulation of myofascial trigger points with ultrasound induces segmental antinociceptive effects: a randomized controlled study. Pain 2008; 139(2): 260–6.
18. Kavadar G et al. Efficacy of conventional ultrasound therapy on myofascial pain syndrome: a placebo controlled study. Agri 2015; 27(4): 190–6.
19. Rutjes A W et al. Therapeutic ultrasound for osteoarthritis of the knee or hip. Cochrane Database Syst Rev 2010(1): CD003132.
20. Casimiro L et al. Therapeutic ultrasound for the treatment of rheumatoid arthritis. Cochrane Database Syst Rev 2002(3): CD003787.
21. Lee JC, Lin DT, Hong C-Z. The effectiveness of simultaneous thermotherapy with ultrasound and electrotherapy with combined AC and DC current on the immediate pain relief of myofascial trigger points. J Musculoskelet Pain 1997; 5(1): 81–90.
22. Rai S et al. Management of myofascial pain by therapeutic ultrasound and transcutaneous electrical nerve stimulation: A comparative study. Eur J Dent 2016; 10(1): 46–53.
23. Ay S et al. Comparison the efficacy of phonophoresis and ultrasound therapy in myofascial pain syndrome. Rheumatology International 2010.
24. Majlesi J, Unalan H. High-power pain threshold ultrasound technique in the treatment of active myofascial trigger points: a randomized, double-blind, case-control study. Arch Phys Med Rehabil 2004; 85(5): 833–6.

25. Unalan H et al. Comparison of high-power pain threshold ultrasound therapy with local injection in the treatment of active myofascial trigger points of the upper trapezius muscle. Archives of physical medicine and rehabilitation 2011; 92(4): 657–62.
26. Passarella S. He-Ne laser irradiation of isolated mitochondria. J Photochem Photobiol B 1989; 3(4): 642–3.
27. Ceylan Y, Hizmetli S, Silig Y. The effects of infrared laser and medical treatments on pain and serotonin degradation products in patients with myofascial pain syndrome. A controlled trial. Rheumatol Int 2004; 24(5): 260–3.
28. Yousefi-Nooraie R et al. Low level laser therapy for nonspecific low-back pain. Cochrane Database Syst Rev 2007(2): CD005107.
29. Huang Z et al. The effectiveness of low-level laser therapy for nonspecific chronic low back pain: a systematic review and meta-analysis. Arthritis Res Ther 2015; 17: 360.
30. Khalighi H R et al. Low Level Laser Therapy Versus Pharmacotherapy in Improving Myofascial Pain Disorder Syndrome. J Lasers Med Sci 2016; 7(1): 45–50.
31. De Carli B M et al. The effect of laser and botulinum toxin in the treatment of myofascial pain and mouth opening: A randomized clinical trial. J Photochem Photobiol B 2016; 159: 120–3.
32. Laakso L, Richardson C, Cramond T. Pain scores and side effects of low level laser therapy in the treatment of myofascial trigger points. Laser Therapy 1997; 9: 67–72.
33. Gur A et al. Efficacy of 904 nm gallium arsenide low level laser therapy in the management of chronic myofascial pain in the neck: a double-blind and randomize-controlled trial. Lasers Surg Med 2004; 35(3): 229–35.
34. Altan L et al. Investigation of the effect of GaAs laser therapy on cervical myofascial pain syndrome. Rheumatol Int 2005; 25(1): 23–7.
35. Hakgüder A et al. Efficacy of low level laser therapy in myofascial pain syndrome: an algometric and thermographic evaluation. Lasers Surg Med 2003; 33(5): 339–43.
36. Dundar U et al. The effect of gallium arsenide aluminum laser therapy in the management of cervical myofascial pain syndrome: a double blind, placebo-controlled study. Clin Rheumatol 2007; 26(6): 930–4.
37. Ceccherelli F et al. Diode laser in cervical myofascial pain: a double-blind study versus placebo. Clin J Pain 1989; 5(4): 301–4.
38. Ilbuldu E et al. Comparison of laser, dry needling, and placebo laser treatments in myofascial pain syndrome. Photomed Laser Surg 2004; 22(4): 306–11.
39. Carrasco T G et al. Evaluation of low intensity laser therapy in myofascial pain syndrome. Cranio 2009; 27(4): 243–7.
40. Rickards L D. Effectiveness of noninvasive treatments for active myofascial trigger point pain: a systematic review, in Myofascial trigger points; pathophysiology and evidence-informed diagnosis and management, J. Dommerholt and P. A. Huijbregts (eds.) 2011, Jones & Bartlett: Sudbury. 129–58.
41. Kuan T S et al. The Effect of Monochromatic Infrared Photo Energy on the Irritability of Myofascial Trigger Spot of Rabbit Skeletal Muscle. Evid Based Complement Alternat Med 2015; 2015: 816956.
42. Sollmann N et al. Magnetic stimulation of the upper trapezius muscles in patients with migraine – A pilot study. Eur J Paediatr Neurol 2016; 20(6): 888–97.
43. Smania N et al. Therapeutic effects of peripheral repetitive magnetic stimulation on myofascial pain syndrome. Clin Neurophysiol 2003; 114(2): 350–8.
44. Smania N et al. Repetitive magnetic stimulation A novel therapeutic approach for myofascial pain syndrome. J Neurol 2005; 252(3): 307–14.
45. Dall'Agnol L et al. Repetitive transcranial magnetic stimulation increases the corticospinal inhibition and the brain-derived neurotrophic factor in chronic myofascial pain syndrome: an explanatory double-blinded, randomized, sham-controlled trial. J Pain 2014; 15(8): 845–55.
46. Bauermeister W. Myofasziales Triggerpunkt-Syndrom; Diagnose und Therapie durch Stoßwellen. Extracta Orthopaedica 2007; 5: 12–9.
47. Müller-Ehrenberg H, Licht G. Diagnosis and therapy of myofascial pain syndrome with focused shock waves (ESWT). Medizinisch-Orthopädische Technik 2005; 5: 1–6.
48. Ramon S et al. Update on the efficacy of extracorporeal shockwave treatment for myofascial pain syndrome and fibromyalgia. Int J Surg 2015.
49. Kraus M et al. Niederenergetische extrakorporale Stosswellentherapie (ESWT) zur Behandlung von Myogelosen des M. masseter. Mund Kiefer Gesichtschir 1999; 3: 20–3.
50. Romeo P et al. Extracorporeal shock wave therapy in musculoskeletal disorders: a review. Med Princ Pract 2014; 23(1): 7–13.
51. Müller-Ehrenberg H, Thorwesten L. Improvement of sports-related shoulder pain after treatment of trigger points using focused extracorporeal shock wave therapy regarding static and dynamic force development, pain relief and sensomotoric performance. J Musculoskeletal Pain 2007; 15(13): 33.
52. Gür A et al. Comparison of the effectiveness of two different extracorporeal shock wave therapy regimens in the treatment of patients with myofascial pain syndrome. Rheumatology 2014; 29(3): 186–93.

4.5 Therapiealgorithmus

Peter Reilich, Christian Gröbli, Jan Dommerholt, Richard Weissmann

Die vorausgegangenen Kapitel haben ausführlich die pathophysiologischen und pathomorphologischen Grundlagen dargestellt, auf die sich die diagnostischen und therapeutischen Strategien beziehen, wie sie in den ➤ Kap. 3.6, ➤ Kap. 3.7 und ➤ Kap. 4.1 bis ➤ Kap. 4.4. beschrieben werden. Unter Berücksichtigung aller Aspekte leitet sich folgender therapeutischer Algorithmus ab, wie er in der Mehrzahl der Fälle gut angewendet werden kann (➤ Abb. 4.6). Dieser Algorithmus erhebt freilich keinen Anspruch auf Allgemeingültigkeit, da sich die Behandlung in Abhängigkeit der Ausprägung der Symptome, der Leidensfähigkeit des Patienten, der Anwesenheit von aufrechterhaltenden Faktoren und von Begleiterkrankungen häufig sehr individuell gestalten kann. Der Algorithmus basiert dabei auf einen Konsens der an diesem Buch beteiligten Autoren.

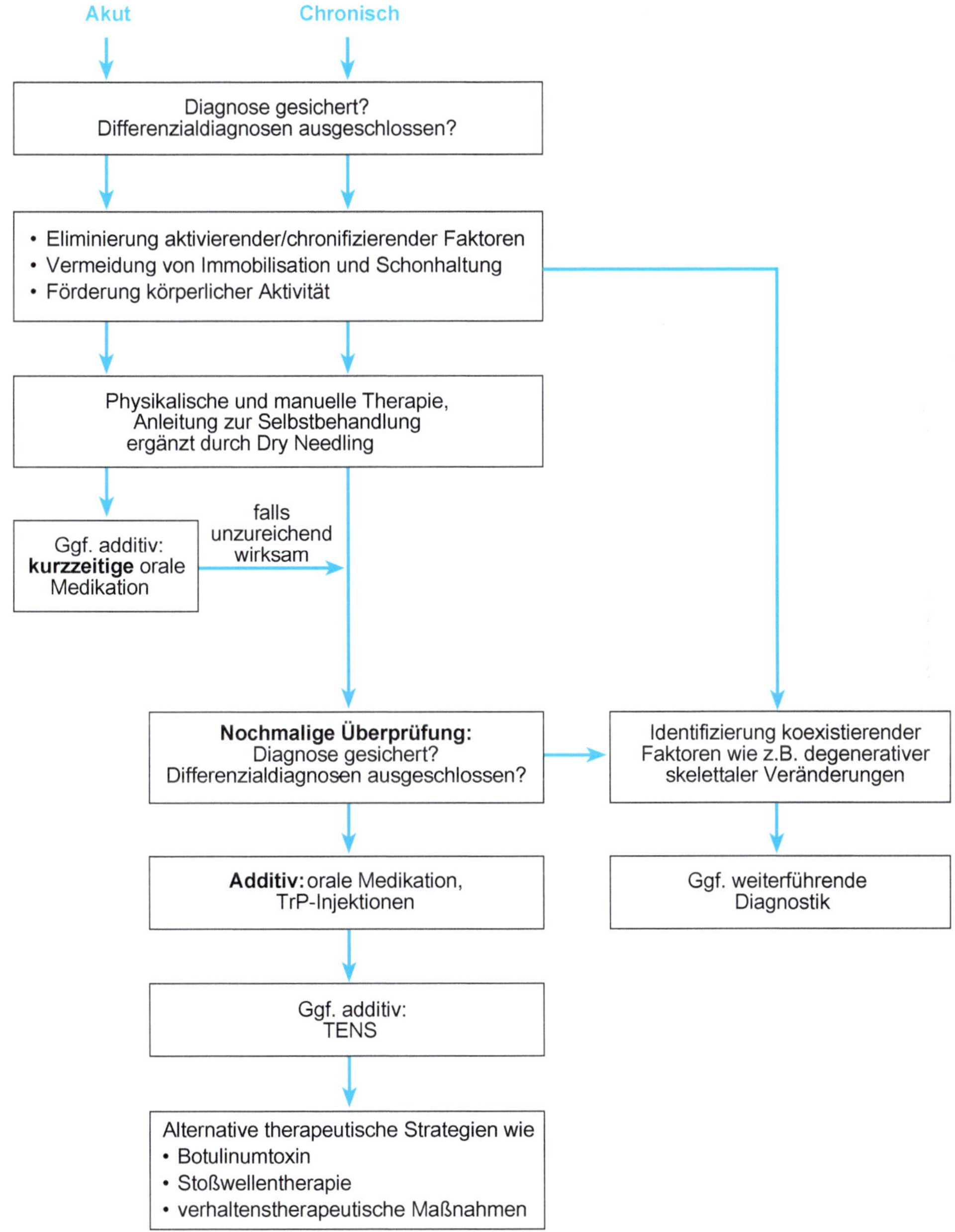

Abb. 4.6 Therapiealgorithmus zur Behandlung myofaszialer Schmerzen [L106]

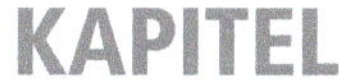

5

Richard Weissmann, Christian Gröbli

Schmerzsyndrome nach Lokalisation

5.1 Einführung in die Systematik der 14 Schmerzregionen

5.1.1 Die 14 Schmerzregionen

In diesem Kapitel werden die 14 Schmerzregionen beschrieben, mit denen die Autoren in ihrer Praxis häufig konfrontiert sind. Die verschiedenen Schmerz- und Symptommuster, die innerhalb dieser Regionen auftreten, können Triggerpunkten in entsprechenden Muskeln zugeordnet werden – sofern die Symptome muskulärer Genese sind. Diese Zuordnungen entsprechen den Erfahrungswerten der Autoren und müssen von Fall zu Fall gezielt verifiziert werden. Da Symptome aufgrund von aktiven Triggerpunkten in den meisten Fällen durch Belastung, Zug oder Druck provoziert werden können, lassen sich die Triggerpunkte nach gründlicher, funktionsorientierter Anamnese und mit geeigneten Tests identifizieren: Entsprechende Hinweise sind jeweils im Unterkapitel „Klinik aus myofaszialer Sicht" zu finden. Außerdem können Beschwerden, die auf den ersten Blick und durch gezielte Tests z. B. eher arthrogen oder neurogen verursacht erscheinen, eine myofasziale Ursache haben (z. B. wenn Triggerpunkte für einen erhöhten Druck auf eine Nervenstruktur verantwortlich sind – Entrapment); entsprechend werden hier die Begriffe „sekundär arthrogen" oder „sekundär neurogen" etc. verwendet. Ein klassisches Beispiel für eine sekundär neurogene Problematik ist das Entrapment des N. ischiadicus durch den M. piriformis. Als sekundär arthrogen kann zum Beispiel eine segmentale Blockierung bezeichnet werden, die aufgrund von Triggerpunkten im transversospinalen System entstanden ist. Für die myofasziale Zuordnung solcher klinischen Bilder sind fundierte anatomische und biomechanische Kenntnisse von großer diagnostischer Hilfe.

5.1.2 Zu den Inhalten dieses Kapitels

Ziel dieses Kapitels ist es, dem Leser zu helfen, mögliche myofasziale Komponenten eines klinischen Beschwerdebildes zu erkennen. Dazu werden die 14 Schmerzregionen in spezifischere Symptommuster unterteilt, die schließlich den Muskeln zugeordnet werden, deren Triggerpunkte am häufigsten für die beschriebenen Symptommuster verantwortlich sind.

Die nachfolgenden Abschnitte zu den jeweiligen Schmerzregionen sind in folgende Unterpunkte gegliedert:

- **Klinik aus myofaszialer Sicht:** Die Beschwerden, die im Praxisalltag eine Rolle spielen, lassen sich nicht immer klar einer Ursache zuordnen. In diesem Abschnitt werden mögliche Mischbilder angesprochen, wie zum Beispiel sekundär arthrogene Beschwerden, also Gelenkprobleme, die aufgrund myofaszialer Einflüsse auftreten können, oder sekundär neurogene oder vaskuläre Probleme, die durch ein muskuläres Entrapment entstehen können. Ferner erfolgt hier auch eine erste Differenzierung der Schmerzen, die dann im nachfolgenden Abschnitt genauer betrachtet werden.
- **Myofasziale Symptome:** Welche Symptome gehören zu welchem Muskel? Wie sollen die vom Patienten beschriebenen Schmerzen interpretiert werden? Viele Triggerpunkte haben charakteristische Merkmale, die bei einer präzisen Beschreibung der Symptome von erfahrenen Triggerpunkttherapeuten herausgehört werden können. Wir möchten Ihnen folgendes Beispiel geben: Typisch für das Symptommuster, das von Triggerpunkten im M. infraspinatus verursacht wird, ist zum Beispiel ein ventraler Schulterschmerz, der vom Patienten als sehr tief, im Gelenk liegend empfunden wird. Der Patient zeigt diesen Schmerz häufig, indem er die Finger von vorne suchend in den Deltamuskel gegen den Humeruskopf presst. Zeigt der Patient aber flächig und bestimmt ventral auf den M. deltoideus und beschreibt den Schmerz eher als oberflächlich, so deutet das eher auf Triggerpunkte in der Pars clavicularis des M. deltoideus hin. Auf diese Weise lassen sich bereits eine erste Hypothese und eine Zuordnung zu einzelnen Muskeln herstellen.
- **Top-3-Muskeln:** Wie die Auswahl der Top-30-Muskeln (➤ Kap. 6), basiert die Auswahl der Top-3-Muskeln für die beschriebene Schmerzregion auf einer im Jahr 2009 durchgeführten Umfrage unter 14 Triggerpunkt- und Dry-Needling-Therapeuten aus der Schweiz, Deutschland, Holland, Spanien, Irland und den USA auf dem Hintergrund ihrer langjährigen Erfahrungen.

- **Joker-Muskeln:** Die Joker-Muskeln sind die viert- und fünfthäufigsten Muskeln, die in der Umfrage im Zusammenhang mit der entsprechenden Schmerzregion genannt wurden. Bei der lateralen Epikondylopathie sind die Top-3-Muskeln (Mm. extensor carpi radialis brevis, triceps brachi und anconaeus) fast immer beteiligt. Etwas weniger oft involviert, aber umso wichtiger bei chronischen und komplexeren Schmerzsituationen im Bereich des lateralen Epikondylus, sind die in diesem Kapitel aufgeführten Joker-Muskeln. Am Beispiel der lateralen Epicondylopathie sind das die Mm. supinator und extensor carpi radialis brevis. Diese Muskeln sind speziell dann zu beachten, wenn sich der lokale Schmerz im Bereich eines Sehnenansatzes, wie in diesem Beispiel am Epikondylus, als Enthesopathie darstellt. Dieser kann durch triggerpunktbedingte erhöhte Zug- und Scherkräfte im M. extensor carpi radialis brevis ausgelöst und unterhalten werden.
- **Top-3-Differenzialdiagnosen:** Die hier stichpunktartig aufgeführten häufigsten drei Differenzialdiagnosen beruhen auf den Erfahrungen aus dem Praxisalltag der Autoren. Sie erheben keinerlei Anspruch auf Vollständigkeit.

5.2 Kopfschmerz

TOP-3-MUSKELN
- M. trapezius pars descendens (➤ Kap. 6.12)
- M. sternocleidomastoideus (➤ Kap. 6.17)
- M. temporalis (➤ Kap. 6.20)

5.2.1 Klinik aus myofaszialer Sicht

Kopfschmerzen gehören neben Rückenschmerzen zu den häufigsten Beschwerden in der Bevölkerung (➤ Abb. 5.1), wobei Spannungskopfschmerzen gemäß WHO die höchste Prävalenz aufweisen. Bei zervikogenen Kopfschmerzen ist festzustellen, ob wirbelsäulennahe Muskeln, wie z. B. die Mm. rotatores, multifidi, semispinalis usw, mitverantwortlich für die zervikale Störung sind. Bei der nachfolgenden Differenzierung der Schmerzen wird vorerst nicht

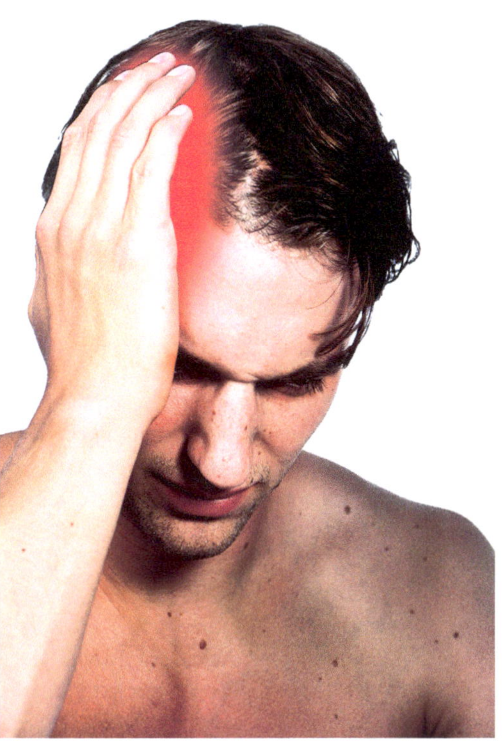

Abb. 5.1 Kopfschmerz [V785]

auf die Schmerzqualität eingegangen. Es kann jedoch schon vorweggenommen werden, dass tief im Schädel empfundene Schmerzen fast immer von Triggerpunkten der tiefen autochthonen Muskulatur ausgelöst werden. Die Autoren unterteilen die Kopfschmerzen in vier Regionen:
- Hinterkopfschmerzen
- Temporale Kopfschmerzen
- Vertex-Schmerzen
- Frontale Kopfschmerzen

5.2.2 Myofasziale Symptome

Hinterkopfschmerzen Sie werden eher oberflächlich beschrieben (der Patient zeigt den Schmerz meistens mit einer flächigen, reibenden Handbewegung) und gehören ins klassische Symptommuster, das von Triggerpunkten aller drei Trapeziusanteile verursacht wird. Ebenfalls eher als oberflächlich empfunden werden myofasziale Schmerzen, die vom M. occipitalis ausgehen. Bei in der Tiefe empfundenen okzipitalen Kopfschmerzen sind die

5

Mm. suboccipitales und semispinalis cervicis nach aktiven Triggerpunkten abzusuchen.

Temporale Kopfschmerzen Sie werden teilweise auch im folgenden ➤ Kapitel 5.3 behandelt. Triggerpunkte in den Mm. temporalis und trapezius pars descendens verursachen üblicherweise oberflächlichere Schmerzen, die im M. temporalis selbst empfunden werden, während Triggerpunkte in den Mm. suboccipitales und semispinalis capitis als dumpf und tief, eher am oder im Schädel liegend verspürt werden. Schmerzen, die „durch das Gehirn" bis hinters Auge ziehen, sind ein typisches myofasziales Schmerzmuster für Triggerpunkte im M. splenius cervicis und können vom Patienten oft nicht genau lokalisiert werden. Ebenso eher im Kopf lokalisierte Schmerzen, aber unklar zu beschreiben, sind die Ausstrahlungen des M. sternocleidomastoideus.

Vertex-Schmerzen Diese können von Triggerpunkten aus dem M. splenius capitis oder dem M. sternocleidomastoideus herrühren. Es sollte aber immer auch im Bereich des M. occipitofrontalis nach den ursächlichen Triggerpunkten gesucht werden.

Frontale Kopfschmerzen Siehe auch Gesichtsschmerzen im ➤ Kapitel 5.3. Werden sie quer, von der einen Seite der Stirn zur anderen verlaufend beschrieben, haben sie ihre Ursache fast immer im M. sternocleidomastoideus. Werden die Schmerzen von lateral nach medial ausstrahlend, als Streifen über der Augenbraue beschrieben, kann das zu den Schmerzmustern passen, die von Triggerpunkten in den Mm. temporalis und masseter ausgelöst werden. Triggerpunkte im M. frontalis lösen vor allem lokale Schmerzen im Stirnbereich aus.

5.2.3 Top-3-Muskeln des Kopfschmerzes

M. trapezius pars descendens ➤ Kap. 6.12. Er gehört zu den am häufigsten behandelten Muskeln bei Spannungskopfschmerzen. Das Symptommuster bezieht praktisch die ganze Seite des Kopfes ein. Wichtig zu wissen ist, dass die Triggerpunkte des M. trapezius pars descendens einerseits Satellitentriggerpunkte in diversen Muskeln am Kopf unterhalten können und andererseits selbst in einer Satellitenkette liegen. Eine mögliche Kette könnte im M. trapezius pars ascendens beginnen und Triggerpunkte im M. pars descendens unterhalten, die wiederum Triggerpunkte im M. temporalis aktivieren.

M. sternocleidomastoideus ➤ Kap. 6.17. Wie der M. trapezius pars descendens beinhaltet das Symptommuster dieses Muskels Kopfschmerzen unterschiedlicher Art. Daneben kann er auch außergewöhnliche, autonome Reaktionen im Kopfbereich auslösen.

M. temporalis ➤ Kap. 6.20. Der M. temporalis liegt im Einflussgebiet vieler „Kopfschmerz-Muskeln" und entwickelt dementsprechend oft Satellitentriggerpunkte. Primäre Triggerpunkte im M. temporalis entwickeln sich häufig bei Patienten, die die Zähne zusammenbeißen und knirschen.

5.2.4 Joker-Muskeln

M. suboccipitalis Triggerpunkte im M. suboccipitalis können durch eine schlechte Haltung aktiviert werden, wenn zum Beispiel eine Nackenkyphose durch eine übermäßige, andauernde Reklinationsstellung der oberen HWS kompensiert werden muss. Die typischen Symptome sind tiefe, dumpfe Kopfschmerzen. Dry Needling an dieser Muskelgruppe birgt einige Gefahren und sollte nur von sehr erfahrenen Therapeuten durchgeführt werden.

Mm. semispinales cervicis und capitis Diese extensorisch wirkenden Muskeln liegen neben den Dornfortsätzen und verdecken die tiefe autochthone Muskulatur. Triggerpunkte in diesen Muskeln sind fast immer an Nacken- und Kopfschmerzen beteiligt und können gut manuell und mit Dry Needling behandelt werden.

5.2.5 Top-3-Differenzialdiagnosen

Differenzialdiagnosen

- Arteriitis temporalis
- Spannungskopfschmerz
- Migräne

5.3 Gesichts-, Kiefer- und Zahnschmerz

TOP-3-MUSKELN

- M. masseter (➤ Kap. 6.19)
- M. temporalis (➤ Kap. 6.20)
- M. pterygoideus lateralis (➤ Kap. 6.21)

5.3.1 Klinik aus myofaszialer Sicht

Myofasziale Schmerzen im Gesichts- und Kieferbereich haben in vielen Fällen brennend hellen und nicht selten einen neuralgiformen Charakter (➤ Abb. 5.2). Nicht selten, aber oft nicht erkannt sind in diesem Zusammenhang Zahnschmerzen muskulären Ursprungs. Schmerzen im Kiefergelenk und Kiefergelenksstörungen können sekundär arthrogen sein, wobei psychische Stressfaktoren, die den Tonus der Kaumuskulatur beeinflussen können, immer mitberücksichtigt werden müssen. In einem ersten Schritt wird für die Zuordnung der myofaszialen Ursachen folgende Unterteilung vorgenommen:

- Zahnschmerzen
- Kiefergelenks- und Ohrenschmerzen
- Gesichtsschmerzen

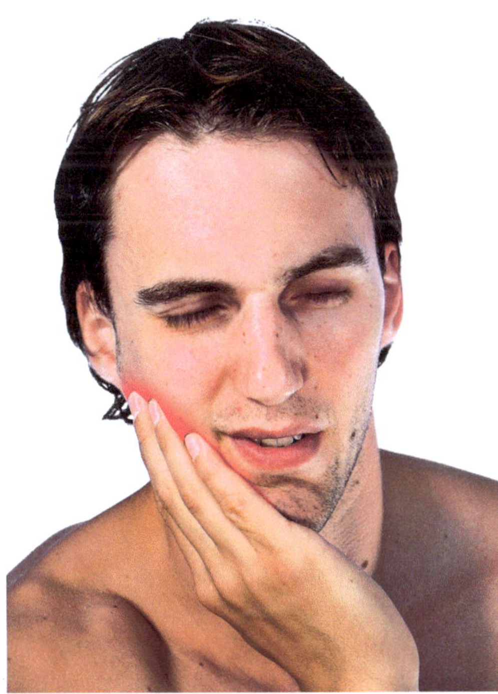

Abb. 5.2 Gesichts-, Kiefer- und Zahnschmerz [V785]

5.3.2 Myofasziale Symptome

Zahnschmerzen Sie können entsprechend den betroffenen Zähnen relativ genau einzelnen Muskeln zugeordnet werden. Triggerpunkte im M. temporalis können alle Zähne des Oberkiefers betreffen. Sind die oberen Molaren betroffen, können die verursachenden Triggerpunkte auch im kranialen Anteil des M. masseter zu finden sein. Bei Schmerzen in den unteren Molaren liegen die Triggerpunkte vermehrt im kaudalen Bereich des M. masseter. Schmerzen in den unteren Schneidezähnen sind am ehesten Triggerpunkten im M. digastricus zuzuordnen.

Kiefergelenk- und Ohrenschmerzen Triggerpunkte in den Mm. masseter und pterygoideus lateralis haben neben einem Symptommuster, zu dem Kiefergelenk- und Ohrenschmerzen gehören, auch einen mechanischen Einfluss auf das Temporomandibulargelenk und gehen auch oft einher mit Kiefergelenksarthropathien. Während Triggerpunkte im M. pterygoideus medialis vor allem Schmerzen im Kiefergelenksbereich verursachen, lösen Triggerpunkte im M. sternocleidomastoideus (pars sternalis) eher Ohrenschmerzen aus.

Gesichtsschmerzen Die meisten Gesichtsschmerzen sind nicht eindeutig einem Symptommuster zuzuordnen, das von Triggerpunkten in einem bestimmten Muskel verursacht wird. Von den oben aufgeführten „Top-3-Muskeln" können Triggerpunkte im M. temporalis für Schmerzen im Bereich des Oberkiefers, der Stirn und der Schläfenregion verantwortlich sein. Das Schmerzmuster, das durch Triggerpunkte im M. masseter hervorgerufen wird, umfasst den Bereich des Unter- und Oberkiefers sowie der Schläfe, wobei diese Schmerzen häufig als tief, im Knochen liegend beschrieben werden. Im Zusammenhang mit Schulter- und Nackenbeschwerden finden sich sehr häufig Triggerpunkte in den Mm. trapezius pars descendens und sternocleidomastoideus, deren Symptommuster die Regio temporalis, frontalis sowie weitere Teile des Gesichts betreffen.

5.3.3 Top-3-Muskeln des Gesichts-, Kiefer- und Zahnschmerzes

M. masseter ➤ Kap. 6.19. Neben den oben beschriebenen Zahn-, Ohren- und Gesichtsschmerzen können Triggerpunkte im M. masseter Ursache einer eingeschränkten Kieferöffnung sein.

M. temporalis ➤ Kap. 6.20. Zusammen mit den Mm. masseter und pterygoideus gehört er zu den wichtigsten Muskeln für die Okklusion. Am häufigsten wird der M. temporalis im Zusammenhang mit Schmerzen in der Regio temporalis behandelt.

M. pterygoideus lateralis ➤ Kap. 6.21. Da ein Teil der Fasern des M. pterygoideus am Discus articularis des Kiefergelenks inseriert, ist er bei der Untersuchung von Kiefergelenksstörungen und Knackgeräuschen stets zu berücksichtigen.

5.3.4 Joker-Muskeln

M. trapezius pars descendens ➤ Kap. 6.12. Triggerpunkte im M. trapezius descendens können Satellitentriggerpunkte u. a. in den Mm. temporalis und masseter unterhalten. Oft liegen sie aber selbst in einer Satellitenkette, die ihren Ursprung zum Beispiel im M. trapezius pars ascendens haben kann.

M. sternocleidomastoideus ➤ Kap. 6.17. Zwar gibt es kaum eine Schmerzlokalisation im Kopf- oder Gesichtsbereich, die nicht auch Teil des übertragenen Schmerzmusters dieses Muskels sein kann, in der Praxis jedoch ist dieser weniger häufig tatsächlich der ursächlich beteiligte Muskel. Bei der Triggerpunktbehandlung dieses Muskels ist Vorsicht geboten, da heftige vegetative Reaktionen provoziert werden können.

5.3.5 Top-3-Differenzialdiagnosen

Differenzialdiagnosen

- Zahnerkrankungen
- Trigeminusneuralgie
- Sinusitiden

5.4 Schulter-/Nackenschmerz

TOP-3-MUSKELN

- M. trapezius pars descendens (➤ Kap. 6.12)
- M. trapezius pars transversa et ascendens (➤ Kap. 6.13)
- M. levator scapulae (➤ Kap. 6.16)

5.4.1 Klinik aus myofaszialer Sicht

Ein Großteil der Patienten mit Nackenschmerzen beschreibt einen von der Schulter- oder der interskapulären Region aufsteigenden Schmerz (➤ Abb. 5.3). Wie groß der Einfluss der Körperhaltung und auch die psychosozialen Komponenten sind, stellt sich oft erst im Verlauf der Behandlung heraus. Ebenso werden in dieser Region sehr häufig segmentale Störungen diagnostiziert. Inwiefern diese aufgrund muskulärer Scherkräfte entstanden sind oder unterhalten werden, ist oft unklar. Es bewährt sich in der Regel, den Schulter- und Nackenbereich sowohl funktionell als auch schmerzspezifisch zu betrachten:

- Schmerzhaft eingeschränkte Beweglichkeit der Halswirbelsäule
- Ruheschmerz im Bereich des M. trapezius pars descendens

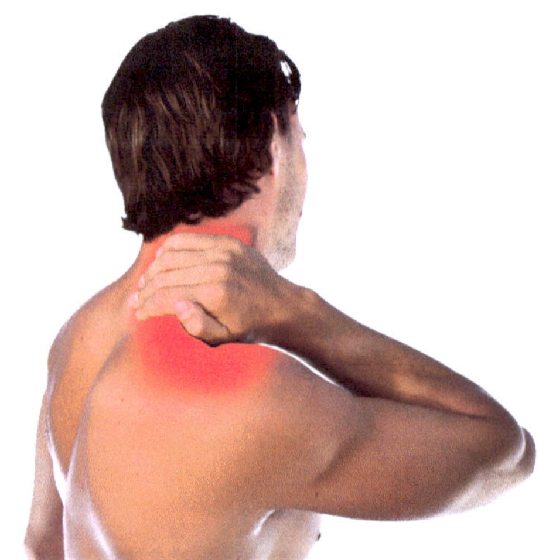

Abb. 5.3 Schulter-/Nackenschmerz [V785]

5.4.2 Myofasziale Symptome

Schmerzhaft eingeschränkte Beweglichkeit der Halswirbelsäule Sie kann rein funktionell den an der Bewegung beteiligten Muskeln zugeordnet werden. Triggerpunkte in den Mm. trapezius pars descendens, rotatores, scalenus medius und anterior sowie in selteneren Fällen auch der Mm. sternocleidomastoideus können die Rotation zur gleichen Seite schmerzhaft einschränken, während Muskeln mit einem Faserverlauf wie dem der Mm. levator, splenius cervicis und scalenus posterior die Rotation zur Gegenseite empfindlich stören können. Die Ursache einer Pseudo-Torticollis-Variante, bei welcher der Kopf weder nach links noch nach rechts gedreht werden kann, ist möglicherweise in aktiven Triggerpunkten der drei Mm. levator scapulae, splenius cervicis und trapezius pars ascendens zu finden. Bei all diesen Funktionseinschränkungen kann der Schmerz sowohl in den betroffenen Segmenten als auch in den entsprechenden Ausstrahlungsgebieten der beteiligten Muskeln auftreten.

Ruheschmerz im Bereich des M. trapezius pars descendens Er wird oft etwas voreilig Triggerpunkten im M. trapezius pars descendens zugeschrieben. Spätestens wenn sich nach der dritten Behandlung keine nachhaltige Verbesserung eingestellt hat, müssen die Mm. trapezius pars ascendens und transversa und M. levator scapulae, deren Triggerpunkte als übertragenes Schmerzmuster ebenfalls einen klemmenden Schmerz im M. trapezius descendens auslösen können, gründlich untersucht werden. Ein Wechselspiel zwischen Interskapulärschmerzen (➤ Kap. 5.9) und Nackenschmerzen ist keine Seltenheit und muss unbedingt auch aus posturalen Aspekten heraus untersucht werden.

5.4.3 Top-3-Muskeln des Schulter-/Nackenschmerzes

M. trapezius pars descendens ➤ Kap. 6.12. Die Pars descendens des M. trapezius ist bei vielen Alltagsaktivitäten belastet. Dieser Muskelanteil reagiert sehr sensibel auf psychische Stressoren.

M. trapezius pars transversa et ascendens ➤ Kap. 6.13. Als wichtige Stabilisatoren der Skapula sind diese zwei Muskelanteile oft über längere Zeit isometrischen Belastungen ausgesetzt. Das von Triggerpunkten in diesen Muskeln verursachte Symptommuster erstreckt sich von der Interskapulärregion bis zum Subokzipitalbereich.

M. levator scapulae ➤ Kap. 6.16. Das Symptommuster, das durch Triggerpunkte dieses Muskels hervorgerufen wird, erstreckt sich vorwiegend über den unteren Nacken bis in den Interskapulär- und Schulterbereich. Aufgrund seines Ursprungs an den Querfortsätzen der HWK 1–4 kann ein verspannter M. levator scapulae zu schmerzhaften Funktionsstörungen an der oberen Halswirbelsäule beitragen.

5.4.4 Joker-Muskeln

M. scaleni ➤ Kap. 6.15. Im Gegensatz zum Schulter- und Armbereich gehören Schmerzen des Nackens weniger ins Symptommuster, das von Triggerpunkten in den Mm. scaleni verursacht wird. Trotzdem können Triggerpunkte in diesen Muskeln einen massiv störenden Einfluss auf die Beweglichkeit der Halswirbelsäule haben.

M. splenius cervicis Mit seinem Verlauf von den Dornfortsätzen der oberen Brustwirbelsäule bis an die Querfortsätze der oberen Halswirbelsäule gehört der M. splenius cervicis zu den wichtigen stabilisierenden Muskeln im zervikothorakalen Übergang. Triggerpunkte in diesem Muskel lösen in der Regel als in der Tiefe empfundene Schmerzen aus, die einerseits dorsal im Halswirbelsäulenbereich lokalisiert sind und andererseits als sich durch den Schädel bis hinter das Auge bohrend beschrieben werden.

5.4.5 Top-3-Differenzialdiagnosen

Differenzialdiagnosen

- Radikulopathien
- Gelenkdysfunktion der HWS
- Schultergelenks-Arthropathien

5

5.5 Schulterschmerz

TOP-3-MUSKELN
- M. infraspinatus (➤ Kap. 6.2)
- M. subscapularis (➤ Kap. 6.3)
- M. deltoideus (➤ Kap. 6.5)

5.5.1 Klinik aus myofaszialer Sicht

5 Myofaszial verursachte Schulterschmerzen können nahezu die gesamte Bandbreite der Schmerzqualitäten abdecken. Die Angaben der Patienten reichen vom oberflächlichen, diffusen Ruheschmerz bis zu einem tief im Gelenk empfundenen, bewegungsabhängigen Schmerz (➤ Abb. 5.4). Die im Gelenk wahrgenommenen Schmerzen können sekundär arthrogen sein, ausgelöst durch Triggerpunkte in den Muskeln der Rotatorenmanschette, die den „Roll-Gleit-Mechanismus" im Glenohumeralgelenk stören. Bei häufig wechselnden Schmerzen im Schulterbereich ist weniger an ein primäres myofasziales Problem zu denken, sondern eher eine übergeordnete Ursache im Bereich der Schulter-/Nackenregion in Betracht zu ziehen. Eine bewährte Unterteilung zur Differenzierung myofaszialer Schulterschmerzen ist die folgende:

- Ventraler, tief im Gelenk empfundener Schulterschmerz
- Dorsaler, tief im Gelenk empfundener Schulterschmerz
- In der Schultermuskulatur empfundener Schmerz
- Phasenschmerz während Schulterabduktion

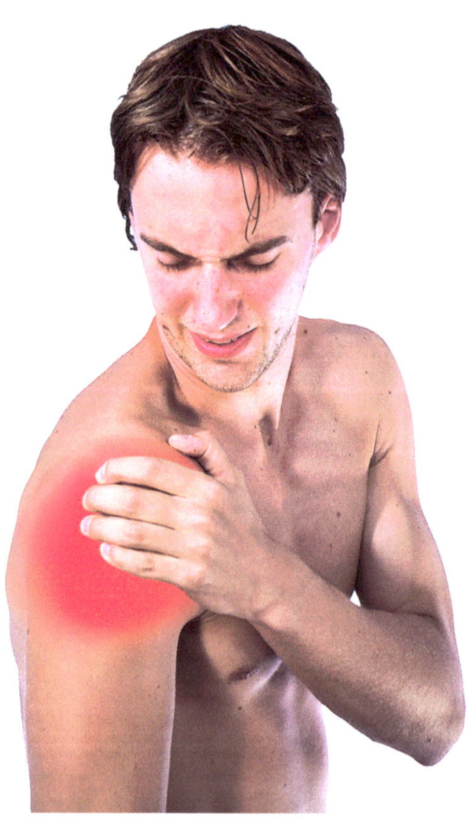

Abb. 5.4 Schulterschmerz [V785]

5.5.2 Myofasziale Symptome

Schmerzen, die von Triggerpunkten in den Muskeln der Rotatorenmanschette verursacht werden und die in die Schulter ausstrahlen, werden vom Patienten meistens als Gelenksschmerz beschrieben.

Ventraler, tief im Gelenk empfundener Schulterschmerz Insbesondere bei endgradiger Innenrotation (Dehnschmerz) oder bei Widerstand gegen die Außenrotation ist dieser typisch für Triggerpunkte im M. infraspinatus.

Dorsaler, tief im Gelenk empfundener Schulterschmerz Er ist vor allem dann typisch für Triggerpunkte im M. subscapularis, wenn er bei einer endgradigen Schulterabduktions-/Elevationsbewegung, der sog. Hochrotation, ausgelöst wird. Tritt er in Ruhe, z. B. während der Seitenlage auf der betroffenen Schulter auf, dann müssen auch die Mm. teres minor und teres major auf aktive Triggerpunkte untersucht werden.

Lokale In der Schultermuskulatur empfundene Schmerzen Diese sind sehr häufig Triggerpunkten im M. deltoideus zuzuordnen. Erkennt der Patient aber während der Palpation seinen bekannten Schmerz nicht wieder, dann müssen entsprechend den durchgeführten Widerstands- und Dehntests die Mm. trapezius pars descendens, pectoralis, teres major, latissimus und triceps brachii untersucht werden.

Phasenschmerz während der Schulterabduktion Er deutet auf Triggerpunkte in den Mm. supraspinatus, deltoideus pars acromialis und trapezius pars descendens hin. Ein solcher Abduktionsschmerz kann aber auch auf eine subakromiale Impingmentproblematik hinweisen, die ebenfalls durch Triggerpunkte in den oben genannten Muskeln sowie zum Beispiel auch im M. levator scapulae und den übrigen Muskeln der Rotatorenmanschette verstärkt werden kann.

5.5.3 Top-3-Muskeln des Schulterschmerzes

M. infraspinatus ➤ Kap. 6.2. Eine kyphotische Haltung mit protrahierten Schultern zwingt den M. infraspinatus vermehrt zu außenrotatorischer Arbeit, was wiederum die Entstehung von Triggerpunkten begünstigt. Der für Triggerpunkte in diesem Muskel typische ventrale Gelenksschmerz kann sowohl endgradig innenrotiert beim Schützengriff als auch bei außenrotatorischen Belastungen auftreten.
M. subscapularis ➤ Kap. 6.3. Anamnestisch finden sich oft Schulterverletzungen, die zu einer traumatischen Überlastung oder Überdehnung des M. subscapularis geführt haben. Typisch für die myofasziale Symptomatik dieses Muskels ist das Instabilitätsgefühl bei endgradiger Außenrotation in Abduktionsstellung.
M. deltoideus ➤ Kap. 6.5. Dieser kräftige Schultermuskel kann je nach Faseranteil und Armstellung die Schulterabduktion, -flexion, -extension und sogar -innen- und -außenrotation unterstützen. Ebenso kann er bei fast allen Schulterschmerzen beteiligt sein.

5.5.4 Joker-Muskeln

M. teres major ➤ Kap. 6.6. Im Gegensatz zu den Muskeln der Rotatorenmanschette unterstützt der M. teres major nicht die Roll-Gleit-Bewegung im Glenohumeralgelenk. Im Gegenteil wirkt er sogar stark dezentrierend auf die Schulter und kann so die Biomechanik entsprechend stören. Die für Triggerpunkte in diesem Muskel typischen dorsalen Schulterschmerzen, die nach längerem Liegen auf der betroffenen Seite oder bei endgradiger transversaler Schulteradduktion auftreten können, werden fälschlicherweise oft als Probleme im M. deltoideus interpretiert.
M. supraspinatus Der M. supraspinatus ist ein wichtiger stabilisierender Muskel der Rotatorenmanschette, zu dessen Aufgaben unter anderem die Depression des Humeruskopfes während der Initialphase der Schulterabduktion gehört. Diese Funktion des M. supraspinatus kann durch myofasziale Triggerpunkte gestört werden. Im Vorfeld einer Behandlung ist stets auszuschließen, dass eine Ruptur der Supraspinatussehne, subakromiale Kalkeinlagerungen oder eine Bursitis als Hauptursache der Beschwerden infrage kommen.

5.5.5 Top-3-Differenzialdiagnosen

Differenzialdiagnosen

- Tendinopathien, z. B. Impingement-Syndrom der Schulter oder Tendinosis calcarea
- Bursitis
- Schultergelenks-Arthropathien

5.6 Schulter-/Armschmerz

TOP-3-MUSKELN

- M. infraspinatus (➤ Kap. 6.2)
- M. subscapularis (➤ Kap. 6.3)
- M. pectoralis major (➤ Kap. 6.4)

5.6.1 Klinik aus myofaszialer Sicht

Die Behandlung des Schulter-/Armschmerzes (➤ Abb. 5.5) ist letztlich die klinische Weiterführung des vorangegangenen Kapitels über Schulterschmerz (➤ Kap. 5.5). Es gibt daher Überschneidungen in Bezug auf die Mm. infraspinatus, subscapularis und teres major mit diesem Kapitel. Die im ➤ Kapitel 5.5 beschriebenen Schmerzqualitäten im Schulterbereich, die aufgrund von Triggerpunkten in den Mm. infraspinatus, subscapularis und teres major zu erwarten sind, können hier übernommen werden. Ebenfalls wie beim vorherigen Kapitel muss

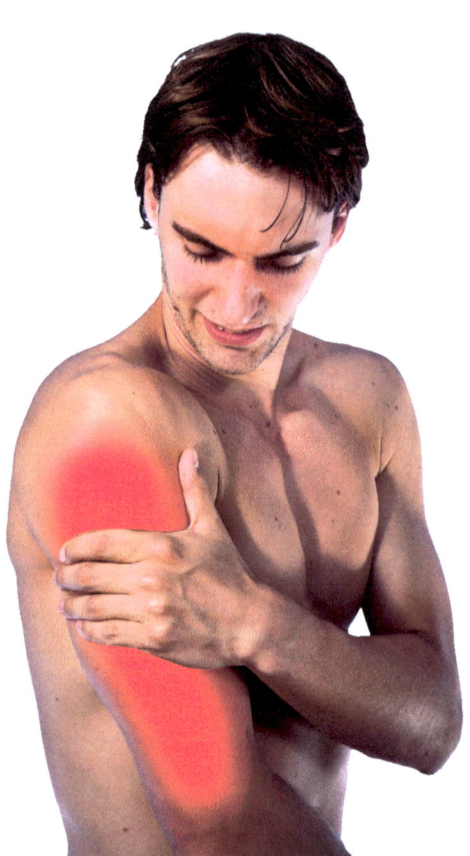

Abb. 5.5 Schulter-/Armschmerz [V785]

bei Schmerzen, die in die Extremitäten ausstrahlen, immer an eine übergeordnete Problematik, zum Beispiel im Bereich der Halswirbelsäule, gedacht werden. Aus myofaszialer Sicht sind dann unter anderem wieder Muskeln, die im ➤ Kapitel 5.4 abgehandelt wurden, in Betracht zu ziehen. Die folgende Unterteilung der Schmerzregionen dient der weiteren Zuordnung:

- Ventraler Schulter-/Armschmerz
- Lateraler Schulter-/Armschmerz
- Dorsaler Schulter-/Armschmerz

5.6.2 Myofasziale Symptome

Ventraler Schulter-/Armschmerz Bevor dieser einer myofaszialen Ursache zugeordnet werden kann, muss er differenziert betrachtet werden. Am häufigsten beschrieben wird ein ventraler, tief im Schultergelenk empfundener Schmerz, der entlang des ventralen Oberarms nach distal in die radialseitige Hand zieht – ein Symptommuster, das zu Triggerpunkten im M. infraspinatus passt. Werden die Schmerzen oberflächlicher beschrieben, so können sie Triggerpunkten in den Mm. deltoideus oder pectoralis major zugeordnet werden. Werden diese Schmerzen von diffusen Ausstrahlungen in den ulnaren Handbereich begleitet, dann entspricht das eher dem von Triggerpunkten im M. pectoralis major verursachten Symptommuster.

Tief im Gelenk empfundener lateraler Schulter-/Armschmerz Oft tritt er als Phasenschmerz unter Abduktionsbelastung auf, eine Beteiligung des M. supraspinatus ist naheliegend. Bei Ruheschmerzen können Triggerpunkte des M. infraspinatus verantwortlich sein. Wird der Schmerz während der Abduktionsbelastung mehr im bzw. über dem M. deltoideus empfunden, dann ist die Ursache zuerst in diesem Muskel selbst zu suchen.

Dorsale Schulter-/Armschmerzen Sie werden sehr oft von Triggerpunkten in den Mm. subscapularis, triceps brachii oder teres major ausgelöst. Zumeist ist es möglich, den Schmerz durch eine provozierende Bewegung oder einen Widerstandstest einem dieser drei Muskeln zuzuordnen.

5.6.3 Top-3-Muskeln des Schulter-/Armschmerzes

M. infraspinatus ➤ Kap. 6.2. Für die Untersuchung ist es wichtig zu wissen, dass eine kyphotische Haltung mit protrahierten Schultern den M. infraspinatus vermehrt zu außenrotatorischer Arbeit zwingt, was wiederum die Entstehung von Triggerpunkten begünstigt. Die in den Arm ausstrahlenden Schmerzen können zudem einen parästhetischen Charakter haben.

M. subscapularis ➤ Kap. 6.3. Auch der sich in den Arm ausbreitende Ruheschmerz von Triggerpunkten des M. subscapularis kann als parästhesieartig empfunden werden. Ein ebenfalls typisches Symptom neben dem tiefen, im Gelenk empfundenen, dorsalen Schulterschmerz ist der in ➤ Abb. 6.5 dargestellte Handgelenksschmerz.

M. pectoralis major ➤ Kap. 6.4. Er ist der kräftigste Schultermuskel und zugleich der Hauptantagonist des M. infraspinatus. Ähnlich wie beim M. infraspinatus stehen die myofaszialen Beschwerden oft im Zusammenhang mit einer kyphotischen Haltung und protrahierten Schultern.

5.6.4 Joker-Muskeln

M. teres major ➤ Kap. 6.6. Hinsichtlich Funktion und Verlauf muss der M. teres major vor allem vom M. latissimus dorsi differenziert werden. In Bezug auf Symptommuster und Lage besteht eine gewisse Verwechslungsgefahr mit dem M. teres minor. Dies gilt speziell dann, wenn ein dorsaler Schulterschmerz auftritt, während der Patient seitlich auf der Schulter oder auf dem abduzierten, elevierten Arm der betroffenen Seite liegt.

M. triceps brachii ➤ Kap. 6.7. Der dorsale Schulterschmerz aus dem M. triceps brachii lässt sich durch gezielte Widerstandstests relativ einfach von Schmerzen, die von oben erwähnten Schultermuskeln ausgehen, differenzieren. Am häufigsten finden sich die Triggerpunkte, die in die Schulter ausstrahlen, im Caput longum dieses Muskels.

5.6.5 Top-3-Differenzialdiagnosen

Differenzialdiagnosen

- Tendinopathien, z. B. Impingement-Syndrom oder Tendinosis calcarea
- Bursitis
- Radikulopathien

5.7 Lateraler Ellenbogenschmerz

TOP-3-MUSKELN

- M. triceps brachii (➤ Kap. 6.7)
- M. anconaeus (➤ Kap. 6.8)
- M. extensor carpi radialis longus (➤ Kap. 6.9)

5.7.1 Klinik aus myofaszialer Sicht

Für den lateralen Ellenbogenschmerz (➤ Abb. 5.6) wird häufig die Diagnose „Tennisellenbogen" verwendet. Es muss hier unbedingt unterschieden werden, ob eine lokale Druckdolenz am Epikondylus besteht oder ob der Schmerz nur an dieser Stelle empfunden wird, ohne dass eine Druck- oder Klopfempfindlichkeit besteht. Eruiert werden muss auch, ob ähnliche

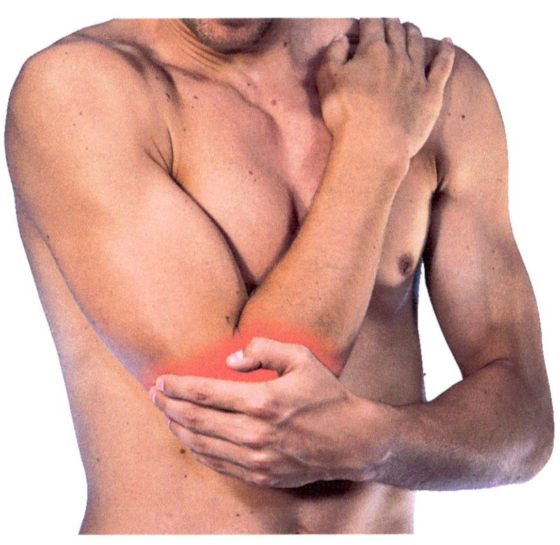

Abb. 5.6 Lateraler Ellenbogenschmerz [V785]

5

Beschwerden gleichzeitig oder zu einem früheren Zeitpunkt auf der kontralateralen Seite aufgetreten sind. Ist dies der Fall, so ist zu erwarten, dass zusätzlich ein segmentales Problem besteht, das die Symptomatik aufrechterhält. Besteht der Ellenbogenschmerz aufgrund von Triggerpunkten in der Unterarmmuskulatur schon länger, so ist es möglich, dass Zug- und Scherkräfte einiger dieser Muskeln die Funktion des Radiohumeral- beziehungsweise des Radioulnargelenks stören. Die Folge ist häufig ein im Gelenksspalt des Radiohumeralgelenks lokalisierter Ellenbogenextensionsschmerz. Ein Großteil der lateralen Ellenbogenschmerzen kann über Widerstandstests oder Dehnungen der Hand- und Fingerextensoren ausgelöst und entsprechend differenziert werden. Es bewährt sich in einem ersten Schritt die Unterscheidung der folgenden klinischen Muster:

- Lokale Schmerzen und Druckdolenz am lateralen Epikondylus
- Schmerzen im Bereich des lateralen Epikondylus ohne wesentliche Druckdolenz

5.7.2 Myofasziale Symptome

Lokale Schmerzen und Druckdolenz am lateralen Epikondylus Hier kommen in erster Linie die Mm. extensor carpi radialis brevis und extensor digitorum als schmerzauslösende Muskeln infrage, deren Ansätze sich direkt am lateralen Epikondylus befinden. Triggerpunkte und Hartspannstränge in diesen Muskeln sind mitverantwortlich für die veränderte Krafteinwirkung an den entsprechenden Sehnenansätzen und die dadurch entstehende Enthesopathie.

Es ist zu beachten, dass Triggerpunkte in gewissen Muskeln zum lateralen Ellenbogen hin ausstrahlen können, ohne dass sie dort ihren Ursprung haben. Bestehen diese Ausstrahlungen über längere Zeit, kann es zu Störungen der Trophik im Bereich des lateralen Ellenbogens kommen. Als Folge kann dies zu lokalen strukturellen Schädigungen des Bindegewebes und zu chronischen Ellenbogenschmerzen führen.

Schmerzen myofaszialer Genese im Bereich des lateralen Epikondylus ohne deutliche Druckdolenz Sie zeigen sich meistens dann, wenn die Beschwerden noch nicht lange bestehen. Lässt sich der Schmerz über Widerstand gegen die Handextension provozieren, so müssen über spezifischere Widerstands- und Dehntests zusätzlich die Fingerextensoren geprüft werden. Ist der M. supinator involviert, dann reagiert der Patient mit Schmerzen bei Widerstand gegen Supination. Treten die Schmerzen hingegen beim Abstützen auf den Händen oder während Liegestützen auf, so ist eine Beteiligung der Mm. triceps brachii und anconaeus naheliegender.

5.7.3 Top-3-Muskeln des lateralen Ellenbogenschmerzes

M. triceps brachii ➤ Kap. 6.7. Triggerpunkte in praktisch allen Anteilen des M. triceps brachii können Schmerzen in die Region des lateralen Epikondylus ausstrahlen, wobei der laterale Teil des medialen Kopfes lateral der Olekranonsehne am häufigsten hierfür verantwortlich ist. Die Suche nach Triggerpunkten in diesem teilweise kräftig ausgebildeten Muskel kann häufig schwierig sein.

M. anconaeus ➤ Kap. 6.8. Dieser kleine Muskel wird gerne vergessen, dabei besitzt er sehr häufig Schlüsselfunktion für eine erfolgreiche Behandlung lateraler Ellenbogenschmerzen.

M. extensor carpi radialis longus ➤ Kap. 6.9. Im Gegensatz zu dem von Triggerpunkten in diesem Muskel ausgehenden Symptommuster, das einen äußerst umschriebenen lateralen Epikondylusschmerz reproduzieren kann, liegt sein Ursprung etwas oberhalb des lateralen Epikondylus. Der M. extensor carpi radialis longus ist fast immer bei lateralen Ellenbogenschmerzen beteiligt.

5.7.4 Joker-Muskeln

M. supinator Das durch Triggerpunkte im M. supinator verursachte Symptommuster ist fast identisch mit dem bei Triggerpunkten im M. extensor carpi radialis longus. Lässt sich der Schmerz bei Supination der Hand gegen Widerstand auslösen bzw. verstärken, sollte nach Triggerpunkten in diesem Muskel gesucht werden. Verdeckt von den Extensorenmuskeln zieht der M. supinator vom lateralen Epikondylus und der proximalen Ulna um den Radius herum, wo er zwischen dem Tuberculum radii und dem Ansatz des M. pronator teres ansetzt. Palpiert man also durch die Extensorenmuskeln hindurch, sollte der Schmerz stärker empfunden werden, wenn die Extensoren entspannt sind, und deutlich schwächer, wenn die Extensorenmuskeln angespannt werden.

M. extensor carpi radialis brevis Obwohl Triggerpunkte dieses Muskels zwar eher in die Hand als in den Ellenbogen ausstrahlen, entspringt er genau am lateralen Epikondylus und kann die Ursache für eine Enthesopathie am Epicondylus lateralis sein. Eine Behandlung der Triggerpunkte in diesem Muskel führt zu einer Entlastung am Sehnenansatz.

5.7.5 Top-3-Differenzialdiagnosen

Differenzialdiagnosen

- Gelenkpathologien
- Radikulopathien
- Segmentale Dysfunktionen

5.8 Handschmerzen myofaszialer Genese

TOP-3-MUSKELN

- M. extensor carpi radialis longus (➤ Kap. 6.9)
- Mm. interossei (➤ Kap. 6.10)
- M. adductor pollicis (➤ Kap. 6.11)

5.8.1 Klinik aus myofaszialer Sicht

Die in diesem Kapitel beschriebenen Handschmerzen betreffen vorwiegend den dorsalen, radialen und ulnaren Bereich der Hand (➤ Abb. 5.7). Neben den unten beschriebenen Schmerzen berichten Patienten immer wieder von Funktionsstörungen, wie z.B. schlechte Koordination der Fingerbewegungen, was vor allem beim Spielen von Musikinstrumenten auffällt. Am häufigsten finden sich folgende klinische Muster:

- Oberflächliche, in die radiale Hand und den Daumenbereich ausstrahlende Schmerzen
- Tiefe, im Daumengrund- und Sattelgelenk empfundene, meist belastungsabhängige Schmerzen
- Schmerzen in den Fingern
- Ulnare Handgelenksschmerzen
- Weniger häufig sind volare Handschmerzen. Grundsätzlich kann hierzu aber angemerkt werden, dass bei Schmerzen myofaszialer Genese, die in den Bereich der Handfläche ausstrahlen, fast immer die Handflexoren beteiligt sind.

5.8.2 Myofasziale Symptome

Oberflächliche, in die radialseitige Hand und den Daumenbereich ausstrahlende Schmerzen Sie sind sehr häufig und entstehen meistens im Zusammenhang mit Überlastungen der Handextensoren. Neben dem als Top-3-Muskel aufgeführten M. extensor carpi radialis longus, der hier stellvertretend für die

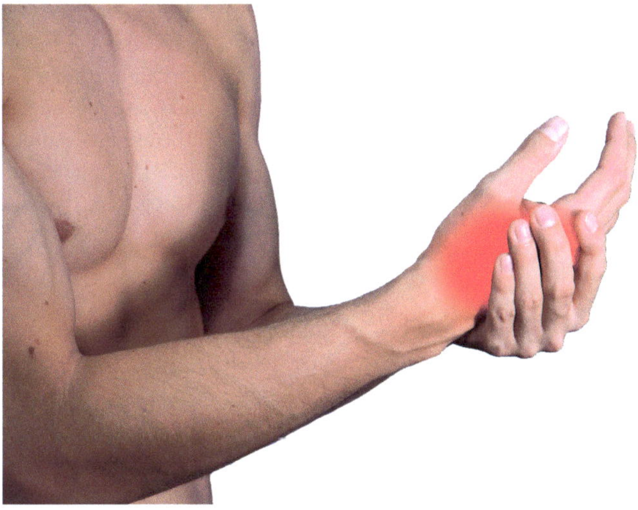

Abb. 5.7 Handschmerz [V785]

meisten Handextensoren stehen soll, müssen die Mm. intersossei I und brachialis ebenfalls berücksichtigt werden. Etwas seltener beteiligt, können Muskeln aus dem Schulterbereich (z. B. die Mm. subscapularis und latissimus dorsi) ebenfalls bis in den Handrücken ausstrahlen, der Schmerz wird oft als diffus beschrieben.

Tiefe, im Daumengrund- und Sattelgelenk empfundene, meist belastungsabhängige Schmerzen Meistens sind sie der daumengelenksnahen Muskulatur, wie z. B. den Mm. adductor pollicis und opponens pollicis, zuzuschreiben. Die wichtigste Ursache für die Entstehung von Triggerpunkten in diesen Muskeln sind Überlastungen des Daumens. Auch wenn diese Beschwerden oft mit degenerativen Gelenkveränderungen einhergehen, beginnen die myofaszialen Schmerzen schon früher.

Schmerzen in den Fingern Diese sind typisch für die Mm. interossei, insbesondere wenn die Schmerzen jeweils seitlich an den Fingern beschrieben werden. Sehr häufig sind auch Schmerzen, die dorsal über den Handrücken bis in die Finger ausstrahlen und deren Ursache fast immer in den Handextensoren zu finden ist. Sind die Handschmerzen schwer zu lokalisieren oder zu beschreiben, dann ist es wichtig, die Schultergürtelmuskulatur in die Untersuchung miteinzubeziehen.

Ulnare Handgelenksschmerzen, Sie treten beim Schreiben oder Arbeiten am Computer auf und können verursacht werden, wenn die Hand konstant ein wenig in Dorsalextension und Ulnarduktion gehalten werden muss. Diese Haltung kann zu einer Überlastung des M. extensor carpi ulnaris führen und Triggerpunkte in diesem Muskel aktivieren. Tritt der ulnare Handgelenksschmerz eher in Ruhe oder beim Greifen mit der Hand auf, dann ist der M. interossei I genauer zu untersuchen.

5.8.3 Top-3-Muskeln des Handschmerzes

M. extensor carpi radialis longus ➤ Kap. 6.9. Der M. extensor carpi radialis longus wird hier stellvertretend für alle Finger- und Handextensoren aufgeführt, bei denen die verursachten Symptommuster bis in die dorsale Hand und z. T. sogar bis in die Finger reichen können.

Mm. interossei ➤ Kap. 6.10. Typisch für Triggerpunkte in diesen Muskeln sind Ausstrahlungen, die sich jeweils seitlich entlang den zugehörigen Fingern nach distal ausbreiten.

M. adductor pollicis ➤ Kap. 6.11. Der M. adductor pollicis ist praktisch an allen Greifaktivitäten beteiligt und entwickelt in der Folge auch häufig Triggerpunkte. Schmerzen im Daumengrund- und -sattelgelenk, im gesamten Thenar sowie im Bereich zwischen Daumen und Zeigefinger gehören zu dem von Triggerpunkten in diesem Muskel verursachten Symptommuster.

5.8.4 Joker-Muskeln

Mm. opponens pollicis, abductor pollicis brevis und flexor pollicis brevis Der M. opponens pollicis kann anatomisch und funktionell als die proximale Fortsetzung des M. adductor pollicis betrachtet werden. Auf dem M. opponens pollicis verlaufen palmar der M. flexor pollicis brevis und radial der M. abductor pollicis brevis. Triggerpunkte in der Thenarmuskulatur können durch übermäßige Greifaktivitäten aktiviert werden oder unter anderem auch, wenn der Daumen häufig und intensiv belastet wird, wie z. B. bei der manuellen Behandlung von Triggerpunkten. Die tief empfundenen Übertragungsschmerzen betreffen hauptsächlich die palmare Daumenfläche und den radial-volaren Handgelenksbereich.

M. extensor carpi ulnaris Die Hauptfunktion des M. extensor carpi ulnaris ist neben der Handextension eine Ulnarduktion. Diese Haltung der Hand wird von den meisten Personen, die am Computer arbeiten, eingenommen, dabei muss dieser Muskel oft und lange in angenäherter Position stabilisierend arbeiten und kann dadurch Triggerpunkte aktivieren. Das Hauptschmerzgebiet liegt am ulnaren Handgelenk.

5.8.5 Top-3-Differenzialdiagnosen

Differenzialdiagnosen

- Fingergelenksarthrosen und Arthritis
- Pathologien der Handwurzelgelenke
- Radikulopathien

5.9 Interskapulärschmerz

TOP 3-MUSKELN
- M. trapezius pars ascendens (➤ Kap. 6.13)
- M. rhomboideus (➤ Kap. 6.14)
- Mm. scaleni (➤ Kap. 6.15)

5.9.1 Klinik aus myofaszialer Sicht

Interskapulären Schmerzen liegen häufig posturale Probleme zugrunde. Eine Beurteilung der Haltung und eine ergonomische Analyse sind für die Erstellung des Behandlungsplans notwendig. Die Patienten beschreiben die Schmerzen, die zwischen der Wirbelsäule und dem medialen Skapularand liegen, meistens sehr ähnlich, unabhängig davon, ob sie muskulärer, arthrogener oder neurogener Ursache sind (➤ Abb. 5.8). In der Regel sind mit zunehmender Schmerzdauer und Chronifizierung auch mehrere Strukturen beteiligt. Am häufigsten treten Kombinationen aus dysfunktionierenden Kostovertebralgelenken und Triggerpunkten in den Mm. trapezius pars ascendens und rhomboideus auf. Fast immer bewährt sich in diesem Fall folgende Behandlungsstrategie: manualmedizinische Behandlung der Brustwirbelsäule und der Kostovertebralgelenke, Instruktion von Automobilisationstechniken, Behandlung der beteiligten Triggerpunkte und Vermittlung von gezielten Übungen für die Interskapulärmuskulatur mit haltungskorrigierenden Maßnahmen.

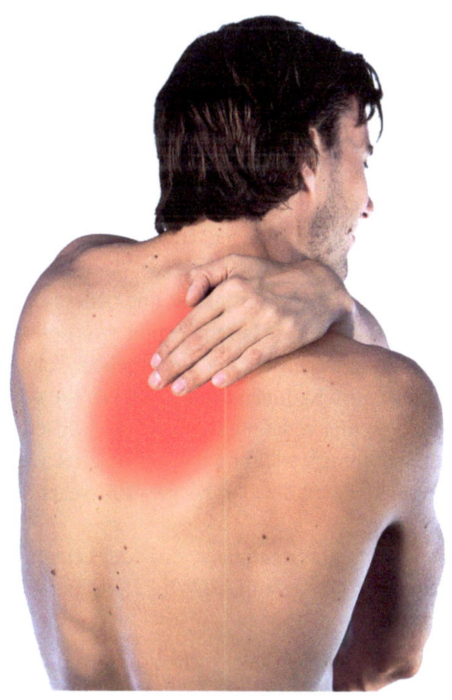

Abb. 5.8 Interskapulärschmerz [V785]

Die am häufigsten beschriebenen Interskapulärschmerzen sind:
- Diffuse, dumpfe, z. T. ischämische, tief in der Interskapulärmuskulatur empfundene Schmerzen
- Von kranial ausstrahlender Interskapulärschmerz
- Paravertebraler Brustwirbelsäulen-Schmerz

5.9.2 Myofasziale Symptome

Die Identifizierung von Triggerpunkten in den in diesem Kapitel beschriebenen Muskeln wird dadurch erschwert, dass sich diese einerseits häufig gegenseitig unterhalten, andererseits nahezu auf die gleichen auslösenden Faktoren reagieren. Dies hat zur Folge, dass regelmäßig alle hier erwähnten Muskeln am Interskapulärschmerz beteiligt sind.

Diffuse, dumpfe und tief in der Interskapulärmuskulatur empfundene Schmerzen Sie weisen in der Regel direkt auf die Mm. trapezius pars ascendens und descendens sowie den M. rhomboideus hin. Die Interskapulärmuskulatur muss umso mehr den Schultergürtel stabilisieren, je feiner und koordinativ anspruchsvoller die mit den Händen und Armen zu verrichtenden Tätigkeiten sind. Die Schmerzen bauen sich eher schrittweise, vor allem unter Belastung auf. Widerstands- und kurze Belastungstests genügen demzufolge meistens nicht, um den Schmerz klar zu reproduzieren. Eine genaue Palpation unter Berücksichtigung der Faserrichtungen bringt hier am schnellsten Aufschluss über die beteiligten Muskeln.

Von kranial ausstrahlende Interskapulärschmerzen Diese gehen oft einher mit Pathologien am zervikothorakalen Übergang. Hier lässt sich der Schmerz oftmals durch Bewegungen der Halswirbelsäule provozieren. Sind die Mm. levator scapulae und scalenus posterior betroffen, lassen sich häufig die Schmerzen über die HWS-Flexion in Kombination mit Rotation und Seitwärtsneigung zur Gegenseite auslösen bzw. verstärken. Wird der Schmerz eher durch HWS-Extension in Kombination mit Rotation zur gleichen Seite verstärkt, dann kommen neben segmentalen Ursachen die Mm. scalenus medius und anterior als Mitverursacher infrage.

Paravertebrale Brustwirbelsäulen-Schmerzen Bei diesen ist zusätzlich die thorakale, paravertebrale Muskulatur mit ausreichend großem Palpationsdruck zu untersuchen.

5.9.3 Top-3-Muskeln des Interskapulärschmerzes

M. trapezius pars ascendens ➤ Kap. 6.13. Dieser stabilisierende Muskel ist wohl der am meisten behandelte Muskel bei interskapulären Schmerzen.

M. rhomboideus ➤ Kap. 6.14. Ähnlich wie der M. trapezius pars ascendens stabilisiert der M. rhomboideus die Skapula. Das Symptommuster wird meist lokal und als in der Tiefe liegend empfunden und hat weniger ausstrahlenden Charakter.

M. scaleni ➤ Kap. 6.15. Während Triggerpunkte des M. scalenus posterior praktisch nur nach dorsal ausstrahlen, werden Symptommuster, die durch Triggerpunkte in den vorderen zwei Anteilen (M. scalenus anterior und medius) verursacht werden, auch in den vorderen Thoraxbereich projiziert.

5.9.4 Joker-Muskeln

Mm. longissimus (thorakaler Anteil) et iliocostalis thoracis ➤ Kap. 6.18. Der nach interskapulär ausstrahlende Anteil des durch Triggerpunkte in diesen beiden oberflächlich gelegenen Muskeln verursachten Symptommusters tritt meistens während des Vornüberbeugens aus dem Stand auf. Ein in Ruhe vorhandener Schmerz geht oft einher mit einer kyphotischen Haltung und einer hypomobilen oberen Brustwirbelsäule.

M. levator scapulae ➤ Kap. 6.16. Ähnlich wie das Symptommuster, das durch Triggerpunkte im M. scalenus posterior hervorgerufen wird, können Triggerpunkte im M. levator scapulae einen vom Nacken in die Interskapulärregion ausstrahlenden Schmerz auslösen. Dieser kann mittels Kompression der aktiven Triggerpunkte oder fast immer auch über eine gezielte Dehnung reproduziert werden.

5.9.5 Top-3-Differenzialdiagnosen

Differenzialdiagnosen

- Diskushernie
- Arthropathien der Kostovertebralgelenke
- Spondylarthrose

5.10 Low Back Pain

TOP-3-MUSKELN

- Mm. longissimus und iliocostalis (➤ Kap. 6.18)
- M. iliopsoas (➤ Kap. 6.24)
- M. quadratus lumborum (➤ Kap. 6.23)

5.10.1 Klinik aus myofaszialer Sicht

Bei einer so häufig verwendeten Diagnose wie „Low Back Pain“ (➤ Abb. 5.9) ist es ungemein wichtig, die muskulären Komponenten zu erkennen. Erschwerend ist, dass segmentale Dysfunktionen, Bandscheibenprobleme mit neurogenen Komponenten und degenerative Prozesse an Fazettengelenken sowie Ausstrahlungen innerer Organe (sog. Head-Zonen, hier vorwiegend des Magen-Darm-Trakts sowie der Harnblase und Nieren), die Schmerzen in die tiefe Lumbalregion projizieren, oft mit aktiven Triggerpunkten einhergehen. Folgende Symptommuster können muskulärer Genese sein:

- Paravertebral verlaufender, ein- oder beidseitiger Phasenschmerz während des Vorbeugens oder dem Aufrichten des Oberkörpers aus stehender Position
- Paravertebral verlaufender, ein- oder beidseitiger Schmerz bei endgradiger LWS-Extension (Rückwärtsneigung) im Stand
- Einschießende, blockierende, in der Tiefe empfundene lumbale Schmerzen bei allen Bewegungen

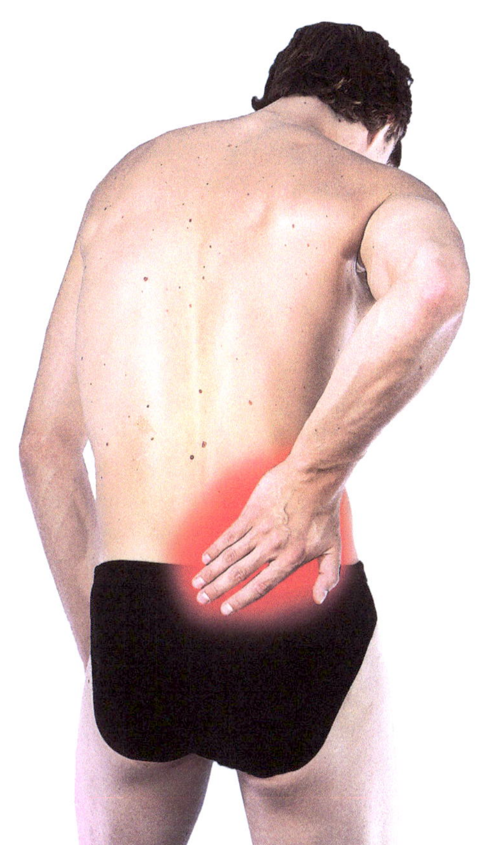

Abb. 5.9 Low Back Pain [V785]

- Lokale, in der Tiefe, punktuell an der Wirbelsäule empfundene Schmerzen
- Horizontal über den Rücken verlaufende Schmerzen bei der Rückwärtsneigung

5.10.2 Myofasziale Symptome

Schmerzen an der Wirbelsäule mit verschiedenen Ursachen, sog. Mischbilder, sind alltäglich. Weisen Symptome, Anamnese und Beschreibungen des Patienten auf eine myofasziale Beteiligung hin, ist die weitere Identifikation von Triggerpunkten und eine probatorische Behandlung indiziert.

Paravertebral verlaufender, ein- oder beidseitiger Phasenschmerz während dem Vorbeugen oder dem Aufrichten des Oberkörpers aus dem Stand Zeigt der Patient den Schmerz, während er sich bückt, von oben nach unten verlaufend, mit einer Handbewegung, die in der Regel flächig auf dem Beckenkamm endet, so deutet das auf die Mm. longissimus und iliocostalis hin, sofern die Bückbewegung aus der Wirbelsäule erfolgt. Tritt der Schmerz bei einer Bückbewegung, die eher aus der Hüfte kommt, auf, so ist das ein Hinweis auf eine Beteiligung der Glutealmuskulatur (➤ Kap. 6.22).

Paravertebrale Schmerzen bei endgradiger LWS-Extension im Stand Verstärken sich diese Schmerzen bei forcierter Hüftstreckung und -innenrotation und verringern sie sich bei Auflösung der Hüftextension, sind sie ein deutlicher Hinweis auf eine Beteiligung des M. psoas. Wird der Schmerz mehr kaudal im Bereich des Iliums, L5 und Sakrum beschrieben, so kann das auf Triggerpunkte im M. iliacus hindeuten.

Einschießende, blockierende, in der Tiefe empfundene lumbale Schmerzen Treten diese bei fast allen Bewegungen außer bei LWS-Extension auf und sind nicht einer Diskushernie oder anderen segmentalen Dysfunktionen zuzuweisen, sind sie typisch für Triggerpunkte im M. quadratus lumborum. Klassischerweise wird auch ein morgendlicher Anlaufschmerz beschrieben.

- Triggerpunkte im transversospinalen System verursachen **lokale, in der Tiefe, punktuell an der Wirbelsäule empfundene Schmerzen.** Meist zeigt der Patient diese, indem er mit der Faust oder einem „bohrenden Finger“ in die Schmerzregion drückt.
- **Horizontal über den Rücken verlaufende Schmerzen bei der Rückneigung,** die sowohl aus dem Stand als auch aus sitzender Position auftreten und vom Patienten mit einer quer über die LWS verlaufenden, flächigen Handbewegung angezeigt werden, sind ein klassisches Symptommuster bei Triggerpunkten im M. rectus abdominis.

5.10.3 Top-3-Muskeln des Low Back Pain

Mm. longissimus und iliocostalis ➤ Kap. 6.18. Triggerpunkte in diesen Muskeln liegen normalerweise weiter kranial als der Ort der maximalen Schmerzlokalisation. Es muss also genau darauf ge-

5

achtet werden, welcher Bereich dieser Muskeln im Moment des Auftretens des Schmerzes während des Bückens belastet wird. In diesem Muskelanteil lassen sich die Triggerpunkte dann meist finden.

M. iliopsoas ➤ Kap. 6.24. Bedingt durch seine anatomische Lage kann der M. iliopsoas mit Scherkräften auf die Lendenwirbelsäule und den lumbosakralen Übergang einwirken und so neben ausstrahlenden Schmerzen auch funktionelle Störungen verursachen.

M. quadratus lumborum ➤ Kap. 6.23. Das von ihm verursachte Symptommuster erstreckt sich in der Regel nach kaudal über die iliolumbale Region bis in den Gesäßbereich. Da der Muskel mit seinen verschiedenen Anteilen in der Lage ist, sämtliche Segmente der LWS zu beeinflussen, kann er ähnlich wie der M. iliopsoas für segmentale Störungen mitverantwortlich sein.

5.10.4 Joker-Muskeln

Mm. rotatores und multifides Das durch Triggerpunkte in diesen tief liegenden Muskeln hervorgerufene Symptommuster gleicht dem Schmerz einer Fazettengelenksdysfunktion. Ein endgradiger, einseitiger, in der Tiefe empfundener Schmerz bei Extension, Rotation und Lateralflexion zur gleichen Seite, aber auch bei einer Flexionsbewegung aus dem Stand kann seine Ursache in diesen Muskeln haben.

M. rectus abdominis Als einziger reiner Flexionsmuskel der LWS muss der M. rectus abdominis auch aus funktioneller Sicht bei allen Rückenbeschwerden, die bei Bewegungen in der Sagitalebene auftreten, berücksichtigt werden. Das Symptommuster verläuft klassischerweise auf Höhe der Triggerpunkte quer über den Rücken (!).

5.10.5 Top-3-Differenzialdiagnosen

Differenzialdiagnosen

- Diskushernie
- Spondylolisthesis
- Spondylarthrose

5.11 Low Back Pain und lateraler Oberschenkelschmerz

TOP-3-MUSKELN

- Mm. glutaeus medius et minimus (➤ Kap. 6.22)
- M. quadratus lumborum (➤ Kap. 6.23)
- M. vastus lateralis (➤ Kap. 6.27)

5.11.1 Klinik aus myofaszialer Sicht

Eine wichtige Rolle bei diesen Schmerzen nimmt die gesamte Beckenmuskulatur ein. Das Becken gilt sozusagen als eine Art Schnittstelle, von der sowohl Rücken- als auch Beinschmerzen ausgehen können (➤ Abb. 5.10). Dieses Kapitel widmet sich vorwiegend den nach distal ausstrahlenden Symptomen. Zu den wichtigsten Symptomen gehören:

- Belastungsabhängige iliolumbale Schmerzen
- In der Tiefe empfundener, mit subjektivem Schwächegefühl einhergehender Schmerz in der Glutealregion
- Lateraler Oberschenkelschmerz

5.11.2 Myofasziale Symptome

Belastungsabhängige iliolumbale Schmerzen Sie können nach ihrer Ausstrahlung grob eingeteilt werden in solche, die nach kranial in den Rückenbereich oder nach kaudal in die Beine ausstrahlen. Die Differenzierung erfolgt dabei grundsätzlich mittels Schmerzprovokation über Bewegungen und Belastungen der paravertebralen und der Hüftgelenksmuskulatur. Treten die iliolumbalen Schmerzen z. B. als Phasenschmerz während des Vorbeugens auf, das ausschließlich aus dem Hüftgelenk erfolgt, dann kann das Problem mit hoher Wahrscheinlichkeit der Glutealmuskulatur zugeschrieben werden. Triggerpunkte in den Mm. glutaeus medius und minimus entstehen häufig durch muskuläre Überlastung. Gleichzeitig sind diese Muskeln auch prädestiniert, von primären Triggerpunkten aus dem M. quadratus lumborum oder anderen Hüftmuskeln ausgehend Satellitentriggerpunkte zu bilden.

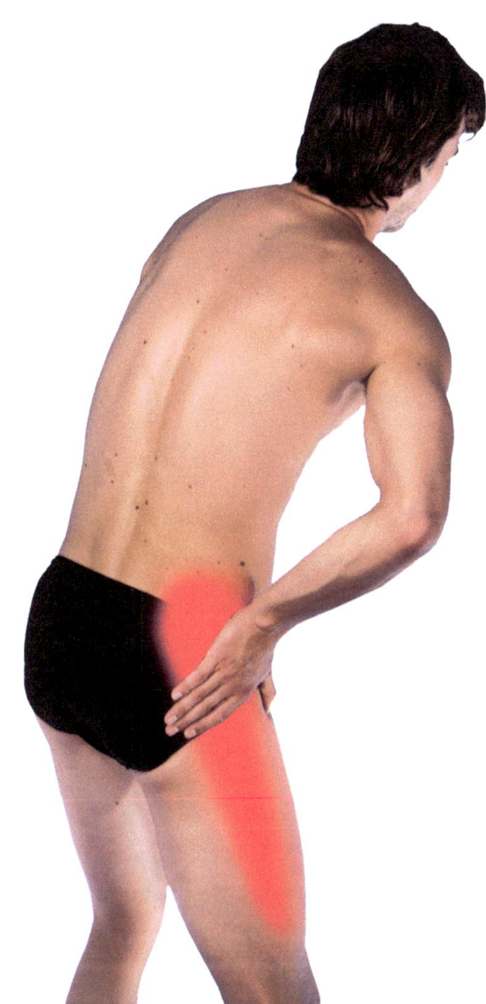

Abb. 5.10 Low Back Pain und lateraler Oberschenkelschmerz [V785]

In der Tiefe empfundene, mit subjektivem Schwächegefühl einhergehende Gesäßschmerzen Vor allem wenn sie auch in Ruhe (zum Beispiel in kontralateraler Seitenlage und auch im Stand) auftreten, haben sie ihre Ursache ebenfalls praktisch immer in aktiven Triggerpunkten der Mm. glutaeus medius, minimus und teilweise auch maximus.

Lateraler Oberschenkelschmerz Es gibt kaum einen lateralen Oberschenkelschmerz, bei dem nicht der M. vastus lateralis beteiligt ist. Ob zusätzlich übergeordnete, primäre Triggerpunkte unterhaltend mitwirken, sollte durch eine sorgfältige Anamnese eruiert werden. Dies ist insofern von Bedeutung, da die Provokation lateraler Oberschenkelschmerzen, die aus den Mm. glutaeus medius und minimus, tensor und quadratus lumborum herrühren, nicht immer über aktive Tests möglich ist. Selbstverständlich bleibt bei einer erfolglosen Probebehandlung stets die Möglichkeit, mittels einer minutiösen palpatorischen Untersuchung der oben genannten Muskeln zu einer exakteren Diagnose zu gelangen.

5.11.3 Top-3-Muskeln des Low Back Pain und lateralen Oberschenkelschmerzes

Mm. glutaeus medius und minimus ➤ Kap. 6.22. Triggerpunkte, deren Symptommuster unter Belastung hauptsächlich die iliolumbale Region betreffen, finden sich größtenteils in dem Bereich, wo sich die Mm. glutaeus medius, minimus und maximus überschneiden.

M. quadratus lumborum ➤ Kap. 6.23. Das von diesem Muskel verursachte Symptommuster zieht in der Regel nach kaudal in die iliolumbale Region und reicht selten weiter als bis zum Trochanter major. Dieser Muskel birgt häufig primäre Triggerpunkte, die wiederum Satellitentriggerpunkte in der Hüftmuskulatur unterhalten. Diese können wiederum Schmerzen im lateralen Oberschenkel auslösen.

M. vastus lateralis ➤ Kap. 6.27. Als Hauptsymptom verursachen Triggerpunkte dieses Muskels Schmerzen im lateralen Oberschenkel.

5.11.4 Joker-Muskeln

M. piriformis Dieser tief liegende, als „Entrapment-Muskel" bekannte Außenrotator der Hüfte kann eine Schlüsselrolle bei persistierenden Gesäß- und Beinschmerzen spielen. Das klassische Symptommuster erstreckt sich eher über den dorsalen Gluteal- und Oberschenkelbereich. Da der M. piriformis aber auf funktionellem Weg die gesamte Hüftmuskulatur störend beeinflussen kann, muss er stets als „Joker" im Hinterkopf behalten werden.

M. tensor fasciae latae Der M. tensor fasciae latae bildet, bedingt durch seine Funktion und seine Lage, den fließenden Übergang zwischen den Hüftbeugern und den Hüftabduktoren. Bestehen aktive Triggerpunkte in diesem Muskel, dann stört er funktionell vorwiegend Bewegungen in der Sagitalebene. Das entstehende Symptommuster hingegen betrifft vor allem die Region um den Trochanter major und den lateralen Oberschenkel.

5.11.5 Top-3-Differenzialdiagnosen

Differenzialdiagnosen

- Bursitis trochanterica
- Neuropathien: (Radikulopathie L4/5 und Entrapment des N. cutaneus femoris lateralis)
- SIG-Dysfunktion

5.12 Leistenschmerz

TOP-3-MUSKELN

- M. quadratus lumborum (➤ Kap. 6.23)
- M. iliopsoas (➤ Kap. 6.24)
- M. pectineus (➤ Kap. 6.25)

5.12.1 Klinik aus myofaszialer Sicht

Als Leistenschmerz bezeichnet man Schmerzen, die das Leistendreieck betreffen (➤ Abb. 5.11). Bei der Zuordnung zu einzelnen Muskeln helfen meistens die folgenden Differenzierungen:

- Diffuser Leistenschmerz, der dem Muster eines fortgeleiteten myofaszialen Schmerzes zugeordnet werden kann
- Lokaler, deutlicher und meist tief in der Leiste empfundener Schmerz
- In der Leiste empfundener, primärer Hüftgelenksschmerz

Hier ist zu bemerken, dass die Primärursache von Leistenschmerzen meistens nicht muskulärer Natur ist und intraartikuläre oder extraartikuläre, ossäre, Bindegewebe-, Muskel- oder Nervenpathologien vor einer Triggerpunktbehandlung erkannt werden sollten.

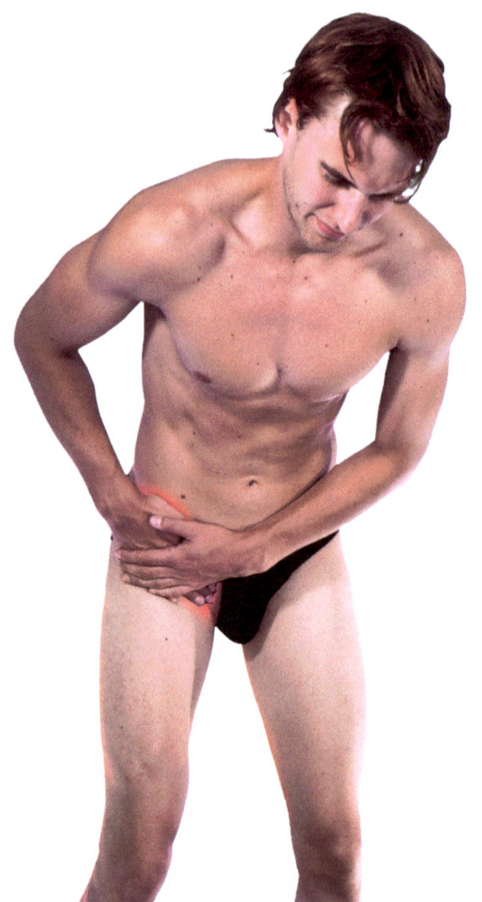

Abb. 5.11 Leistenschmerz [V785]

5.12.2 Myofasziale Symptome

Diffuse Leistenschmerzen Diese treten häufig in Ruhe auf und können nicht immer mit einer Provokationsbewegung hervorgerufen werden. So kann unter anderem der M. quadratus lumborum, die abdominelle Muskulatur (M. obliquus externus abdominis) und selten auch die Glutealmuskulatur Schmerzen in die Leistenregion ausstrahlen.

Lokale, sehr deutlich und in der Tiefe empfundene Leistenschmerzen Sie sind in der Regel bewegungs- oder belastungsabhängig. Provozierend sind meist Dehnbewegungen für die Hüftflexoren und Adduktoren oder Widerstandstests für dieselben Muskeln. Trotzdem kann aber auch eine passive

Hüftflexions-/Adduktionsbewegung einen in der Tiefe liegenden, muskulären Schmerz auslösen, wie dies z. B. beim M. iliopsoas distal des Leistenbandes der Fall sein kann, wenn er durch diese Bewegungen komprimiert wird.

In der Leiste empfundene, jedoch primäre Hüftgelenksschmerzen Zwar sind sie artikulären Ursprungs, können aber durch Triggerpunkte in der Hüftmuskulatur, welche die Biomechanik stören, ausgelöst oder verstärkt werden.

5.12.3 Top-3-Muskeln des Leistenschmerzes

M. quadratus lumborum ➤ Kap. 6.23. Der durch den M. quadratus lumborum ausgelöste, meist in aufrechter Position auftretende Leistenschmerz lässt sich leider selten über eine Bewegung provozieren. Manchmal kann er durch Husten oder Niesen verstärkt oder ausgelöst werden. Mischbilder sind nicht selten und müssen bei der Untersuchung berücksichtigt werden.

M. iliopsoas ➤ Kap. 6.24. Einerseits verursacht der M. iliopsoas ein Symptommuster, das die Leistenregion betreffen kann, andererseits können Triggerpunkte im distalen Muskelanteil für lokale Schmerzen sorgen. Außergewöhnlich ist, dass eine maximale Hüftflexion Triggerpunkte im M. iliopsoas distal des Leistenbandes komprimieren und damit ebenfalls myofasziale Schmerzen provozieren kann.

M. pectineus ➤ Kap. 6.25. Triggerpunkte im M. pectineus lösen den klassischen, lokalen und tiefen Leistenschmerz aus, der bei forcierter Abduktions- oder Extensionsstellungen der Hüfte oder durch einen Widerstandstest verstärkt werden kann.

5.12.4 Joker-Muskeln

M. adductor longus Leistenschmerzen, die eher im kaudalen Leistenbereich liegen und vom Patienten nicht als besonders tief liegend empfunden werden, können Triggerpunkten aus dem M. adductor longus zugeschrieben werden. Ebenso gehören Schmerzen am Sehnenansatz der Hüftadduktoren zu dem von ihnen hervorgerufenen Symptommuster.

M. obliquus externus abdominis Dieser oberflächliche Bauchmuskel löst einen eher diffus ausstrahlenden, über den Beckenkamm und das Leistenband ziehenden Leistenschmerz aus. Der Schmerz kann sowohl in Ruhe als auch in einer Dehnstellung des M. obliquus externus auftreten. Meistens befinden sich die für den Leistenschmerz verantwortlichen Triggerpunkte in den kaudalen Fasern dieses Muskels.

5.12.5 Top-3-Differenzialdiagnosen

Differenzialdiagnosen

- Coxarthrose
- Leistenhernie
- Iliopsoas-Bursitis

5

5.13 Knieschmerz

TOP-3-MUSKELN

- M. vastus medialis (➤ Kap. 6.26)
- M. vastus lateralis (➤ Kap. 6.27)
- M. gastrocnemius (➤ Kap. 6.28)

5.13.1 Klinik aus myofaszialer Sicht

Das Knie ist ein komplexes Gelenk, auf dem beim Gehen und Laufen kurzzeitig nahezu das gesamte Körpergewicht sowie zusätzlich die beim Beschleunigen und Bremsen wirkenden Schubkräfte lasten. Unterschiedlichen Muskeln kommt hier eine wichtige Bedeutung für eine optimale Stabilisation und Führung des Kniegelenks zu. Knieschmerzen bestehen oft aus einem Mischbild von ausstrahlenden myofaszialen und mechanisch generierten arthrogenen Schmerzen (➤ Abb. 5.12). Häufig werden folgende Schmerzmuster beschrieben:

- Belastungsabhängige, ventromediale und subpatelläre Schmerzen
- Laterale und dorsale Kniegelenksschmerzen bei schmerzhafter Knieextension

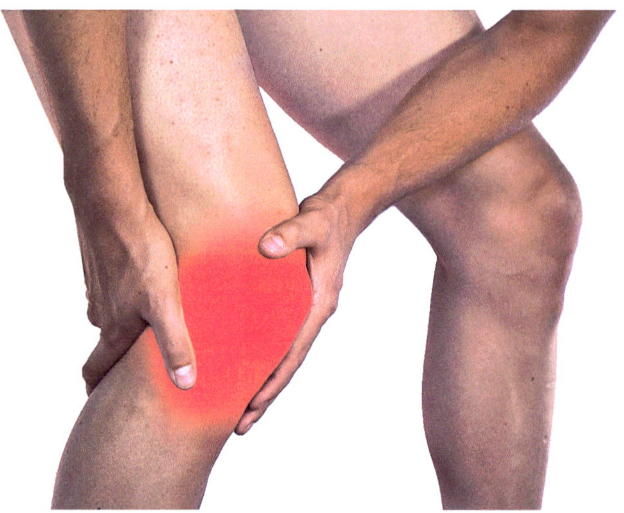

Abb. 5.12 Knieschmerz [V785]

- Flächige, dorsale Knieschmerzen unter Belastung, wie z. B. beim Bergaufgehen
- Umschriebene, popliteale Knieschmerzen bei Knieflexionsdefizit, die verhindern, dass der Patient knien oder in die Hocke gehen kann

5.13.2 Myofasziale Symptome

Belastungsabhängige, ventromediale und subpatelläre Schmerzen Sie treten in der Regel unter Belastung auf und sind oft einfach zu reproduzieren (Treppensteigen, Kniebeugen im Einbeinstand etc.). Dabei können Triggerpunkte die Kraftentfaltung des M. vastus medialis beeinträchtigen und so die Führung der Patella stören, was zu subpatellären Schmerzen führen kann. Dabei ist zu beachten, dass Triggerpunkte im M. quadriceps das gleiche Schmerzmuster verursachen können. Die palpatorische Provokation der beteiligten Triggerpunkte kann also diese Beschwerden (bzw. einen Teil davon) auslösen. Der Patient interpretiert diese myofaszialen Schmerzen meistens als einen im Gelenkspalt oder auch unter der Patella liegenden Schmerz. Ob eine myofasziale Beteiligung vorliegt, lässt sich am schnellsten durch eine probatorische Behandlung, die zumindest eine kurzfristige Verbesserung der Beschwerden bewirken sollte, feststellen.

Laterale und dorsale Kniegelenksschmerzen bei schmerzhafter Knieextension Die passive Knieextension endet in einem hart-elastischen Stopp und löst beim Patienten meistens artikuläre Schmerzen aus, die sowohl im dorsolateralen Bereich als auch im ventralen beziehungsweise ventrolateralen Gelenksspalt verspürt werden. Dies kann der Fall sein, wenn die dorsalen muskulären und bindegewebigen Strukturen die volle Extension verhindern. Dadurch können Scherkräfte und eine erhöhte Drucksituation innerhalb des Kniegelenks auftreten. In diesem Fall ist eine Entlastung und Verbesserung der intermuskulären Mobilität in erster Linie durch manuelle Faszientechniken zu erreichen. Dabei soll gelenksnah, z. B. zwischen der Sehne des M. biceps femoris caput longum und dem M. biceps femoris caput brevis, gearbeitet werden. Die dorsalen Schmerzen können auch häufig von aktiven Triggerpunkten im M. biceps femoris caput breve herrühren.

Dorsale, flächig empfundene Knieschmerzen Sie treten beim Bergaufgehen und Treppensteigen oder bei Dehnung oder Belastung der Wadenmuskulatur auf und haben ihren Ursprung meistens im M. gastrocnemius. Diese Beschwerden sind vor allem von durch Triggerpunkte im M. soleus, in der ischiokruralen Muskulatur und im M. popliteus hervorgerufenen Schmerzen abzugrenzen.

Knieflexionsdefizit mit umschriebenen poplitealen Schmerzen bei passiver endgradiger Flexion Dieses ist meistens dem M. popliteus zuzuschreiben, der unter anderem an der hinteren Wand der Kniegelenkskapsel und am Außenmeniskus ansetzt und mitverantwortlich ist für eine gut koordinierte aktive, aber auch passive Knieflexion. Es ist denkbar, dass Triggerpunkte die intramuskuläre Koordination in diesem Muskel beeinträchtigen und somit die Koordination zwischen Femur, Tibia und Menisken im Kniegelenk stören.

5.13.3 Top-3-Muskeln des Knieschmerzes

M. vastus medialis ➤ Kap. 5.26. Der M. vastus medialis zieht als der medialste Anteil des M. quadriceps an die Patella. Neben seiner extensorischen Funktion im Kniegelenk ist er auch an der Führung der Patella beteiligt. Speziell die ganz distalen Fasern („vastus medialis obliquus") sind für die Medialisierung der Patella wichtig. Das Symptommuster des M. vastus medialis erstreckt sich vorwiegend über den distalen und medialen Oberschenkelbereich und über einen Großteil des Kniegelenks.

M. vastus lateralis ➤ Kap. 6.27. Das Symptommuster, das von Triggerpunkten im z. T. unter dem Tractus iliotibialis liegenden, kräftigen M. vastus lateralis verursacht wird, betrifft v. a. die laterale Oberschenkelseite und kann sich über die laterale Kniegelenksseite, unter der Patella durch bis nach medial erstrecken. Triggerpunkte im M. vastus lateralis können ebenfalls die Führung der Patella stören.

M. gastrocnemius ➤ Kap. 6.28. Knieschmerzen, die aus Triggerpunkten im M. gastrocnemius herrühren, zeigen in den meisten Fällen typische myofasziale Ausstrahlungen in den dorsalen Kniebereich.

5.13.4 Joker-Muskeln

M. biceps femoris caput breve Der M. biceps femoris caput breve ist der gelenknah liegende Anteil des M. biceps femoris. Er beugt das Knie und rotiert es leicht nach außen. Speziell die manuelle Behandlung dieses Muskels bewirkt erfahrungsgemäß eine wesentliche Verbesserung der Knieextension.

M. popliteus Ist eine Baker-Zyste ausgeschlossen, ist meistens der M. popliteus funktionell an einer Einschränkung der passiven Knieflexion beteiligt. Typischerweise treten die endgradigen Schmerzen im Kniekehlenbereich auf.

5.13.5 Top-3-Differenzialdiagnosen

Differenzialdiagnosen

- Baker-Zyste
- Gonarthrose
- Meniskusläsionen

5.14 Unterschenkelschmerz und Achillodynie

TOP-3-MUSKELN

- M. gastrocnemius (➤ Kap. 6.28)
- M. soleus (➤ Kap. 6.29)
- M. tibialis posterior (➤ Kap. 6.30)

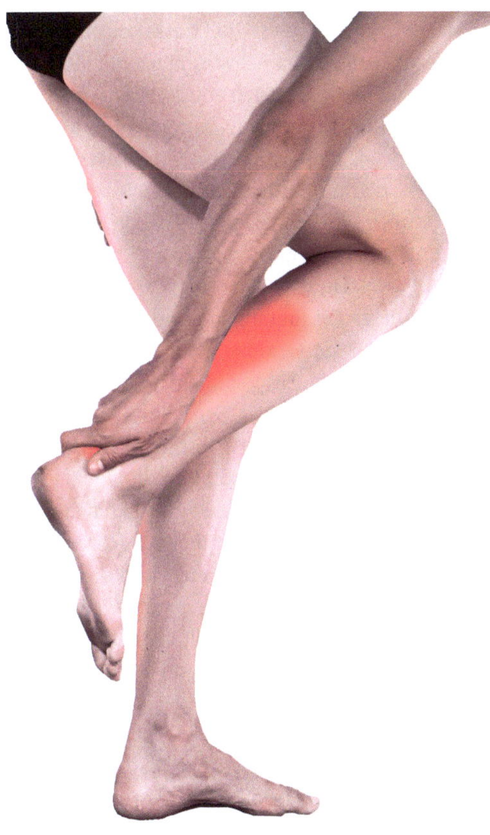

Abb. 5.13 Unterschenkelschmerz und Achillodynie [V785]

5.14.1 Klinik aus myofaszialer Sicht

Im Gegensatz zur Achillodynie, die sehr oft von einem tiefen, dorsalen Unterschenkelschmerz begleitet wird, können Unterschenkelschmerzen auch ohne Achillessehnenprobleme auftreten (➤ Abb. 5.13). Häufig beschriebene Formen von Unterschenkelschmerzen sind:

- Krampfartige, tief im Muskel liegende Wadenschmerzen
- Achillodynie
- Laterale Unterschenkelschmerzen

5.14.2 Myofasziale Symptome

Krampfartige, tief im Muskel liegende Wadenschmerzen Diese gehören wohl zu den am häufigsten auftretenden Unterschenkelschmerzen. Typisch sind hier einerseits Anlaufschmerzen, speziell am Morgen, und andererseits Überlastungsschmerzen, wie sie häufig beim Schwimmen ausgelöst werden können. Die häufigsten muskulären Ursachen sind Triggerpunkte der Mm. gastrocnemius und soleus. Bei dorsalen Unterschenkelschmerzen, die weniger tief und krampfartig empfunden werden, kann es sich lohnen, die ischiokruralen Muskeln und die Glutealmuskulatur genauer zu untersuchen.

Achillodynie Diese an der Achillessehne lokalisierte Schmerzzone muss insofern differenziert betrachtet werden, da sich die Sehne möglicherweise lediglich innerhalb des Schmerzausstrahlungsgebiets eines Muskels befindet und selbst nicht druckdolent ist. Ist die Sehne aber selbst schon druckempfindlich, liegt die Ursache eventuell in trophischen Veränderungen innerhalb eines myofaszialen Ausstrahlungsgebiets. Es ist auch möglich, dass solche Veränderungen an der Sehne aufgrund von durch Triggerpunkte verursachten Verspannungen einzelner Muskelfaserstränge innerhalb des M. triceps surae entstehen. Dieser Zustand kann wiederum Einfluss auf die gesamte funktionelle Einheit haben. Zusätzlich können die durch Hartspannstränge bedingten Spannungsveränderungen sowohl einen mechanischen Einfluss auf den Muskel-Sehnen-Übergang als auch auf die Insertionsstelle der Sehnen haben, was dort jeweils zu Irritationen führen kann. Sehr oft mitverantwortlich für Achillodynien und lokale trophische Veränderungen sind Triggerpunkte im M. tibialis posterior, deren Ausstrahlungsgebiet typischerweise über den Bereich der Achillessehne führt. Etwas seltener beteiligt und deshalb oft übersehen bei Achillodynie sind Triggerpunkte im M. flexor hallucis longus.

Laterale Unterschenkelschmerzen Wenn sie sich über die gesamte Länge des Unterschenkels erstrecken und z. T. einen ermüdenden Charakter haben, stehen sie oft im Zusammenhang mit erhöhten stabilisierenden Anforderungen an das Fußgelenk. Nicht selten finden sich dabei deutliche Schmerzzonen im Bereich des lateralen Malleolus, für die fast immer Triggerpunkte in den Mm. peroneii verantwortlich sind. Dabei ist zu beachten, dass die Mm. peronaeus longus und brevis innerhalb einer myofaszialen Kette liegen können. Diese kann ihren Ursprung z. B. im M. quadratus lumborum haben, der wiederum Satellitentriggerpunkte in der Glutealmuskulatur unterhalten kann, deren Ausstrahlungsmuster schließlich die Triggerpunkte in den Mm. peroneii unterhalten können.

5.14.3 Top-3-Muskeln des Unterschenkelschmerzes und der Achillodynie

M. gastrocnemius ➤ Kap. 6.28. Der M. gastrocnemius und der M. soleus sind zusammen die wichtigsten Fußflexoren. Folglich sind sie für das Abstoßen des Fußes, beim Landen nach einem Sprung und auch bei der Stabilisierung des Fußgelenks aktiv. In der Praxis zeigt sich, dass wenn die Druckdolenz lateral an der Achillessehne zu finden ist, die empfindlichsten Triggerpunkte ebenfalls im lateralen Kopf des M. gastrocnemius lokalisiert sind. Das typische Symptommuster sind jedoch lokale im Muskel empfundene Schmerzen.

M. soleus ➤ Kap. 6.29. Wie bei Triggerpunkten im M. gastrocnemius betrifft das Symptommuster der Triggerpunkte im M. soleus die Achillessehne und beinhaltet auch lokale, tief im Muskel empfundene Schmerzen in der Mitte der Wade.

M. tibialis posterior ➤ Kap. 6.30. Er ist zusammen mit dem M. triceps surae an der Plantarflexion des Fußes beteiligt. Seine Sehne verläuft unter der Achillessehne nach medial, sodass er an der Supination des Fußes beteiligt ist und das Fußlängsgewölbe stützt. Sein Symptommuster betrifft neben tiefen Wadenschmerzen und diffusen Fersen- und Fußsohlenschmerzen ebenfalls die Achillessehne.

5.14.4 Joker-Muskeln

M. flexor hallucis longus Er verläuft von lateral unter der Achillessehne durch nach medial durch den Tarsaltunnel. Lässt sich der Achillessehnenschmerz durch eine spezifische Dehnung dieses Muskels reproduzieren, so ist eine Behandlung angezeigt.

M. peronaeus longus Der M. peronaeus longus ist zusammen mit dem M. peronaeus brevis einer der wichtigsten Muskeln bei lateralen Unterschenkelschmerzen. In der Anamnese wird sehr häufig ein Supinationstrauma beschreiben.

5.14.5 Top-3-Differenzialdiagnosen

Differenzialdiagnosen

- Oberer Fersensporn (➤ Kap. 5.15)
- Radikulopathie S1
- Muskelzerrung

5.15 Fersenschmerz

TOP-3-MUSKELN

- M. soleus (➤ Kap. 6.29)
- M. tibialis posterior (➤ Kap. 6.30)
- M. quadratus plantae (➤ Kap. 6.31)

5.15.1 Klinik aus myofaszialer Sicht

Häufige Diagnosen bei Fersenschmerzen (➤ Abb. 5.14) sind Fersensporne. Diese können plantar im Ansatzgebiet des M. quadratus plantae (unterer Fersensporn) und dorsal am Ansatz der Achillessehne (oberer Fersensporn) entstehen. Es stellt sich hier grundsätzlich die Frage, ob ein Fersensporn auf-

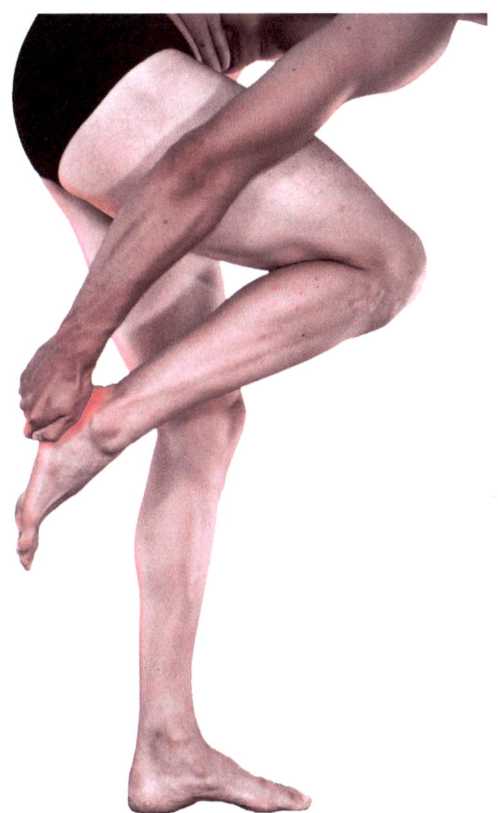

Abb. 5.14 Fersenschmerz [V785]

grund erhöhter Zugkräfte eines dort ansetzenden Muskels mit chronisch erhöhtem Tonus entstehen kann. In solchen Fällen gilt es, die myofaszialen Anteile des gesamten Schmerzbildes zu erkennen und gezielt zu behandeln. Fersenschmerzen werden üblicherweise in die folgenden Schmerzregionen unterschieden:

- Plantarer Fersenschmerz
- Dorsaler Fersenschmerz
- Medialer Fersenschmerz

5.15.2 Myofasziale Symptome

Plantarer Fersenschmerz Dieser wird lokal auf der Plantarseite des Kalkaneus empfunden. Die Belastung der Ferse beim Stehen und beim Gehen ist so schmerzhaft, dass der Patient den Vorfuß vermehrt belastet. Ein entsprechendes Hinken ist häufig zu beobachten. Der dabei oft bestehende untere Fersensporn liegt direkt im Ursprungsgebiet des M. quadratus plantae. In diesem Fall sollte festgestellt werden, ob der M. quadratus plantae Triggerpunkte hat, die den lokalen Fersenschmerz ebenfalls reproduzieren können.

Dorsaler Fersenschmerz mit einem oberen Fersensporn Hier verhält es sich analog: Die Mm. soleus und gastrocnemius können, wenn sie Triggerpunkte und Hartspannstränge aufweisen, über veränderte Zugkräfte den Sehnenansatz irritieren. Besteht der Schmerz schon länger, kann es sein, dass der Patient auch einen Ruheschmerz beschreibt, der sich aber meist als lokale Druckdolenz herausstellt, wenn der Patient im Sitzen die Beine gestreckt hält, sodass die Fersen am Boden aufliegen. Kann der Schmerz durch Belastungen oder Dehnbewegungen provoziert werden, so vereinfacht sich die muskuläre Zuordnung. Ist der Schmerz bei einer Dehnung der Wadenmuskulatur bei gestrecktem Knie stärker als bei gebeugtem Knie, dann deutet dies auf den M. gastrocnemius hin. Wird er aber auch bei einer Dehnung mit gebeugtem Knie provoziert, so gilt es, zwischen den Mm. soleus, tibialis posterior und flexor digitorum longus zu differenzieren. Um den M. tibialis posterior gezielter in eine Dehnposition zu bringen, kann ein Keil von vorne seitlich unter den Fuß gelegt werden (➤ Abb. 6.87d). Die Zehenflexoren werden mittels Dorsalflexion der Zehen unter mehr Zug gebracht (z.B. Dehnung an einer Wand, an der die Zehen angestellt werden können). Bei dieser Dehnstellung ist aber zu berücksichtigen, dass der M. quadratus plantae ebenfalls unter vermehrten Dehnungsstress gerät.

Medialer Fersenschmerz im medialen Kalkaneus- und Fußsohlenbereich Er ist oft bei Senkfüßen zu beobachten. Neben den Mm. soleus und tibialis posterior ist besonders der M. abductor hallucis zu berücksichtigen. Ebenso können Triggerpunkte des M. gastrocnemius für Schmerzen, die den medialen Fußbereich betreffen, mitverantwortlich sein. Fußschmerzen sind häufig das letzte Glied einer komplexen Kette myofaszialer, neurogener und/oder arthrogener Faktoren. So sind bei Fersen- und Fußsohlenschmerzen speziell die Segmente L5/S1 und übergeordnete Triggerpunkte in der Glutealmuskulatur und Hamstrings als unterhaltende Faktoren in Betracht zu ziehen.

5.15.3 Top-3-Muskeln des Fersenschmerzes

M. soleus ➤ Kap. 6.29. Er bildet zusammen mit dem M. gastrocnemius den M. triceps surae, der über die Achillessehne dorsal am Kalkaneus ansetzt. Neben einem lokalen mechanischen Reiz am Sehnenansatz kann der M. soleus auch für einen ausstrahlenden Schmerz verantwortlich sein, der medial entlang der Achillessehne über die Ferse bis in die Fußsohle reicht.

M. tibialis posterior ➤ Kap. 6.30. Der M. tibialis posterior unterstützt die Arbeit des M. soleus, muss aber durch seinen supinierenden Einfluss auf das Fußgelenk stets gegen die Pronation arbeiten und so das Fußgewölbe stützen.

M. quadratus plantae ➤ Kap. 6.31. Triggerpunkte im M. quadratus plantae sind oft mitverantwortlich für den lokal begrenzten klassischen plantaren Fersenschmerz.

5.15.4 Joker-Muskeln

M. gastrocnemius ➤ Kap. 6.28. Der. M. gastrocnemius ist häufiger bei Wadenschmerzen und Schmerzen im Bereich der Achillessehne beteiligt. Rein mechanisch kann er mit dem dorsalen Fersensporn in Verbindung gebracht werden. Das Ausstrahlungsgebiet betrifft häufiger den Bereich des Fußgewölbes als die Ferse.

M. abductor hallucis Der M. abductor hallucis verläuft entlang des medialen Fußrandes und setzt medial am Kalkaneus an. Das durch Triggerpunkte in diesem Muskel verursachte Symptommuster betrifft neben dem gesamten medialen Fuß vor allem den medialen Fersenbereich.

5.15.5 Top-3-Differenzialdiagnosen

Differenzialdiagnosen

- Fasziitis plantaris
- Radikulopathie S1
- Oberer bzw. unterer Fersensporn

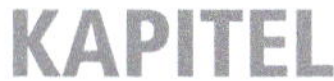

6 Systematik der Top-30-Muskeln

Christian Gröbli, Richard Weissmann

6.1 Einführung in die Systematik

6.1.1 Die Top-30-Muskeln

Das Ziel dieses Kapitels ist es, einen praktischen Leitfaden für die Praxis zu vermitteln und die 30 Muskeln vorzustellen, die erfahrungsgemäß am häufigsten klinisch relevante Triggerpunkte aufweisen. Die Auswahl der 30 Muskeln basiert auf einer im Jahr 2009 durchgeführten Umfrage unter 14 erfahrenen, internationalen Triggerpunkt- und Dry-Needling-Instruktoren aus verschiedenen Schulen in der Schweiz, Deutschland, Holland, Spanien, Irland und den USA. Sie entspricht ebenso der klinischen Erfahrung der Autoren. Mit diesem Leitfaden können schätzungsweise über 80 % der Patienten mit myofaszialen Schmerzen erfolgreich behandelt werden. Die Top-30-Muskeln stellen in diesem Sinn die klinische Essenz der Triggerpunkttherapie dar. Selbstverständlich können bei Patienten andere Muskeln von klinisch höherer Bedeutung sein, abhängig vom individuellen Beschwerdebild. Ebenso hängt die Auswahl der Top-30-Muskeln stark von der Patientenpopulation eines Behandlers ab. Würde die Umfrage zum Beispiel unter Klinikern durchgeführt, die auf die Therapie von Handpatienten spezialisiert sind, fiele die Auswahl der Top-30-Muskeln anders aus. Ferner sei festgehalten, dass im Bereich der Handextensoren und der Thenarmuskeln jeweils nur ein Muskel ausgewählt wurde, der stellvertretend für die entsprechenden Muskelgruppen steht.

6.1.2 Zu den Inhalten dieses Kapitels

Die Autoren dieses Kapitels haben versucht, ihre langjährige praktische Erfahrung als Triggerpunkttherapeuten in eine möglichst kompakte, prägnante und übersichtliche Form zu bringen. Das Ziel dieses Kapitels ist es, einen praktischen Leitfaden vorzulegen – sowohl für erfahrene Triggerpunkttherapeuten als auch für diejenigen, die auf diesem Gebiet noch wenig Erfahrung haben.

Grundlegende Informationen zu den einzelnen Abschnitten der Unterkapitel:

Anatomie, Lage und Innervation Neben der topografischen Anatomie und Informationen zur Innervation des Muskels wird hier die Lage des Muskels in Bezug zu anderen wichtigen Muskeln und Strukturen in der unmittelbaren Umgebung beschrieben. Damit soll eine generelle Aussage zur palpatorischen Auffindbarkeit des Muskels getroffen werden.

Funktion und funktionelle Einheit Die Berücksichtigung der Funktionen eines Muskels ist ein wichtiger Punkt für die Ermittlung möglicher Ursachen von Triggerpunkten in diesem Muskel. Häufig entstehen Triggerpunkte durch ungewohnte Beanspruchungen von Muskelgruppen. In diesem Zusammenhang ist es auch von praktischer Bedeutung, die Hauptsynergisten und -antagonisten zu kennen und zu untersuchen, da bei Überbelastungen sekundäre Triggerpunkte sowohl in den Synergisten als auch in den Antagonisten entstehen können.

Untersuchung, Palpation und Landmarken In diesem Abschnitt wird aufgezeigt, wie der Muskel gefunden und auf seiner ganzen Ausdehnung palpiert werden kann. Zum Auffinden eines Muskels wird empfohlen, sich an prominenten Landmarken zu orientieren, die am Ende des Abschnitts genannt werden. Ebenso wird die optimale Grifftechnik für die Triggerpunktuntersuchung erklärt. Die palpatorische Untersuchung des Muskels ist die wichtigste Untersuchungstechnik in der Triggerpunktdiagnostik. Neben der Palpation lässt sich anhand von Dehn- und Widerstandstest des Muskels die Präsenz und grobe Lokalisation der Triggerpunkte ermitteln. Es wird erklärt, bei welchen Muskeln sich die Anwendung dieser Zusatzuntersuchungen eignet und bei welchen nicht.

Aktivierung und Aufrechterhaltung von Triggerpunkten Triggerpunkte können direkt durch akute oder repetitive Überlastungen des entsprechenden Muskels oder der entsprechenden funktionellen Einheit entstehen. In diesem Fall wird von einer direkten Entstehung der Triggerpunkte gesprochen. Es ist aber auch möglich, dass Triggerpunkte reflektorisch, also indirekt aufgrund von Störungen in einem anderen Organ, einer anderen Struktur oder als sog. Satelliten-Triggerpunkte (➤ Kap. 3.1) im Ausstrahlungsgebiet eines anderen Triggerpunktes entstehen. Zudem können aktive Triggerpunkte in einem Muskel Triggerpunkte in einem Synergisten oder Antagonisten verursachen, sog. sekundäre Triggerpunkte (➤ Kap. 3.1). In diesem Abschnitt werden jeweils klassische Beispiele genannt, ohne dabei Anspruch auf Vollständigkeit zu erheben.

Symptome In diesem Abschnitt werden die typischen übertragenen Schmerzmuster aus den Grundlagewerken von Simons und Travell abgebildet und beschrieben – teilweise ergänzt um Erfahrungen der Autoren. Da die Beschreibung der Symptome ein wichtiges Untersuchungskriterium ist, werden hier praktische Beispiele gegeben, bei welchen Tätigkeiten, Aktivitäten oder Positionen der Patient die entsprechenden Symptome empfindet. Am Schluss dieses Abschnitts werden mögliche andere Beschwerdebilder aufgezeigt, mit denen die für den Muskel typischen Symptome verwechselt werden können.

Manuelle Triggerpunkttherapie In diesem Abschnitt werden praktische Tipps zur effektiven manuellen Behandlung des Muskels gegeben. Dazu gehören Hinweise zur optimalen Patientenlagerung, Grifftechnik u. a. Im Weiteren werden die für die manuelle Triggerpunkttherapie relevanten Gefahrenzonen und Komplikationen beleuchtet. Es lassen sich nicht immer alle vier Techniken (➤ Kap. 4.1) für alle Muskeln anwenden, sodass darauf eingegangen wird, welche Techniken beim jeweiligen Muskel anwendbar sind. Betreffend der Dosierung lässt sich keine generelle Aussage machen; sie ist vom Patienten und von der Lage des Muskels abhängig. Grundsätzlich kann gesagt werden, dass die manuelle Triggerpunkttherapie keine höhere Belastung für den Patienten darstellen und auch die Schmerzintensität vom Patienten stets gut toleriert werden sollte. Es wird auf die Grundlagen der manuellen Triggerpunkttherapie verwiesen, die im ➤ Kapitel 4.1 erläutert werden.

Dry Needling An dieser Stelle wird das Dry Needling des jeweiligen Muskels relativ detailliert beschrieben. Es wird auf die Ausgangsstellung des Patienten, die Nadelwahl, Stichtechnik, Stichrichtung und auf die Gefahrenzonen eingegangen. Es sei an dieser Stelle darauf hingewiesen, dass Dry Needling nur von darin ausgebildeten medizinischen Fachpersonen angewendet werden darf. Auf die verschiedenen Formen des Dry Needlings wird an dieser Stelle nicht eingegangen, es wird auf ➤ Kapitel 4.2 verwiesen.

Die aktuellen Richtlinien für eine sichere und hygienische Anwendung von Dry Needling finden Sie auf der Homepage der David G. Simons Academy (DGSA®) unter www.dgs-academy.com.

Selbstbehandlung Im letzten Abschnitt wird jeweils ein Vorschlag für eine zweckmäßige Selbstbehandlung gegeben, mit welcher der Patient den Behandlungserfolg erhalten oder verhindern kann, dass neue Triggerpunkte entstehen. Im Prinzip handelt es sich entweder um Dehnungsübungen oder Anleitungen, wie die Triggerpunkte selbst zu behandeln sind.

6.2 M. infraspinatus

6.2.1 Anatomie, Lage und Innervation

Anatomie Der M. infraspinatus entspringt an den zwei medialen Dritteln der Fossa infraspinata und setzt an der dorsalen Fläche des Tuberculum majus und der posterioren Gelenkkapsel an.

Lage Er wird kranial vom M. deltoideus pars spinalis und medial vom M. trapezius pars ascendens überdeckt. Somit ist nur ein Teil des Muskels direkt palpierbar.

Innervation Der M. infraspinatus wird vom N. suprascapularis (C4–C6) innerviert. Der N. suprascapularis gelangt zusammen mit der A. suprascapularis durch die Incisura scapulae hindurch zum M. infraspinatus (➤ Abb. 6.1).

6.2.2 Funktion und funktionelle Einheit

Der M. infraspinatus ist Teil der Rotatorenmanschette, wirkt als Außenrotator im Schultergelenk und stabilisiert das Caput humeri in der Cavitas glenoidalis. Er ist einer der wenigen Außenrotatoren im Schultergelenk. Außer dem M. deltoideus pars spinalis und dem M. teres minor hat er keine Synergisten. Die Innenrotatoren sind im Vergleich dazu zahlreicher. Je nach Stellung des Oberarms unterstützen die oberen Fasern die Abduktion und die unteren Fasern die Adduktion.

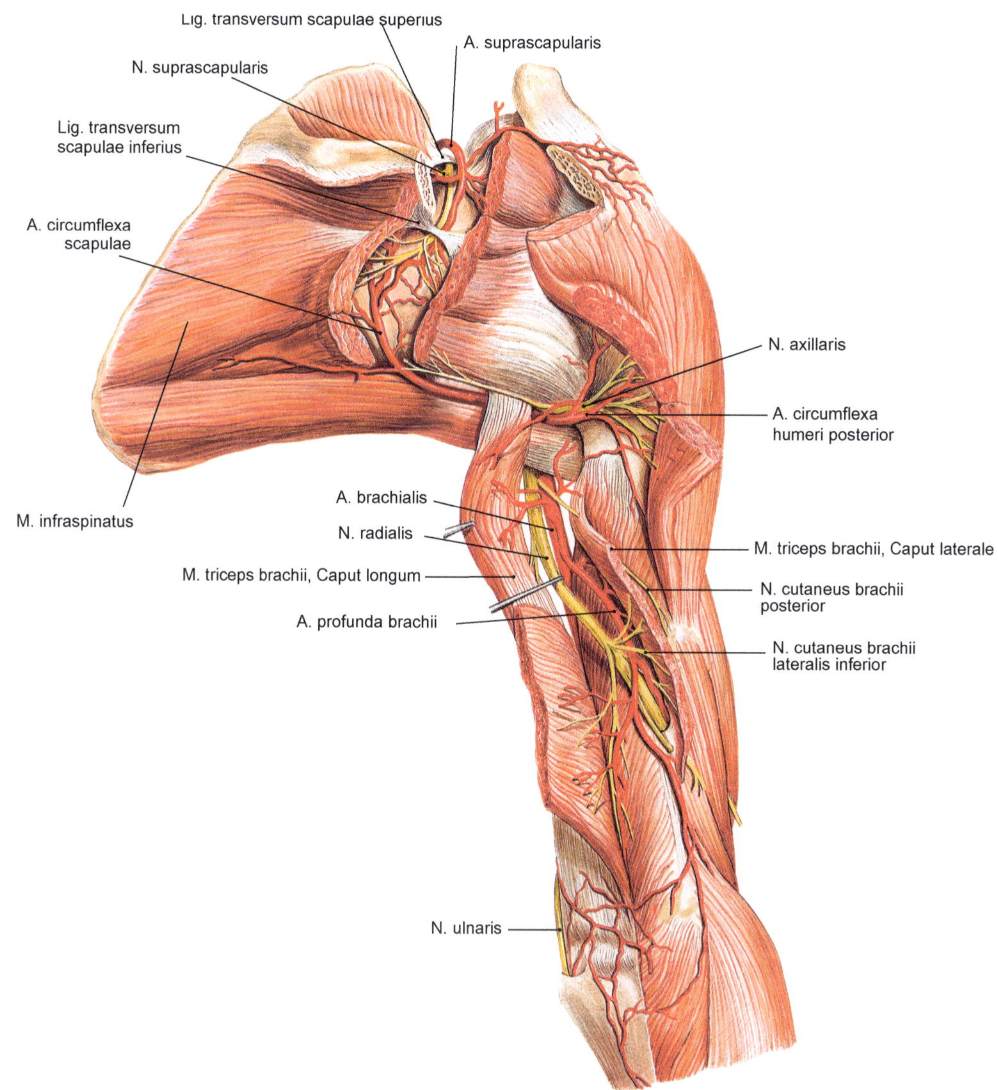

Abb. 6.1 Regio scapularis mit Nerven und Arterien der Schulter [S007-1-23]

6.2.3 Untersuchung, Palpation und Landmarken

Triggerpunkte im M. infraspinatus können mittels Dehntests, isometrischem Widerstandstest und am einfachsten mittels Palpation provoziert und lokalisiert werden. Für die Palpation quer zum Faserverlauf ist die fächerförmige Faserung dieses Muskels zu beachten. Die kranialen Fasern verlaufen praktisch parallel zur Spina scapulae und die kaudalen Fasern annähernd parallel zur Margo medialis. Die palpatorische Untersuchung erfolgt mittels flacher **Palpation** am besten im Sitzen oder in Bauchlage. Es ist darauf zu achten, den M. infraspinatus nicht mit Fasern des M. trapezius pars ascendens zu verwechseln, die von der Spina scapulae nach medial-kaudal ziehen; ebenso nicht mit Fasern des M. deltoideus pars spinalis, die vom Oberarm kommend nach kranial-medial verlaufen. Die Dehnung erfolgt via transversaler Flexion des Oberarms in Innenrotation des Oberarms oder mit dem sog. Schürzengriff, bei dem die Hand so weit wie möglich entlang der Wirbelsäule nach oben geführt wird. Da der M. infraspinatus ein eingelenkiger Muskel ist, kommen die Fasern des Muskels bei angulären Dehnungen nicht unbedingt in maximale Dehnung, weshalb Triggerpunkte mit der Dehnung nur in gewissen Fällen provoziert werden können. Beim isometrischen Widerstandstest wird Widerstand gegen Außenrotation gegeben, am besten in verschiedenen Abduktionspositionen des Oberarms, um die Kontraktion der verschiedenen Anteile des Muskels zu akzentuieren. Um den M. infraspinatus zu lokalisieren, werden folgende **Landmarken** genutzt: die Margo medialis scapulae, die Spina scapulae, den M. teres minor und den M. teres major.

6.2.4 Aktivierung und Aufrechterhaltung von Triggerpunkten

Da der Muskel wenige Synergisten hat, wird er verhältnismäßig stark belastet und entwickelt deshalb sehr häufig Triggerpunkte. Anhaltende, immer wiederkehrende isometrische Aktivität, wie sie bei Computerarbeit auftritt, ist einer der häufigsten aktivierenden Faktoren. Dabei müssen die Arme permanent in einer leichten Außenrotation gehalten werden, um die Tastatur und speziell die Maus bedienen zu können. Eine übermäßig protrahierte Schultergürtelposition kann dies noch verstärken. Akut können Triggerpunkte im M. infraspinatus zum Beispiel bei Wurfaktivitäten entstehen, weil der Muskel dabei besonders in der Schlussphase des Wurfes stark exzentrisch belastet wird, um das Schultergelenk zu stabilisieren. Triggerpunkte im M. infraspinatus entstehen auch häufig sekundär als Folge von arthrogenen Dysfunktionen im Schultergürtel und von Rotatorenmanschettenläsionen.

6.2.5 Symptome

Zu den typischen und häufigen Symptomen von Triggerpunkten des M. infraspinatus gehören stechende Schmerzen im anterioren Schultergelenk, tiefe und dumpfe Schmerzen im ganzen Schultergelenksbereich sowie Ausstrahlungen in den Arm und die Finger (> Abb. 6.2). Diese können ziehend sein,

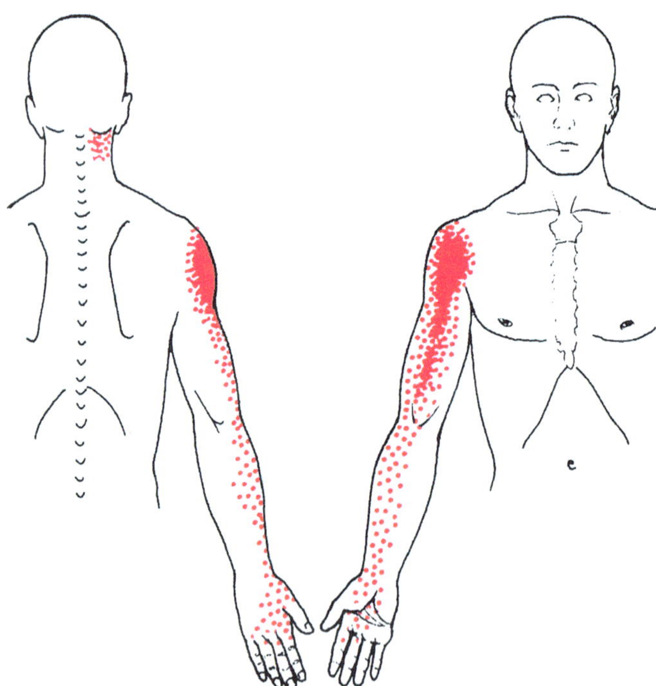

Abb. 6.2 Symptommuster, verursacht durch Triggerpunkte im M. infraspinatus [G100]

haben aber auch häufig parästhetischen Charakter. Schmerzen von Triggerpunkten im M. infraspinatus können deshalb leicht mit zervikoradikulären Schmerzen verwechselt werden.

Die Symptome können in Ruhe oder bei Belastung auftreten. Der Schürzengriff oder der Griff im Auto nach hinten auf die Rückbank kann die Symptome auslösen. Nächtliche Symptome treten oft durch längeres Liegen auf der betroffenen oder nicht betroffenen Seite auf, weil der Muskel dadurch unter Druck beziehungsweise Zug gesetzt werden kann.

6.2.6 Manuelle Triggerpunkttherapie

Alle manuellen Techniken lassen sich gut in Bauchlage ausführen. Es ist darauf zu achten, den ganzen Oberarm des Patienten auf der Behandlungsliege zu lagern, damit es während der Behandlung nicht zu Kompressionen des N. ulnaris oder N. medianus kommt. Für die manuelle Therapie gibt es ansonsten keine speziellen Vorsichtsmaßnahmen.

Die ➤ Abb. 6.3b zeigt die Ausgangsposition für die Technik I und die Technik II. Auf der ➤ Abb. 6.3a ist die Technik III dargestellt, die flächig mit der Faust oder dem Handballen ausgeführt wird. Eine Technik IV existiert beim M. infraspinatus nicht.

6.2.7 Dry Needling

Dry Needling des M. infraspinatus erfolgt am besten in Bauchlage. In der Regel genügt eine 3 cm lange Nadel. Der Muskel kann nicht im Pinzettengriff behandelt werden. Die Gefahrenzonen sind die Lunge, das Schultergelenk und der N. suprascapularis. Grundsätzlich bietet die Skapula einen guten Schutz für die Lunge. Es ist jedoch zu beachten, dass die

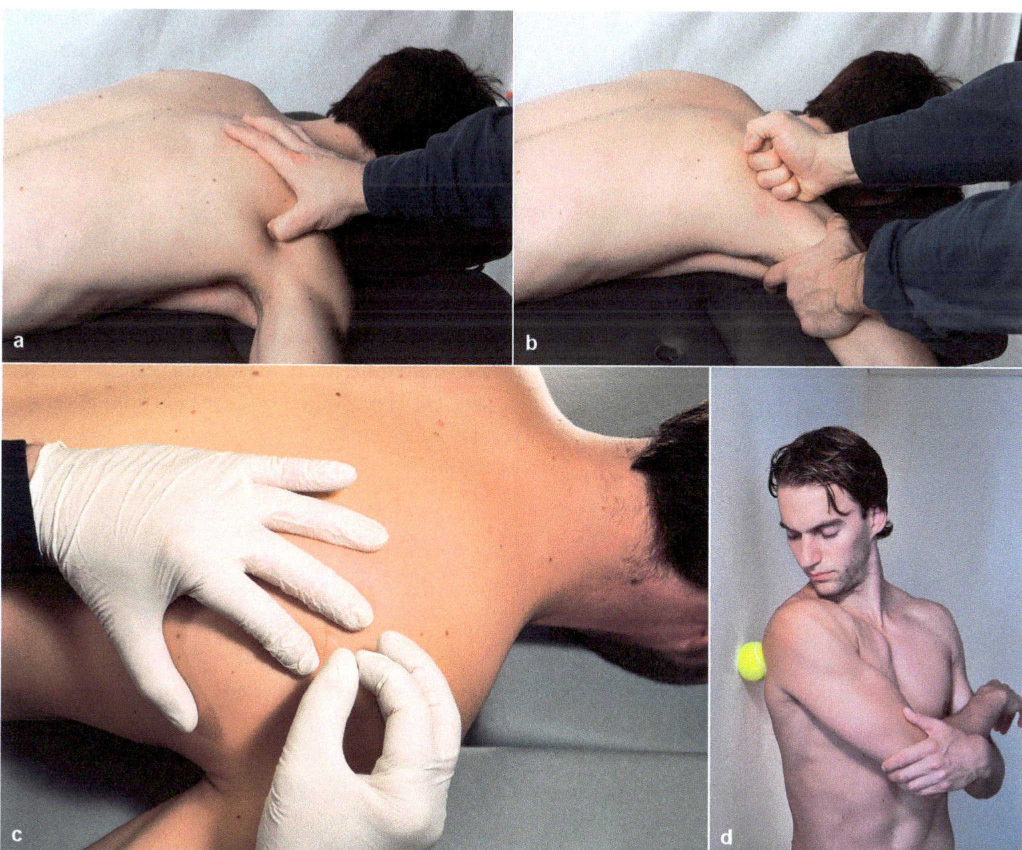

Abb. 6.3 a) Technik I/II, b) Technik III, c) Dry Needling, d) Selbstbehandlung mit einem Tennisball [V785]

Skapula auch ein kongenitales Foramen haben kann, das diesen Schutz einschränken kann. Falls ein Foramen besteht, befindet es sich in der Mitte der Skapula. Mit einer Probenadelung nahe an der Spina scapulae bis hin zur Fossa scapulae kann die Tiefe des Muskels gemessen und mit dieser Tiefe auch sicher in der Mitte der Skapula behandelt werden. Der N. suprascapularis und das Schultergelenk werden umgangen, indem nicht zu weit lateral behandelt wird. Eine häufige und unumgängliche Komplikation sind kleinere arterielle Hämatome.

6.2.8 Selbstbehandlung

Als Heimübung eignet sich die Selbstbehandlung des Muskels mit einem Tennisball. Dabei soll der Patient die schmerzhaften Stellen im M. infraspinatus mit dosiertem Druck gegen die Wand einmal täglich ca. 5 Minuten behandeln (➤ Abb. 6.3d).

PRAKTISCHE HINWEISE

- Triggerpunkte im M. infraspinatus finden sich häufig bei Schulterschmerzen und Schulter-Arm-Schmerzen.
- Landmarken:
  - Spina scapulae
  - Margo medialis scapulae
  - M. teres minor
  - M. teres major
- Potenzielle Gefahrenzonen beim Dry Needling:
  - Lunge
  - N. suprascapularis
  - Schultergelenk
- Wichtigste Differenzialdiagnosen:
  - Zervikoradikuläre Syndrome
  - Rotatorenmanschettenläsionen

6.3 M. subscapularis

6.3.1 Anatomie, Lage und Innervation

Anatomie Der M. subscapularis entspringt an der gesamten Facies anterior scapulae und setzt an der Vorderfläche des Tuberculum minus und der unteren Hälfte der Gelenkkapsel an.

Lage Der Muskel liegt zwischen der Skapula und dem M. serratus anterior. Direkt lassen sich nur die lateralsten und kranialen Fasern von lateral palpieren.

Innervation Der M. subscapularis wird von den Nn. subscapulares superior und inferior (C5–C6) und direkt über den Fasciculus posterior des Plexus brachialis innerviert (➤ Abb. 6.4).

6.3.2 Funktion und funktionelle Einheit

Der M. subscapularis ist Teil der Rotatorenmanschette. Er wirkt zusammen mit weiteren anderen kräftigen Muskeln als Innenrotator im Schultergelenk und stabilisiert durch seine Nähe zum Schultergelenk das Caput humeri in der Cavitas glenoidalis nach ventral. Die kaudalen Fasern des M. subscapularis wirken daneben auch adduktorisch, die kranialen Fasern haben je nach Stellung des Oberarms auch abduktorische Funktion. Der Hauptantagonist des M. subscapularis ist der M. infraspinatus.

6.3.3 Untersuchung, Palpation und Landmarken

Triggerpunkte im M. subscapularis, die sich am lateralen Rand des Muskels befinden, werden am besten direkt palpatorisch diagnostiziert. Die palpatorische Untersuchung des lateralen Anteils des Muskels erfolgt mittels flacher **Palpation** am besten in Rückenlage. Dabei muss die Skapula passiv protrahiert werden, damit entlang des Thorax der Muskel erreicht werden kann. Es ist dabei zu beachten, den M. subscapularis nicht mit den Mm. latissimus dorsi und teres major zu verwechseln. Triggerpunkte im medialen Bereich können nur indirekt durch die Mm. trapezius pars ascendens, rhomboideus und serratus anterior hindurch palpiert werden. Diese Palpationstechnik erfolgt unter dem medialen Skapularand hindurch, indem der Patient in Bauchlage den Handrücken aufs Kreuz legt und sich die Skapula dadurch vom Thorax abhebt. Der Dehntest des M. subscapularis erfolgt in Außenrotation im Schultergelenk. Die Außenrotation sollte in verschiedenen Abduktionsstellungen des Oberarms erfolgen, damit möglichst viele verschiedene Fasern unter Dehnung

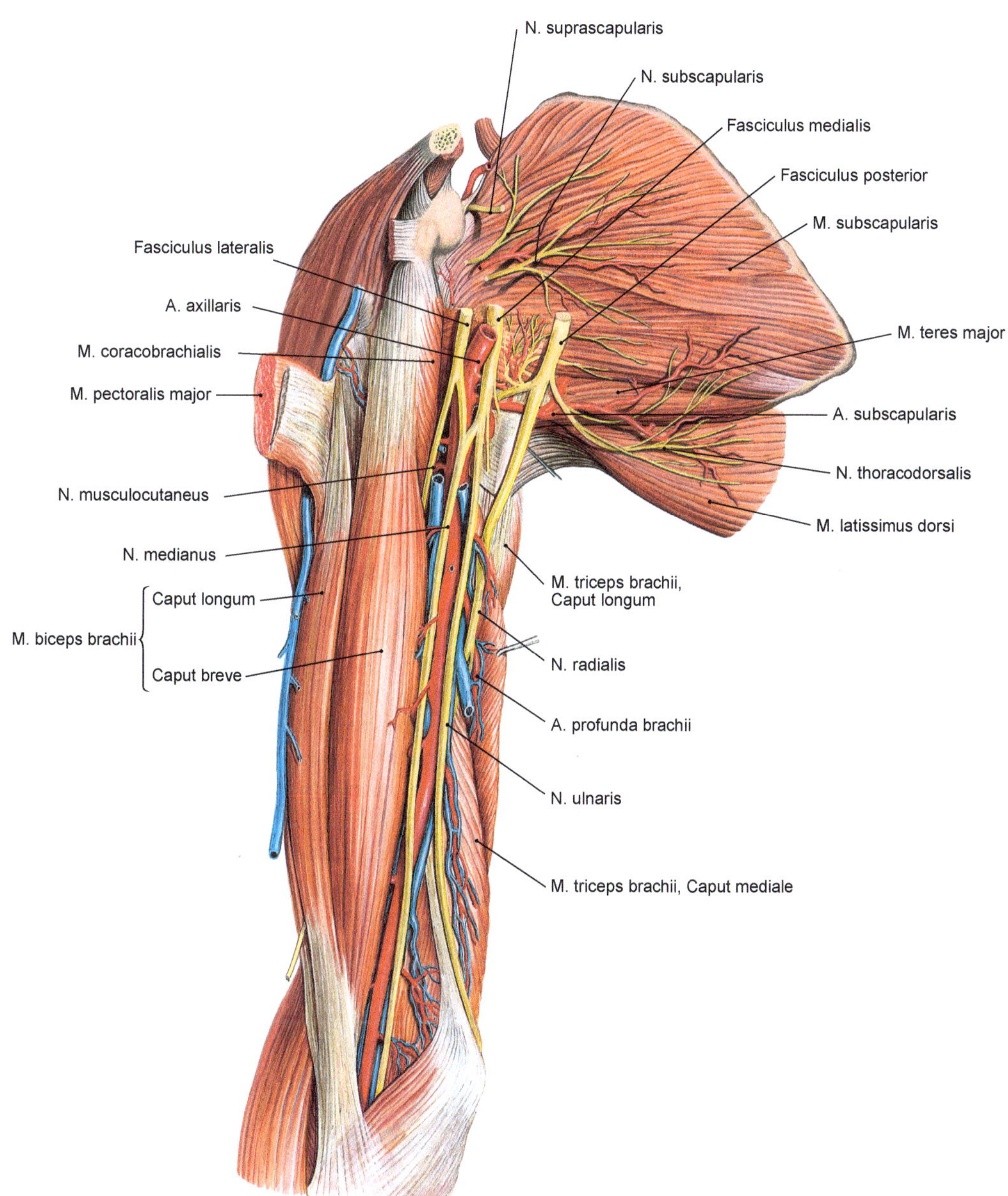

Abb. 6.4 Regio brachii anterior und axillaris mit Nerven und Arterien der Schulter und des Arms [S007-1-23]

gebracht werden können. Da der M. subscapularis ein eingelenkiger Muskel ist, kommen die Fasern des Muskels bei angulären Dehnungen nicht unbedingt in maximale Dehnung, weshalb Triggerpunkte auf diese Weise nur in gewissen Fällen provoziert werden können. Zusätzlich zur Palpation und Dehnung können isometrische Widerstandstests bei der Suche nach Triggerpunkten hilfreich sein. Isometrischer Widerstand wird gegen Innenrotation aus verschiedenen Abduktionsstellungen gegeben. Um den M. subscapularis zu lokalisieren, werden folgende **Landmarken** verwendet: die Margo lateralis scapulae, die Margo medialis scapulae sowie die Mm. latissimus dorsi und teres major.

6.3.4 Aktivierung und Aufrechterhaltung von Triggerpunkten

Triggerpunkte im M. subscapularis können verschiedene Ursachen haben. Sie entstehen zum Beispiel durch Überdehnung in Außenrotation, wie sie beim Handballspiel entstehen kann, wenn kurz vor dem Abwurf der Arm durch den Gegner gehalten wird. Triggerpunkte können auch durch repetitive und ungewohnte innenrotatorische Aktivitäten entstehen, wie dies zum Beispiel beim Abschleifen eines Gegenstandes der Fall ist. Eine weitere sehr häufige Ursache von Triggerpunkten im M. subscapularis ist eine längere Schulterimmobilisation. Typischerweise entstehen Triggerpunkte in diesem Muskel auch reflektorisch, als Folge von Verletzungen und Dysfunktionen im Schultergelenk. Sind aktive Triggerpunkte im M. subscapularis vorhanden, lassen sich praktisch immer auch welche im M. infraspinatus finden.

6

6.3.5 Symptome

Triggerpunkte im M. subscapularis strahlen klassischerweise in die dorsale Schulter aus, wobei differenzialdiagnostisch an Rotatorenmanschetten- und/oder Labrumläsionen zu denken ist. Gelegentlich strahlen Triggerpunkte im M. subscapularis auch entlang der dorsalen Seite des Arms bis in das Handgelenk aus (➤ Abb. 6.5). Hier besteht eine Verwechslungsgefahr mit zervikoradikulären Symptomen. Bei der palpatorischen Untersuchung muss darauf geachtet werden, dass die Nn. ulnaris und medianus nicht komprimiert und die projizierten Schmerzen dieser Nerven nicht mit Ausstrahlungen von Triggerpunkten im M. subscapularis verwechselt werden. Die von Triggerpunkten im M. subscapularis verursachten Symptome können in Ruhe und in Bewegung auftreten. Typische schmerzauslösende Bewegungen sind starke Außenrotation, Rückenlage mit den Händen hinter dem Kopf, Schwimmen und Wurfaktivitäten.

6.3.6 Manuelle Triggerpunkttherapie

Triggerpunkte im lateralen Anteil des M. subscapularis lassen sich sehr gut und wirkungsvoll manuell behandeln. Der Patient liegt in Rückenlage und muss versuchen, den Arm entspannt in die Hände des Behandlers zu legen. Dieser zieht den Arm leicht nach oben, wodurch es zu einer Protraktion der Skapula kommt. Dies ermöglicht es, die Finger direkt auf den frei werdenden lateralen Teil des Muskels zu legen. Dabei sollte darauf geachtet werden, dass ge-

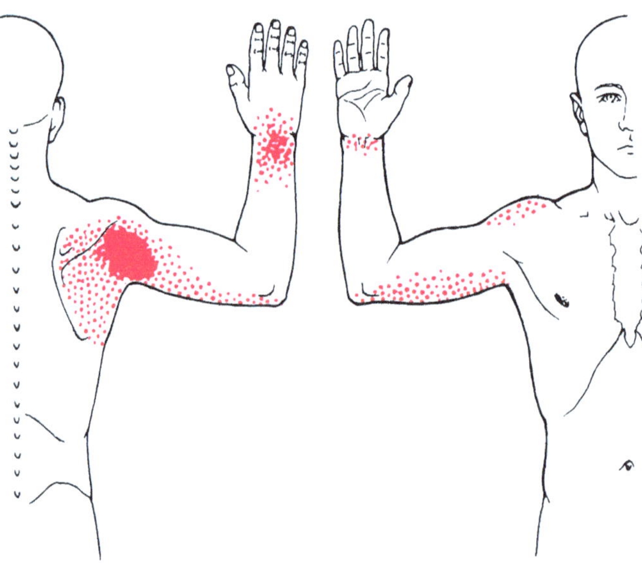

Abb. 6.5 Symptommuster, verursacht durch Triggerpunkte im M. subscapularis [G100]

nügend Hautreserve vorhanden ist und dass die Mm. teres major und latissimus dorsi nach lateral geschoben werden, um direkten Zugang zum M. subscapularis zu erhalten. Besondere Vorsicht muss darauf gelegt werden, nicht die Nn. medianus und ulnaris zu komprimieren. Um dies zu vermeiden, wird das kraniale Drittel des Muskels nicht behandelt und entsprechende projizierte Schmerzen der beiden Nerven erkannt. Für den M. subscapularis wird vorwiegend die Technik I und IV angewendet (➤ Abb. 6.6a).

6.3.7 Dry Needling

Es gibt zwei Möglichkeiten, den M. subscapularis mittels Dry Needling zu behandeln. Bei der einen Variante liegt der Patient auf dem Rücken. Die Nadelung erfolgt mit viel Anpressdruck der Palpationshand tangential zum Thorax, direkt auf die lateralen Faseranteile des Muskels zu. Bei der zweiten Variante können auch die medialen Muskelanteile behandelt werden. Dabei liegt der Patient auf dem Bauch, mit dem Handrücken auf dem Kreuz, sodass sich die Skapula vom Thorax abhebt und sich der M. subscapularis durch die Mm. trapezius pars ascendens, rhomboideus und serratus anterior hindurch nadeln lässt. Dabei muss darauf geachtet werden, dass die Nadelspitze nach dorsal zur Skapula gerichtet ist. Bei beiden Techniken empfiehlt es sich, eine 5 cm lange Nadel zu verwenden. Die potenziellen **Gefahrenzonen** sind die Lunge, die Nn. medianus und ulnaris, die Äste des Fasciculus posterior des Plexus brachialis, das Schultergelenk sowie Lymphknoten. Die Lunge ist nicht gefährdet, wenn die Nadelrichtung wie oben beschrieben eingehalten wird. Die Nerven und das Schultergelenk wer-

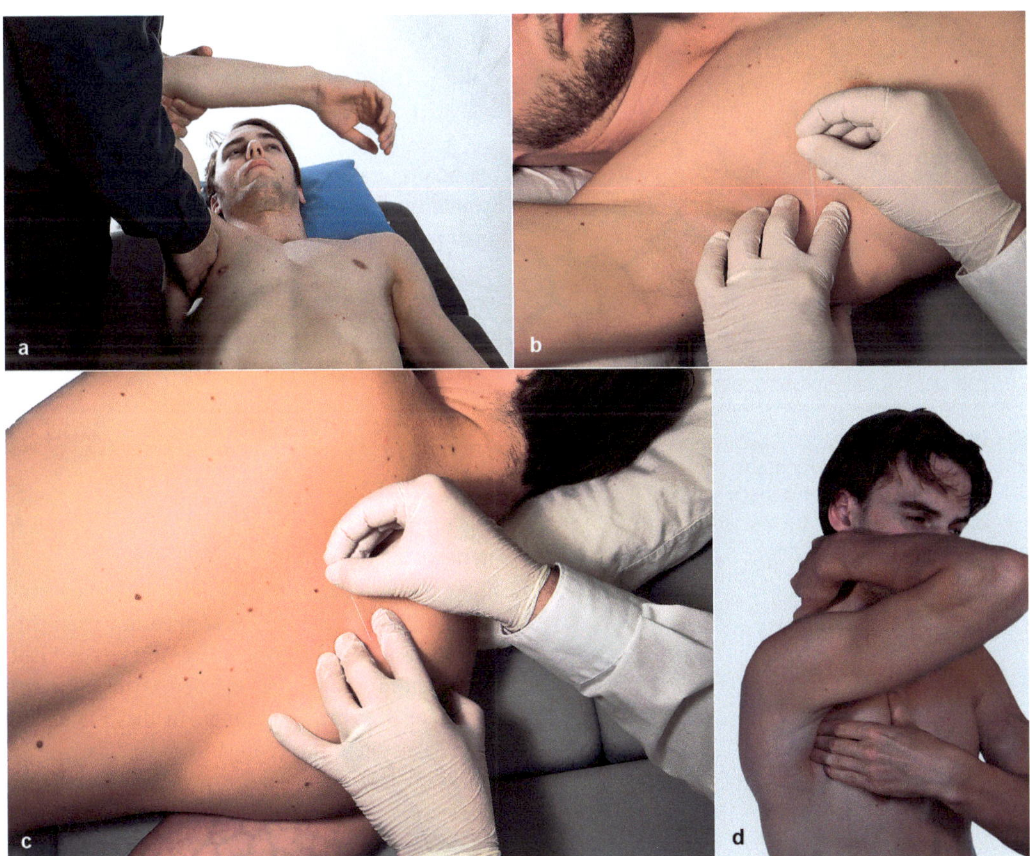

Abb. 6.6 a) Technik I/IV, b) Dry Needling von lateral, c) Dry Needling von medial, d) Selbstbehandlung mit den Fingerspitzen [V785]

den umgangen, indem nicht in der Axilla genadelt wird, sondern nur in den kaudalen zwei Dritteln des Muskels. Die Lymphknoten können ertastet und umgangen werden. Ein Einstich in den Fasciculus posterior des Plexus brachialis würde sich, wie immer, wenn ein motorischer Nerv getroffen wird, mit stechenden (A-Delta-)Schmerzen bemerkbar machen.

6.3.8 Selbstbehandlung

Zur Selbstbehandlung wird die Massage des Muskels mit den Fingerspitzen 1-mal täglich für ca. 5 Minuten empfohlen (➤ Abb. 6.6d). Der Patient muss darüber informiert werden, dass die gelenksnahen Anteile wegen der Gefahr einer Nervenkompression nicht behandelt werden sollten. Falls es zu Parästhesien kommen sollte, muss die Behandlung unterbrochen werden.

PRAKTISCHE HINWEISE

- Triggerpunkte im M. subscapularis sind am häufigsten für dorsale Schulterschmerzen verantwortlich.
- Landmarken:
  - Margo lateralis scapulae
  - Margo medialis scapulae
  - M. latissimus dorsi
  - M. teres major
- Potenzielle Gefahrenzonen beim Dry Needling:
  - Lunge
  - N. medianus
  - N. ulnaris
  - Äste des Fasciculus posterior des Plexus brachialis
  - Schultergelenk
  - Lymphknoten
- Wichtigste Differenzialdiagnosen:
  - Rotatorenmanschettenläsionen
  - Labrumläsionen
  - Zervikoradikuläre Syndrome

6.4 M. pectoralis major

6.4.1 Anatomie, Lage und Innervation

Anatomie Der M. pectoralis major hat drei Anteile und somit drei Ursprünge (➤ Abb. 6.7):

- Die Pars clavicularis entspringt an der Klavikula.
- Die Pars sternocostalis entspringt am Sternum und den Knorpeln der zweiten bis sechsten Rippe.
- Die Pars abdominalis entspringt an der oberflächlichen Aponeurose des M. obliquus externus abdominis.

Die drei Anteile setzen an der Crista tuberculi majoris humeri an.

Lage Der M. pectoralis major ist der oberflächlichste Muskel der Brustwand und ist somit, zumindest bei Männern, auf seiner ganzen Fläche gut palpierbar. Bei Frauen lassen sich vor allem die lateralen, kranialen und medialen Muskelanteile palpieren.

Innervation Der M. pectoralis major wird von den Nn. pectoralis medialis (C8–Th1) und lateralis (C5–C7) innerviert.

6.4.2 Funktion und funktionelle Einheit

Der M. pectoralis major ist der größte und kräftigste Schultermuskel. Alle drei Anteile wirken als Innenrotatoren und adduktorisch auf den Oberarm. Die Pars clavicularis ist zudem auch ein Flexor im Schultergelenk. Der Hauptantagonist des M. pectoralis major ist der M. infraspinatus.

6.4.3 Untersuchung, Palpation und Landmarken

Triggerpunkte im M. pectoralis major, die sich am lateralen Rand des Muskels befinden, werden am besten im Pinzettengriff palpiert. Die mittleren, kranialen und medialen Anteile können nur flach palpiert werden. Die **Palpation** aller Anteile geschieht am besten in Rückenlage, mit dem Arm in ca. 90° Abduktion und Außenrotation. In dieser Stellung sind die lateralen Anteile zugänglich und die mittleren, kranialen und medialen Anteile leicht vorgedehnt, wodurch es einfacher wird, Hartspannstränge zu palpieren. Der M. pectoralis major überspannt einerseits das Schultergelenk und andererseits die Sternokostalgelenke. Er ist somit ein mehrgelenki-

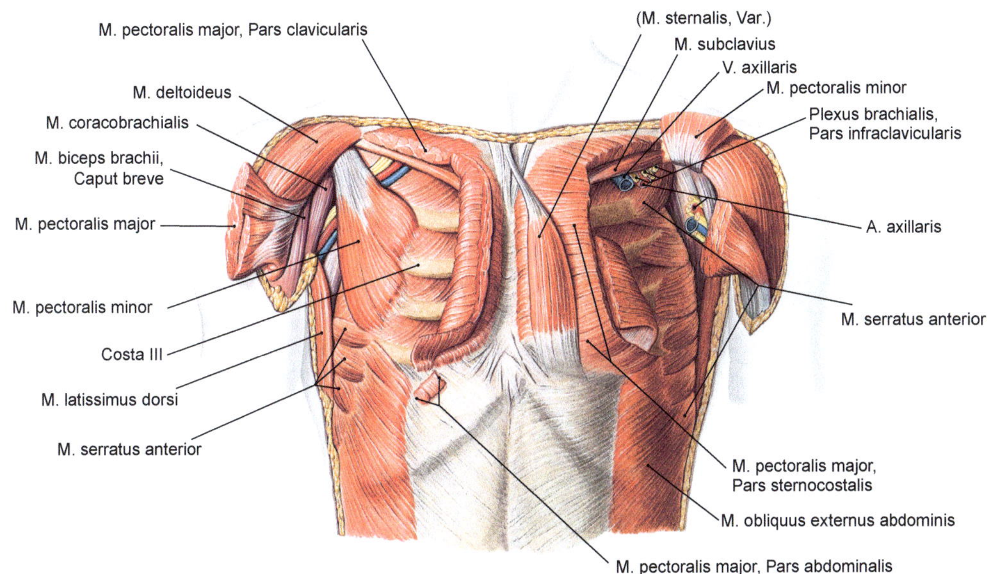

Abb. 6.7 Muskeln der Brustwand und Plexus brachialis [S007-1-23]

ger Muskel und deshalb angulär sehr gut dehnbar. Das bedeutet, dass Triggerpunkte im M. pectoralis major gut mittels Dehntests erkannt und sogar grob lokalisiert werden können. Der Dehntest erfolgt analog zur Selbstdehnung (➤ Abb. 6.9d). Indem der Unterarm auf verschiedenen Höhen an der Wand platziert wird, können die verschiedenen Anteile des Muskels relativ gut isoliert gedehnt und somit aufgrund der Symptomreproduktion die Triggerpunkte den einzelnen Faseranteilen zugeordnet werden. Zusätzlich zur Palpation und Dehnung können isometrische Widerstandstests bei der Suche nach Triggerpunkten hilfreich sein. Dabei wird isometrischer Widerstand in verschiedenen Abduktionsstellungen gegen die Innenrotation gegeben. Um den M. pectoralis major zu lokalisieren, werden folgende **Landmarken** genutzt: Crista tuberculi majoris, Klavikula, Sternum und Rippenbogen.

6.4.4 Aktivierung und Aufrechterhaltung von Triggerpunkten

Ein klassischer auslösender und unterhaltender Faktor von Triggerpunkten im M. pectoralis major ist die protrahierte Schulterposition in Verbindung mit einer kyphotischen Stellung der Wirbelsäule. Diese Dauerfehlhaltung ist sehr häufig bei Menschen in sitzender Tätigkeit zu beobachten. Triggerpunkte können aber auch durch akute Überlastungen entstehen, so zum Beispiel durch Liegestützen, Kraulschwimmen oder durch Pectoralis-Übungen im Fitnesscenter. Ein weiterer, nicht seltener Faktor für die Entstehung von Triggerpunkten im M. pectoralis major ist der Myokardinfarkt. Dabei entstehen durch viszerosomatische Prozesse die Triggerpunkte reflektorisch. Die dadurch hervorgerufenen Brust- und Armschmerzen können noch lange nach dem Myokardinfarkt bestehen bleiben und sowohl Arzt als auch Patient verunsichern.

6.4.5 Symptome

Das Leitsymptom von Triggerpunkten im M. pectoralis major ist der Brustschmerz (➤ Abb. 6.8). Dabei muss differenzialdiagnostisch auch an eine Erkrankung im Bereich der Brustdrüse sowie insbesondere bei linksseitigen Schmerzen an eine kardiale Genese gedacht werden. Weiter können anteriore Schulterschmerzen und Ausstrahlungen in den Arm beobachtet werden. Bei den anterioren Schulter-

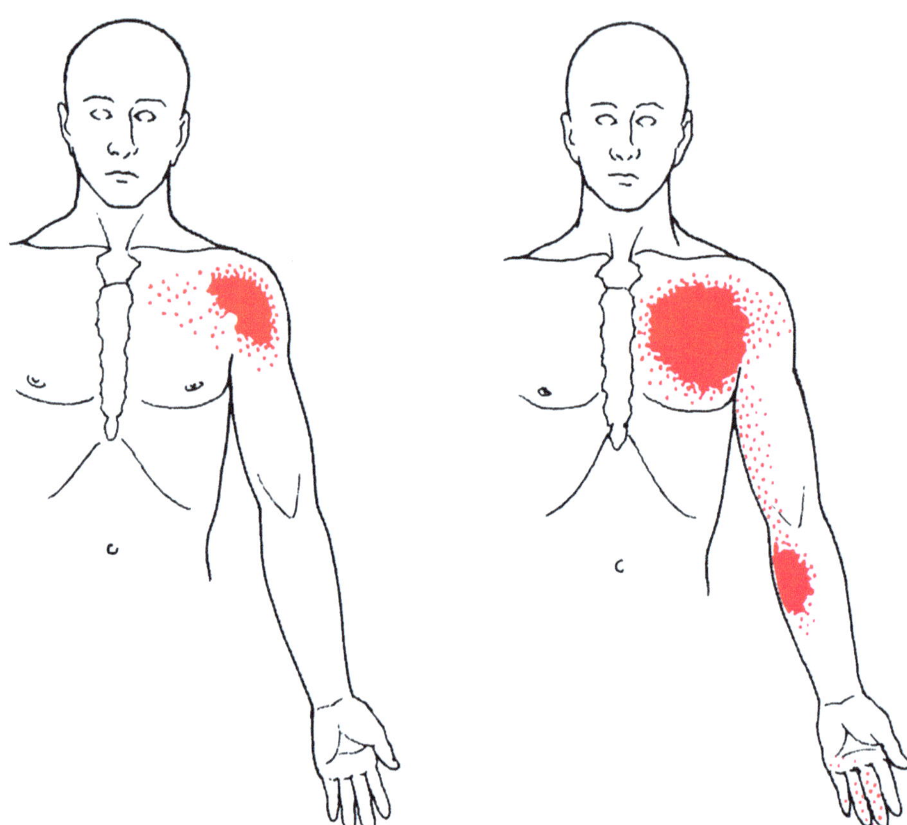

Abb. 6.8 Symptommuster, verursacht durch Triggerpunkte im M. pectoralis major [G100]

schmerzen kommen als Differenzialdiagnosen eine Tendopathie der langen Bizepssehne und Ausstrahlungen von Triggerpunkten im M. infraspinatus infrage. Armschmerzen sind eher seltener und können mit neurogenen Projektionen verwechselt werden. Bei der flachen palpatorischen Untersuchung der Pars clavicularis muss bedacht werden, dass im Arm wahrgenommene Symptome auch durch die Kompression des Plexus brachialis entstehen können.

6.4.6 Manuelle Triggerpunkttherapie

Alle manuellen Techniken lassen sich gut in Rückenlage, mit dem Arm in Abduktion und Außenrotation, ausführen. Die Technik I und II im lateralen Anteil kann sowohl mit dem Pinzettengriff als auch flach angewendet werden. Auf der ➤ Abb. 6.9a sind die Technik I und II im lateralen Teil des Muskels dargestellt. Besondere Vorsicht gilt bei der flachen Technik in diesem Bereich dem Plexus brachialis. Falls dieser komprimiert würde, entstünden neurogene Symptome im Arm. Wäre dies der Fall, müsste die Behandlung unterbrochen und versucht werden, den Triggerpunkt mit dem Pinzettengriff zu behandeln. Die gleiche Vorsichtsmaßnahme gilt für die Technik III, die mit dem Handballen über den ganzen Muskel ausgeführt wird, und auch für die Technik IV (➤ Abb. 6.9b). Bei der Technik IV wird die intermuskuläre Mobilität zwischen M. pectoralis major und M. pectoralis minor verbessert, indem der Behandler seine gestreckten Finger so weit wie möglich zwischen die beiden Muskeln bringt und dabei die Schulter des Patienten wiederholt aktiv-assistiv in die aktuelle Flexions-Endstellung führt. Diese Technik ist besonders bei Patienten mit einge-

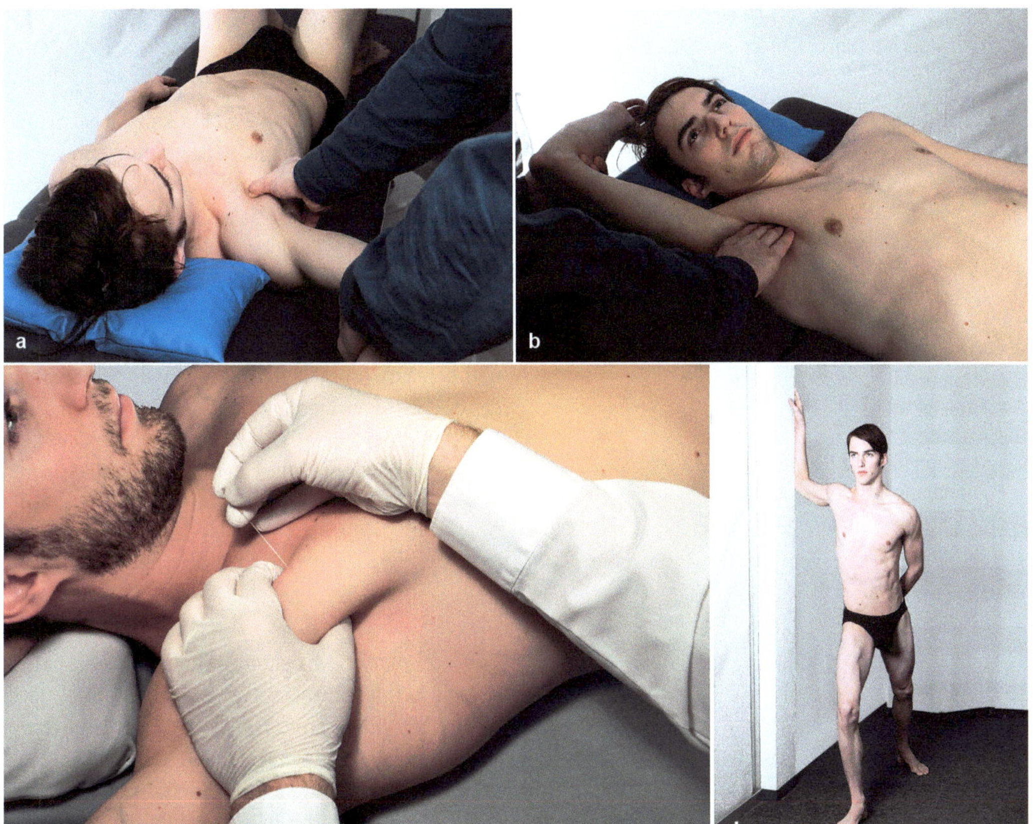

Abb. 6.9 a) Technik I/II, b) Technik IV, c) Dry Needling, d) Dehnung [V785]

schränkter Schulterbeweglichkeit angezeigt. Bei Patienten mit Verdacht auf Osteoporose darf keine flache Kompression auf die Rippen ausgeübt werden, weil dabei die Gefahr einer Fraktur bestehen würde.

6.4.7 Dry Needling

Die lateralen Anteile des M. pectoralis major lassen sich gut im Pinzettengriff behandeln. Dabei liegt der Patient auf dem Rücken, mit der Hand hinter dem Kopf. Bei dieser Technik empfiehlt es sich, eine 5 cm lange Nadel zu verwenden. Sofern die Nadelspitze innerhalb der Grifffassung bleibt, besteht keinerlei Gefahr, die Lunge oder den Plexus brachialis zu verletzen. Die mittleren und medialen Anteile können bei Männern unter Rippenschutz direkt mit Dry Needling behandelt werden. Dabei muss der Verlauf der Rippe hundertprozentig identifiziert und die benachbarten Interkostalräume vollständig mit je einem Finger abgedeckt werden. Auf diese Weise kann der M. pectoralis major senkrecht zur Rippe hin mit einer kurzen Nadel behandelt werden. Die potenziellen Gefahrenzonen dabei sind die Lunge, Lymphknoten und im kranialen Muskelanteil der Plexus brachialis. Für die Rippenschutztechnik empfehlen die Autoren eine vorgängige Sonografie, um die Tiefe der Pleura zu bestimmen. Bei Silikonimplantaten darf kein Dry Needling angewendet werden.

6.4.8 Selbstbehandlung

Als Selbstbehandlung wird die Dehnung an einer Wand empfohlen. Um alle Anteile des M. pectoralis major dehnen zu können, soll die Dehnung aus verschiedenen Abduktionsstellungen des Arms erfolgen.

PRAKTISCHE HINWEISE

- Leitsymptom bei Triggerpunkten im M. pectoralis major sind Brustschmerzen.
- Landmarken:
  - Crista tuberculi majoris
  - Klavikula
  - Sternum
  - Rippen
- Potenzielle Gefahrenzonen beim Dry Needling:
  - Lunge
  - Plexus brachialis
  - Lymphknoten
  - Silikonimplantate
- Wichtigste Differenzialdiagnosen:
  - Kardiopathien
  - Mammopathien
  - Tendopathien der Bizepssehne
  - Rotatorenmanschettenläsionen
  - Zervikoradikuläre Syndrome

6.5 M. deltoideus

6.5.1 Anatomie, Lage und Innervation

Anatomie Der M. deltoideus hat drei Anteile und somit drei Ursprünge:

- Die Pars clavicularis entspringt am seitlichen Drittel der Klavikula.
- Die Pars acromialis entspringt am Akromion.
- Die Pars spinalis entspringt am lateralen Abschnitt der Spina scapulae.

Die Fasern der drei Anteile konvergieren distal und setzen an der Tuberositas deltoidea an.

Lage Der M. deltoideus wird von keinem anderen Muskel überdeckt und ist somit palpatorisch auf seiner ganzen Fläche direkt zugänglich. Es ist ein kräftiger Muskel mit dicken Faserbündeln, der jedoch zum Akromion hin sehr dünn wird.

Innervation Der M. deltoideus wird vom N. axillaris (C5–C6) innerviert (➤ Abb. 6.10).

6.5.2 Funktion und funktionelle Einheit

Der M. deltoideus kann in allen Funktionen des Schultergelenks wirksam sein. Seine Hauptfunktion ist die Abduktion und die Zentrierung des Humerus in der Cavitas glenoidalis, zum Beispiel beim Tragen von schweren Lasten. Die dorsalen Anteile haben zudem außenrotatorische und extensorische Funktion und die anterioren Anteile innenrotatorische und flexorische Funktion. Die kaudalsten Fasern der anterioren und dorsalen Muskelanteile können je nach Stellung des Oberarms auch adduktorisch wirken. Durch seine Multifunktionalität lassen sich dem M. deltoideus keine Hauptantagonisten oder Agonisten zuordnen.

6.5.3 Untersuchung, Palpation und Landmarken

Triggerpunkte im M. deltoideus nahe den Ursprungsstellen und des Ansatzes werden in der Regel flach palpiert. Im mittleren Anteil ist der Pinzettengriff von Vorteil. Die **Palpation** aller Anteile geschieht am besten im Sitzen, mit dem in Abduktion abgestützten Arm. Dabei ist der Muskel angenähert und entspannt und deshalb gut auch in der Tiefe palpierbar. Bei der Palpation ist zu bedenken, dass die Faserrichtung nicht immer in einer direkten Linie vom Ursprung zum Ansatz verläuft, sondern die Fasern häufig einen leicht geschwungenen Verlauf nehmen. Obwohl der M. deltoideus ein mehrgelenkiger Muskel ist – er überspannt einerseits das Schultergelenk und andererseits das Akromioklavikulargelenk – lässt er sich nicht besonders gut angulär dehnen, wie dies normalerweise bei einem mehrgelenkigen Muskel der Fall ist. Da die beiden Gelenke sehr nahe beieinanderliegen und das Akromioklavikulargelenk wenige Freiheitsgrade hat, verhält sich die Dehnung eher wie bei einem eingelenkigen Muskel. Hingegen eignen sich isometrische Widerstandstests gut zur Identifizierung und Lokalisierung von Triggerpunkten. Dies gilt besonders für die akromialen Anteile, bei denen der Widerstand gegen Abduktion aus verschiedenen Abduktionsstellungen gegeben wird. Um den M. deltoideus palpatorisch zu lokalisieren, werden folgende **Landmarken** verwendet: Akromion, Spina scapulae, Klavikula und die Tuberositas deltoidea.

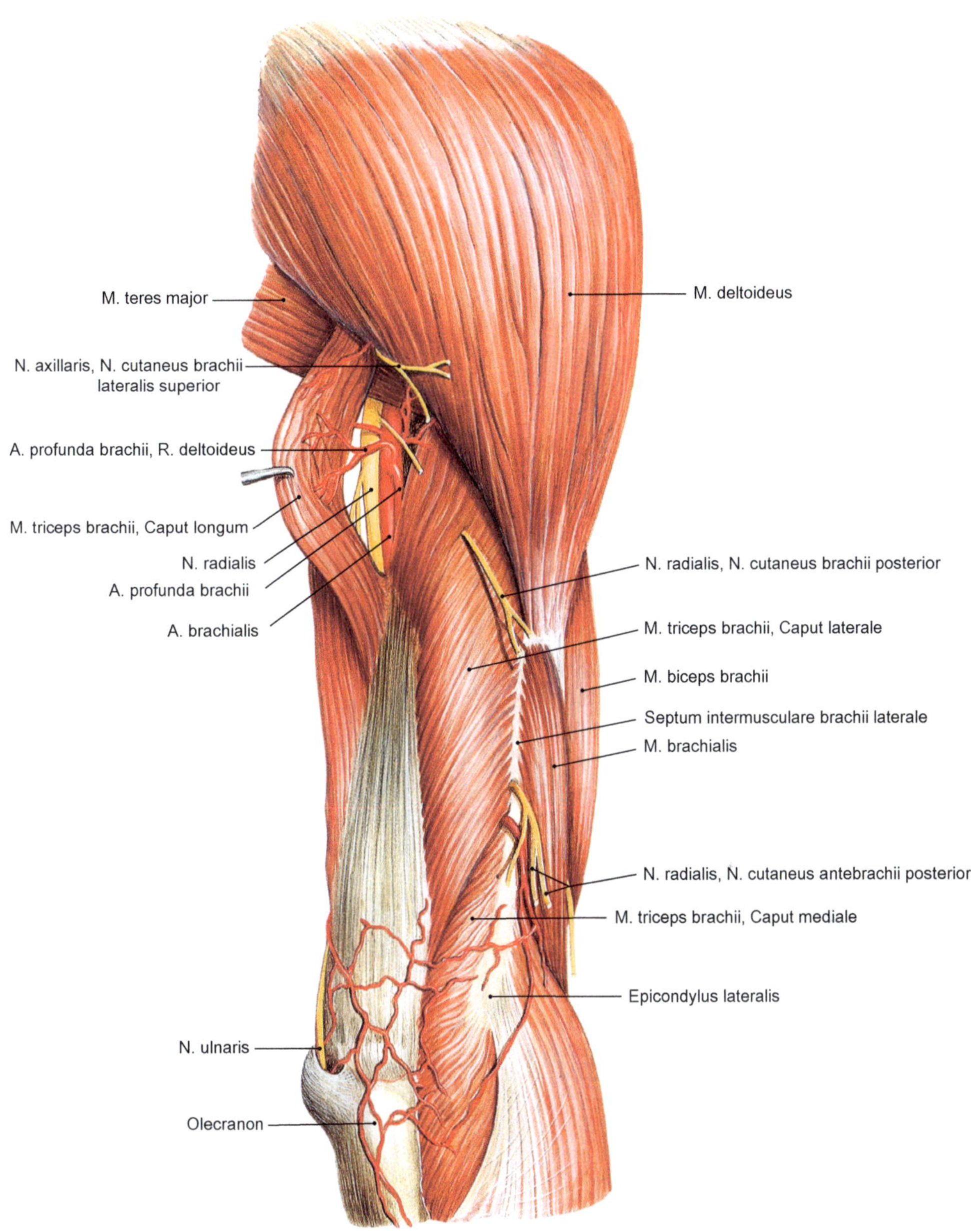

Abb. 6.10 Muskeln und Nerven des Oberarms von lateral dorsal [S007-1-23]

6.5.4 Aktivierung und Aufrechterhaltung von Triggerpunkten

Wie bei fast allen Muskeln, kann zwischen akuten Ereignissen und repetitiven Überlastungen unterschieden werden. Zu den akut auslösenden Faktoren von Triggerpunkten im M. deltoideus zählen vor allem direkte Traumata des Muskels durch einen Schlag oder einen Sturz, plötzliche akute Überbelastungen, zum Beispiel durch eine maximale und unkontrollierte Kontraktion, wie sie beim Auffangen eines Sturzes mit dem Arm entsteht, sowie Injektionen in den M. deltoideus. Durch bestimmte Injektate können vermutlich latente Triggerpunkte aktiviert werden. Zu den repetitiven Überlastungsfaktoren gehören zum Beispiel das Arbeiten in abduzierter Stellung des Arms, besonders mit schweren Werkzeugen, oder der Einsatz der Skistöcke beim Langlauf. Häufig entstehen aktive Triggerpunkte im M. deltoideus pars clavicularis auch als Satellitentriggerpunkte von Triggerpunkten im M. infraspinatus.

6.5.5 Symptome

Typischerweise verursachen Triggerpunkte im M. deltoideus keine weiten Ausstrahlungen, der Schmerz wird meist lokal empfunden (➤ Abb. 6.11). Sehr selten ist eine Ausstrahlung in den Arm zu beobachten. Bei anterioren Schulterschmerzen sollte differenzialdiagnostisch an eine Tendopathie der langen Bizepssehne und an Ausstrahlungen von Triggerpunkten im M. infraspinatus gedacht werden. Akromiale Schmerzen müssen von Entzündungen des Akromioklavikulargelenks differenziert werden. Findet sich der Schmerz im Bereich der Tuberositas deltoidea, könnte es sich auch um eine Insertionstendopathie handeln. Eine Läsion der Supraspinatussehne zeigt sich typischerweise mit einem Phasenschmerz, was bei Triggerpunkten im M. deltoideus eher selten der Fall ist. Wahrscheinlicher ist es, Triggerpunkte im M. deltoideus mit einer Rotatorenmanschettenläsion zu verwechseln. Da die Triggerpunkte im M. deltoideus aber sehr gut palpabel sind, lassen sich in der Regel die meisten Differenzialdiagnosen leicht ausschließen.

6.5.6 Manuelle Triggerpunkttherapie

Für die manuelle Triggerpunkttherapie des M. deltoideus kann der Patient neben der Behandlungsliege sitzen und den Arm in Abduktion auf der Behandlungsliege abstützen oder sich in Seitenlage befinden. Die Technik I kann im Pinzettengriff oder flach angewendet werden. Die ➤ Abb. 6.12a zeigt die Technik I mit dem Pinzettengriff. Eine weitere sehr effiziente Technik beim M. deltoideus ist die Technik II, die in ➤ Abb. 6.12b mit den Fingerspit-

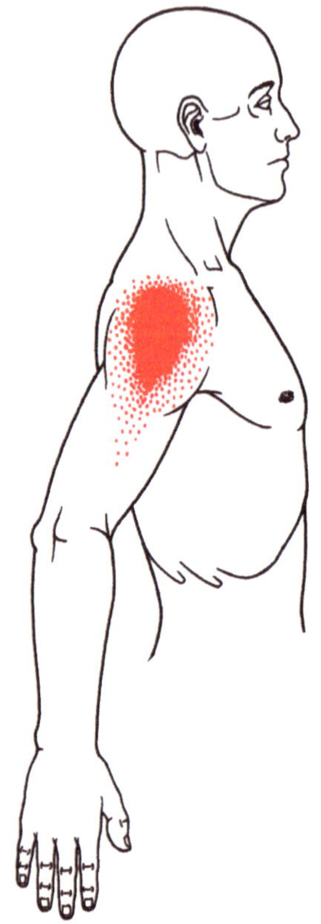

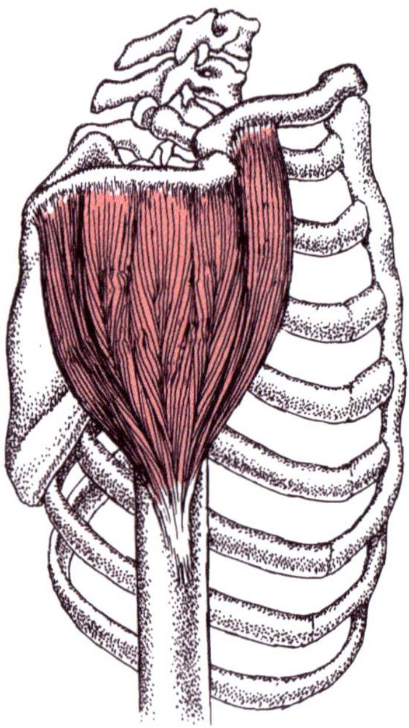

Abb. 6.11 Symptommuster, hervorgerufen durch Triggerpunkte im M. deltoideus [G100]

6

zen ausgeführt wird. Dabei muss wie oben erwähnt darauf geachtet werden, wie die Fasern verlaufen. Die Technik III erfolgt mit dem Handballen oder der Faust. Die Technik IV kommt beim M. deltoideus kaum zur Anwendung. Bei der manuellen Triggerpunkttherapie des M. deltoideus gelten keine besonderen Vorsichtsmaßnahmen.

6.5.7 Dry Needling

Alle Anteile des M. deltoideus, außer den ursprungsnahen Fasern, können gut im Pinzettengriff behandelt werden. Wenn der Patient in Seitenlage liegt, hat der Behandler Zugang zu allen Anteilen des Muskels. Je nach Größe des M. deltoideus wird eine 3 cm oder 5 cm lange Nadel verwendet. Die Nadelung im Pinzettengriff ist unkritisch. Einzig die Äste des N. axillaris könnten getroffen werden, was einen stechenden oder brennenden lokalen Schmerz verursacht. In diesem Fall ist die Nadelrichtung sofort zu ändern. Bei Triggerpunkten im anterioren oder akromialen Teil, nahe dem Ursprung, kann die Pinzettentechnik nicht mehr angewendet werden, sondern müssen die Triggerpunkte direkt behandelt werden. Dabei ist äußerste Vorsicht geboten, um nicht in das Glenohumeralgelenk zu stechen, weil dies die Gefahr einer intraartikulären Infektion mit sich bringt. Es muss zuerst palpatorisch die Dicke des Muskels an diesen Stellen geschätzt werden. Die Nadeltiefe beträgt an diesen Stellen nur wenige Millimeter. Die gleichen Vorsichtsmaßnahmen gelten für die Bizepssehne; eine Nadelung der Bizepssehnenscheide könnte eine Infektion verursachen.

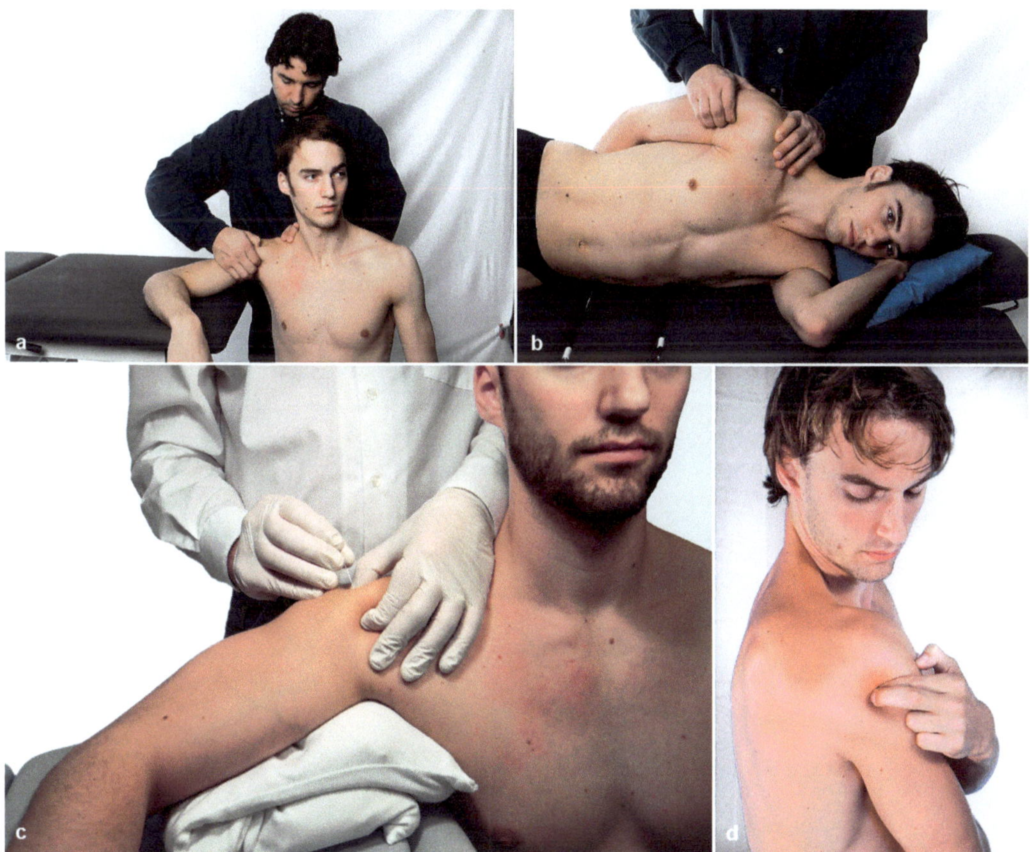

Abb. 6.12 a) Technik I mit dem Pinzettengriff, b) Technik II mittels flacher Technik, c) Dry Needling, d) Selbstbehandlung mit den Fingerspitzen [V785]

6.5.8 Selbstbehandlung

Als Selbstbehandlung wird die Behandlung der Triggerpunkte mit den Fingerspitzen täglich für ca. 5 Minuten empfohlen (➤ Abb. 6.12d).

PRAKTISCHE HINWEISE

- Leitsymptom von Triggerpunkten im M. deltoideus sind lokale Schulterschmerzen ohne Ausstrahlungen in den Arm.
- Landmarken:
  - Akromion
  - Spina scapulae
  - Klavikula
  - Tuberositas deltoidea
- Potenzielle Gefahrenzonen beim Dry Needling:
  - Glenohumeralgelenk
  - Bizepssehnenscheide
  - N. radialis
  - N. axillaris
- Wichtigste Differenzialdiagnosen:
  - Entzündung des Akromioklavikulargelenks
  - Tendopathien der Bizepssehne
  - Rotatorenmanschettenläsionen
  - Supraspinatussehnenläsionen

6

6.6 M. teres major

6.6.1 Anatomie, Lage und Innervation

Anatomie Der M. teres major hat seinen Ursprung an der Facies posterior scapulae, nahe des Angulus inferior. Er setzt mit einer sehr kurzen Sehne an der medialen Kante des Sulcus intertubercularis an.

Lage Der M. teres major wird teilweise vom M. latissimus dorsi verdeckt, ist aber mit dem Pinzettengriff hinter dem M. latissimus dorsi auf seiner ganzen Länge gut palpabel (➤ Abb. 6.13).

Innervation Die Innervation des M. teres major ist nicht einheitlich. Meistens wird er vom N. thoracodorsalis (C6–C8) innerviert, gelegentlich erfolgt die Innervation aber auch über den N. axillaris.

6.6.2 Funktion und funktionelle Einheit

Der M. teres major hat drei Funktionen: Innenrotation, Extension und Adduktion des Arms. Sein

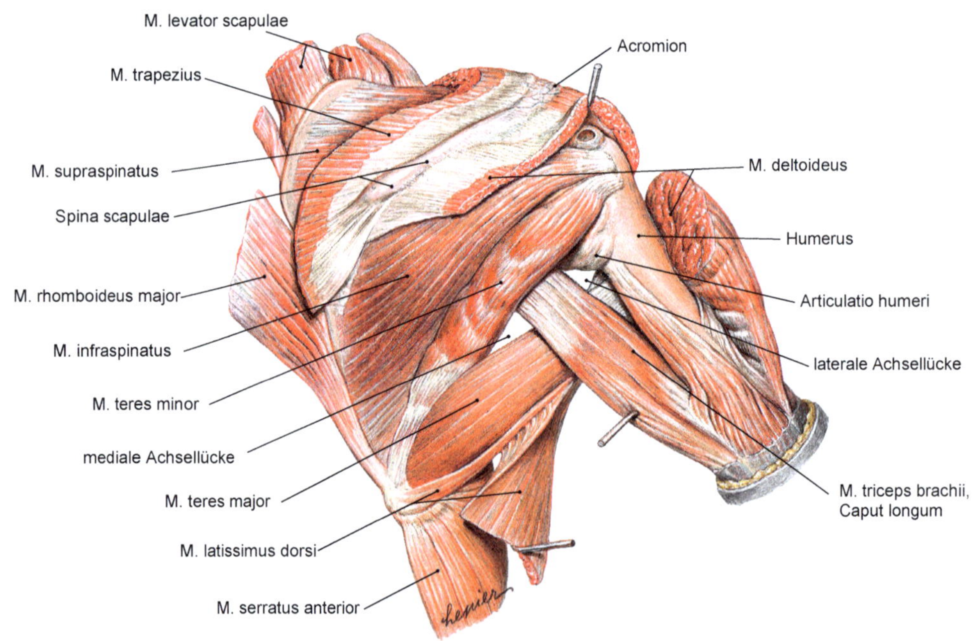

Abb. 6.13 Schulter und Schultermuskeln [L127]

Hauptsynergist ist der M. latissimus dorsi, der durch seine Lage im Schultergelenk identische Funktionen ausübt. Antagonistisch wirken der M. infraspinatus zusammen mit dem M. teres minor gegen die Innenrotation und der M. deltoideus gegen die Adduktion.

6.6.3 Untersuchung, Palpation und Landmarken

Triggerpunkte im M. teres major werden am besten mit dem Pinzettengriff palpiert. Dazu eignet sich die Bauchlage gut, wobei der Arm entspannt an der Seite der Behandlungsliege hinunterhängt. Bei der **Palpation** mit dem Pinzettengriff wird fälschlicherweise oft der M. latissimus palpiert, wenn zu wenig tief, d. h. zu weit lateral (außen), palpiert wird. Der Pinzettengriff muss weit medial, nahe der Margo lateralis scapulae angesetzt werden. Zur Kontrolle wird mit dem Pinzettengriff nach lateral gerollt und die Lücke zwischen dem M. teres major und M. latissimus dorsi, die gut palpabel ist, gesucht. Der M. teres major ist in der Regel kräftiger, also dicker als der M. latissimus dorsi. Obwohl der M. teres major ein eingelenkiger Muskel ist, lässt er sich therapeutisch relativ gut dehnen. Dazu liegt der Patient auf dem Rücken, der Oberarm wird in Außenrotation flektiert, während der Behandler die Skapula manuell nach medial fixiert. Diese Dehnung kann zur Untersuchung oder Behandlung angewendet werden. Da der Patient die Skapula nicht selbst fixieren kann, eignet sich diese Dehnung nicht als Selbstübung. Bei Widerstandstests gegen Innenrotation und Extension wirken andere Muskeln mit. Daher eignet sich der Widerstandstest als Diagnosemöglichkeit nicht besonders gut. Die Untersuchung erfolgt also am einfachsten und aussagekräftigsten palpatorisch. Für die palpatorische Abgrenzung des M. teres major werden folgende **Landmarken** verwendet: Angulus inferior scapulae, Margo lateralis scapulae, M. latissimus und M. teres minor.

6.6.4 Aktivierung und Aufrechterhaltung von Triggerpunkten

Triggerpunkte im M. teres major entstehen häufig durch sportliche Aktivitäten. Zwei klassische Beispiele, die häufig in den Praxen der Autoren anzutreffen sind, sind Überlastungen beim Schwimmen, insbesondere beim Kraulschwimmen, und durch den Stockeinsatz beim Skilanglauf. Bei diesen Aktivitäten wird der M. teres major repetitiv in allen seinen Funktionen ge-

6

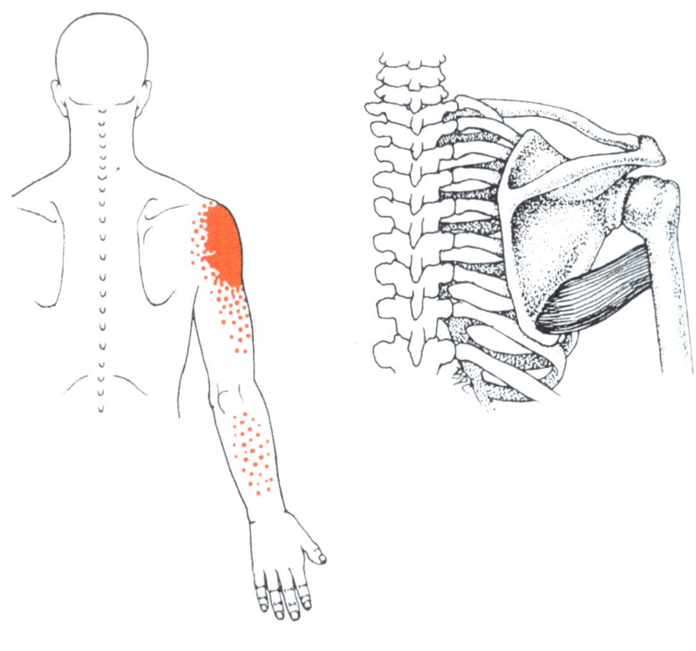

Abb. 6.14 Symptommuster, hervorgerufen durch Triggerpunkte im M. teres major [G100]

fordert. Ist der Muskel der Belastung entsprechend zu wenig trainiert, können Triggerpunkte entstehen. Früher, als die meisten Fahrzeuge noch keine Servolenkung hatten, war das Lenken, besonders von schweren Fahrzeugen oder von solchen mit breiten Reifen, ein häufiger auslösender Faktor. Triggerpunkte können aber auch bei Patienten nach Schulteroperationen nach längerer Immobilisation entstehen. Wird der M. teres major über längere Zeit nicht auf seine funktionelle Länge gedehnt, ist die Wahrscheinlichkeit von Mikroläsionen und somit von Triggerpunkten bei Wiederaufnahme der normalen Aktivität erhöht.

6.6.5 Symptome

Die Schmerzen, die von Triggerpunkten im M. teres major ausgehen, sind häufig lokal mit Ausstrahlungen in den dorsalen Schultergelenksbereich (➤ Abb. 6.14). Gelegentlich strahlen die Triggerpunkte über den Oberarm bis in den Unterarm aus. Die Schmerzen treten dann auf, wenn der Muskel im nicht aufgewärmten Zustand belastet oder wenn er gedehnt wird, d. h. bei maximaler Flexion des Arms. Da die Symptomreproduktion sehr der spezifischen Funktion des M. teres major entspricht, bestehen eigentlich kaum Verwechslungsgefahren, außer mit Triggerpunkten im M. latissimus dorsi. Mit einer korrekten Palpation können jedoch Triggerpunkte im M. teres major gut von solchen im M. latissimus dorsi differenziert werden.

6.6.6 Manuelle Triggerpunkttherapie

Die manuelle Triggerpunkttherapie des M. teres major lässt sich gut in Bauchlage oder in Seitenlage des Patienten durchführen. Die Technik I wird in Bauchlage mit dem Pinzettengriff angewendet (➤ Abb. 6.15a). Die Techniken II und III erfolgen in Seitenlage mit dem Arm in Abduktion gelagert, sodass der M. teres major vorgedehnt wird. Eine sehr häufige Ursache eingeschränkter Schulterbeweglichkeit in endgradiger Flexion sind bindegewebige Adhäsionen zwischen dem M. teres major und dem M. teres minor und dem M. triceps caput longum. Die Technik IV macht nicht bei allen Muskeln Sinn, hier handelt es sich jedoch um eine klassische Anwendung der Technik IV, um die Schulterbeweglichkeit, in der Regel mit ein paar wenigen Handgriffen, zu verbessern. Dabei fährt der Behandler mit dem Daumen in die mediale Achsellücke zwischen M. teres major, M. teres minor und M. triceps caput longum, während der Patient aktiv den Oberarm in Innen- und Außenrotation bewegt (➤ Abb. 6.15b). Der Behandlungseffekt kann noch verstärkt werden, indem der Behandler den Arm immer weiter abduziert. Bei der manuellen Triggerpunkttherapie des M. teres major gelten keine besonderen Vorsichtsmaßnahmen.

6.6.7 Dry Needling

Das Dry Needling des M. teres major erfolgt mittels des Pinzettengriffs. Dazu liegt der Patient entweder auf dem Bauch, wie bei der manuellen Behandlung, oder auf dem Rücken. Je nach individueller Größe des M. teres major wird eine 3 cm oder 5 cm lange Nadel verwendet. Die Nadelung des M. teres major muss tangential zum Thorax erfolgen. Auf diese Weise besteht kein Risiko für einen Pneumothorax. Im Bereich nahe des Ansatzes besteht ein gewisses Risiko, den N. radialis, der kaudal des M. teres major nach dorsal verläuft, und den N. axillaris, der kranial des M. teres major nach dorsal verläuft, zu treffen. Die Nadelung des N. radialis würde sich mit einem einschießenden Schmerz im Projektionsgebiet des N. radialis bemerkbar machen. Wird der N. axillaris getroffen, zeigt sich dies mit einem stechenden oder brennenden lokalen Schmerz. Wird versehentlich einer dieser Nerven getroffen, muss die Position der Nadel sofort verändert werden.

6.6.8 Selbstbehandlung

Als Selbstbehandlung wird die Behandlung der Triggerpunkte mit einem Tennisball gegen die Wand, täglich für ca. 5 Minuten, empfohlen (➤ Abb. 6.15d).

PRAKTISCHE HINWEISE

- Leitsymptome von Triggerpunkten im M. teres major sind lokale Schmerzen und Schulterschmerzen.
- Landmarken:
  - Angulus inferior scapulae
  - Margo lateralis scapulae

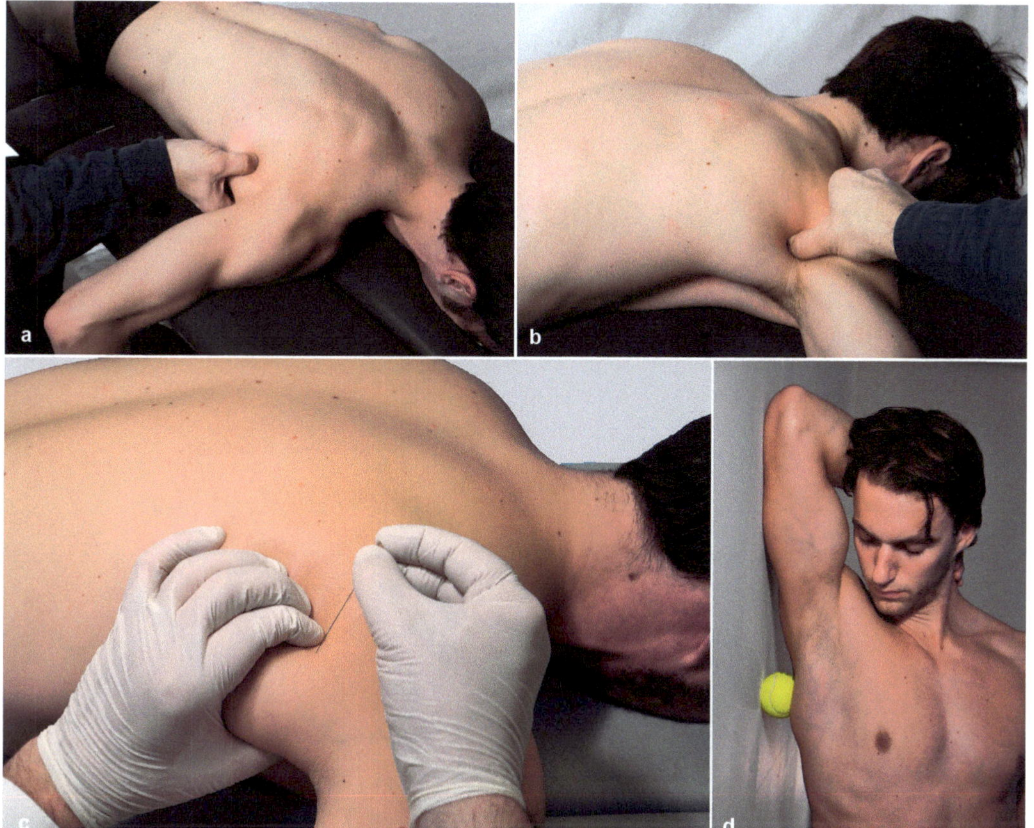

Abb. 6.15 a) Technik I im Pinzettengriff, b) Technik IV, c) Dry Needling, d) Selbstbehandlung mit dem Tennisball [V785]

  - M. latissimus dorsi
  - M. teres minor
  - M. triceps branchii caput longum
- Potenzielle Gefahrenzonen beim Dry Needling:
  - N. radialis
  - N. axillaris
  - Lunge
- Wichtigste Differenzialdiagnosen: Triggerpunkte im M. latissimus dorsi

6.7 M. triceps brachii

6.7.1 Anatomie, Lage und Innervation

Anatomie Der M. triceps brachii hat drei Anteile und somit drei Ursprünge (➤ Abb. 6.16):

- Das Caput longum entspringt am Labrum infraglenoidale.
- Das Caput mediale (manchmal auch Caput profundum bezeichnet) entspringt an der dorsalen Fläche des Humerus, distal des N. radialis sowie am Septum intermusculare.
- Das Caput laterale entspringt an der dorsalen Fläche des Humerus proximal des N. radialis.

Die drei Köpfe setzen über die gemeinsame Sehne am Olekranon an.

Lage Alle drei Anteile des M. triceps brachii sind gut palpabel. Das Caput mediale allerdings wird in den proximalen zwei Dritteln des Oberarms von den anderen zwei Köpfen verdeckt und ist deshalb nur im distalen Drittel, lateral und medial der Trizepssehne, direkt palpabel.

Innervation Der M. triceps brachii wird vom N. radialis (C6–Th1) innerviert.

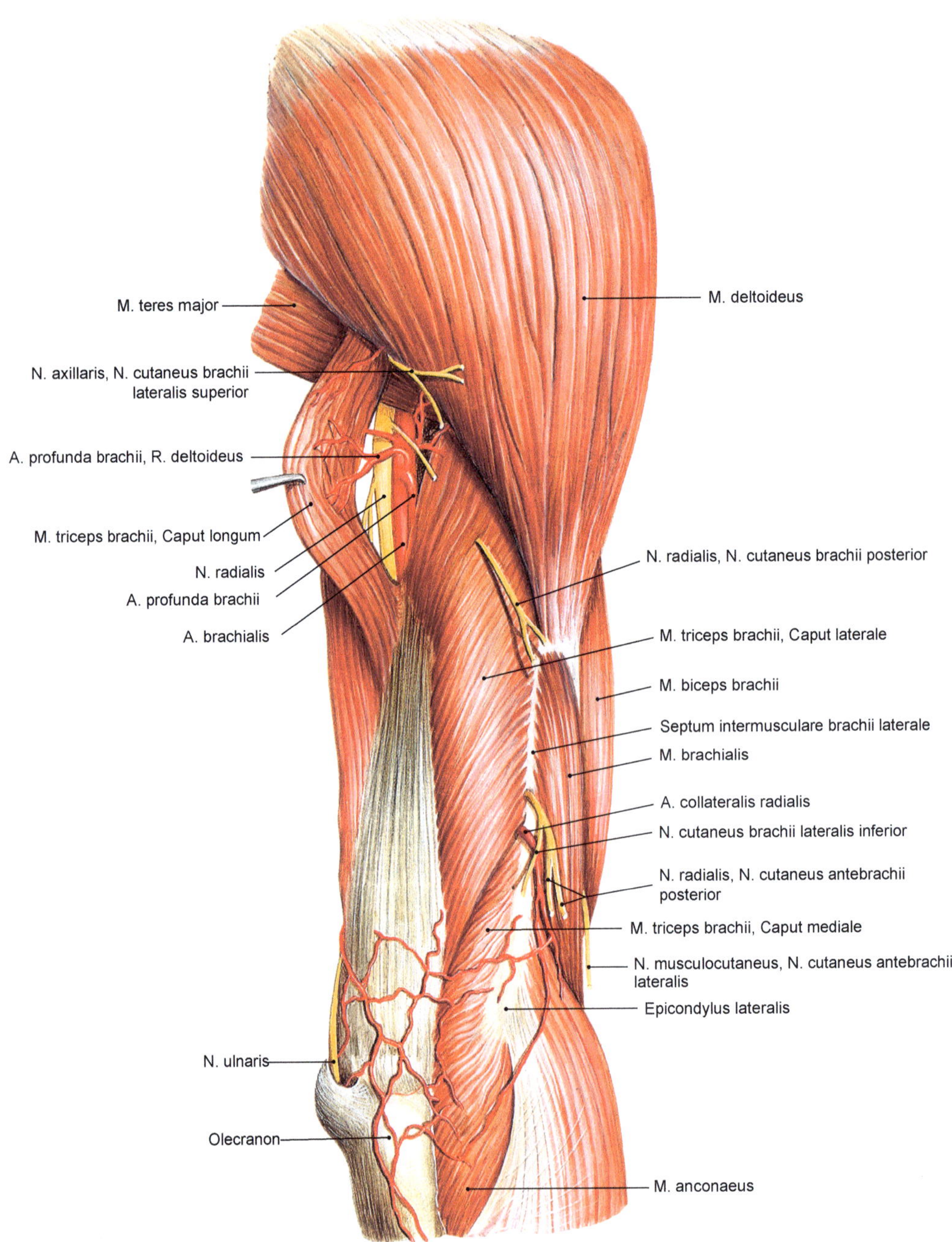

Abb. 6.16 Muskeln und Nerven des Oberarms von lateral dorsal [S007-1-23]

6.7.2 Funktion und funktionelle Einheit

Der M. triceps brachii ist ein kräftiger Extensor im Ellenbogengelenk. Das Caput longum wirkt als einziger zweigelenkiger Anteil des Muskels auch im Schultergelenk und zwar extensorisch und adduktorisch. Der M. anconaeus wirkt synergistisch im Ellenbogengelenk und die Mm. latissimus dorsi und teres major sind die Hauptsynergisten im Schultergelenk.

6.7.3 Untersuchung, Palpation und Landmarken

Die Palpation von Triggerpunkten im M. triceps brachii gelingt am besten, wenn sich der Patient in Bauchlage befindet. Für das Caput longum und das Caput laterale eignet sich die Pinzettenpalpation, für das Caput mediale die flache **Palpation.** Das Caput mediale ist wie oben bereits erwähnt nur im distalen Drittel medial und lateral der Trizepssehne direkt palpabel. Das zweigelenkige Caput longum lässt sich gut angulär dehnen, indem das Schultergelenk mit flektiertem Ellenbogen passiv bis an die Endstellung flektiert wird. Sind aktive Triggerpunkte im Caput longum vorhanden, können durch die Dehnung die entsprechenden Symptome ausgelöst werden. Die exakte Lokalisation der Triggerpunkte innerhalb des Muskels erfolgt wie immer mittels genauer Palpation. Die kurzen Köpfe sind eingelenkig und daher im Normallfall nicht bis an ihre Endstellung dehnbar. Bei der Suche nach Triggerpunkten kann der Widerstandstest gegen Extension im Ellenbogengelenk hilfreich sein. Die genaue Lokalisation erfolgt mittels Palpation. Für die palpatorische Abgrenzung des M. triceps brachii werden folgende **Landmarken** genutzt: Olekranon, Labrum infraglenoidale sowie Septum intermusculare.

6.7.4 Aktivierung und Aufrechterhaltung von Triggerpunkten

Triggerpunkte im M. triceps brachii entstehen sehr häufig durch lange oder immer wiederkehrende Stütz- oder Druckaktivitäten, bei denen der M. triceps brachii isometrisch oder exzentrisch arbeitet. Dazu gehören Liegestütze, das Gehen an Stöcken, das Abschleifen eines Gegenstands, Massieren oder Anschieben eines Autos. Weitere Ursachen können Schwimmen oder Tennisspielen sein. Im Weiteren entstehen Triggerpunkte im M. triceps brachii auch als Satellitentriggerpunkte von Triggerpunkten im M. infraspinatus und im M. subscapularis oder bei Patienten mit Status nach Oberarmfrakturen.

6.7.5 Symptome

Am häufigsten sind Schmerzen im dorsalen Schultergelenk und Oberarm, die zum Teil bis in den Unterarm und in den Handrücken ausstrahlen können (➤ Abb. 6.17). Sehr oft finden sich auch Triggerpunkte im lateralen Teil des Caput mediale auf der Höhe der Olekranonsehne, die in den Epicondylus lateralis ausstrahlen. Die Schmerzen treten bei Aktivitäten des M. triceps brachii oder bei Flexion des Ellenbogens auf. Differenzialdiagnostisch muss bei dorsalen Schulterschmerzen besonders an Triggerpunkte im M. teres major und M. subscapularis gedacht werden. Für die Armschmerzen kann auch eine C5-Radikulopathie verantwortlich sein. Bei den lateralen Ellenbogenschmerzen sollte auch an eine C6-Radikulopathie, an eine Insertionstendopathie am lateralen Epikondylus und unter anderem an Triggerpunkte im M. anconaeus und M. extensor carpi radialis longus gedacht werden.

6.7.6 Manuelle Triggerpunkttherapie

Die manuelle Triggerpunkttherapie des M. triceps brachii erfolgt am besten mit dem Patienten in Bauchlage. Die ➤ Abb. 6.18a zeigt die Technik I und II für das Caput mediale lateral der Trizepssehne. Die ➤ Abb. 6.18b zeigt die Technik IV. Dabei bringt der Behandler seine Fingerspitzen so weit wie möglich zwischen Humerus und Caput mediale, während der Unterarm des Patienten aktiv-assistiv wiederholt in Flexion geführt wird. Diese Technik ist besonders bei Patienten mit lateralen Ellenbogenschmerzen indiziert, da es dort häufig zu schmerzhaften Adhäsionen kommen kann, die so gelöst werden können. Das Caput laterale und das Caput longum werden meistens mit dem Pinzettengriff be-

6

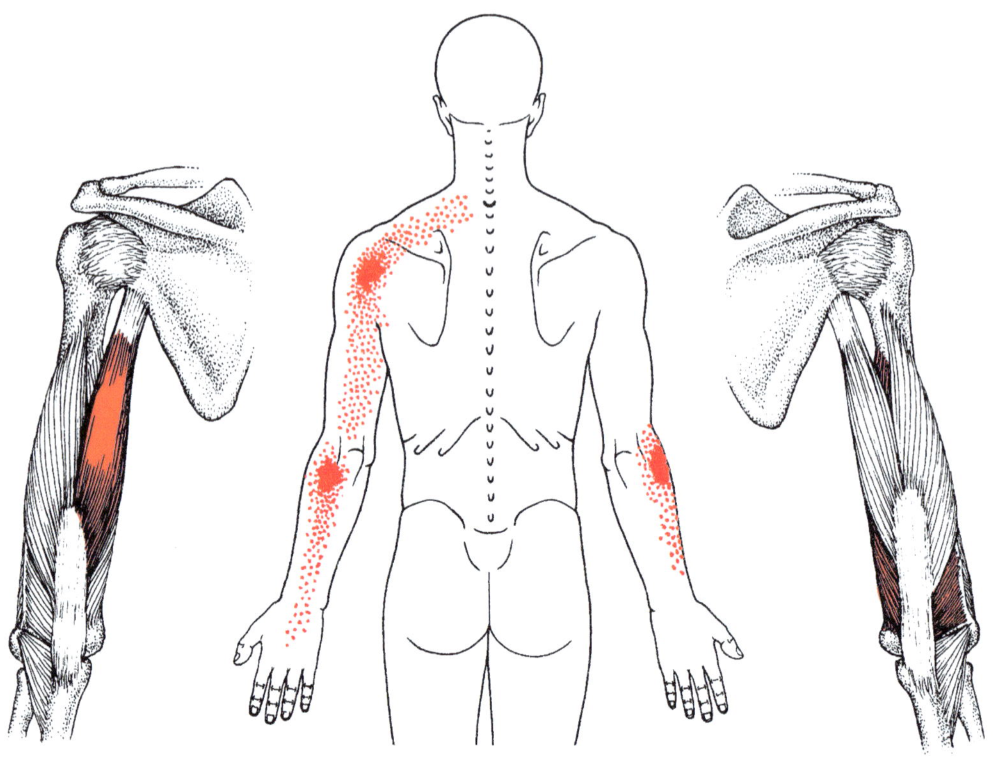

Abb. 6.17 Symptommuster, hervorgerufen durch Triggerpunkte im M. triceps brachii [G100]

handelt. Die Technik III erfolgt mit dem Handballen über den ganzen Muskel. Bei allen manuellen Techniken muss unbedingt darauf geachtet werden, nicht den N. radialis gegen den Humerus zu komprimieren.

6.7.7 Dry Needling

Im Caput mediale des M. triceps brachii wird die direkte Dry-Needling-Technik angewendet, also nicht der Pinzettengriff. Beim Caput laterale und Caput longum hingegen eignet sich der Pinzettengriff besser. Der Patient liegt dabei auf dem Bauch, der Arm hängt an der Behandlungsliege herab. Für das direkte Dry Needling des Caput mediale genügt eine 3 cm lange Nadel, für die Pinzettentechnik muss in der Regel eine 5 cm lange Nadel verwendet werden. Um den Muskel besser greifen zu können, kann der Ellenbogen in Extensionsstellung gelagert werden. Bei der Nadelung im Pinzettengriff besteht keine Gefahr, versehentlich einen Nervenstamm zu treffen. Jedoch müssen bei der Behandlung des Caput mediale lateral der Verlauf des N. radialis und medial der Verlauf des N. ulnaris genau berücksichtigt werden. Ebenso sollte bei dieser Technik nahe am Ellenbogengelenk nicht so tief genadelt werden, dass die Nadelspitze Knochenkontakt hat, weil sonst die Gefahr besteht, in den Gelenkraum zu gelangen. Auf Dry Needling direkt oberhalb des Olekranons und durch die Sehne des M. triceps brachi hindurch sollte wegen der Gefahr einer Verletzung der Bursa olecrani verzichtet werden.

6.7.8 Selbstbehandlung

Als Selbstbehandlung eignet sich die Massage mit einem Golfball auf einem Tisch (➤ Abb. 6.18d). Es sollte dem Patienten die mögliche Gefahr einer Kompression des N. radialis und des N. ulnaris erklärt werden. Die Selbstbehandlung sollte nicht länger als 5 Minuten am Stück und maximal 1-mal pro Tag erfolgen.

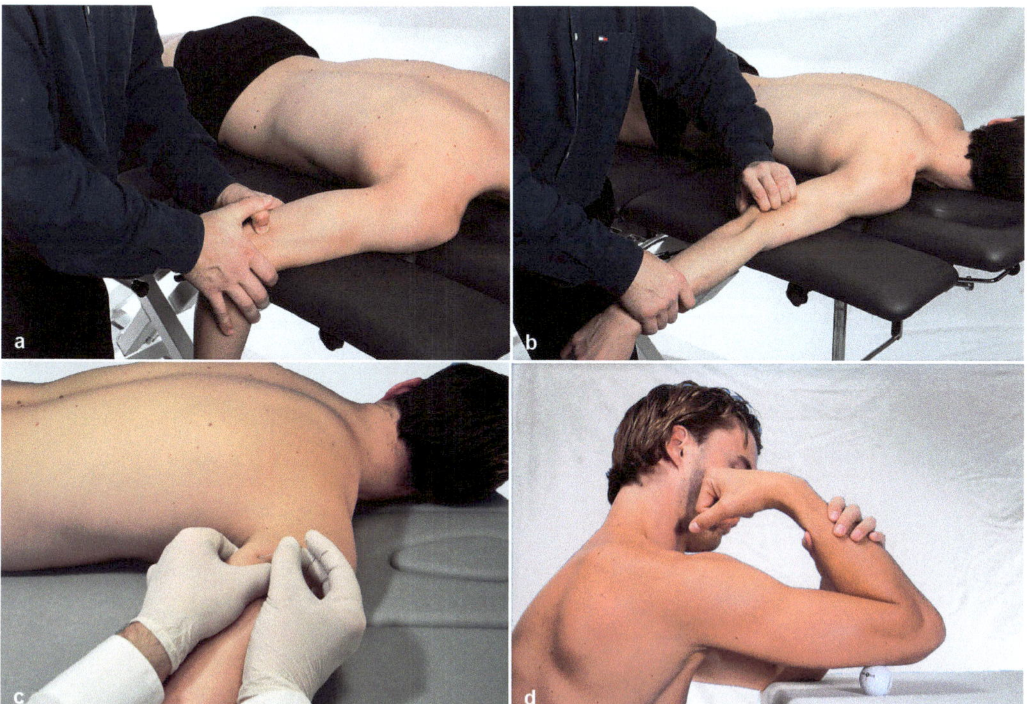

Abb. 6.18 a) Technik I/II im Pinzettengriff, b) Technik IV, c) Dry Needling, d) Selbstbehandlung mit dem Tennisball [V785]

PRAKTISCHE HINWEISE

- Leitsymptome von Triggerpunkten im M. triceps brachii sind dorsale Schulter- und Armschmerzen sowie laterale Ellenbogenschmerzen.
- Landmarken:
  - Olekranon
  - Labrum infraglenoidale
  - Septum intermusculare
  - M. teres major und M. teres minor
- Potenzielle Gefahrenzonen beim Dry Needling:
  - N. radialis
  - N. ulnaris
  - Ellenbogengelenk
  - Bursa olecrani
  - Schultergelenk
- Wichtigste Differenzialdiagnosen:
  - Triggerpunkte im M. teres major, M. subscapularis, M. anconaeus, M. extensor carpi radialis longus
  - C5- und C6-Radikulopathien
  - Insertionstendopathie am Epicondylus lateralis

6.8 M. anconaeus

6.8.1 Anatomie, Lage und Innervation

Anatomie Der M. anconaeus entspringt am Epicondylus lateralis sowie der Kapsel des Ellenbogengelenks und setzt an der Außenseite des Olekranons und an der dorsalen Fläche der Ulna an.

Lage Der Muskel spannt sich dreiecksförmig zwischen dem Epicondylus lateralis und der Ulna auf und wird von keinem anderen Muskel überdeckt (➤ Abb. 6.19).

Innervation Der M. anconaeus wird vom N. radialis (C7–C8) innerviert.

6.8.2 Funktion und funktionelle Einheit

Der M. anconaeus ist ein Extensor im Ellenbogengelenk. Er stabilisiert zudem das Humeroulnargelenk

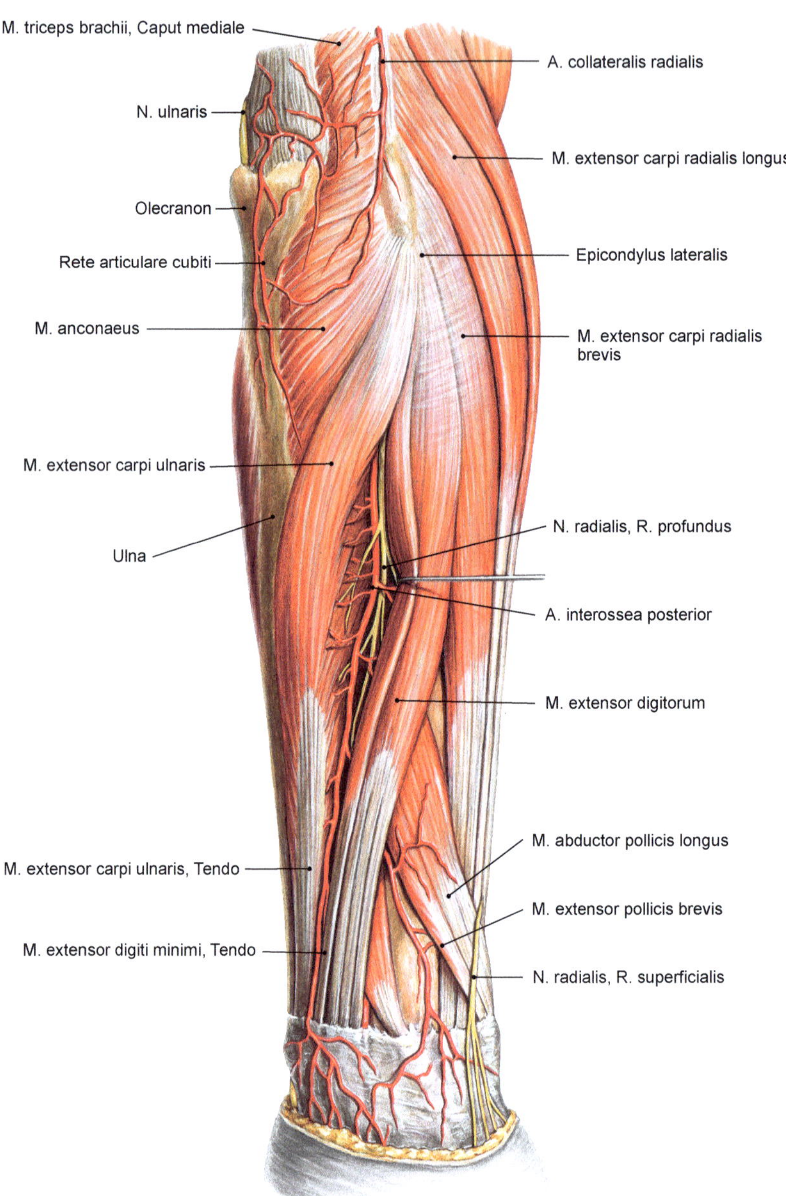

Abb. 6.19 Muskeln, Nerven und Arterien des Unterarms von lateral [L127]

bei pro- und supinatorischen Bewegungen, zusammen mit dem Caput mediale des M. triceps brachii und dem M. supinator. Ebenso spannt er die Gelenkskapsel.

6.8.3 Untersuchung, Palpation und Landmarken

Der Patient befindet sich in Bauchlage. Der Muskel lässt sich nicht im Pinzettengriff **palpieren,** sondern nur flach. Der M. anconaeus ist an sich gut palpabel, kann jedoch sehr dünn sein, sodass es schwierig ist, ihn zu identifizieren. Als eingelenkiger Muskel lässt er sich angulär nicht bis an die Endstellung dehnen, weshalb der Dehntest hier nicht angebracht ist. Hingegen eignet sich der Widerstandstest gegen Extension im Ellenbogengelenk zur Untersuchung. Für die palpatorische Abgrenzung des M. anconaeus werden folgende **Landmarken** verwendet: Außenseite des Olekranons, Epicondylus lateralis und Ulnakante.

6.8.4 Aktivierung und Aufrechterhaltung von Triggerpunkten

Triggerpunkte im M. anconaeus entstehen wie beim M. triceps brachii sehr häufig durch lange oder immer wiederkehrende Stütz- oder Druckaktivitäten, bei denen der M. anconaeus isometrisch oder exzentrisch arbeitet. Dazu gehören Liegestütze, das Gehen an Stöcken, das Abschleifen eines Gegenstands, Massieren oder Anschieben eines Autos. Weitere Ursachen können Schwimmen oder Tennisspielen sein. Anders als beim M. triceps brachii können Triggerpunkte im M. anconaeus auch durch pro- und supinatorische Belastungen entstehen.

6.8.5 Symptome

Ein sehr lokalisierter Schmerz im Bereich des Epicondylus lateralis ist das Leitsymptom von Triggerpunkten im M. anconaeus, die wahrscheinlich die häufigste Ursache von myofaszial bedingten, lateralen Ellenbogenschmerzen sind (➤ Abb. 6.20). Die Schmerzen treten bei Aktivitäten des M. anconaeus und meistens auch bei allen Bewegungen des Ellenbogens auf. Differenzialdiagnostisch ist an eine C6-Radikulopathie, an eine Insertionstendopathie am lateralen Epikondylus und unter anderem an Trigger-

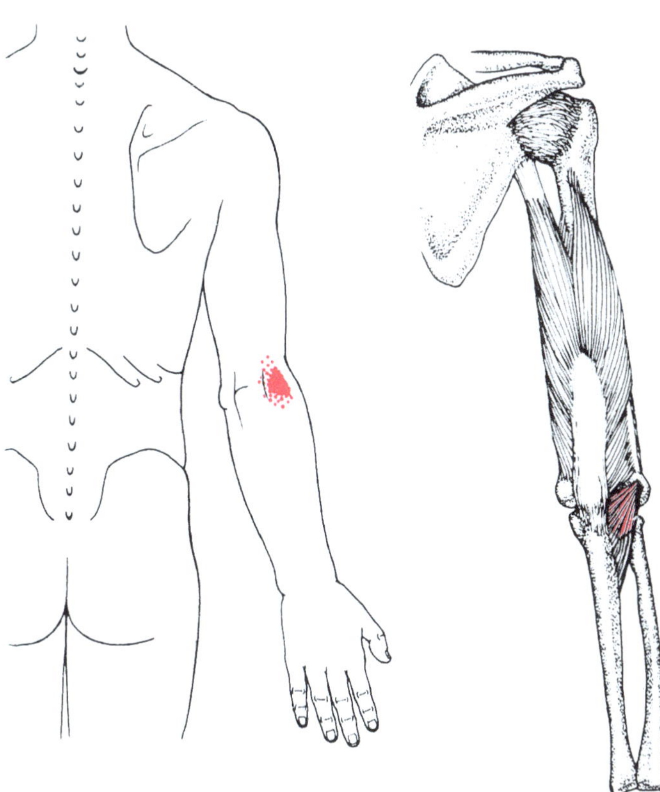

Abb. 6.20 Symptommuster, hervorgerufen durch Triggerpunkte im M. anconaeus [G100]

punkte im M. triceps brachii caput mediale und M. extensor carpi radialis longus zu denken.

6.8.6 Manuelle Triggerpunkttherapie

Die manuelle Triggerpunkttherapie des M. anconaeus erfolgt am besten in Bauchlage. Die Technik I und II (➤ Abb. 6.21a) soll so präzise wie möglich ausgeführt werden, denn die Faserbündel und somit die Hartspannstränge des Muskels sind sehr dünn. Die Technik III erfolgt mit dem Daumen (➤ Abb. 6.21b). Beim M. anconaeus kommt die Technik IV nicht zur Anwendung. Bei den manuellen Techniken sind keine besonderen Vorsichtsmaßnahmen zu beachten.

6.8.7 Dry Needling

Der M. anconaeus wird mit der direkten Dry-Needling-Technik behandelt. Der Patient liegt dabei auf dem Bauch, mit dem Arm über die Behandlungsliege hängend. Für das Dry Needling wird eine 1,5 cm lange Nadel verwendet. Beim Nadeln des M. anconaeus besteht die Gefahr, in den Gelenksraum des Humeroulnar- oder des Radiohumeralgelenks zu stechen und so eine intraartikuläre Infektion zu verursachen. Um dies zu vermeiden, wird im proximalen Anteil des Muskels nicht bis auf den Knochen genadelt.

6.8.8 Selbstbehandlung

Triggerpunkte im M. anconaeus können sehr gut selbst behandelt werden (➤ Abb. 6.21d). Die Selbstbehandlung soll ca. 3 Minuten am Stück und maximal 1-mal pro Tag ausgeführt werden.

PRAKTISCHE HINWEISE

- Das Leitsymptom von Triggerpunkten im M. anconaeus ist ein sehr lokalisierter, lateraler Ellenbogenschmerz.
- Landmarken:
  - Außenseite des Olekranons
  - Epicondylus lateralis
  - Ulna

6

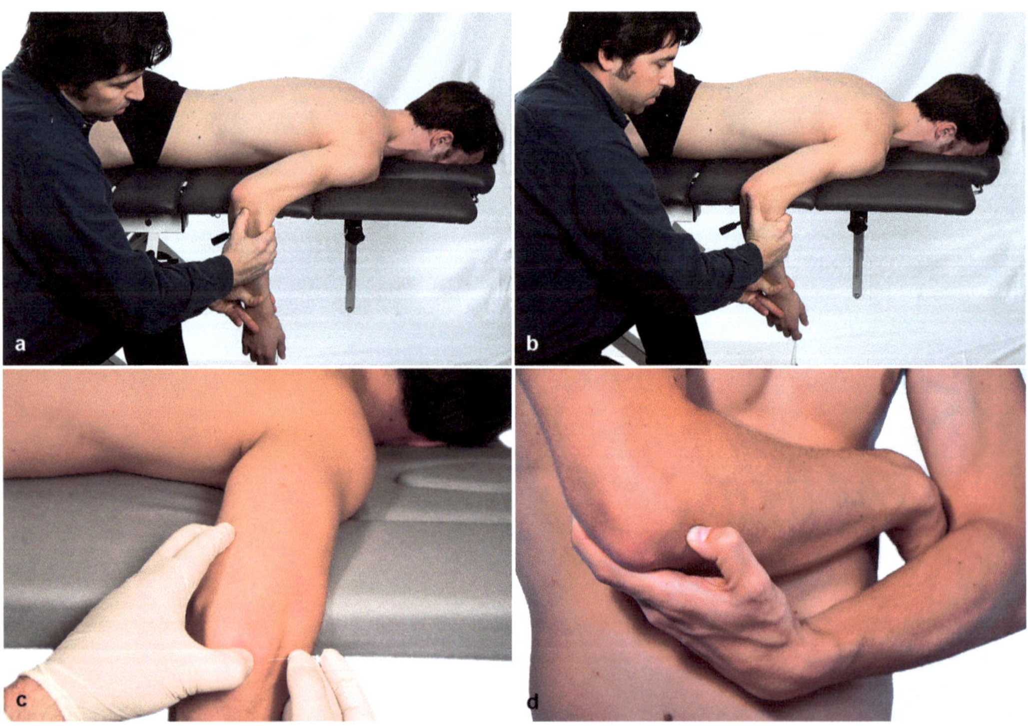

Abb. 6.21 a) Technik I und II, b) Technik III, c) Dry Needling, d) Selbstbehandlung [V785]

- Potenzielle Gefahrenzonen beim Dry Needling:
  - Humeroulnargelenk
  - Radiohumeralgelenk
- Wichtigste Differenzialdiagnosen:
  - Triggerpunkte im M. triceps brachii caput mediale, M. extensor carpi radialis longus
  - C6-Radikulopathie
  - Insertionstendopathie am Epicondylus lateralis

6.9 M. extensor carpi radialis longus

6.9.1 Anatomie, Lage und Innervation

Anatomie Der M. extensor carpi radialis longus entspringt am distalen Drittel der lateralen Crista supracondylaris humeri und setzt an der Basis des Os metacarpale II an.

Lage Der Ursprung des Muskels liegt unmittelbar distal des M. brachioradialis, der den M. extensor carpi radialis longus zum Teil überdeckt. Der M. extensor carpi radialis ist der kräftigste aller Unterarmextensoren.

Innervation Der M. extensor carpi radialis longus wird vom N. radialis (C6–C7) innerviert (➤ Abb. 6.22).

6.9.2 Funktion und funktionelle Einheit

Der M. extensor carpi radialis longus gehört zusammen mit den Mm. extensor carpi radialis brevis, extensor digitorum und extensor carpi ulnaris zu den Extensoren im Handgelenk. Die Extension des M. extensor carpi radialis longus ist verbunden mit einer Radialabduktion des Handgelenks. Er widerlagert zusammen mit den anderen Unterarmextensoren auch die Flexion des Handgelenks bei Aktivierung der Unterarmflexoren und ermöglicht so einen physiologischen Griff. Der M. extensor carpi radialis longus wirkt zudem auch als Flexor im Ellenbogengelenk.

6.9.3 Untersuchung, Palpation und Landmarken

Die Untersuchung und die Behandlung erfolgen mit dem Patienten in Bauchlage und mit leicht flektiertem Ellenbogen. In dieser Ausgangsstellung lassen sich auch die anderen Unterarmextensoren gut palpieren und behandeln. Die **Palpation** des M. extensor carpi radialis longus erfolgt mit dem Pinzettengriff unter dem M. brachioradialis. Der M. brachioradialis liegt auf dem M. extensor carpi radialis longus und ist viel schlanker als dieser. Die Dehnung (➤ Abb. 6.24b) kann zu Untersuchungszwecken herbeigeführt werden, ist aber wie der Widerstandstest nicht spezifisch für den M. extensor carpi radialis longus, weil dabei Triggerpunkte auch im M. extensor carpi radialis brevis und im M. extensor digitorum ansprechen können. Für die Lokalisation des M. extensor carpi radialis longus werden folgende **Landmarken** verwendet: M. brachioradialis, der bei Flexion im Ellenbogen gegen Widerstand deutlich sichtbar wird, Epicondylus lateralis und die benachbarten Fingerextensoren, die während Bewegung der Finger sichtbar werden.

6.9.4 Aktivierung und Aufrechterhaltung von Triggerpunkten

Triggerpunkte im M. extensor carpi radialis longus entstehen vor allem durch exzessive manuelle Tätigkeiten. Dies gilt allgemein für die Unterarmmuskeln, jedoch speziell für den M. extensor carpi radialis longus. Nach Erfahrung der Autoren ist der M. extensor carpi radialis longus der Muskel der Unterarmextensoren, der am häufigsten Triggerpunkte aufweist. Der M. extensor carpi radialis brevis und der M. extensor digitorum sind Synergisten des M. extensor carpi radialis longus, weshalb Triggerpunkte häufig in allen drei Muskeln gleichzeitig zu finden sind. Stets zu berücksichtigen sind auch Triggerpunkte in den Unterarmflexoren, die sehr häufig zur Aufrechterhaltung von Triggerpunkten in den Unterarmextensoren beitragen.

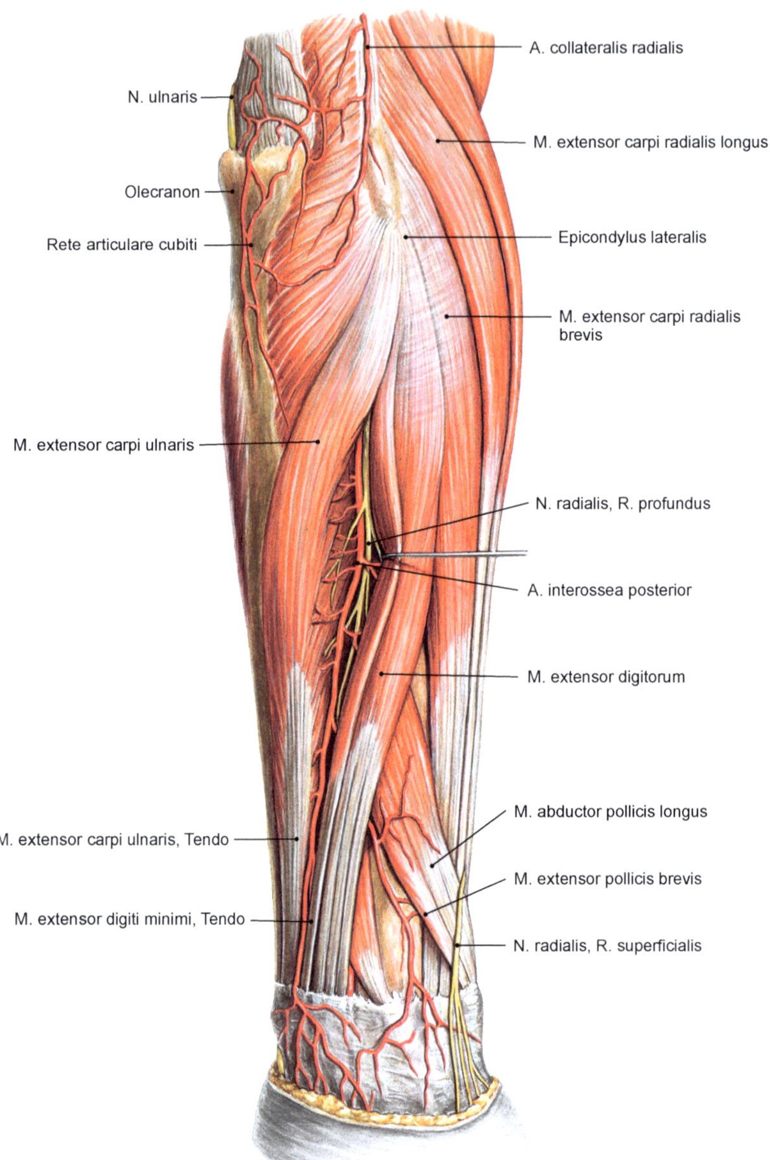

Abb. 6.22 Muskeln, Nerven und Arterien des Unterarms von lateral [L127]

6

6.9.5 Symptome

Die Symptome, die von Triggerpunkten in den Unterarmextensoren hervorgerufen werden, sind sich im Prinzip ähnlich. Einerseits lokale Schmerzen entlang des Muskels, verbunden mit Ausstrahlungen in die Hand und die Finger, sehr häufig begleitet von Schmerzen im Epicondylus lateralis (➤ Abb. 6.23). Dies trifft ganz besonders für den M. extensor carpi radialis longus zu. Die typischen Symptome sind Schmerzen bei Ellenbogenbewegungen nach längerer Ruhe, zum Beispiel am Morgen oder bei manuellen Tätigkeiten. Differenzialdiagnostisch kommen C6- oder C7-Radikulopathien, eine Insertionstendopa-

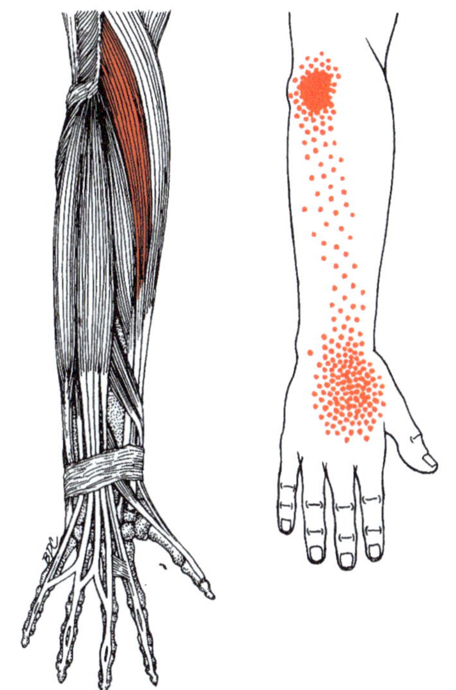

Abb. 6.23 Symptommuster, verursacht durch Triggerpunkte im M. extensor carpi radialis longus [G100]

thie am lateralen Epikondylus, Pathologien der Handwurzelgelenke und Triggerpunkte im M. triceps brachii caput mediale und M. anconaeus, M. supinator und M. infraspinatus infrage.

6.9.6 Manuelle Triggerpunkttherapie

Für die manuelle Triggerpunkttherapie wird für den Patienten die gleiche Ausgangsstellung wie beim Dry Needling gewählt, also Rückenlage mit leicht flektiertem Ellenbogen. Die ➤ Abb. 6.24a zeigt die Technik I mit dem Pinzettengriff. Auf die gleiche Weise wird die Technik II angewendet. Die Technik III kann mit dem Handballen erfolgen und eine Technik IV findet hier kaum Anwendung. Hingegen ist die therapeutische Dehnung des M. extensor carpi radialis longus sehr effektiv. Dabei wird die Hand des Patienten in eine Flexion nach ulnar geführt und dabei der Ellenbogen bis an die Dehnstellung extendiert (➤ Abb. 6.24b). Sehr wichtig dabei ist, dass die Schulter des Patienten eleviert wird, damit es nicht zu einer Nervendehnung des N. radialis kommt.

6.9.7 Dry Needling

Während der Patient in Rückenlage liegt und seinen Ellenbogen leicht flektiert hat, sodass der M. extensor carpi radialis longus entspannt ist, kann der Muskel gut im Pinzettengriff behandelt werden. Es ist darauf zu achten, dass unter dem M. brachioradialis genadelt wird, also der Pinzettengriff tief genug angesetzt wird. In der Regel genügt eine 3 cm lange Nadel. Bei besonders kräftigen Personen muss eine 5 cm lange Nadel verwendet werden. Wird der Griff zu wenig tief angesetzt, also noch im M. brachioradialis oder gerade an der Grenze zwischen M. extensor carpi radialis longus und M. brachioradialis genadelt, kann der N. radialis superficialis getroffen werden. Ferner sind die Äste des N. radialis profundus zu beachten.

6.9.8 Selbstbehandlung

Als Selbstbehandlung wird empfohlen, dem Patienten die Dehnung zu zeigen (➤ Abb. 6.24d). Diese sollte über den ganzen Tag verteilt immer wieder angewendet werden. Wichtig dabei ist, dass die Dehnung vom Patienten als angenehm und nicht als schmerzhaft empfunden wird.

PRAKTISCHE HINWEISE

- Leitsymptome von Triggerpunkten im M. extensor carpi radialis longus sind Unterarm- und Handschmerzen sowie laterale Ellenbogenschmerzen.
- Landmarken:
  - M. brachioradialis
  - Epicondylus lateralis
  - Fingerextensoren
- Potenzielle Gefahrenzone beim Dry Needling: Nn. radialis superficialis und profundus
- Wichtigste Differenzialdiagnosen:
  - C6- oder C7-Radikulopathie
  - Insertionstendopathie am Epicondylus lateralis
  - Pathologien der Handwurzelgelenke
  - Triggerpunkte M. triceps brachii caput mediale, M. anconaeus, M. supinator und M. infraspinatus

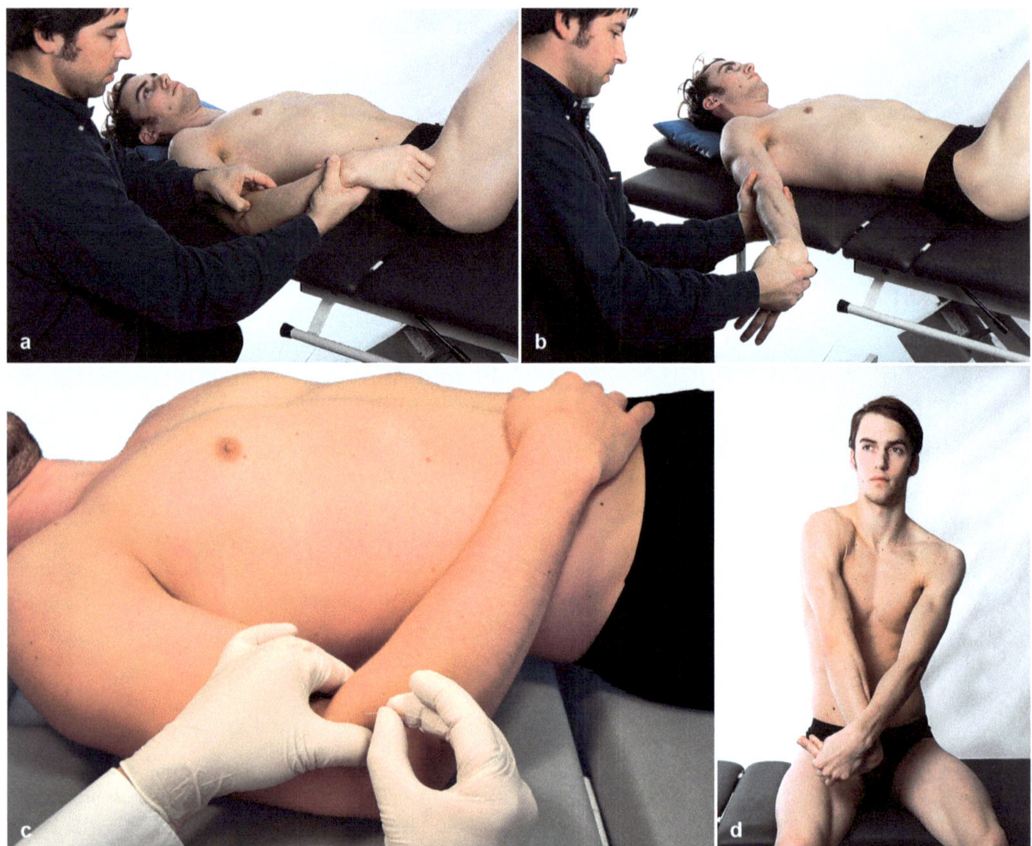

Abb. 6.24 a) Technik I und II, b) Technik III, c) Dry Needling, d) Selbstbehandlung [V785]

6.10 Mm. interossei manus

6.10.1 Anatomie, Lage und Innervation

Anatomie Die Mm. interossei manus palmares entspringen an den Os metacarpale II, IV und V, die Mm. interossei manus dorsales entspringen zweiköpfig von den zueinander gekehrten Seiten aller fünf Metakarpalknochen (➤ Abb. 6.25). Alle Muskeln setzen an den Basen der entsprechenden Grundphalangen sowie an den Sehnen der Dorsalaponeurose an.

Lage Die Mm. interossei manus liegen zusammen mit den Mm. lumbricales manus zwischen den benachbarten Metakarpalknochen. Die Mm. interossei manus dorsalis sind paarig und die Mm. interossei manus palmares unpaarig und nur an den Metakarpalknochen V/IV/II.

Innervation Die Mm. interossei manus werden durch den N. ulnaris (C8–Th1) versorgt.

6.10.2 Funktion und funktionelle Einheit

Die vier Mm. interossei manus dorsales und die drei Mm. interossei manus palmares arbeiten bei Abduktion, Adduktion und Rotation der Finger gemeinsam und synergistisch. Zusammen mit den Mm. lumbricales manus flektieren sie die Finger in den Metakarpophalangealgelenken und extendieren die Phalangealgelenke. Die Mm. interossei manus

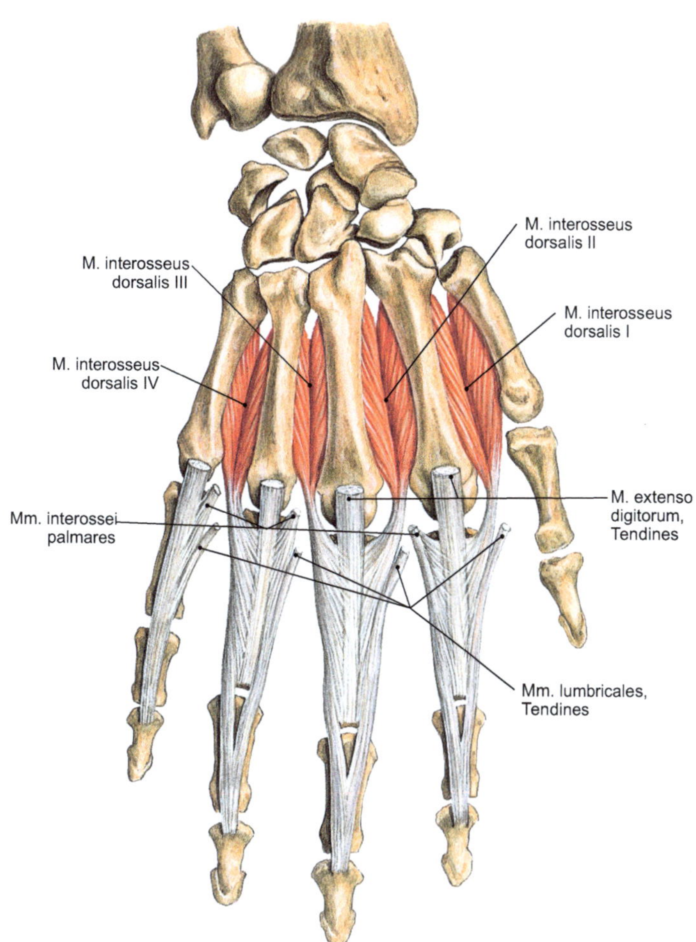

Abb. 6.25 Mm. interossei dorsales von dorsal [L127]

sind bei sämtlichen Griff-, Hand- und Fingeraktivitäten aktiv.

6.10.3 Untersuchung, Palpation und Landmarken

Bei der Untersuchung, Palpation und Behandlung der Handmuskeln liegt der Patient auf dem Rücken oder sitzt, der Arm wird auf der Behandlungsliege abgelegt. Die **Palpation** der Mm. interossei manus erfolgt mit dem Pinzettengriff. Der erste M. interosseus manus dorsales lässt sich eindeutig und differenziert palpieren. Die Übrigen können zwischen den Metakarpalknochen ertastet, aber nicht eindeutig von den Mm. lumbricales manus unterschieden werden. Bei der Palpation der Mm. interossei manus ist nur der lokale Druckschmerz mit der entsprechenden Ausstrahlung als Diagnosekriterium anwendbar. Hartspannstränge lassen sich nicht palpieren. Deshalb empfiehlt sich auch die Dehnung als diagnostisches Mittel. Die Dehnung erfolgt, wie in ➤ Abb. 6.27b zu sehen ist, indem zwei benachbarte Metakarpalknochen in dorsal-palmarer Richtung gegeneinander verschoben werden. Ebenso kann ein isometrischer Abduktions- oder Adduktionstest hilfreich beim Auffinden von aktiven Triggerpunkten sein.

Landmarken für die Palpation der Mm. interossei manus sind die Metakarpalknochen und die Handwurzelknochen.

6

6.10.4 Aktivierung und Aufrechterhaltung von Triggerpunkten

Triggerpunkte in den Mm. interossei manus entstehen hauptsächlich durch übermäßige oder ungewohnte Hand- und Fingeraktivitäten. Eine weitere häufige Ursache ist eine längere Immobilisationsphase nach Verletzungen im Handbereich. Dadurch atrophieren die Muskeln und sind bei Wiederaufnahme gewohnter, manueller Tätigkeiten überbeansprucht, wodurch die Gefahr von muskulären Mikroläsionen besteht.

6.10.5 Symptome

Triggerpunkte in den Mm. interossei manus verursachen Hand- und Fingerschmerzen, wobei die Schmerzen meistens in den zugehörigen Finger ausstrahlen. In ➤ Abb. 6.26 ist das Ausstrahlungsgebiet von Triggerpunkten des M. interosseus manus dorsalis I dargestellt. Die Symptome treten häufig bei stärkerer Belastung und/oder als Anlaufschmerzen auf. Patienten klagen vielfach über eine Fingersteifigkeit und krampfartige Schmerzen. Zu den wichtigsten Differenzialdiagnosen gehören Fingergelenksarthrosen sowie aktive Triggerpunkte in den Unterarmextensoren und im M. subscapularis.

6.10.6 Manuelle Triggerpunkttherapie

Für die manuelle Triggerpunkttherapie sitzt der Patient oder befindet sich in Rückenlage. Bei den Mm. interossei manus kann nur die Technik I und II angewendet werden, wie sie in ➤ Abb. 6.27a gezeigt werden. Die Techniken III und IV können aufgrund der eingeschränkten Platzverhältnisse nicht angewendet werden. Hingegen ist die therapeutische Dehnung und Mobilisation sehr nützlich und meistens sehr angenehm für die Patienten (➤ Abb. 6.27b). Dabei werden jeweils zwei benachbarte Metakarpalknochen mittels flächigen Griffs des Behandlers in dorsal-palmarer Richtung gegeneinander verschoben und so die Muskeln zwischen den Metakarpalknochen gedehnt.

6.10.7 Dry Needling

Beim Dry Needling liegt der Patient auf dem Rücken. Der Behandler umfasst die Hand und spreizt die Metakarpalknochen von unten her so weit auseinander wie möglich. Sehnen sowie sichtbare Gefäße werden selbstverständlich nicht durchstochen. Wie bei allen Handmuskeln werden nur Nadeln mit einem Durchmesser von 0,16 bis 0,2 mm verwendet, um Gewebeverletzungen so gering wie möglich zu halten. Die potenziellen Gefahrenzonen beim Dry Needling der Mm. interossei manus sind die Äste

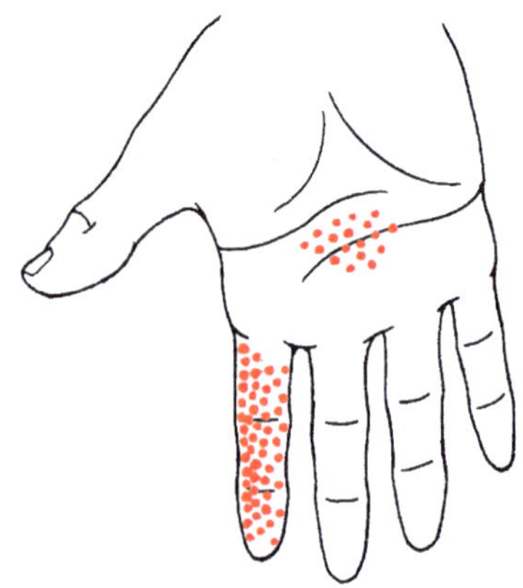

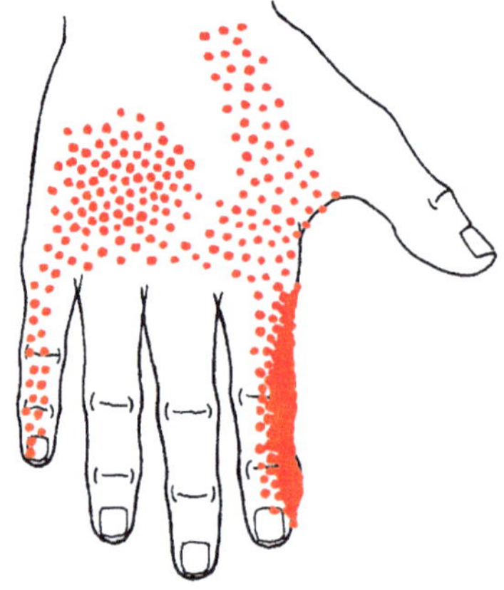

Abb. 6.26 Symptommuster, hervorgerufen durch Triggerpunkte in den Mm. interossei manus [G100]

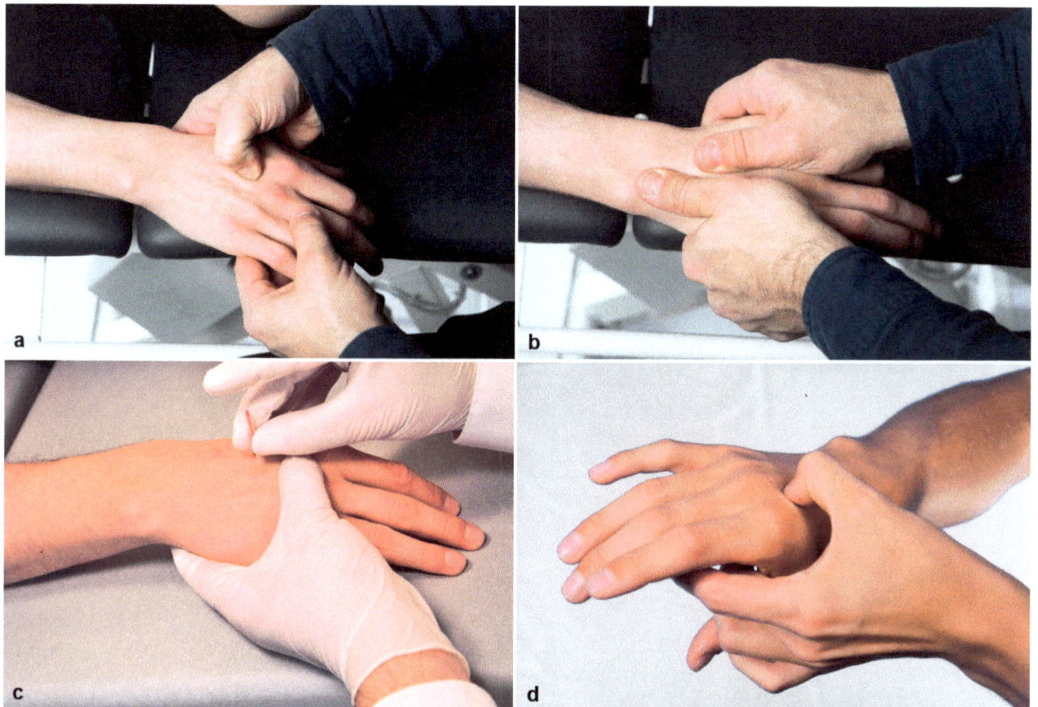

Abb. 6.27 a) Technik I und II, b) therapeutische Dehnung, c) Dry Needling, d) Selbstbehandlung [V785]

des N. radialis und des N. ulnaris, Sehnen und Gefäße. Die Mm. interossei manus werden nur von dorsal und nie durch die sehr empfindliche Handfläche genadelt.

6.10.8 Selbstbehandlung

Der Patient kann die Muskeln zwischen den Metakarpalknochen selbst massieren. Eine solche Massage sollte nur 1-mal am Tag und nur mit leichtem Druck erfolgen (➤ Abb. 6.27d).

PRAKTISCHE HINWEISE

- Leitsymptome von Triggerpunkten in den Mm. interossei manus sind Hand- und Fingerschmerzen.
- Landmarken:
  - Metakarpalknochen
  - Handwurzelknochen
- Potenzielle Gefahrenzonen beim Dry Needling:
  - Äste des N. radialis und des N. ulnaris
  - Gefäße
  - Sehnen
- Wichtigste Differenzialdiagnosen:
  - Fingergelenksarthrosen
  - Triggerpunkte in den Unterarmextensoren und im M. subscapularis

6.11 M. adductor pollicis

6.11.1 Anatomie, Lage und Innervation

Anatomie Der M. adductor pollicis entspringt an den Ossa metacarpalia II und III sowie am Os capitatum und setzt an der Basis der proximalen Daumenphalanx an (➤ Abb. 6.28).

Lage Der M. adductor pollicis liegt dorsal der Thenarmuskulatur. Der Muskel ist fächerförmig zwischen Ursprung und Ansatz aufgespannt und besteht aus zwei Köpfen; dem Caput obliquum und dem Caput transversum, die jedoch palpatorisch nicht unterschieden werden können.

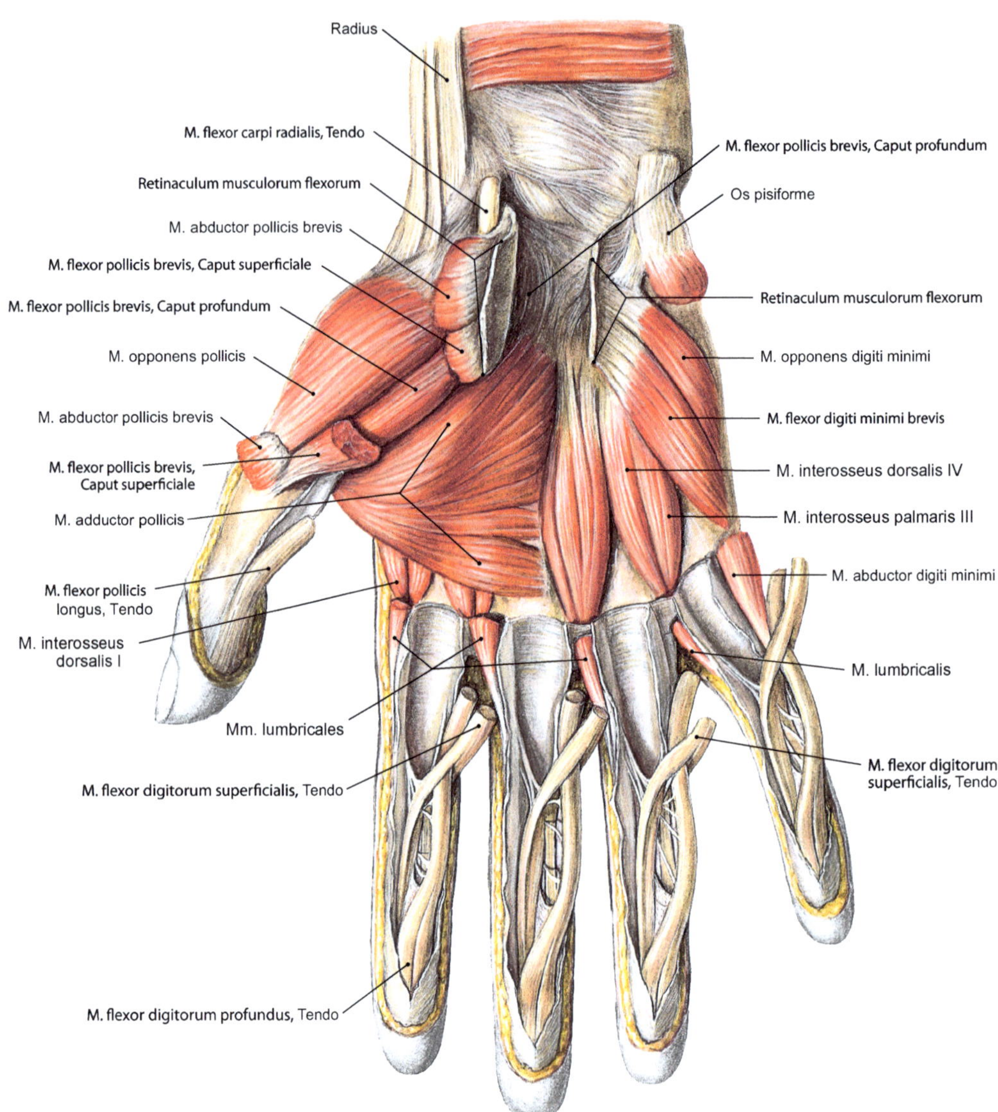

Abb. 6.28 Muskeln der Hand von palmar [L127]

Innervation Der M. adductor pollicis wird durch den Ramus profundus des N. ulnaris (C8–Th1) versorgt.

6.11.2 Funktion und funktionelle Einheit

Der M. adductor pollicis adduziert den Daumen und wirkt auch bei der Flexion und Opposition des Daumens mit. Er ist somit bei allen Griffaktivitäten der Hand und Halteaktivitäten zwischen Daumen und einem oder mehreren Fingern aktiv. Die Mm. flexor pollicis brevis und longus und der M. opponens pollicis sind seine Hauptsynergisten. Die kurzen und langen Daumenabduktoren und die Daumenextensoren sind die Antagonisten des M. adductor pollicis.

6.11.3 Untersuchung, Palpation und Landmarken

Bei der Untersuchung, Palpation und Behandlung der Handmuskeln liegt der Patient auf dem Rücken oder sitzt, der Arm wird auf der Behandlungsliege abgelegt. Die **Palpation** des M. adductor pollicis erfolgt mit dem Pinzettengriff. Dabei werden Daumen und Zeigefinger des Patienten leicht auseinandergespreizt. Dadurch wird der Muskel leicht gedehnt, was die Palpation der Muskelfasern erleichtert. Der M. adductor pollicis kann auf seiner ganzen Fläche vom Ursprung, der Basis der proximalen Daumenphalanx bis zum Ansatz am Os metacarpalia II gut palpiert werden. Im Ansatzbereich wird der Muskel auf der dorsalen Seite vom M. interosseus dorsalis I überlagert, dessen Faserrichtung parallel zum Os metacarpalia II verläuft und somit gut von den fast rechtwinklig dazu verlaufenden Fasern des M. adductor pollicis zu unterscheiden ist. Als weitere Untersuchungsmethoden für das Vorhandensein von aktiven Triggerpunkten eignet sich der Widerstandstest, der z. B. mittels eines kräftigen Aneinanderpressens von Daumen und Zeigefinger ausgeführt wird, oder der Dehntest, bei dem die Ossa metacarpalia I und II in der Handebene auseinandergedehnt wird. Um dabei auf die Finger- und Daumengrundgelenke wirkende Scherkräfte zu vermeiden, sollte der Griff für die Dehnung an den Ossa metacarpalia I und II und nicht an Daumen und Zeigefinger erfolgen. Die **Landmarken** für die Palpation des M. adductor pollicis sind die Ossa metacarpalia I, II und III, die Grundgelenke von Daumen und Zeigefinger sowie der M. interosseus dorsalis I.

6.11.4 Aktivierung und Aufrechterhaltung von Triggerpunkten

Der Klassiker bei der Entstehung von Triggerpunkten im M. adductor pollicis ist der „Gärtnerdaumen". Dieser entsteht durch anhaltendes, manuelles Unkraut-Ausreißen. Dieser Aktivierungsmechanismus steht stellvertretend auch für andere ähnliche Aktivitäten, bei denen mit Daumen und Zeigefinger Gegenstände festgehalten werden müssen, wie zum Beispiel beim Malen, Gitarre spielen oder bei der manuellen Triggerpunkttherapie (!). Triggerpunkte im M. adductor pollicis können aber auch durch Verletzungen der Hand, der Finger oder des Daumens entstehen. Häufig persistieren zum Beispiel die Schmerzen nach einem Skidaumen noch lange nach der Heilung des Kapsel-Band-Apparats. Diese über Monate andauernden Schmerzen können ihre Ursache in aktiven Triggerpunkten im M. adductor pollicis haben. Eine weitere häufige Ursache von Triggerpunkten im M. adductor pollicis und in den Thenarmuskeln ist die Daumengrundgelenks- und die Daumensattelgelenksarthrose. Durch die dadurch eingeschränkte Mobilität des Daumens verkürzen die Daumenmuskeln und neigen in der Folge zu Triggerpunkten.

6.11.5 Symptome

Triggerpunkte im M. adductor pollicis verursachen typischerweise Schmerzen im Daumen, im Grundgelenk und im Sattelgelenk des Daumens, sowie im Bereich zwischen Daumen und Zeigefinger (➤ Abb. 6.29). Die Schmerzen treten selten in Ruhe auf, sondern vor allem bei Belastung oder als Anlaufschmerzen. Anders ist dies bei Arthrosen der Daumengelenke, die auch Ruheschmerzen verursachen können. Arthrosen des Daumengrundgelenks und des Daumensattelgelenks stellen die hauptsächlichen Differenzialdiagnosen dar, neben Triggerpunkten in der Thenarmuskulatur und in den Mm. interossei. Neben Schmerzen klagen Patienten mit aktiven Triggerpunkten im M. adductor pollicis häufig auch über feinmotorische Koordinationsstörungen.

6.11.6 Manuelle Triggerpunkttherapie

Bei der manuellen Triggerpunkttherapie kommen die Techniken I, II und III infrage; die Technik IV lässt sich nicht anwenden. Bei der Technik I und II wird der Triggerpunkt und somit der Hartspannstrang zwischen Daumen und Mittelfinger genommen und komprimiert bzw. elongiert (➤ Abb. 6.30a). Die Behandlung kann ausgesprochen schmerzhaft sein und muss daher mit dosiertem Druck ausgeführt werden. Bei der Technik III werden der Muskel und seine Faszie mit dem Daumen

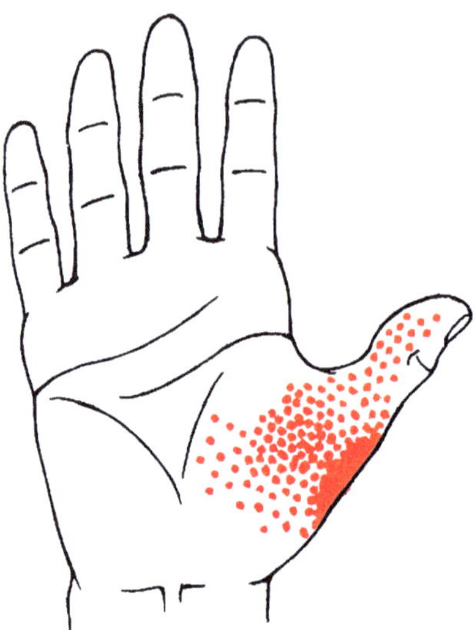
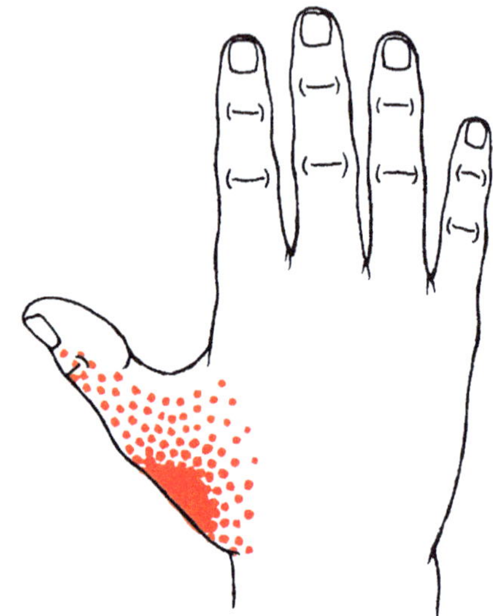

Abb. 6.29 Symptommuster, hervorgerufen durch Triggerpunkte im M. adductor pollicis [G100]

flächig in alle Richtungen gedehnt. Dabei sollen Daumen und Zeigefinger des Patienten gespreizt sein.

6.11.7 Dry Needling

Beim Dry Needling des M. adductor pollicis liegt der Patient in Rückenlage. Der Behandler umfasst die Hand und spreizt die Metakarpalknochen I und II leicht auseinander. Die Behandlung erfolgt wie die aller anderen Handmuskeln von dorsal, also nicht durch die Palmarfläche, und zwar mittels einer 0,16 mm × 3 cm großen Nadel (➤ Abb. 6.30b). Die potenziellen Gefahrenzonen beim Dry Needling des M. adductor pollicis sind Äste des N. radialis, N. ulnaris und des N. medianus.

6.11.8 Selbstbehandlung

Bei der Behandlung von Triggerpunkten im M. adductor pollicis kann der Patient aktiv mithelfen. Einerseits lässt sich der Muskel sehr gut mit der anderen Hand massieren (➤ Abb. 6.30c) und andererseits lässt sich auch die Dehnung gut ausführen (➤ Abb. 6.30d). Bei der Dehnung ist darauf zu achten, dass Daumen und Zeigefinger in einer Ebene liegen. Die Dehnungsübung sollte mehrmals täglich ausgeführt werden und die Massage 1-mal am Tag für ca. 3 Minuten.

PRAKTISCHE HINWEISE

- Leitsymptome von Triggerpunkten im M. adductor pollicis sind Schmerzen im Daumen und seinen Gelenken.
- Landmarken:
  - Metakarpalknochen I, II und III
  - Grundgelenke von Daumen und Zeigefinger
  - M. interosseus dorsalis I
- Potenzielle Gefahrenzonen beim Dry Needling: Äste des N. radialis, N. ulnaris und des N. medianus
- Wichtigste Differenzialdiagnosen:
  - Arthrose des Daumensattelgelenks
  - Arthrose des Daumengrundgelenks
  - Triggerpunkte in der Thenarmuskulatur und in den Mm. interossei

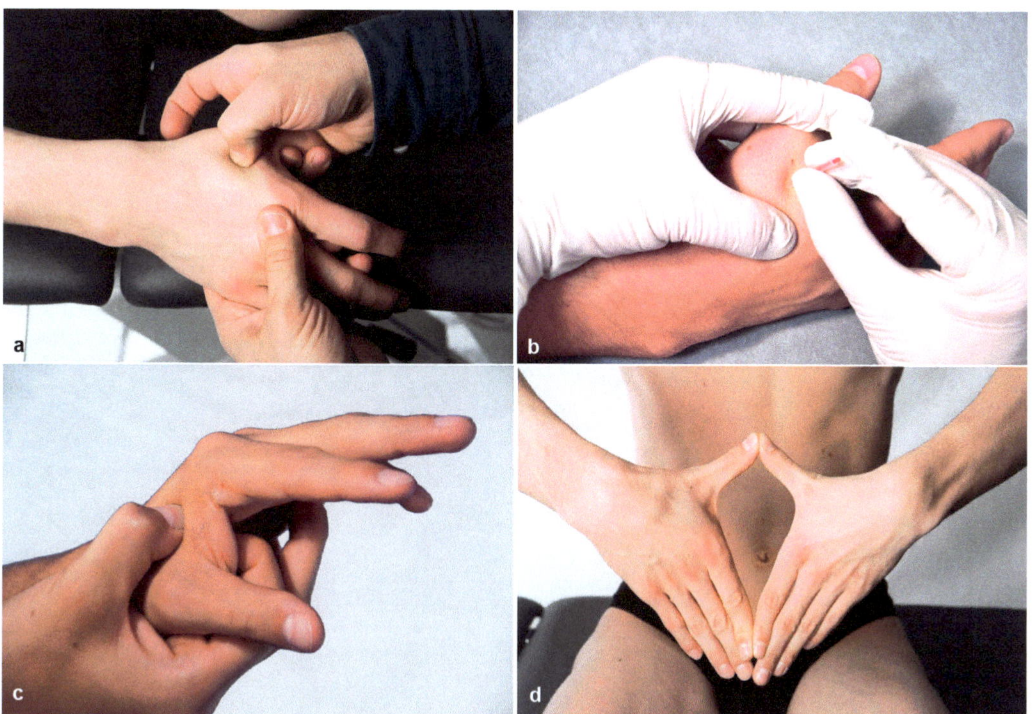

Abb. 6.30 a) Technik I und II, b) Dry Needling, c) Selbstmassage, d) Dehnungsübung [V785]

6.12 M. trapezius pars descendens

6.12.1 Anatomie, Lage und Innervation

Anatomie Der M. trapezius pars descendens entspringt am medialen Drittel der Linea nuchae superior und am Lig. nuchae. Die Ansatzstelle bildet der dorsale Rand des lateralen Drittels der Klavikula.

Lage Der M. trapezius pars descendens wird von keinem anderen Muskel überdeckt und kann somit auf seiner ganzen Länge sehr gut palpiert werden.

Innervation Der M. trapezius wird durch den 11. Hirnnerv, den N. accessorius, innerviert (➤ Abb. 6.31).

6.12.2 Funktion und funktionelle Einheit

Wie bei allen Muskeln, die an der Wirbelsäule entspringen, muss bei der Funktion unterschieden werden, ob der Muskel bilateral oder unilateral aktiv ist. Bei **bilateraler Aktivierung** wirkt der M. trapezius pars descendens extensorisch auf die gesamte Halswirbelsäule, was auch in einer Verhinderung der Flexion der Halswirbelsäule resultieren kann. Synergistisch wirken vor allem die Nackenextensoren und antagonistisch der M. sternocleidomastoideus sowie die Prävertebralmuskulatur. Bei **unilateraler Aktivierung** und Punktum fixum an der Schulter wirkt der Muskel ebenfalls leicht extensorisch auf die Halswirbelsäule. Zudem kippt er den Kopf zur ipsilateralen Seite, respektive verhindert, dass der Kopf zur kontralateralen Seite kippt und rotiert den Kopf zur kontralateralen Seite. Bezüglich Rotation und Lateralflexion ist der M. sternocleidomastoideus der Hauptsynergist. Bei unilateraler Aktivierung und

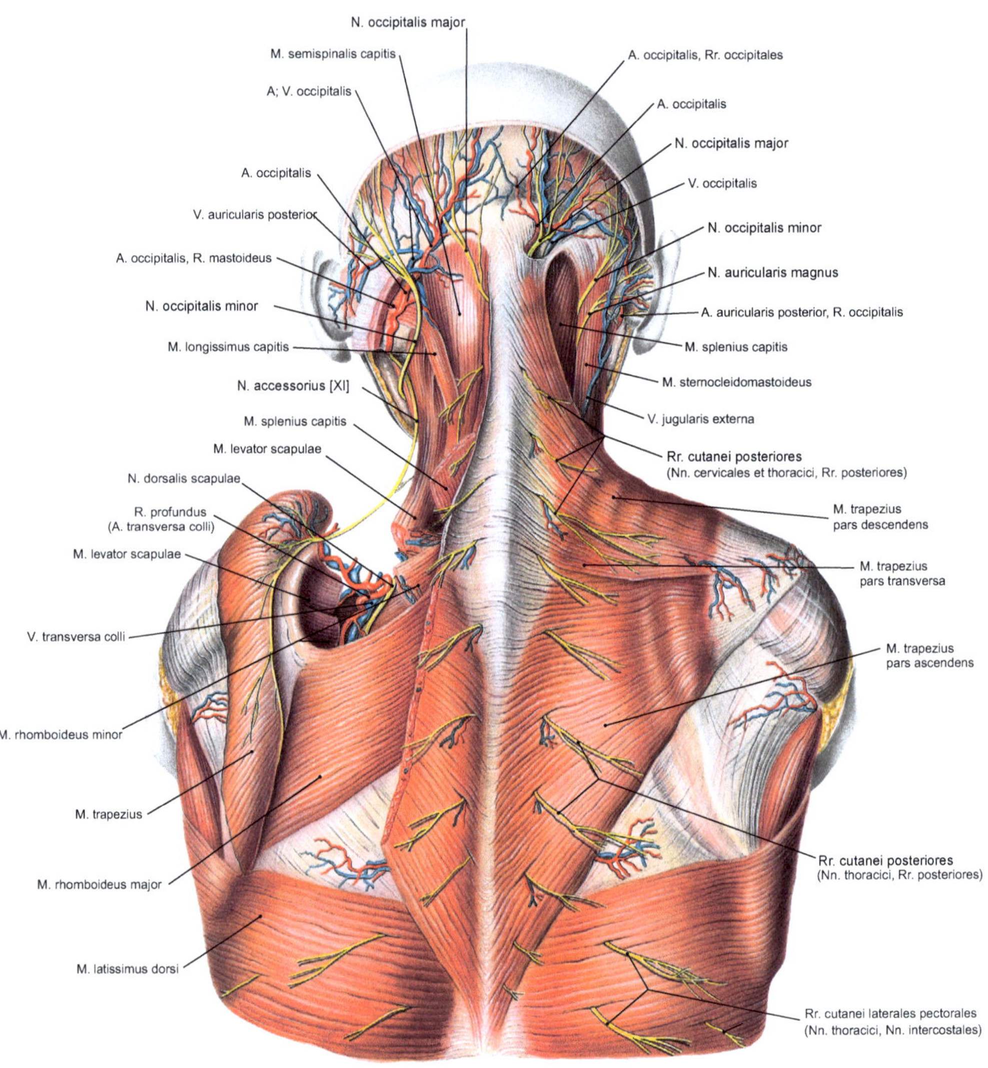

Abb. 6.31 Muskeln, Nerven und Gefäße des Nackens und des oberen Rückenbereichs [L127]

Punktum fixum am Kopf rotiert er die Fossa glenoidalis nach kranial. Diese Bewegung der Skapula ist essenziell für eine physiologische Armabduktion. Insofern ist der M. trapezius pars descendens indirekt ein Abduktor des Arms. Antagonisten bezüglich Rotation der Skapula sind der M. levator scapulae und der M. rhomboideus. Neben der Rotation verursacht der M. trapezius pars descendens auch eine Elevation der Skapula.

6.12.3 Untersuchung, Palpation und Landmarken

Am einfachsten lässt sich der M. trapezius pars descendens palpieren, wenn der Patient aufrecht sitzt. Dabei ist aber unbedingt darauf zu achten, dass der Muskel komplett entspannt ist, z. B. durch Aufstützen der Hände neben dem Körper. Die **Palpation** wird mit dem Pinzettengriff ausgeführt. Dabei ist darauf zu achten, sowohl die tiefen wie auch die oberflächlichen Muskelanteile zu untersuchen. Ebenso sollte der Muskel auch an der Halswirbelsäule untersucht werden. Der Muskel ist dort zwar sehr dünn, hat aber häufig Triggerpunkte in dieser Region. Widerstandstests eignen sich nicht für die Untersuchung, dagegen können mittels Dehnung Hinweise auf Triggerpunkte gewonnen werden. Für die palpatorische Abgrenzung werden folgende **Landmarken** genutzt: Linea nuchae, das laterale Drittel der Klavikula sowie die horizontalen Fasern des M. trapezius.

6.12.4 Aktivierung und Aufrechterhaltung von Triggerpunkten

Triggerpunkte im M. trapezius pars descendens sind sehr häufig. Mit ein Grund dafür ist, dass der Muskel bei sehr vielen alltäglichen Aktivitäten involviert ist, z. B. beim Arbeiten über Kopf oder bei Tätigkeiten, bei denen der Schultergürtel eleviert ist, zum Beispiel bei Computerarbeit mit schlechten ergonomischen Einstellungen. Neben Schulteraktivitäten können auch Kopfaktivitäten Triggerpunkte auslösen, zum Beispiel wenn der Kopf über längere Zeit in einer starken Rotationsstellung gehalten wird. Plötzliche starke Einwirkungen auf den Kopf und die Halswirbelsäule, zum Beispiel bei einem Autounfall, können ebenfalls Triggerpunkte verursachen. Die Probleme können aber auch weiter unten beginnen, wenn der Patient einen Beckenschiefstand oder eine Skoliose hat und dies in einer einseitigen Aktivierung des M. trapezius pars descendens resultiert, um die Augenlinie in der Horizontalen zu halten. Neben all diesen Faktoren spielen erfahrungsgemäß auch seelische Spannungen eine große Rolle. Ebenso werden in der Praxis häufig Satellitentriggerpunkte im M. trapezius pars descendens, ausgehend von Triggerpunkten im M. trapezius pars ascendens, gefunden.

6.12.5 Symptome

Die Schmerzen, ausgehend von Triggerpunkten im M. trapezius pars descendens, ziehen klassischerweise seitlich über den Kopf bis zur Regio temporalis. Darüber hinaus können Schmerzen im Kiefergelenk und Masseterbereich entstehen. Bei einigen Patienten bleiben die Triggerpunktschmerzen auch lokal, am Ort der aktiven Triggerpunkte. Ergänzend

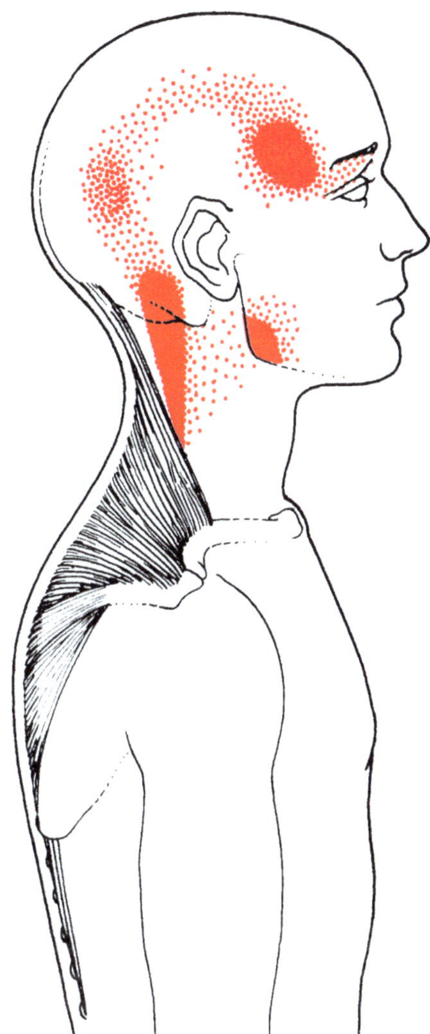

Abb. 6.32 Symptommuster, hervorgerufen durch Triggerpunkte im M. trapezius pars descendens [G100]

zu dem Schmerzmuster in ➤ Abb. 6.32 können die Autoren berichten, dass die Triggerpunkte auch in den lateralen Oberarm ausstrahlen können.

Allgemein treten die Schmerzen von Triggerpunkten im M. trapezius pars descendens bereits in Ruhe auf, werden tagsüber stärker und klingen dann in der Nacht meistens ab. Dies gilt jedoch nicht, wenn die Triggerpunkte durch eine andauernde Rotationsstellung des Kopfes ausgelöst wurden und es sich beim Patienten um einen Bauchschläfer handelt. Differenzialdiagnostisch sollte an Kopfschmerzen nicht-muskulärer Genese, an eine Okzipitalneuralgie und an

Dysfunktionen der Facettengelenke C3/C4 gedacht werden, ebenso können Triggerpunkte im M. trapezius pars ascendens, M. levator scapulae, M. semispinalis, M. sternocleidomastoideus, M. temporalis und M. masseter eine wichtige Rolle spielen.

6.12.6 Manuelle Triggerpunkttherapie

Die manuelle Triggerpunkttherapie kann im Sitzen oder in Bauchlage durchgeführt werden. Es kommen alle vier Techniken zur Anwendung. Die Techniken I und II können direkt mit den Fingerspitzen (➤ Abb. 6.33a) oder mittels Pinzettengriff erfolgen. Für die Technik III eignet sich der Handballen. Die Technik IV ist eine wichtige manuelle Technik, um die Beweglichkeit der Halswirbelsäule, besonders in Rotation und Flexion, zu verbessern, die aufgrund von bindegewebigen Adhäsionen eingeschränkt sein kann. Dabei greift der Behandler mit den Fingern zwischen den M. trapezius pars descendens und die darunterliegenden Muskeln (M. levator scapulae, M. splenius capitis oder M. scalenus posterior – je nach Lokalisation) und lässt den Patienten dabei aktiv den Arm ab- und adduzieren oder bewegt den Kopf aktiv-assistiv in kontralaterale Lateralflexion der Halswirbelsäule und zurück (➤ Abb. 6.33b). Durch diese Bewegungen werden die Bindegewebsschichten gedehnt und gelockert, was meistens in einer unmittelbaren Verbesserung der Beweglichkeit resultiert.

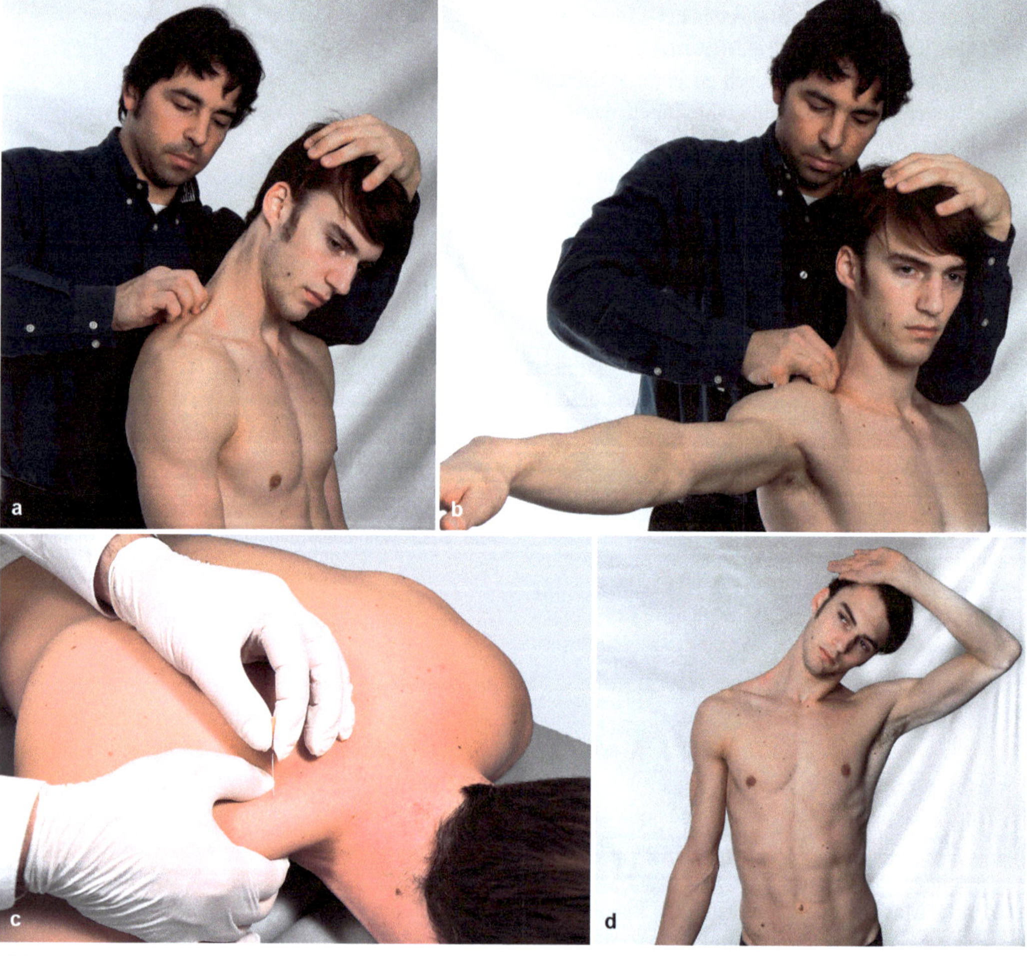

Abb. 6.33 a) Technik I und II, b) Technik IV, c) Dry Needling, d) Dehnungsübung [V785]

6.12.7 Dry Needling

Damit der Patient und der Muskel sich optimal entspannen können, empfiehlt es sich, das Dry Needling in Bauchlage durchzuführen. Der Muskelbauch wird mit dem Pinzettengriff gehalten und die Stichrichtung muss tangential zum Körper erfolgen, d. h. auf keinen Fall zur Lunge hin. In den allermeisten Fällen genügt es, eine 0,3 mm × 3 cm große Nadel zu verwenden. In seltenen Fällen braucht es eine 5 cm lange Nadel. Die Gefahr bei unsachgemäßer Anwendung besteht darin, in die Lunge zu stechen. Der Apex der Lunge gelangt weit nach kranial und könnte bei falscher Stichrichtung bereits mit einer 3 cm langen Nadel getroffen werden.

6.12.8 Selbstbehandlung

Dehnung ist das einfachste und effektivste Mittel für den Patienten, selbst etwas gegen seine Schmerzen zu tun. Dabei muss die ipsilaterale Schulter unten gehalten werden und der Kopf aktiv-assistiv in kontralaterale Lateralflexion bewegt werden. Wichtig ist dabei, mit der Hand nicht zu viel Druck auf Kopf und Halswirbelsäule auszuüben, weshalb die Autoren empfehlen, mit dem Handrücken zu arbeiten (➤ Abb. 6.33d). Die Dehnungsübung sollte mehrmals täglich beidseitig gemacht werden.

PRAKTISCHE HINWEISE

- Leitsymptome von Triggerpunkten im M. trapezius pars descendens sind seitliche Kopfschmerzen sowie lokale Nackenschmerzen.
- Landmarken:
  - Linea nuchae
  - Laterales Drittel der Klavikula
  - M. trapezius pars transversa
  - Dornfortsätzte (C1–Th3)
  - Spina scapulae
- Potenzielle Gefahrenzone beim Dry Needling: Lunge (Pneumothorax)
- Wichtigste Differenzialdiagnosen:
  - Dysfunktionen der Facettengelenke C3/C4
  - Kopfschmerzen nicht-muskulärer Genese
  - Okzipitalneuralgie
  - Triggerpunkte im M. trapezius pars ascendens, M. levator scapulae, M. semispinalis, M. sternocleidomastoideus, M. temporalis und M. masseter

6.13 Mm. trapezius pars transversa und pars ascendens

6.13.1 Anatomie, Lage und Innervation

Anatomie Die zwei unteren Anteile des M. trapezius werden in einem Kapitel zusammengefasst, weil sie in der Klinik und der Behandlung sehr viele Ähnlichkeiten haben (➤ Abb. 6.34).

- Der Pars transversa entspringt an den Dornfortsätzen C6–Th3 sowie an den Lig. interspinalia und setzt am Akromion und der Spina scapulae an.
- Der Pars ascendens entspringt an den Dornfortsätzen Th4–Th12 sowie an den Lig. interspinalia und setzt am medialen Drittel der Spina scapulae an.

Lage Die Mm. trapezius pars transversa und pars ascendens werden von keinem anderen Muskel überdeckt und können somit auf ihrer ganzen Länge sehr gut palpiert werden.

Innervation Der M. trapezius wird durch den 11. Hirnnerv, den N. accessorius, innerviert.

6.13.2 Funktion und funktionelle Einheit

Wie bei allen Muskeln, die an der Wirbelsäule entspringen, muss bei der Funktion unterschieden werden, ob der Muskel bilateral oder unilateral aktiv ist. Bei **bilateraler Aktivierung** wirken die Mm. trapezius pars transversa und pars ascendens extensorisch auf die Brustwirbelsäule und stabilisieren den zervikothorakalen Übergang zusammen mit dem M. rhomboideus und den Mm. splenius cervicis und capitis. **Bei unilateraler Aktivierung** wirken beide Anteile adduktorisch auf die Skapula, d. h., sie wirken bei der Retraktion des Schultergürtels mit. Wird die Rotation der Fossa glenoidalis nach kranial vom M. trapezius pars descendens eingeleitet, unterstützen die Mm. trapezius pars transversa und pars ascendens diese Bewegung. Der M. trapezius pars ascendens wirkt zusätzlich auch als Depressor des Schultergürtels.

6

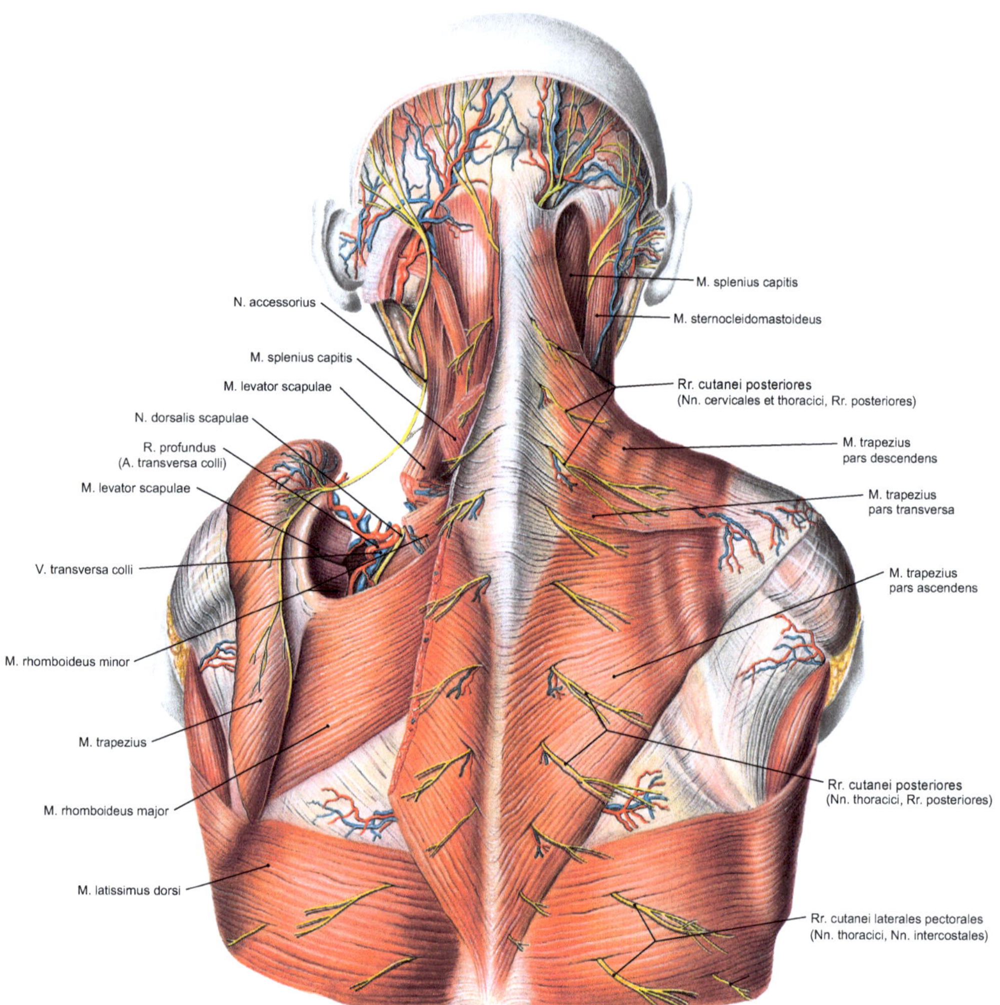

Abb. 6.34 Muskeln, Nerven und Gefäße des Nackens und des oberen Rückenbereichs [L127]

6.13.3 Untersuchung, Palpation und Landmarken

Bei der Palpation sollte darauf geachtet werden, dass der entsprechende Muskel entspannt ist. Am besten ist das für die Mm. trapezius pars transversa und pars ascendens zu erreichen, wenn der Patient auf dem Bauch liegt. Beide Anteile sind sehr gut palpabel und können entweder flach oder mit dem Pinzettengriff palpiert werden. Für die **Palpation** mit dem Pinzettengriff sollte der Muskel angenähert werden, zum Beispiel indem der Patient seine Hand auf sein Kreuz legt. Widerstandstests eignen sich nicht für die Untersuchung, dagegen können mittels Dehnung Hinweise auf Triggerpunkte gefunden werden. Die beiden Anteile können mittels Protraktion gedehnt werden. Für den M. trapezius pars ascendens muss zusätzlich zur Protraktion auch eine Elevation des Schultergürtels erfolgen. Für die palpatorische Abgrenzung werden folgende **Landmarken** genutzt: die Dornfortsätze C6–Th12, das Akromion und die Spina scapulae.

6.13.4 Aktivierung und Aufrechterhaltung von Triggerpunkten

Beide Muskelanteile sind sehr häufig aktiv, weshalb Triggerpunkte entsprechend oft anzutreffen sind. Einerseits sind beide Muskelanteile wesentlich für die aufrechte Haltung zuständig und andererseits bei allen Armaktivitäten als Stabilisatoren des Schulterblatts aktiv. So gehören zu den häufigen auslösenden und unterhaltenden Faktoren postural bedingte Überlastungen, zum Beispiel die Schulterprotraktionshaltung, verbunden mit einer Hyperkyphose der Brustwirbelsäule, oder die übertriebene militärisch aufrechte Haltung, bei der die Schulterblätter aktiv überretrahiert werden. Häufig ist auch zu beobachten, dass Triggerpunkte durch ungewohnte Armaktivitäten, gleich welcher Art, entstehen, weil die Mm. trapezius pars transversa und pars ascendens dabei als Schulterblattstabilisatoren überlastet werden. Des Weiteren gibt es oft Patienten, die Triggerpunkte durch unphysiologisches Krafttraining der Interskapulärmuskulatur aktiviert haben. Ein alltägliches Beispiel für die Entstehung von indirekten Triggerpunkten in den Mm. trapezius pars descendens und ascendens sind Dysfunktionen der thorakalen Facettengelenke oder der Rippengelenke. Falls die entsprechenden aktiven Triggerpunkte nicht behandelt werden, sind Mobilisationsversuche der Gelenke häufig nur kurzfristig wirksam.

6.13.5 Symptome

➤ Abb. 6.35 zeigt rechts einen Triggerpunkt im M. trapezius pars ascendens, der in die Region des M. trapezius descendens ausstrahlt. Dies ist sehr häufig und wird bei Schmerzen in dieser Region oft nicht untersucht und deshalb nicht mitberücksichtigt. Sowohl Triggerpunkte im M. trapezius pars transversa als auch im M. trapezius pars ascendens können in die Subokzipitalregion ausstrahlen. Nach Erfahrung der Autoren ebenso häufig sind interskapuläre Schmerzen am Ort der Triggerpunkte. Da beide Muskelanteile gut im Pinzettengriff untersucht werden können, ist eine Differenzierung von den darunter liegenden Muskeln (M. rhomboideus, M. serratus posterior superior, Erector spinae, M. latissimus dorsi) gut möglich. Die zirkadiane Symptomatik der Schmerzen aufgrund von Triggerpunkten in den Mm. trapezius pars transversa und pars ascendens ist ähnlich wie bei Triggerpunkten im M. trapezius pars descendens. Das heißt, die Schmerzen treten in der Regel in Ruhe auf, werden tagsüber stärker und klingen dann in der Nacht meistens ab.

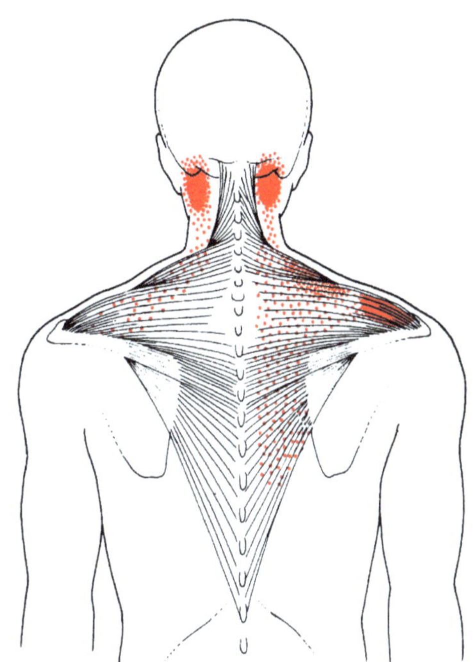

Abb. 6.35 Symptommuster, hervorgerufen durch Triggerpunkte in den Mm. trapezius pars transversa und pars ascendens [G100]

Differenzialdiagnostisch sollte bei interskapulären Schmerzen vor allem an Dysfunktionen der Facetten- und Rippengelenke sowie an Triggerpunkte im M. rhomboideus, M. serratus posterior superior, Erector spinae und M. latissimus dorsi gedacht werden.

6.13.6 Manuelle Triggerpunkttherapie

Bei der manuellen Triggerpunkttherapie sollte der Patient ebenfalls auf dem Bauch liegend behandelt werden. Es werden hauptsächlich die Techniken I–III angewendet. In der ➤ Abb. 6.36a sind die Techniken I und II für den M. trapezius pars ascendens abgebildet und sehen für den M. trapezius pars transversa im Prinzip gleich aus. Die Technik I kann auch mit dem Pinzettengriff durchgeführt werden,

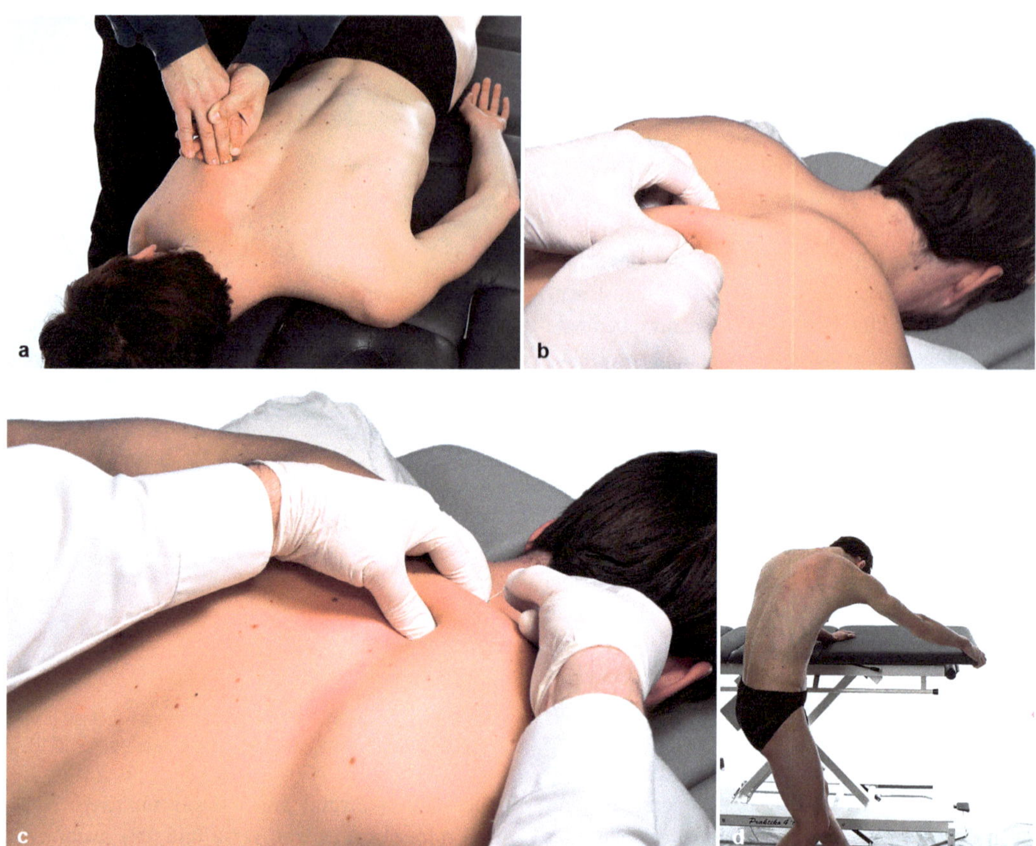

Abb. 6.36 a) Technik I und II, b) Dry Needling M. trapezius pars ascendens, c) Dry Needling M. trapezius pars transversa, d) Dehnungsübung [V785]

ist aber sehr anstrengend für den Behandler. Technik III erfolgt am besten mit dem Handballen oder dem flachen Teil der Faust.

6.13.7 Dry Needling

Damit der Patient und der Muskel sich optimal entspannen können, empfiehlt es sich, das Dry Needling in Bauchlage durchzuführen. Der Muskelbauch wird mit dem Pinzettengriff gehalten. Damit das bei diesen Muskeln gut gelingt, sollte der Patient den Arm seitlich neben dem Körper auf den Tisch legen und wenn nötig seine Schulter etwas in Retraktion lagern oder seine Hand auf sein Kreuz legen. Dadurch werden beide Muskelanteile angenähert und der mediale Skapularand etwas vom Thorax abgehoben, was den Pinzettengriff erleichtert. Das Dry Needling erfolgt in tangentialer Richtung zum Thorax (➤ Abb. 6.36b, c). Gelingt der Pinzettengriff nicht, sollte auf das intramuskuläre Dry Needling verzichtet werden oder allenfalls in Betracht gezogen werden, das Dry Needling ultraschallassistiert anzuwenden, um die Tiefe der Pleura bestimmen zu können. In den meisten Fällen genügt es, eine 0,3 mm × 3 cm Nadel zu verwenden. In seltenen Fällen braucht es eine 5 cm lange Nadel. Bei unsachgemäßer Anwendung besteht die potenzielle Gefahr eines Pneumothorax.

6.13.8 Selbstbehandlung

Wie beim M. trapezius pars descendens ist die Dehnung das geeignetste Mittel für den Patienten, Triggerpunkte selbst zu lösen. Beide Muskeln lassen sich ausgezeichnet dehnen. Die Autoren empfehlen eine der ➤ Abb. 6.36d entsprechende Ausgangsstellung. Anstelle der Behandlungsliege kann zum Beispiel ein Türrahmen verwendet werden. Die Abduktionsstellung des Arms bestimmt, welche Faseranteile des M. trapezius gedehnt werden. Bei ca. 90°-Abduktion werden vor allem Fasern des M. trapezius pars transversa gedehnt. Bei ca. 120°-Abduktion wird hauptsächlich der M. trapezius ascendens gedehnt. Die Dehnungsübung sollte mehrmals täglich beidseitig gemacht werden.

Achtung: Der M. trapezius pars ascendens lässt sich relativ leicht überdehnen.

PRAKTISCHE HINWEISE

- Leitsymptome von Triggerpunkten in den Mm. trapezius pars transversa und pars ascendens sind interskapuläre Schmerzen und Nackenschmerzen im Bereich des M. trapezius pars descendens.
- Landmarken:
  - Dornfortsätze C6–Th12
  - Akromion
  - Spina scapulae
- Potenzielle Gefahrenzone beim Dry Needling: Lunge (Pneumothorax)
- Wichtigste Differenzialdiagnosen:
  - Dysfunktionen der Facettengelenke und Rippengelenke
  - Triggerpunkte im M. rhomboideus, M. serratus posterior superior, Erector spinae und M. latissimus

6.14 M. rhomboideus

6.14.1 Anatomie, Lage und Innervation

Anatomie Der M. rhomboideus besteht aus zwei Anteilen, dem M. rhomboideus minor und major; diese Unterscheidung ist jedoch klinisch nicht von Bedeutung. Er entspringt an den Dornfortsätzen C7–Th5 und inseriert an der Margo medialis der Skapula (➤ Abb. 6.37).

Lage Der M. rhomboideus wird lediglich vom M. trapezius verdeckt und kann aufgrund seiner anderen Faserrichtung gut von diesem unterschieden werden. Der M. rhomboideus wiederum verdeckt den M. serratus posterior superior, der annähernd die gleiche Faserrichtung hat, was eine palpatorische Differenzierung zwischen diesen beiden Muskeln fast unmöglich macht.

Innervation Der M. rhomboideus wird durch den N. dorsalis scapulae (C4–C5) innerviert.

6.14.2 Funktion und funktionelle Einheit

Wie bei allen Muskeln, die an der Wirbelsäule entspringen, muss bei der Funktion unterschieden werden, ob der Muskel bilateral oder unilateral aktiv ist. Bei **bilateraler Aktivierung** wirkt der M. rhomboideus extensorisch auf die Brustwirbelsäule und stabilisiert den zervikothorakalen Übergang zusammen mit den Mm. splenius cervicis und capitis, die alle zusammen wie eine gekreuzte Zuggurtung über der Wirbelsäule funktionieren. Bei **unilateraler Aktivierung** ist der M. rhomboideus ein wichtiger Stabilisator der Skapula. Eine stabile Skapula ist die Voraussetzung für physiologische Arm-Hand-Bewegungen. Daneben kann er die Skapula retrahieren und die Fossa glenoidalis nach kaudal rotieren. Diese Rotation nach kaudal wird bei kräftigen adduktorischen Bewegungen des Arms benötigt.

6.14.3 Untersuchung, Palpation und Landmarken

Für die **Palpation** des M. rhomboideus eignet sich die Bauchlage oder die sitzende Position. Wenn der Patient auf dem Bauch liegt, sollte der entsprechende Arm über den Rand der Behandlungsliege hinunter hängen, damit die Skapula etwas protrahiert wird. Eine zu weit retrahierte Skapula nähert den Muskel an und erschwert die Palpation der Fasern. Wenn der Untersucher eine stärkere Vordehnung bevorzugt, dann eignet sich eine Position ähnlich der bei der Selbstdehnung (➤ Abb. 6.39d). Der M. rhomboideus ist gut palpabel und bei trainierten Menschen oft kräftiger ausgebildet als der darüberliegende M. trapezius. Dehn- und Widerstandstests können Triggerpunkte in der Interskapulärregion reproduzieren, sind aber nicht muskelspezifisch.

Als **Landmarken** eignen sich die Dornfortsätze C7–Th5, die Margo medialis scapulae sowie die in ca. 45–90° darüberliegenden Fasern der Mm. trapezius pars transversa und pars ascendens.

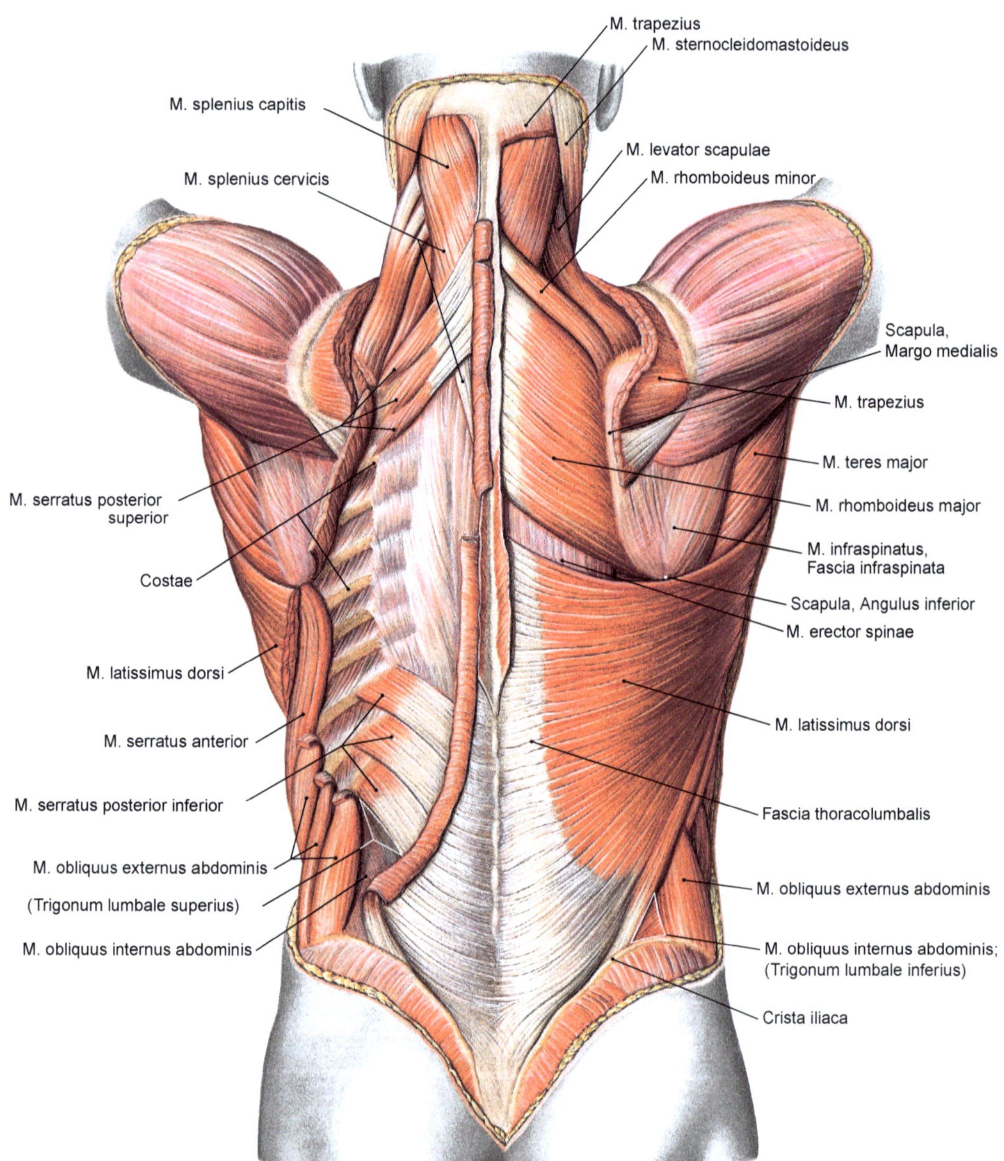

Abb. 6.37 Muskeln des Nackens und des Rückens [L127]

6.14.4 Aktivierung und Aufrechterhaltung von Triggerpunkten

Die auslösenden Faktoren für Triggerpunkte sind sehr ähnlich wie bei den Mm. trapezius pars transversa und pars ascendens. Alle diese Muskeln sind wesentlich für die Skapulafixation bei sämtlichen Armbewegungen zuständig und helfen mit, eine aufrechte Haltung aufzubauen. Beispiele für auslösende oder unterhaltende Faktoren sind lang andauernde Arbeit mit gestreckten angehobenen Armen, besonders mit adduktorischer Komponente der Arme, posturale Insuffizienz, übertrieben aufrechte („militärische“) Haltung oder Überlastung bei unphysiologischem Krafttraining der Interskapulärmuskulatur. Wie bei den Mm. trapezius pars transversa und pars ascendens können Dysfunktionen der thorakalen Facettengelenke oder der Rippengelenke Triggerpunkte auslösen oder unterhalten.

6.14.5 Symptome

Triggerpunkte im M. rhomboideus verursachen meistens lokale interskapuläre Schmerzen (➤ Abb. 6.38). Zusammen mit dem M. trapezius pars transversa und dem M. serratus posterior superior kann der M. rhomboideus auch für Insertionstendopathien an den Dornfortsätzen verantwortlich sein. Patienten klagen dabei über äußerst druckdolente Zonen an den Spitzen der Dornfortsätze, zum Beispiel beim Sitzen mit angelehntem Rücken, bei Berührungen oder sogar beim Liegen auf dem Rücken. Diese Insertionstendopathien lassen sich mit Triggerpunkttherapie und begleitenden entzündungshemmenden Maßnahmen in der Regel gut behandeln, sofern sie nicht schon zu lange bestehen. In der Regel handelt es sich bei den Schmerzen, die von aktiven Triggerpunkten im M. rhomboideus verursacht werden, um quälende Dauerschmerzen, die auch in Ruhe und sogar nachts auftreten können. Verschiedene Studien haben gezeigt, dass latente Triggerpunkte im M. rhomboideus das normale Bewegungsmuster der Arme stören können.

Differenzialdiagnostisch sollte vor allem an Dysfunktionen der Facetten- und Rippengelenke sowie vor allem an Triggerpunkte in den Mm. trapezius pars transversa und pars ascendens, M. serratus posterior superior, Erector spinae und Mm. scaleni gedacht werden. Die palpatorische Differenzierung zwischen dem M. rhomboideus und diesen Muskeln ist bis auf den M. serratus posterior superior gut möglich.

6.14.6 Manuelle Triggerpunkttherapie

Die Techniken I–III können gut in Bauchlage ausgeführt werden. ➤ Abb. 6.39a zeigt die Techniken I und II. Für die Technik III wird die gleiche Ausgangs-

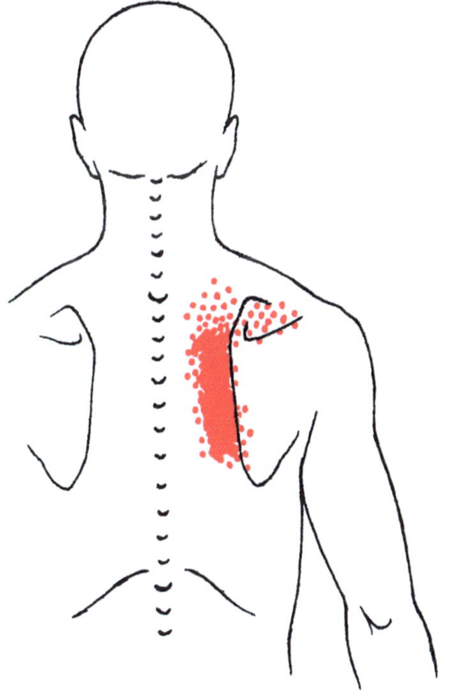

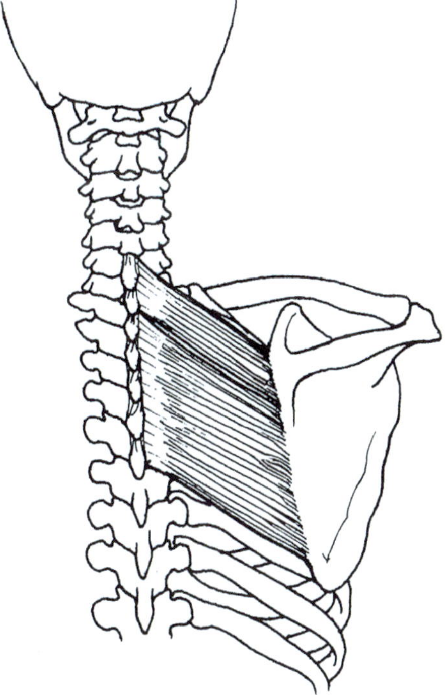

Abb. 6.38 Symptommuster, hervorgerufen durch Triggerpunkte im M. rhomboideus [G100]

stellung und die Anwendung mit dem Handballen oder dem flachen Teil der Faust empfohlen. In ➤ Abb. 6.39b ist die Technik IV dargestellt. Dabei liegt der Patient auf der Seite, mit dem Arm hinter dem Rücken. Dadurch hebt sich in der Regel die Skapula etwas vom Thorax ab, was es dem Behandler erlaubt, die Skapula an der Margo medialis zu fassen und in verschiedene Richtungen zu bewegen. Mit diesem sog. **Koffergriff** werden der M. rhomboideus und seine bindegewebigen Begleitstrukturen gedehnt.

6.14.7 Dry Needling

Der M. rhomboideus lässt sich nicht gut im Pinzettengriff greifen. Eine Möglichkeit bietet die direkte Nadelung zur Margo medialis scapulae hin. Dabei ist der Patient in Seitenlage und die Scapula soll so weit wie möglich vom Thorax abstehen (➤ Abb. 6.39c). Alternativ kann versucht werden, ihn direkt zu nadeln, was aufgrund der Nähe der Lunge nur unter bestimmten Voraussetzungen möglich ist. Dies geschieht mit der sog. **Rippenschutz-Technik.** Dabei werden der Zeige- und Mittelfinger über die benachbarten Interkostalräume der Rippe gelegt, wodurch die Lunge geschützt wird. Der Hartspannstrang kann, falls er sich über einem Interkostalraum befindet, mit der Haut über die nächste Rippe verschoben werden. **Um diese Technik sicher auszuführen, ist es unabdingbar, dass der Behandler die Rippen absolut eindeutig palpatorisch identifizieren kann und die Nadelrichtung senkrecht zur Rippe erfolgt.** Es ist nicht immer und an allen Stellen möglich, die Rippen eindeutig zu palpieren. Falls es nicht gelingt, die Rippen eindeutig zu palpieren, muss auf die Rippenschutztechnik verzichtet oder allenfalls ultraschallassistiert gearbeitet werden. Für die Rippenschutztechnik wird eine 0,2 mm × 1,5 cm große Nadel ver-

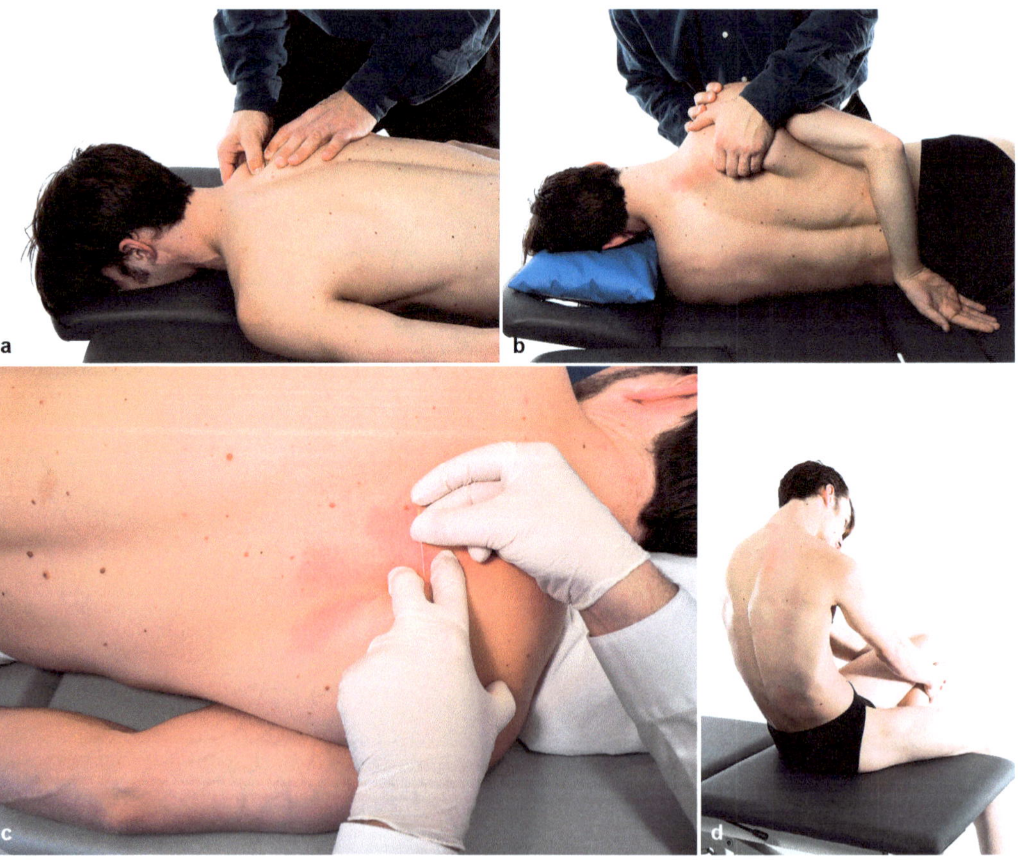

Abb. 6.39 a) Technik I und II, b) Technik IV, c) Dry Needling des M. rhomboideus mit Rippenschutz, d) Dehnungsübung [V785]

wendet. Bei unsachgemäßer Anwendung besteht die potenzielle Gefahr eines Pneumothorax.

6.14.8 Selbstbehandlung

Der M. rhomboideus lässt sich sehr gut wie in ➤ Abb. 6.39d dargestellt dehnen. Dabei umfasst der Patient sein Knie, das als Widerlager dient, und flektiert dann die Wirbelsäule, zusammen mit einer Protraktion der Schulter. Auf diese Weise werden beide Seiten gedehnt. Die Dehnungsübung sollte mehrmals täglich beidseitig ausgeführt werden.

PRAKTISCHE HINWEISE

- Leitsymptome von Triggerpunkten im M. rhomboideus sind interskapuläre Schmerzen.
- Landmarken:
  - Dornfortsätze C7–Th5
  - Margo medialis scapulae
- Potenzielle Gefahrenzonen beim Dry Needling:
  - Lunge (Pneumothorax)
- Wichtigste Differenzialdiagnosen:
  - Dysfunktionen der Facettengelenke und Rippengelenke
  - Triggerpunkte in den Mm. trapezius pars transversa und pars ascendens, M. serratus posterior superior, Erector spinae und M. scaleni

6.15 Mm. scaleni

6.15.1 Anatomie, Lage und Innervation

Anatomie Die Mm. scaleni bestehen aus drei Anteilen: dem M. scalenus anterior, dem M. scalenus medius und dem M. scalenus posterior (➤ Abb. 6.40).

- Der M. scalenus anterior entspringt an den Tuberculi anteriora der Querfortsätze C3–C6 und setzt an der kranialen Kante der ersten Rippe an.
- Der M. scalenus medius entspringt an den Tuberculi posteriora der Querfortsätze C2–C7 und setzt kaudal an der Außenseite der ersten Rippe an.
- Der M. scalenus posterior entspringt an den Tuberculi posteriora der Querfortsätze C5–C7 und setzt flächig an der Außenseite der zweiten Rippe an.

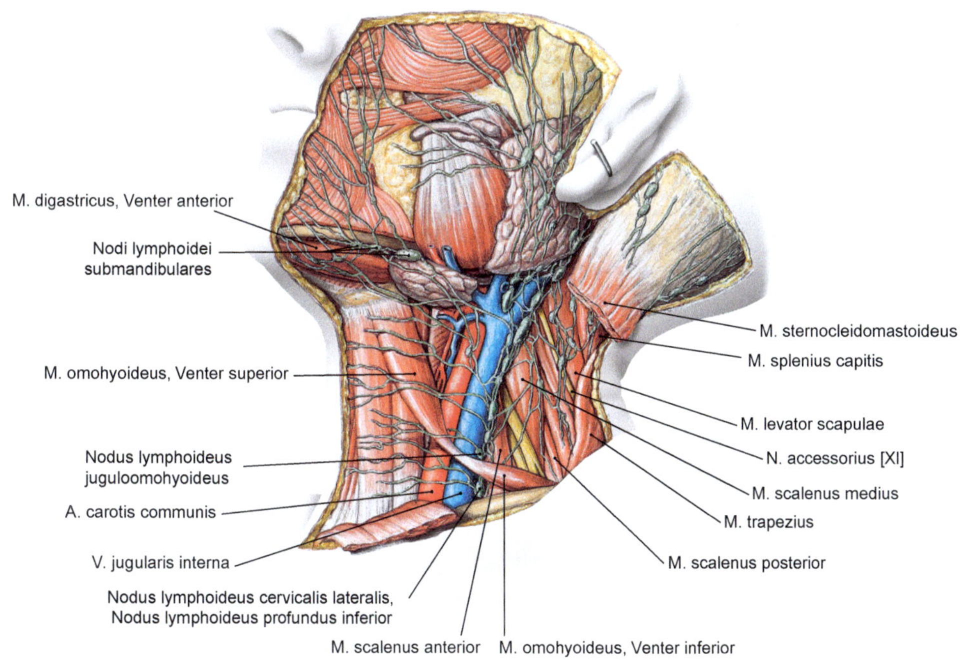

Abb. 6.40 Gefäße, Nerven und Muskeln des Halses und des Kopfes von der Seite [S007-1-23]

Lage Die drei einzelnen Muskelanteile haben eine sehr unterschiedliche Lage.

- Der M. scalenus anterior wird zu einem großen Teil verdeckt vom M. sternocleidomastoideus, ist aber dennoch gut palpabel, weil der M. sternocleidomastoideus gut zur Seite verschoben werden kann.
- Der M. scalenus medius ist meistens der größte der drei Muskelanteile und liegt zu einem großen Teil an der Oberfläche und ist daher gut zugänglich.
- Der M. scalenus posterior ist am schwierigsten palpierbar. Er liegt versteckt in der Tiefe, zum Teil verdeckt vom M. levator scapulae.

Innervation Die Mm. scaleni werden von motorischen Ästen der Rami anteriores Nn. spinales C2–C7 innerviert.

6.15.2 Funktion und funktionelle Einheit

Wie bei allen Muskeln, die an der Wirbelsäule entspringen, muss bei der Funktion unterschieden werden, ob der Muskel bilateral oder unilateral aktiv ist. Bei **bilateraler Aktivierung** wirken die Mm. scaleni als wichtige Stabilisatoren der Halswirbelsäule, besonders in seitlicher Richtung, und dienen als inspiratorische Atemhilfsmuskeln. Die beiden Mm. scaleni anteriores haben flexorische Wirkung auf die Halswirbelsäule. **Unilateral** innerviert, sind die Mm. scaleni an der ipsilateralen Lateralflexion beteiligt. Die Mm. scaleni haben kaum rotatorische Funktion für die Halswirbelsäule.

6.15.3 Untersuchung, Palpation und Landmarken

Für die Untersuchung sollte der Patient vor dem Behandler sitzen, da so der Zugang zu allen Muskelanteilen möglich ist. Um die Mm. scaleni kurz sichtbar zu machen, kann der **„Schnüffeltest"** durchgeführt werden. Dabei atmet der Patient kurz, aber intensiv durch die Nase ein, wodurch kurzzeitig alle Muskelanteile kontrahieren. Der M. scalenus anterior liegt in der Regel ganz oder teilweise unter dem M. sternocleidomastoideus. Dieser muss etwas nach ventral verschoben werden, damit der M. scalenus anterior palpiert werden kann. Der M. scalenus anterior liegt genau in der Mittellinie des Halses über den Querfortsätzen. Der M. scalenus posterior liegt dorsal des M. scalenus medius, teilweise verdeckt vom M. levator scapulae, der ähnlich wie der M. sternocleidomastoideus etwas zur Seite geschoben werden kann. Die **Palpation** der Mm. scaleni muss sehr spitzig, d. h. präzise ausgeführt werden, um nicht den Plexus brachialis in der Skalenuslücke zwischen den Mm. scalenus anterior und medius zu komprimieren. Deshalb empfiehlt es sich, die Palpation unter etwas Vordehnung und die Druckrichtung tendenziell eher von ventral her auszuführen.

Schmerzen bei isometrischen Widerstandstests gegen Lateralflexion können auf Triggerpunkte in den Mm. scaleni hindeuten. Ebenso sind Dehntests in Lateralflexion relativ spezifisch.

Als **Landmarken** werden die Querfortsätze der Halswirbelsäule, die ersten zwei Rippen, der M. sternocleidomastoideus und der M. levator scapulae genutzt.

6.15.4 Aktivierung und Aufrechterhaltung von Triggerpunkten

Die Entstehung von Triggerpunkten in den Mm. scaleni ist häufig mit unvorhergesehenen äußeren Einwirkungen auf den Kopf in Zusammenhang zu bringen. Dies können zum Beispiel Autounfälle, Stürze oder Schläge sein. Eine übermäßige Einwirkung auf die Halsmuskulatur kann aber auch durch abrupte Bewegungen des Oberkörpers entstehen, zum Beispiel beim Tauziehen oder Tanzen. Da die Mm. scaleni als inspiratorische Atemhilfsmuskeln dienen, sind sie oft überlastet bei Patienten mit COPD oder nach längeren Erkältungen mit Husten.

6.15.5 Symptome

Die typischen Symptome, die durch Triggerpunkte in den Mm. scaleni ausgelöst werden, sind Ausstrahlungen in den Arm bis in die Finger, Brustschmerzen und Interskapulärschmerzen (➤ Abb. 6.41). Gelegentlich bleiben die Schmerzen auch lokal im Bereich des seitlichen Halses. Die Ausstrahlungen in den Arm können entweder rein myogen oder neuro-

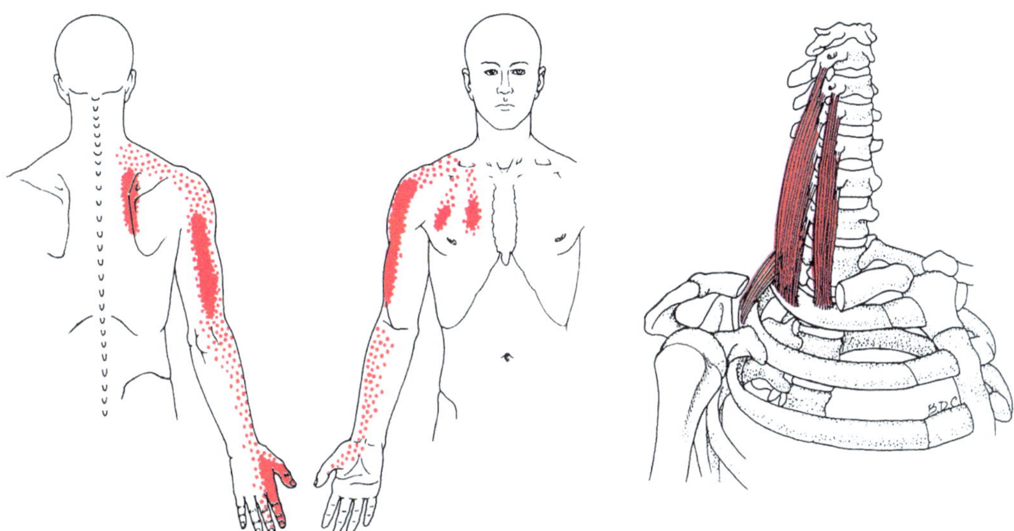

Abb. 6.41 Symptommuster, hervorgerufen durch Triggerpunkte in den Mm. scaleni [G100]

gen sein, verursacht durch eine Einklemmung des Plexus brachialis in der Skalenuslücke. Die Unterscheidung kann durch eine sehr präzise Palpation und mittels Nervendehntests erfolgen. Die Beschwerden können tagsüber auftreten, aber auch nachts, wenn der Patient über längere Zeit den Kopf in einer ungünstigen Position hält. Ein ergonomisches Kissen oder ein gutes Spreukissen kann hier häufig Linderung verschaffen.

Differenzialdiagnostisch muss vor allem an zervikale Radikulopathien und an ein Thoracic-outlet-Syndrom (TOS) gedacht werden.

6.15.6 Manuelle Triggerpunkttherapie

Die manuellen Techniken müssen sehr vorsichtig , allenfalls unter leichter Vordehnung mit einem leicht nach dorsal gerichteten Druck, ausgeführt werden, damit der Plexus brachialis nicht komprimiert wird. Für alle Anteile eignen sich nur die Techniken I und II. Die Behandlung kann im Sitzen oder in Bauchlage erfolgen. Für den M. scalenus posterior eignet sich der Sitz besser. Bei der Behandlung des M. scalenus anterior muss der M. sternocleidomastoideus nach vorne verschoben werden.

6.15.7 Dry Needling

Die Autoren raten davon ab, die Mm. scaleni tief, d.h. intramuskulär zu nadeln. Das Risiko, Gefäße oder Nerven zu treffen, ist zu groß. Alternativ können die Muskeln mit der superfiziellen Methode behandelt werden, was auch häufig gute Erfolge bringt. Dabei wird die Nadel in einem 45°-Winkel über dem Triggerpunkt ca. 3–4 mm tief in die Haut gestochen und für 30 Sekunden bis mehrere Minuten dort belassen. Für die superfizielle Technik wird eine 0,2 mm × 1,5 cm große Nadel verwendet. Bei unsachgemäßer Anwendung kann u. a. der Plexus brachialis getroffen werden. Bei nicht korrekter Behandlung kann ebenso der Apex der Lunge getroffen und so ein Pneumothorax verursacht werden.

6.15.8 Selbstbehandlung

Die Mm. scaleni lassen sich relativ gut dehnen, sofern der Patient gut instruiert wurde (➤ Abb. 6.42d). Mit der einen Hand werden der Thorax und die erste Rippe nach kaudal stabilisiert, während die andere Hand den Kopf leicht zur Seite kippt. Die Dehnungsübung sollte mehrmals täglich beidseitig gemacht werden.

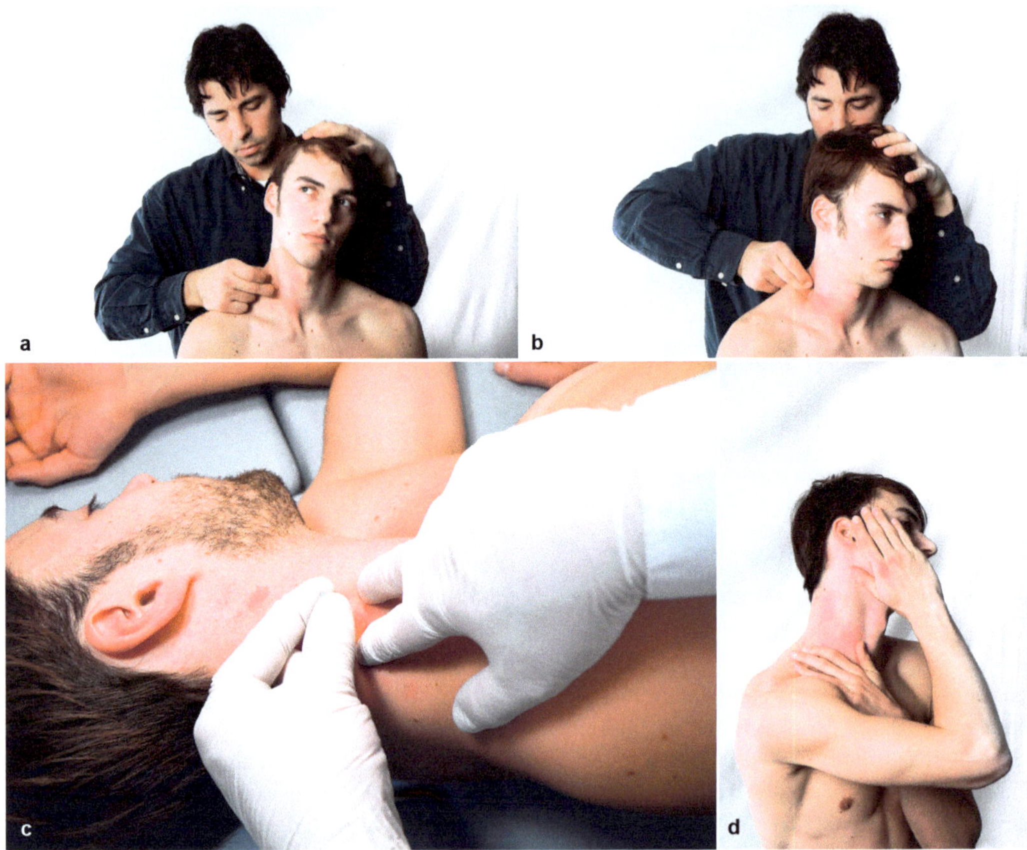

Abb. 6.42 a) Technik I und II des M. scalenus medius, b) Technik I und II des M. scalenus posterior, c) superfizielles Dry Needling des M. scalenus medius, d) Dehnungsübung [V785]

PRAKTISCHE HINWEISE

- Leitsymptome von Triggerpunkten in den Mm. scaleni sind Arm- und Handschmerzen, Brustschmerzen und interskapuläre Schmerzen.
- Landmarken:
  - Querfortsätze der Halswirbelsäule
  - Erste zwei Rippen
  - M. sternocleidomastoideus und M. levator scapulae
- Potenzielle Gefahrenzonen beim Dry Needling:
  - Plexus brachialis
  - N. vagus
  - A. carotis
  - Lunge
  - V. jugularis interna und V. jugularis externa
  - N. phrenicus
- Wichtigste Differenzialdiagnosen:
  - Zervikale Radikulopathien
  - TOS

6.16 M. levator scapulae

6.16.1 Anatomie, Lage und Innervation

Anatomie Der M. levator scapulae entspringt an den Tuberculi posteriora der Querfortsätze C1–C4 und setzt an der Margo medialis scapulae kranial der Spina scapulae an (➤ Abb. 6.43).

Lage Der M. levator scapulae ist in der kaudalen Hälfte verdeckt von den Mm. trapezius pars descendens und transversa. Die kraniale Hälfte liegt oberflächlich und ist palpatorisch direkt zugänglich. Der M. levator scapulae liegt nicht in der Frontalebene, sondern verläuft schräg nach oben in anterior-kranialer Richtung. Die Muskelfasern sind im Verlauf

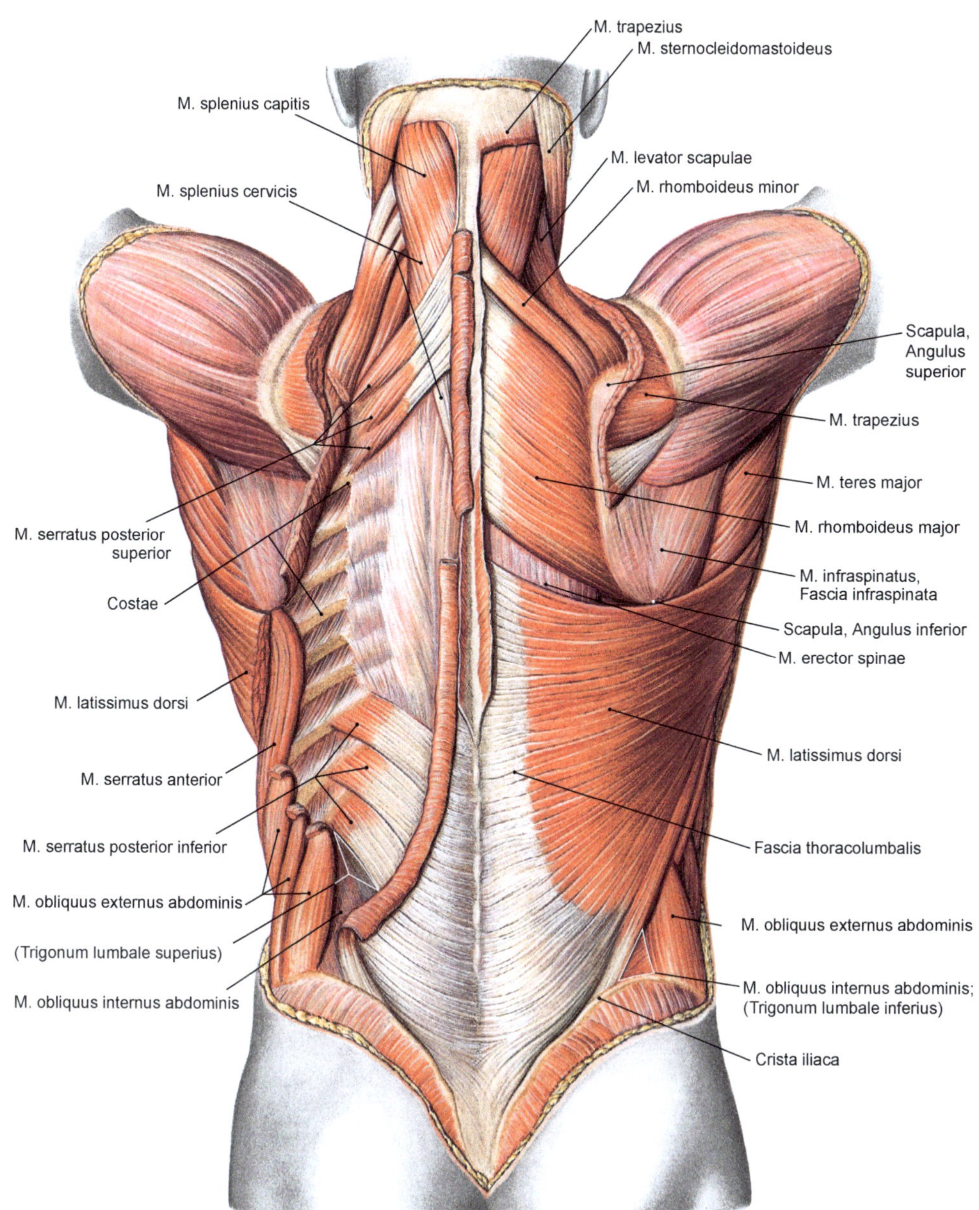

Abb. 6.43 Muskeln des Nackens und des Rückens [L127]

des Muskels verdreht, d. h., die Fasern, die kaudal an der Margo medialis ansetzen, haben ihren Ursprung am weitesten oben, am Querfortsatz C1. Der Muskel besitzt an seinem Ansatz, der Margo medialis, nur eine sehr kurze, nicht palpable Sehne.

Innervation Der M. levator scapulae wird von Ästen des Plexus cervicalis C3–C4 innerviert.

6.16.2 Funktion und funktionelle Einheit

Wie bei allen Muskeln, die an der Wirbelsäule entspringen, muss bei der Funktion unterschieden werden, ob der Muskel bilateral oder unilateral aktiv ist. Bei **bilateraler Aktivierung** ist der M. levator scapulae ein Extensor und Stabilisator der Halswirbelsäule. **Unilateral** innerviert, eleviert der M. levator scapulae das Schulterblatt und rotiert die Fossa glenoidalis nach kaudal, wie dies z. B. beim Schürzengriff geschieht. Bezüglich Rotation der Skapula wirken die Mm. trapezius pars ascendens und rhomboideus synergistisch und der M. trapezius pars descendens antagonistisch.

6.16.3 Untersuchung, Palpation und Landmarken

Die **Palpation** des M. levator scapulae kann im Sitzen oder in Seitenlage erfolgen. Im kaudalen Abschnitt, der verdeckt ist von den Mm. trapezius pars descendens und transversa, kann der Muskel flach palpiert werden. Die Fasern sind durch ihre Richtung gut vom M. trapezius zu unterscheiden. Im kranialen Abschnitt an der Halswirbelsäule lässt sich der M. levator scapulae ebenfalls flach, aber auch mit dem Pinzettengriff palpieren. Der M. levator scapulae lässt sich im Bereich der Halswirbelsäule durch seine typische Verschiebbarkeit von den anderen Nackenmuskeln unterscheiden, die sich im Vergleich dazu palpatorisch nicht hin und her bewegen lassen. Ein einfacher Dehntest kann mittels Flexion und kontralateraler Rotation der Halswirbelsäule ausgeführt werden. Um dabei die Fasern des M. trapezius auszuschalten, wird der Arm in maximale Abduktion gebracht. Dadurch wird die Fossa glenoidalis nach kranial bewegt, was den M. levator scapulae vordehnt und den M. trapezius pars descendens annähert. Widerstandstests eignen sich nicht für die Untersuchung des M. levator scapulae. Für die Palpation des M. levator scapulae werden folgende **Landmarken** verwendet: Querfortsätze der oberen vier Halswirbel, Margo medialis scapulae, Angulus superior scapulae sowie M. trapezius pars descendens.

6.16.4 Aktivierung und Aufrechterhaltung von Triggerpunkten

Triggerpunkte im M. levator scapulae entstehen häufig durch Positionen oder Aktivitäten, bei denen die Fossa glenoidalis nach kranial rotiert wird und diese Rotation vom M. levator widerlagert werden muss. Dazu gehören Stützaktivitäten, wie dies zum Beispiel beim Gehen mit Stöcken der Fall ist. Daneben können auch ungewohnte andauernde Extension der Halswirbelsäule bei vornüber geneigtem Oberkörper, zum Beispiel beim Fahrradfahren mit tiefem Lenker, oder länger andauernder Kopfflexion im Sitzen, zum Beispiel beim Lesen, Triggerpunkte im M. levator scapulae aktivieren. Die Entstehung von Triggerpunkten im M. levator scapulae kann wie bei allen Stabilisatoren der Halswirbelsäule auch mit unvorhergesehenen, äußeren Einwirkungen auf den Kopf in Zusammenhang gebracht werden – zum Beispiel bei einem Autounfall. Häufig berichten Patienten auch, dass sie am Morgen mit typischen Schmerzen aufgewacht sind. Die Ursache liegt dann häufig in einer ungünstigen nächtlichen Haltung bzw. Position des Kopfes.

6.16.5 Symptome

Das Ausstrahlungsgebiet von Triggerpunkten im M. levator scapulae ist typischerweise der Schulter-Nacken-Bereich, die Schmerzen können bis in den Interskapulärbereich ziehen (> Abb. 6.44). Ausstrahlungen in den Hinterkopf sind selten zu beobachten. Die Schmerzen werden in der Regel nicht als Ruheschmerz, sondern als Bewegungsschmerz bei Dehnung oder Kontraktion des M. levator scapulae empfunden. Dies kann so weit gehen, dass der Patient die Symptome eines Tortikollis aufweist. Neben diesen Schulter-Nacken-Schmerzen, die durch Kopfbewegungen ausgelöst werden, lassen sich regelmäßig dumpfe, krampfartige und lähmende Schmerzen am Ansatzbereich an der Margo medialis scapulae beobachten. Die Schmerzen, die von Triggerpunkten im M. levator scapulae ausgehen, werden häufig mit Schmerzen, die im M. trapezius pars descendens entstehen, verwechselt, obwohl die Differenzierung eigentlich problemlos ist. Palpatorisch lassen sich die beiden Muskeln gut unterscheiden. So lässt sich auch der M. levator gut isoliert von der Pars descen-

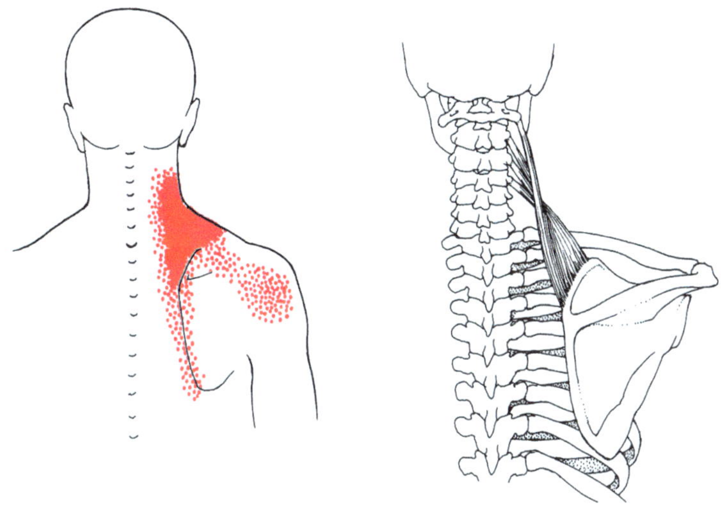

Abb. 6.44 Symptommuster, hervorgerufen durch Triggerpunkte im M. levator scapulae [G100]

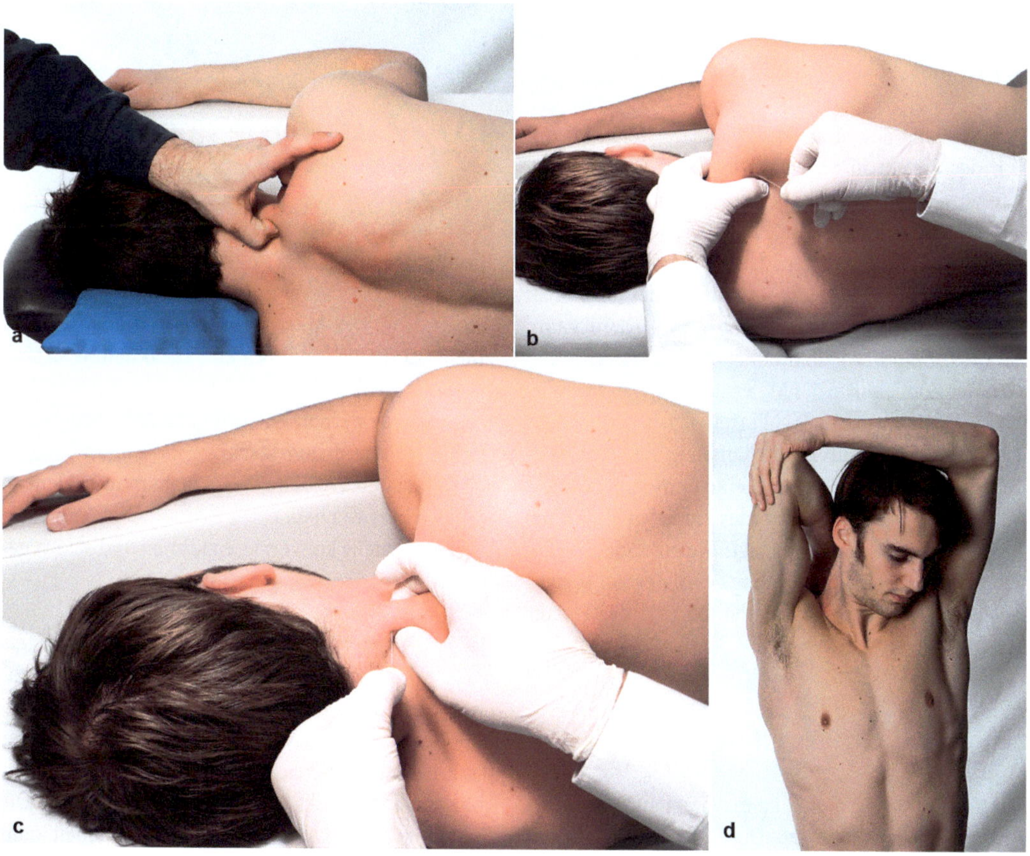

Abb. 6.45 a) Technik I, b) Dry Needling des kaudalen Abschnitts des M. levator scapulae, c) Dry Needling des kranialen Abschnitts des M. levator scapulae, d) Dehnungsübung [V785]

dens des M. trapezius dehnen, indem der Arm in Abduktion bzw. Adduktion gebracht wird. Differenzialdiagnostisch sollte in erster Linie an Dysfunktionen der zervikalen Facettengelenke gedacht werden.

6.16.6 Manuelle Triggerpunkttherapie

Wie beim Dry Needling muss zwischen der Behandlung des kaudalen und des kranialen Anteils des Muskels unterschieden werden. Im kaudalen Anteil werden die Technik I, II und III direkt und flach durch den M. trapezius hindurch ausgeführt. Die Technik IV ist analog zur Technik IV beim M. trapezius pars descendens und wird dort beschrieben (➤ Kap. 6.12.7). Im kranialen Abschnitt des Muskels kann die Technik I und II im Pinzettengriff angewendet werden (➤ Abb. 6.45a).

6

6.16.7 Dry Needling

Dry Needling des M. levator scapulae erfolgt, indem sich der Patient in Seitenlage befindet. Der Teil des Muskels, der vom M. trapezius verdeckt wird, muss mit einem großflächigen Pinzettengriff durch den M. trapezius hindurch genadelt werden. Dabei ist unbedingt darauf zu achten, dass die Nadel tangential zum Thorax geführt wird (➤ Abb. 6.45b). Damit kann die Gefahr eines Pneumothorax ausgeschlossen werden. Der kraniale Teil des M. levator scapulae am Hals wird ebenfalls mittels Pinzettengriff behandelt (➤ Abb. 6.45c). Für die Behandlung des kaudalen Teils braucht es in der Regel eine 5 cm lange Nadel, während für die Behandlung des kranialen Teils eine 3 cm lange Nadel immer genügt. Die potenziellen Gefahrenzonen beim Dry Needling des M. levator scapulae sind die Lunge (Pneumothorax) und der Plexus brachialis.

6.16.8 Selbstbehandlung

Der M. levator scapulae kann vom Patienten sehr gut selbst gedehnt werden. Der Kopf wird nach vorne geneigt und leicht zur Gegenseite rotiert, sodass die Nase zur Brust zeigt. Gleichzeitig wird der Arm eleviert und die Skapula mit der anderen Hand nach unten stabilisiert. Dadurch bewegt sich der Angulus superior nach kaudal, was die Dehnung verstärkt, und der M. trapezius wird angenähert (➤ Abb. 6.45d). Diese Dehnungsübung sollte mehrmals täglich beidseitig ausgeführt werden.

PRAKTISCHE HINWEISE

- Leitsymptome von Triggerpunkten im M. levator scapulae sind lokale Schulter-Nacken-Schmerzen.
- Landmarken:
  - Querfortsätze der Halswirbelsäule
  - Margo medialis scapulae
  - Angulus superior scapulae
  - M. trapezius pars descendens
- Potenzielle Gefahrenzonen beim Dry Needling:
  - Lunge (Pneumothorax)
  - Plexus brachialis
- Wichtigste Differenzialdiagnosen:
  - Dysfunktionen der zervikalen Facettengelenke
  - Triggerpunkte im M. trapezius pars descendens

6.17 M. sternocleidomastoideus

6.17.1 Anatomie, Lage und Innervation

Anatomie Der M. sternocleidomastoideus besitzt einen sternalen und einen klavikulären Anteil (➤ Abb. 6.46):

- Das Caput sternale entspringt an der Vorderfläche des Manubrium sterni.
- Das Caput claviculare entspringt am medialen Viertel der Klavikula.

Die zwei Anteile konvergieren kranial und setzen gemeinsam am Processus mastoideus an.

Lage Das oberflächlichere, gut sichtbare Caput sternale des M. sternocleidomastoideus hat eine rundliche Form und wird von keinem anderen Muskel überdeckt. Lateral davon liegt das Caput claviculare, das im kranialen Bereich vom Caput sternale, das diagonal nach ventral-kaudal verläuft, verdeckt wird. Die Breite der Lücke zwischen den beiden Anteilen kann sehr variieren. In den meisten Fällen überdecken sie einen großen Teil des M. scalenus anterior.

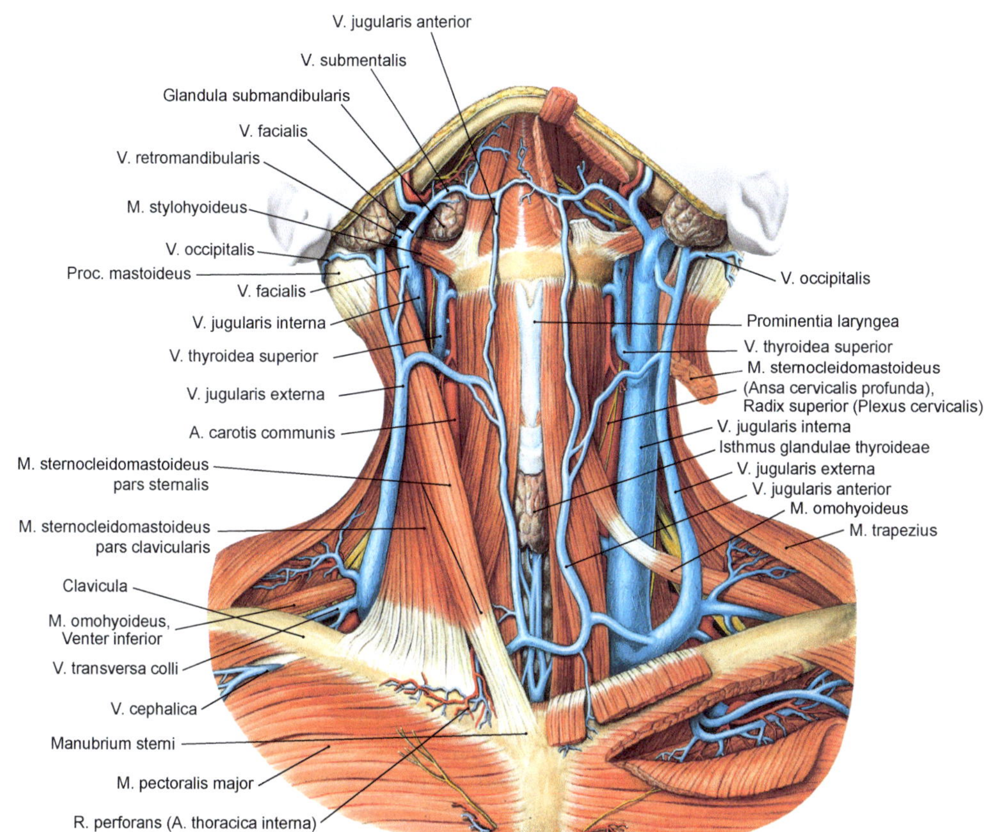

Abb. 6.46 Muskeln und Gefäße des Halses [S007-1-23]

Innervation Der M. sternocleidomastoideus wird vom 11. Hirnnerv, dem N. accessorius, innerviert.

6.17.2 Funktion und funktionelle Einheit

Wie bei allen Muskeln, die an der Wirbelsäule oder am Schädel entspringen, muss bei der Funktion unterschieden werden, ob der Muskel bilateral oder unilateral aktiv ist. **Bilateral aktiviert** zieht der M. sternocleidomastoideus den Kopf am Processus mastoideus nach ventral-kaudal. Diese Bewegung rekliniert den Kopf und die oberen Halswirbel und flektiert den unteren Bereich der Halswirbelsäule. Bei **unilateraler Aktivität** unterstützt der M. sternocleidomastoideus auch die Lateralflexion zur gleichen Seite und die Rotation zur Gegenseite. Sind Kopf und Hals aufgerichtet und stabilisiert, kann er den vorderen Brustkorb anheben und so auch als Atemhilfsmuskel aktiv werden. Die beiden Mm. sternocleidomastoidei haben zudem eine wichtige Funktion für die räumliche Orientierung und das Gleichgewicht. Zu ihren Aufgaben gehört unter anderem auch, dass die Augenlinie horizontal gehalten werden kann. Die wichtigsten Muskeln in dieser funktionellen Einheit sind der M. trapezius pars descendens, die Mm. scalenii und die tiefen Nackenmuskeln.

6.17.3 Untersuchung, Palpation und Landmarken

Es gibt kaum eine Stelle im M. sternocleidomastoideus wo keine Triggerpunkte entstehen könnten.

Untersucher und Patient müssen eine Position finden, die ein minutiöses, gründliches Absuchen ermöglicht. Dafür eignet sich die Rückenlage sehr gut. Die **Palpation** erfolgt optimal mit dem Pinzettengriff. Um den Muskel, speziell den klavikulären Anteil gut umfassen zu können, kann der Kopf ein wenig zur Gegenseite gedreht und zur betroffenen Seite geneigt werden, wodurch der Muskel angenähert und entspannt wird. Der M. sternocleidomastoideus weist oft sehr viele latente Triggerpunkte auf, die z. T. sehr ähnliche Symptommuster mit sich bringen. Deshalb ist es sehr wichtig, dass jeweils ganz genau nachgefragt wird, ob die durch Druck auf den Triggerpunkt ausgelösten Beschwerden auch präzise mit den Problemen des Patienten übereinstimmen oder zumindest einen Teil der Beschwerden reproduzieren. Die Untersuchung muss so langsam erfolgen, dass der Patient genug Zeit hat, um die provozierten Ausstrahlungen zu erkennen. Schmerzhafte, frei bewegliche Lymphknötchen dürfen nicht mit Triggerpunkten verwechselt werden. Die wichtigsten **Landmarken** zur Identifikation dieses oberflächlichen Muskels sind die Insertionsstellen Processus mastoideus, das Manubrium sterni und die Klavikula, die den Muskelverlauf vorgeben.

6.17.4 Aktivierung und Aufrechterhaltung von Triggerpunkten

Da die Mm. sternocleidomastoidei stets mithelfen den Kopf auszubalancieren, reagieren sie sensibel auf die meisten Fehlhaltungen und Fehlstellungen, was wiederum Triggerpunkte aktivieren oder zumindest aufrechterhalten kann. Klassisch ist eine Haltung mit stark kyphosierter Brustwirbelsäule, hyperextendiertem Hals und vorgeschobenem Kopf, die eine Verkürzung des M. sternocleidomastoideus begünstigt. Eindeutige Auslöser sind Schleudertraumen oder Stürze, bei denen der Muskel beim Versuch die Beschleunigungskraft, die auf den Kopf wirkt, zu widerlagern, überlastet oder direkt traumatisch überdehnt wird. Zu einer Überlastung kann es auch kommen, wenn der Kopf über längere Zeit in der gleichen Rotationsstellung gehalten werden muss oder wenn viel über Kopf gearbeitet und dabei stets nach oben geschaut wird.

6.17.5 Symptome

Es gibt kaum eine Stelle am Kopf oder ventralen Halsbereich, in die Triggerpunkte des M. sternocleidomastoideus nicht ausstrahlen können. Triggerpunkte im Caput sternale sind häufiger bei oberflächlich empfundenen Schmerzen an Kopf, Gesicht und Hals beteiligt (➤ Abb. 6.47a), tief empfundene Beschwerden in Ohr und Stirn sind eher Triggerpunkten im klavikulären Anteil zuzuschreiben (➤ Abb. 6.47b). Auffällig für die Symptomatik von Triggerpunkten im M. sternocleidomastoideus sind die nicht selten auftretenden autonomen Phänomene. So gehören z. B. verschwommenes Sehen, Doppelbilder oder verminderte Lichtempfindlichkeit, aber auch Globusgefühle im Hals und Heiserkeit zu den Beschwerdebildern, die im sternalen Anteil entstehen, während Gleichgewichtsstörungen, Hörprobleme und z. T. Tinnitus-ähnliche Symptome eher dem Caput claviculare zugeordnet werden können.

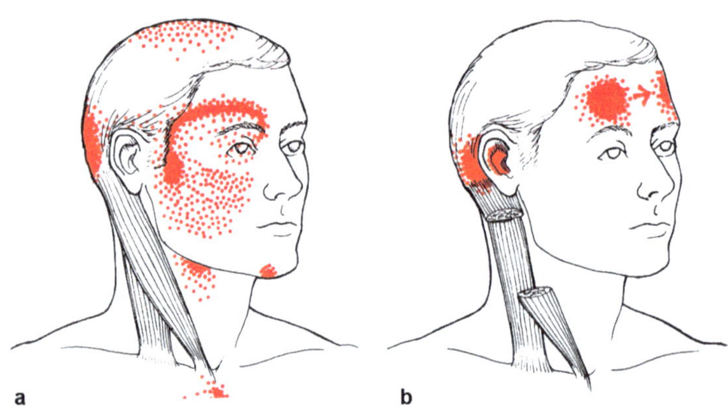

Abb. 6.47 Symptommuster, verursacht durch Triggerpunkte im M. sternocleidomastoideus [G100]

Der M. sternocleidomastoideus sollte zwar wegen seines vielfältigeren Symptommusters bei allen Beschwerden im Kopfbereich berücksichtigt, aber doch nicht überbewertet werden. Bevor dieser Muskel behandelt wird, sollten andere Muskeln, die ähnliche Symptommuster verursachen können, unbedingt ebenfalls untersucht werden. Differenzialdiagnostisch sollten Gesichtsneuralgien, Migräne, vestibulärer Schwindel und Tinnitus ausgeschlossen werden. Es kommt in der Praxis häufig vor, dass „voreilig" behandelte, latente Triggerpunkte des M. sternocleidomastoideus zu einer vorübergehenden Ausweitung oder Verschlimmerung der Beschwerden führen. Vom funktionellen Gesichtspunkt aus kann der M. sternocleidomastoideus an einem Tortikollis beteiligt sein.

6.17.6 Manuelle Triggerpunkttherapie

Für die manuelle Behandlung eignet sich sowohl die Rückenlage (➤ Abb. 6.48a) als auch eine sitzende Position, sofern der Patient dabei gut kontrolliert werden kann (➤ Abb. 6.48b). Die Technik I und II erfolgen mit einem spitzigen, punktuellen Pinzettengriff. Für die Technik II kann der Muskel mittels Rotation zur gleichen Seite und Lateralflexion zur Gegenseite ein wenig gedehnt und gleichzeitig zwischen den Fingern durchgezogen werden. Die Technik III wird flächig mit wenig Druck entlang dem gesamten, leicht vorgedehnten Muskel ausgeführt. Die Technik IV kann mit einem umgreifenden Pinzettengriff durchgeführt werden. Wichtiger ist aber eine gezielte Dehnung, analog zur Selbstbehand-

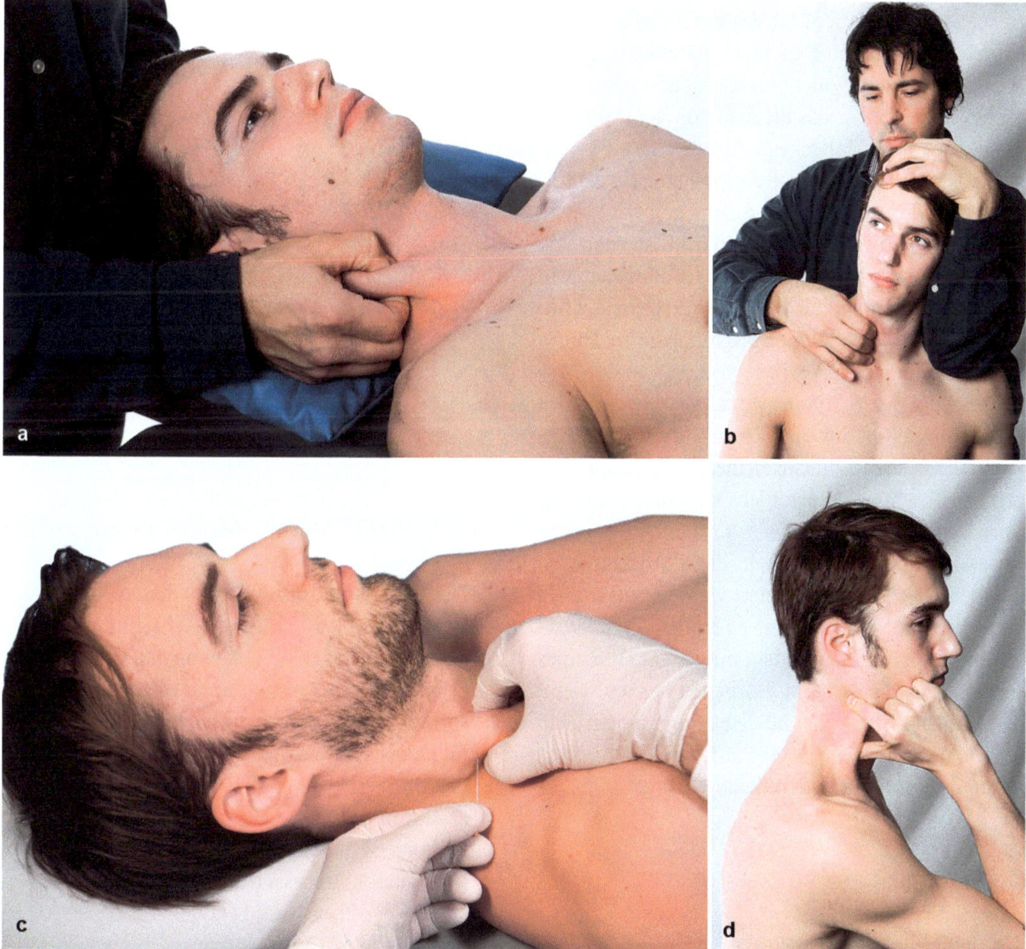

Abb. 6.48 a) Pinzettengriff bei Rückenlage, b) Pinzettengriff im Sitz, c) Dry Needling, d) Selbstdehnung [V785]

lung, wie sie in der ➤ Abb. 6.48d gezeigt wird. Bei der Behandlung des M. sternocleidomastoideus muss darauf geachtet werden, dass der Patient nicht gewürgt und kein Druck gegen die A. carotis ausgeübt wird. Die Behandlung soll immer wieder kurz unterbrochen werden, um den vegetativen Zustand des Patienten beurteilen zu können. Bei Schwindel, Übelkeit oder wenn sich die Symptome verstärken und nicht abklingen, soll die Behandlung abgebrochen und der Patient hingelegt werden. Eine sanfte HWS-Traktion hilft meistens, die Symptome schneller abklingen zu lassen.

6.17.7 Dry Needling

Um auf mögliche autonome Reaktionen vorbereitet zu sein, soll der Patient für das Dry Needling liegen. Grundsätzlich kommt es nicht darauf an, ob der Muskel von ventral oder von dorsal gestochen wird. Vielen Patienten ist das Stechen von ventral jedoch unangenehmer. Maßgebend für den Ort des Einstichs ist auch der Verlauf der V. jugularis externa. Um die darunterliegende A. carotis und die V. jugularis interna zu schützen, wird der M. sternocleidomastoideus im sicheren Bereich des Pinzettengriffs gestochen. Während sich distal der sternale Anteil selektiv fassen lässt, können proximal die beiden Anteile nur gemeinsam gegriffen werden. Um den Muskel besser fassen zu können, kann er wie bei der Palpation durch Rotation zur Gegenseite und Lateralflexion zur gleichen Seite angenähert werden. Der Pinzettengriff schützt jedoch nicht vor einer möglichen Verletzung der V. jugularis externa oder der umliegende Lymphknoten, weshalb diese Strukturen vor dem Dry Needling identifiziert werden müssen. Um die Verletzungsgefahr gering zu halten, soll eher statisch und mit dünnen Nadeln mit einem Durchmesser von maximal 0,3 mm gearbeitet werden. Neben der V. jugularis externa und den Lymphknoten gehören die unter dem Muskel verlaufende A. carotis und V. jugularis interna zu den Gefahrenzonen.

6.17.8 Selbstbehandlung

Sehr effizient ist eine selbst ausgeführte Querdehnung. Dazu legt der Patient den Daumen kaudal vor und einen oder zwei Finger kranial hinter den angenäherten M. sternocleidomastoideus, bringt diesen in eine „S-Form" und neigt den Kopf vorsichtig zur Gegenseite (➤ Abb. 6.48d).

PRAKTISCHE HINWEISE

- Leitsymptome von Triggerpunkten im M. sternocleidomastoideus sind vegetative Reaktionen im Ohr und Augenbereich sowie Schmerzen in Gesicht und Ohr.
- Landmarken:
  - Processus mastoideus
  - Manubrium sterni
  - Klavikula
- Potenzielle Gefahrenzonen beim Dry Needling:
  - Plexus brachialis
  - N. vagus
  - A. carotis
  - Lunge
  - Lymphknoten
  - V. jugularis interna und V. jugularis externa
  - N. phrenicus
- Wichtigste Differenzialdiagnosen:
  - Gesichtsneuralgien
  - Vestibulärer Schwindel
  - Migräne

6.18 Mm. longissimus und iliocostalis

6.18.1 Anatomie, Lage und Innervation

Anatomie Die Mm. longissimus und iliocostalis besitzen je drei übereinanderliegende Anteile (➤ Abb. 6.49).

Der **M. longissimus,** der medialere der beiden Muskeln, besteht aus folgenden Abschnitten:

- M. longissimus capitis, der von den Querfortsätzen der oberen Brustwirbelsäule (C3–Th3) entspringt und am Processus mastoideus ansetzt
- M. longissimus cervicis mit einem Verlauf von den Processi transversi Th1–Th6 bis zu den Processi transversi C2–C7
- M. longissimus thoracis entspringt an Os sacrum, Crista iliaca, Processi transversi, mamilares et spinosi der Brust- und Lendenwirbel und setzt an den Querfortsätzen aller Brustwirbel sowie an den Processi transversi Th1–Th12 und Processi costarii L1–L5 an.

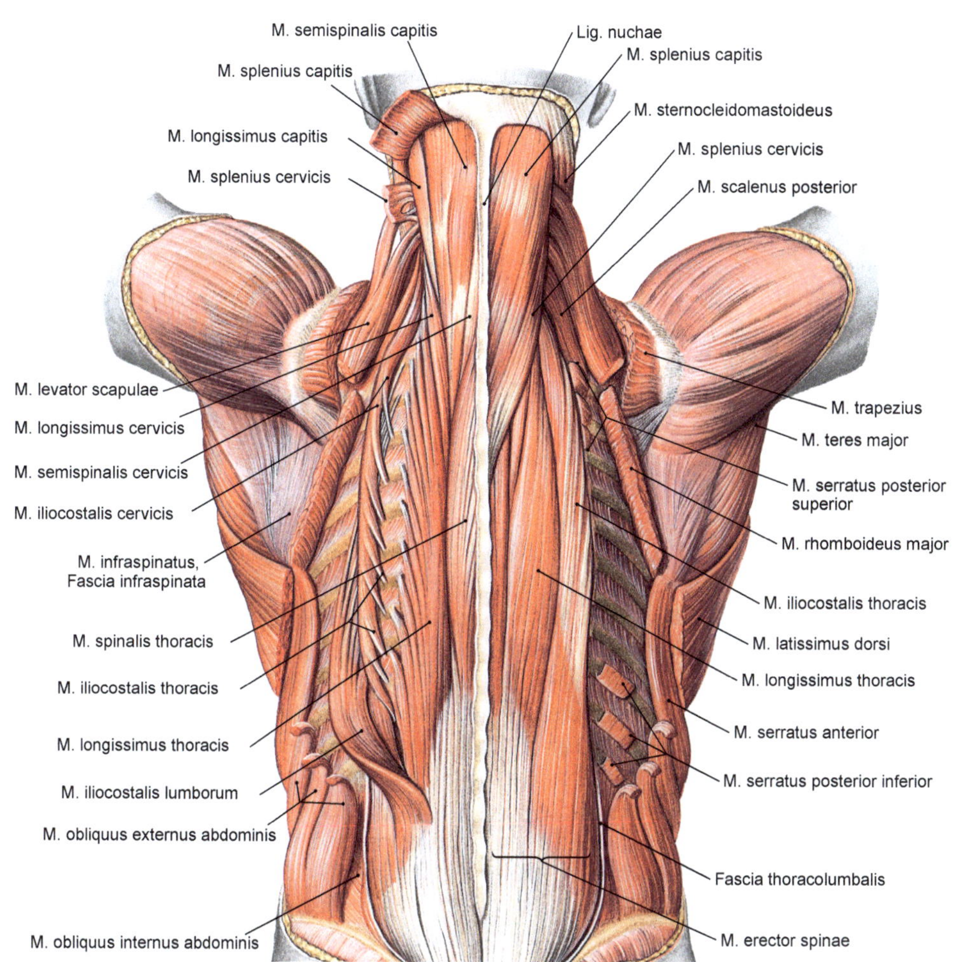

Abb. 6.49 Rückenmuskeln, oberflächliche Schicht der tiefen autochthonen Muskulatur [L127]

Die drei Anteile des **M. iliocostalis** sind:

- Der M. iliocostalis cervicis entspringt von der 3.–6. Rippe und hat seinen Ansatz an den Processi transversi C3–C6
- M. iliocostalis thoracis, der seinen Ursprung an den Rippen 7–12 hat und an den oberen sechs Rippen ansetzt
- Der M. iliocostalis lumborum entspringt ähnlich wie der M. longissimus an der Crista iliaca und am Sakrum und zieht zur 6.–12. Rippe.

Lage Der M. longissimus liegt medial vom M. iliocostalis. Thorakal befindet sich medial zwischen den Dornfortsätzen und dem M. longissimus noch der dünne M. spinalis und im lumbalen Bereich lateral-ventral vom M. iliocostalis der laterale Rand des M. quadratus lumborum. Lateral davon liegt der M. obliquus externus. Diese Muskeln sind zwar leicht zu erkennen, werden aber in der unteren Rumpfhälfte vom M. latissimus und der Fascia thoracolumbalis und weiter oben von der Interscapulärmuskulatur überdeckt.

Innervation Die Mm. longissimus und iliocostalis werden von den Rami dorsales der entsprechenden Segmente innerviert.

6.18.2 Funktion und funktionelle Einheit

Die Hauptfunktion der Mm. longissimus und iliocostalis ist die Streckung der Wirbelsäule. Entsprechend ihrer Anordnung haben die beiden Muskeln auch Einfluss auf die Drehung und Seitneigung der Wirbelsäule auf die gleiche Seite, wobei der M. iliocostalis die bessere Hebelwirkung hat. Diese zwei oberflächlichen autochthonen Rückenmuskeln verrichten dabei eher die Grobarbeit und die tiefen autochthonen Muskeln die koordinative, segmentale Führung der Wirbelsäule. Hauptantagonist ist der M. rectus abdominis.

6.18.3 Untersuchung, Palpation und Landmarken

Bei Rückenschmerzen während der Bückbewegung sollte vor der Palpation der Mm. longissimus und iliocostalis beobachtet werden, in welcher „Bückposition" die Schmerzen auftreten. Der während der Schmerzphase aktive Muskelbereich grenzt in der Regel die Region ein, in der aktive Triggerpunkte zu finden sind. Eine manuelle Probebehandlung zwecks Befunderhärtung könnte direkt aus dem Stand erfolgen. Die gründliche **Palpation** sollte in entspannter Bauchlage durchgeführt werden. Eine Lagerungsrolle unter den Füßen und ein dünnes Lagerungskissen unter dem Bauch können helfen, den Patienten schmerzfrei zu lagern. Da sich die myofasziale Symptomatik und Funktionsstörung dieser beiden Muskeln sehr gleichen, müssen beide Muskeln nach aktiven Triggerpunkten untersucht werden. Um die Hartspannstränge finden zu können, wird zuerst quer zum Muskelfaserverlauf palpiert. Durch Anspannen der Rückenmuskulatur aus der Bauchlage zeichnen sich die Mm. longissimus und iliocostalis deutlich ab. Die Identifikation dieser Muskeln wird nach kranial immer anspruchsvoller, die Orientierung erfolgt am besten von kaudal her an den Dornfortsätzen im Bereich der oberen Lendenwirbelsäule. Paravertebral findet sich medial zuerst der M. longissimus und lateral davon der M. iliocostalis lumborum.

6.18.4 Aktivierung und Aufrechterhaltung von Triggerpunkten

Verhebetraumen oder plötzliche Überlastungen der thorakolumbalen autochthonen Rückenmuskulatur gehören zu den häufigsten Auslösern von Triggerpunkten. Beschrieben wird oft eine „unglückliche" Bückbewegung, kombiniert aus Rotation, Flexion und Lateralflexion. Segmentale Dysfunktionen oder blockierte Rippen können sowohl Ursache als auch Folge myofaszialer Probleme der Rückenmuskulatur sein. Beinlängendifferenzen, Schonhaltungen nach Schleudertraumen oder Beckenassymetrien sind ebenso unterhaltende Faktoren wie eine schlechte Körperhaltung. Zu berücksichtigen sind auch primäre Triggerpunkte in den Mm. quadratus lumborum, psoas, rectus abdominis oder latissimus, die als Ursache für assoziierte Triggerpunkte in den Mm. iliocostalis und longissimus in Betracht zu ziehen sind.

6.18.5 Symptome

Typisch für Triggerpunkte im thorakolumbalen Bereich dieser Muskeln sind tropfenförmige, nach kaudal ausstrahlende Schmerzen (➤ Abb. 6.50a). Die kranialeren Triggerpunkte strahlen dabei oft weiter nach kaudal aus, als Triggerpunkte, die sich lumbal befinden. Zum myofaszialen Symptommuster, das von Triggerpunkten im M. iliocostalis verrusacht wird, gehören auch nach ventral ausstrahlende Schmerzen entlang der Rippen (➤ Abb. 6.50b) sowie Bauch- oder ventrale Brustschmerzen (M. iliocostalis thoracis). Triggerpunkte dieser Muskeln sind oft an einer Einschränkung der Wirbelsäulenflexion beteiligt. Auch bei funktionellen Beschwerden im zervikothorakalen Übergang lohnt es sich, ganz lokal nach Triggerpunkten in den zervikalen Anteilen dieser beiden Muskeln zu suchen. Differenzialdiagnostisch sind in erster Linie segmentale Dysfunktionen oder Radikulopathien auszuschließen. Wichtig ist auch die Differenzierung gegenüber Symptomen der tiefen autochthonen Rückenmuskulatur, die vom Patienten sehr punktuell und tiefer beschrieben werden. Das Symptommuster, das von Triggerpunkten im M. iliopsoas verursacht wird, scheint dem bei Triggerpunkten im Erector trunci ähnlich zu sein, das aber im Gegensatz dazu eher bei einer Lordosierung des Rückens aus dem Stand verstärkt wird.

6.18.6 Manuelle Triggerpunkttherapie

Für eine möglichst effektive manuelle Behandlung der Mm. longissimus und iliocostalis eignet sich die

6

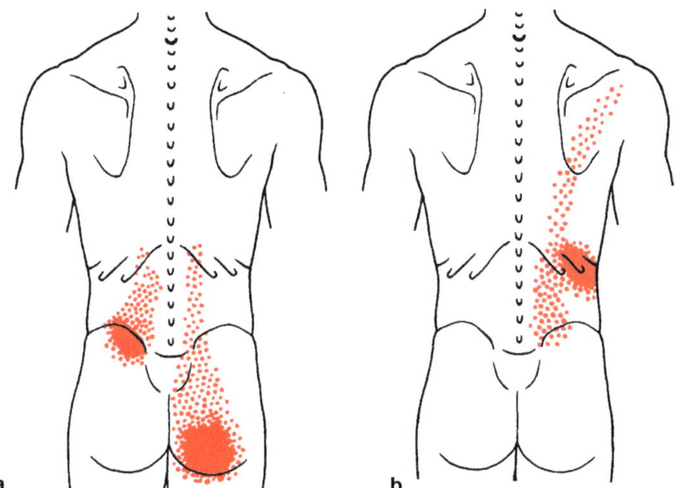

Abb. 6.50 Symptommuster, hervorgerufen durch Triggerpunkte in den Mm. longissimus und iliocostalis [G100]

Bauchlage. Ein Lagerungskissen unter dem Bauch kann die Lordose etwas ausgeglichen und die Rückenmuskulatur besser präsentieren. Für die Technik I kann der Daumen mit der anderen Hand stabilisiert oder mit Triggerhölzchen gearbeitet werden. Der Patient versucht den Behandlungsdruck mithilfe einer tiefen Atmung zuzulassen. Die Technik II erfolgt entlang des Muskelfaserverlaufs in kranialer und kaudaler Richtung. Eine funktionelle Variante der Technik III lässt sich am sitzenden Patienten, mit den Ellenbogen und etwas Massagecreme anwenden. Durch Flexion, Rotation und Lateralflexion zur Gegenseite wird der Erector trunci in eine leichte Vordehnung gebracht (➤ Abb. 6.51b). Eine Technik IV ist selten notwendig. Sie kann zwischen den Dornfortsätzen und dem M. longissimus angewendet werden. Bei Verdacht auf Osteoporose ist vor allem thorakal über den Rippen Vorsicht geboten.

6.18.7 Dry Needling

Thorakales intramuskuläres Dry Needling soll wegen der Gefahr eines Pneumothorax vermieden werden. In der ➤ Abb. 6.51c wird das Dry Needling lumbal demonstriert. Nadelrichtung und -tiefe werden so gewählt, dass weder das Peritoneum, das Retroperitoneum noch die Facettengelenke gefährdet werden. Für das dynamische Dry Needling genügt in der Regel eine 0,3 × 30 mm große Nadel.

6.18.8 Selbstbehandlung

Für die Selbstbehandlung können Triggerpunkte in der paravertebralen Muskulatur analog zur Technik I und II mit einem Tennisball komprimiert und durch kleine massierende Bewegungen lokal gedehnt werden (➤ Abb. 6.51d).

PRAKTISCHE HINWEISE

- Leitsymptom von Triggerpunkten in den Mm. longissimus und iliocostalis sind paravertebrale, nach kaudal in die iliolumbale Region ausstrahlende Schmerzen.
- Landmarken:
  - Dornfortsätze der Brust- und Lendenwirbelsäule
  - Sakrum
  - Crista iliaca
  - Rippen
  - Processus mastoideus
- Potenzielle Gefahrenzonen beim Dry Needling:
  - Lunge
  - Peritoneum und Retroperitoneum
  - Facettengelenke
- Wichtigste Differenzialdiagnosen:
  - Segmentale Dysfunktionen
  - Radikulopathien
  - Triggerpunkte aus der tiefen autochthonen Rückenmuskulatur und dem M. iliopsoas

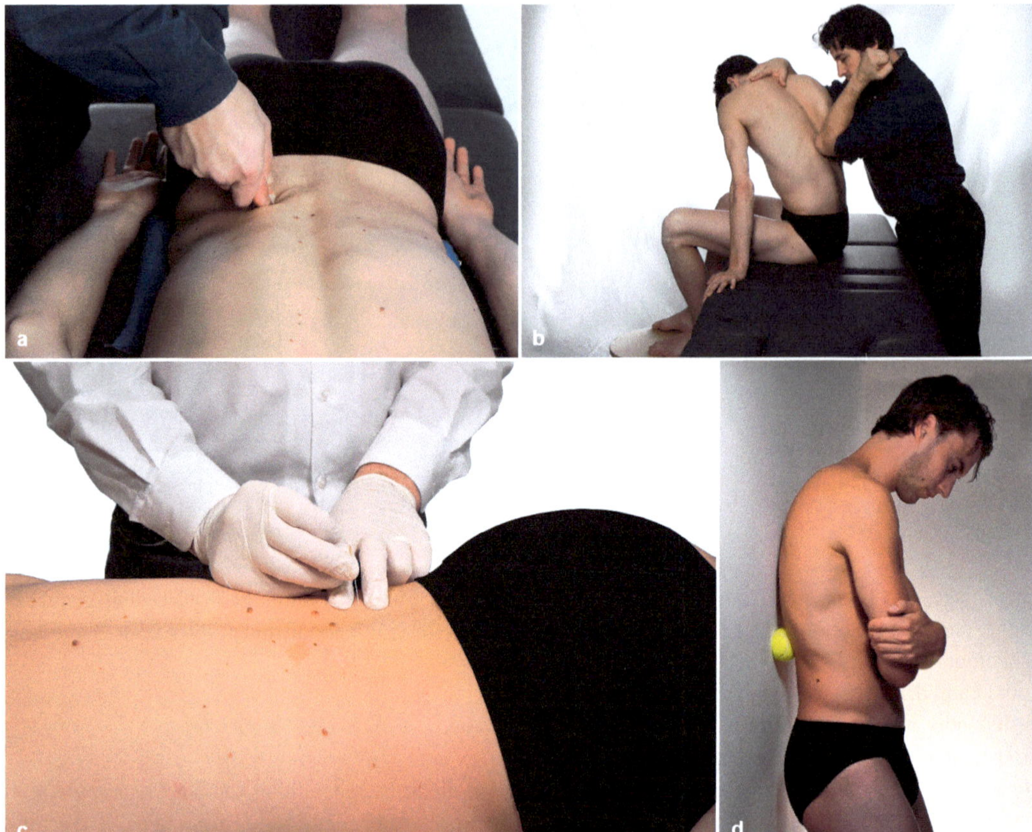

Abb. 6.51 a) Technik I mit stabilisiertem Daumen, b) Technik III im Sitz mit dem Ellenbogen, c) Dry Needling, d) Selbstbehandlung mit einem Tennisball [V785]

6.19 M. masseter

6.19.1 Anatomie, Lage und Innervation

Anatomie Der M. masseter hat zwei Anteile, von denen der oberflächlichere Teil seinen Ursprung am Processus temporalis und der Facies lateralis des Os zygomaticus hat (➤ Abb. 6.52). Der tiefe Anteil entspringt von der Innenfläche des Processus zygomaticus ossis temporalis. Beide Teile setzen am Ramus mandibulae und der Basis des Processus coronoideus an.

Lage Der M. masseter ist ein oberflächlicher Muskel, der vom Angulus mandibulae nach ventral-kranial zum Os zygomaticum verläuft.

Innervation Der M. masseter wird vom N. massetericus des N. mandibularis innerviert.

6.19.2 Funktion und funktionelle Einheit

Die Hauptfunktion des M. masseter ist der Kieferschluss. Gleichzeitig unterstützt er beim Zusammenbeißen die Protrusion der Mandibula. Sein wichtigster Synergist für den Kieferschluss ist der M. temporalis. Ein weiterer wichtiger Synergist ist der M. pterygoideus medialis, der auf der Innenseite

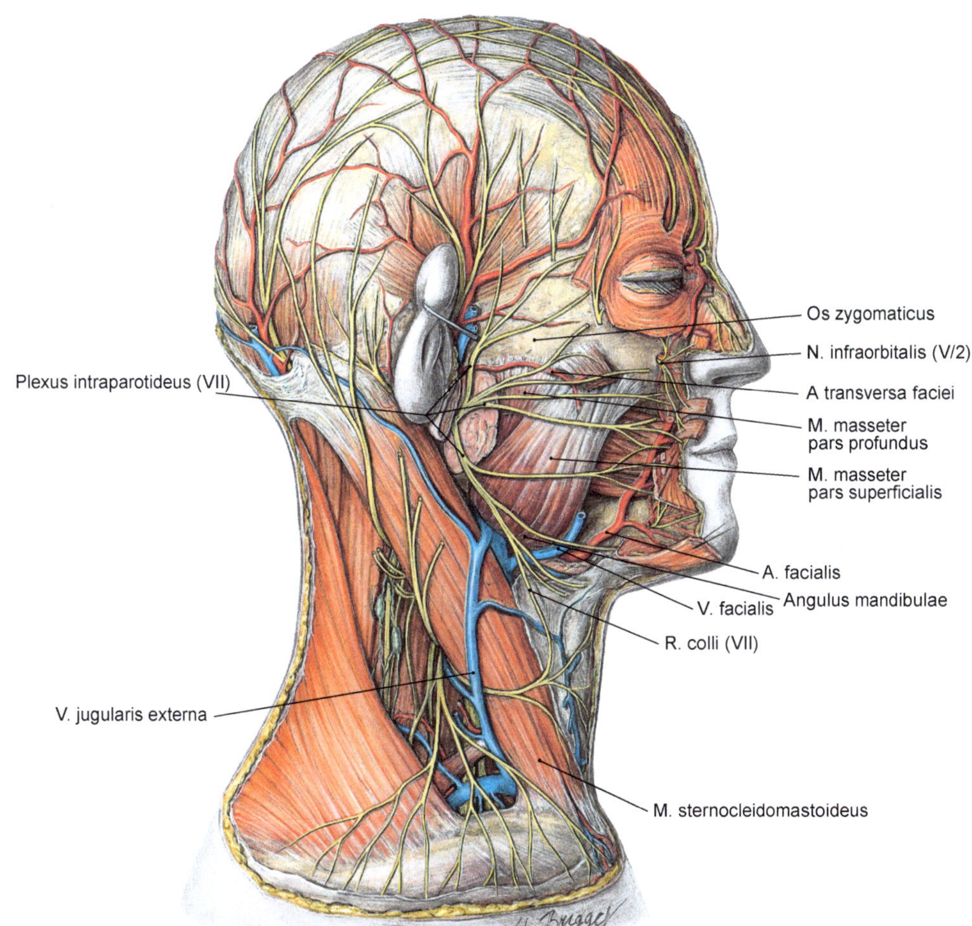

Abb. 6.52 Muskeln, Nerven und Arterien des Kopfes von lateral [J803, L127]

der Mandibula fast den gleichen Faserverlauf aufweist. Antagonistisch wirken vor allem die prävertebralen Halsmuskeln Mm. digastricus, omohyoideus und mylohyoideus.

6.19.3 Untersuchung, Palpation und Landmarken

Ein gut ausgebildeter M. masseter ist leicht an der Gesichtsform zu erkennen, die durch einen breit erscheinenden Unterkiefer auffällt. Dies kann schon ein Zeichen dafür sein, dass der Patient diesen Muskel chronisch überlastet. Bei der Kiefermuskulatur ist es aufschlussreich, auch im Sinne einer Verlaufskontrolle, wenn die Bewegung der Kieferöffnung und Okklusion beurteilt wird. Ist bei der Mundöffnung eine Deviation zu einer Seite erkennbar, so kann dies ein Hinweis auf eine eingeschränkte Beweglichkeit des Kiefergelenks auf der gleichen Seite sein. Es ist auch sinnvoll, die Kieferöffnung zu messen. Bringt der Patient bei maximal geöffnetem Mund drei Querfinger zwischen seine Zähne, so entspricht das in etwa dem Normalwert.

Praktischerweise erfolgt die **Palpation** eher in Rückenlage als im Sitzen. Um die Ertastung des gesamten Muskels zu vereinfachen, positioniert sich der Untersucher hinter dem Patienten, legt seine Palpationsfinger beidseits auf die Mm. masseter und lässt den Patienten den Kiefer intermittierend zusammenpressen und wieder entspannen. Der M. masseter gehört zu den Muskeln, bei denen es sehr hilfreich ist, die feinen, aber derben Fasern mit dem Fingernagel zu palpieren; es besteht auch die Möglichkeit, den ventralen Bereich mittels Pinzettengriff zu palpieren (➤ Abb. 6.54b).

Als **Landmarken** dienen das Os zygomaticus und der Angulus mandibulae.

6.19.4 Aktivierung und Aufrechterhaltung von Triggerpunkten

Bei allen Muskeln, die den Kieferschluss unterstützen, sind Bruxismus, häufiges und anhaltendes Zusammenbeißen der Zähne, übermäßiger Konsum von Kaugummis, Angewohnheiten wie Nägelkauen und jegliche Art von Kiefergelenksdysfunktionen mögliche aktivierende Faktoren für Triggerpunkte. Psychologische Stressoren sind mitunter als Grund für ein solches Beißverhalten zu werten. Ferner gilt es, die Haltung des Patienten zu analysieren. Eine kyphotische Brustwirbelsäule, einhergehend mit einer protrahierten Kopfhaltung verändert die Kiefergelenksstellung und führt zu einer Mehrbelastung des M. masseter, was wiederum Triggerpunkte aktivieren oder aufrechterhalten kann. Triggerpunkte im M. masseter gehen oft einher mit Kiefergelenksdysfunktionen.

6.19.5 Symptome

Triggerpunkte im M. masseter können Ursache von ganz lokalen Schmerzen oder Beschwerden wie Verspannungsgefühl im Muskel selbst sein. Sehr typisch sind aber auch Zahnschmerzen der Molaren im Ober- und Unterkiefer (➤ Abb. 6.53a, b), die oftmals von echten Zahnschmerzen schwer zu unterscheiden sind. Ähnlich wie bei Triggerpunkten im M. temporalis, gehören sinusitisartige Schmerzen

6

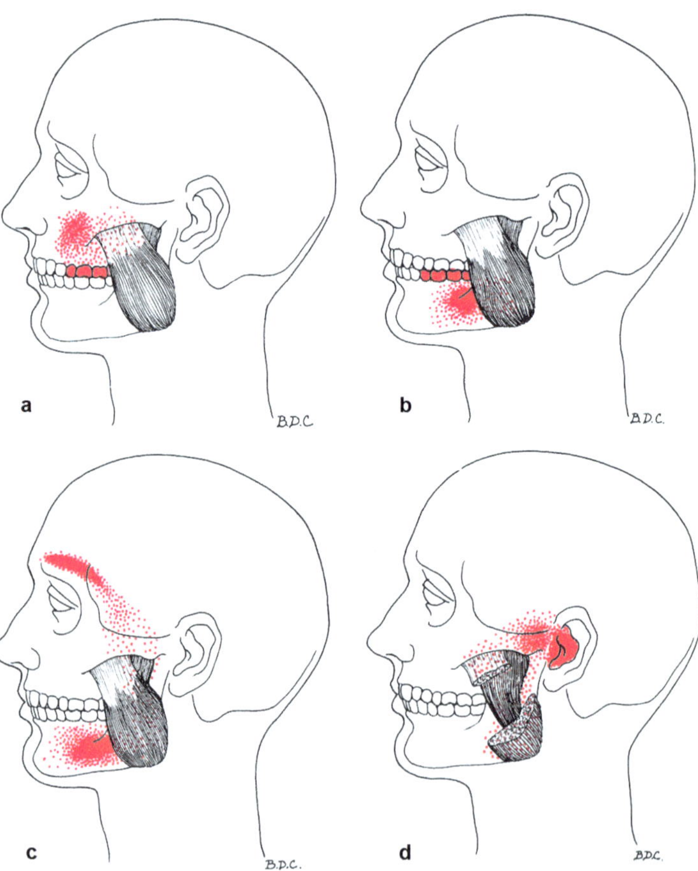

Abb. 6.53 Symptommuster, hervorgerufen durch Triggerpunkte im M. masseter [G100]

über dem ipsilateralen Auge zum Symptommuster, das von Triggerpunkten im M. masseter verursacht wird (➤ Abb. 6.53c). Triggerpunkte im oberflächlichen Muskelanteil können die Dehnbarkeit des M. masseter und somit die Mundöffnung massiv einschränken, wobei das Bewegungsende nicht so hart blockiert, wie dies bei einer Dislokation der Disci des Kiefergelenks der Fall ist. Aktive Triggerpunkte, speziell in der tieferen Schicht, können Kiefergelenksschmerzen vortäuschen und auch bei einem einseitigen Tinnitus beteiligt sein (➤ Abb. 6.53d).

6.19.6 Manuelle Triggerpunkttherapie

Die Techniken I und II der manuellen Triggerpunktbehandlung müssen sehr präzise mit der Finger- oder Daumenspitze ausgeführt werden. Während der Druckausübung soll die andere Hand des Behandlers von der Gegenseite die Mandibula widerlagern. Gleichzeitig kann der Mund in einer geöffneten Stellung vom Behandler oder sogar vom Patienten selbst stabilisiert werden, um für die Technik II genug Vordehnung zu erhalten (➤ Abb. 6.54a). Die Ausführung der Techniken I und II für die ventralen Fasern ist auch mittels Pinzettengriff möglich (➤ Abb. 6.54b). Bei intraoralen Techniken soll darauf geachtet werden, dass die Schleimhäute nicht übermäßig gereizt werden. Für die Technik II ist es also ratsam, nicht auf der Schleimhaut zu gleiten, sondern die Haut bei der kleinen Bewegung für die lokale Dehnung der Triggerpunktregion „mitzunehmen". Die Technik III kann mit dem flächigen Daumen, von kranial nach kaudal, kombiniert mit zunehmender Mundöffnung (bei ähnlicher Ausgangsstellung wie auf ➤ Abb. 6.54a) erfolgen. Die Tech-

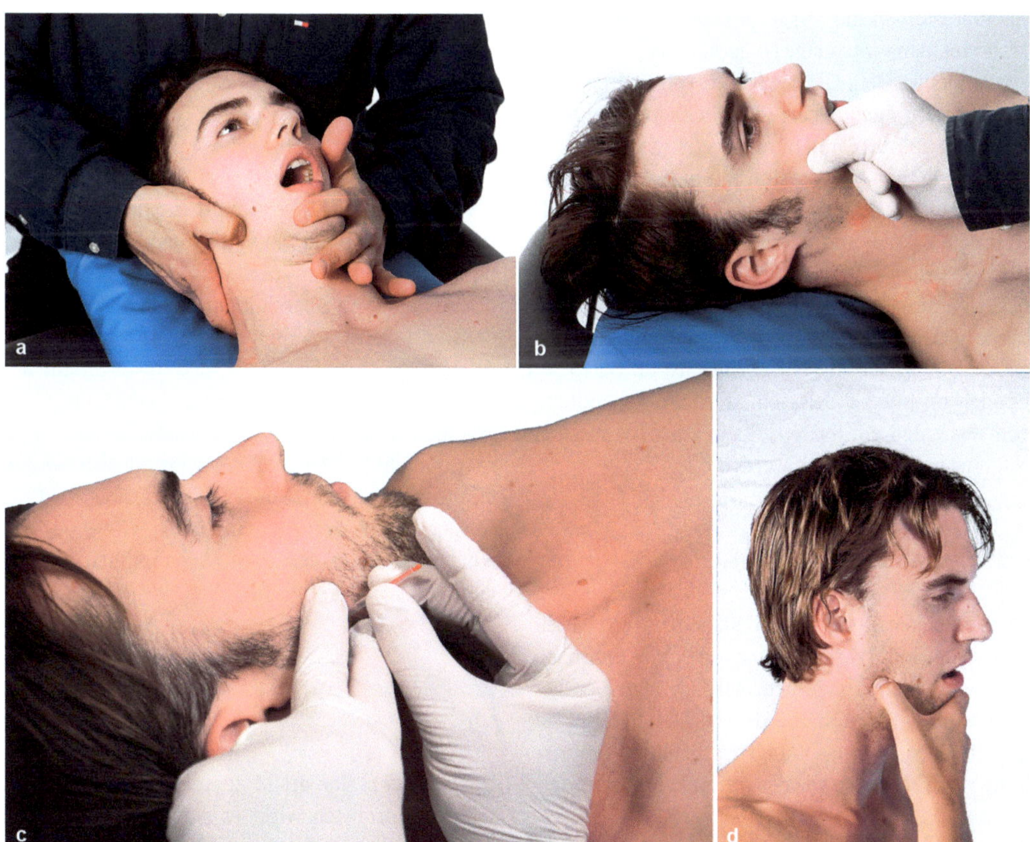

Abb. 6.54 a) Technik I und II von außen, b) Technik I und II mit dem Pinzettengriff, c) Dry Needling, d) Selbstbehandlung mittels Technik I und II [V785]

6

nik IV findet beim M. masseter keine Anwendung. Eine Traktion oder Dehnung wie sie beim M. temporalis (➤ Abb. 6.54b) gezeigt wird, ist vor allem bei der Behandlung einer eingeschränkten Mundöffnung indiziert.

6.19.7 Dry Needling

Für das Dry Needling am M. masseter sollte der Patient liegen. Wenn nur einseitig behandelt werden muss, kann die Seitenlage gewählt werden, ansonsten ist die Rückenlage mit bequem unterlagertem Nacken geeignet. Vor dem ersten Nadelstich soll der Ductus parotideus, der fast horizontal und somit praktisch quer zu den Fasern des M. masseter verläuft, identifiziert werden. Am häufigsten werden Triggerpunkte des oberflächlichen Muskelanteils behandelt. Dafür genügen die 0,2 × 15 mm großen Nadeln. Werden die Triggerpunkte im tiefen Anteil vermutet, dann muss eine längere Nadel (ca. 30 mm) verwendet werden. Um die Gefahr von Nerven- und Gefäßverletzungen gering zu halten, wird empfohlen, dafür eine 0,16 mm dünne Nadel zu wählen. Die meisten dünnen Nadeln sind mit einem Führungsröhrchen bestückt, das zugleich zur genauen Lokalisierung des Triggerpunktes verwendet werden kann. Beim Arbeiten mit langen Nadeln ist es zu vermeiden, den Masseter zu durchstechen. Ist ein Triggerpunkt gefunden und eine lokale Zuckung ausgelöst worden, dann wird die Nadel zunächst für ca. 15 Sekunden im Muskel belassen. Wird die Behandlung vom Patienten gut toleriert, kann zur dynamischen Nadeltechnik gewechselt werden.

6.19.8 Selbstbehandlung

Die Techniken I und II sind einfach zu instruieren und sollen mit Wärmeapplikationen vor und nach der Selbstbehandlung mehrmals täglich durchgeführt werden (➤ Abb. 6.54d). Ebenso hilfreich sind gezielte Entspannungsübungen, z. B. unter Einbeziehung von Techniken wie der reziproken Inhibition.

PRAKTISCHE HINWEISE

- Leitsymptome von Triggerpunkten im M. masseter sind Zahn- und Kiefergelenksschmerzen sowie Kieferfunktionsstörungen.
- Landmarken:
  - Os zygomaticus
  - Angulus mandibulae
- Potenzielle Gefahrenzonen beim Dry Needling:
  - A. transversa faciei
  - Rami zygomatici und buccalis des N. facialis
  - Ductus parotideus und der Glandula parotidea
- Wichtigste Differenzialdiagnosen:
  - Zahnerkrankungen
  - Kiefergelenksdysfunktionen
  - Sinusitis
  - Triggerpunkte in den Mm. temporalis, trapezius und pterygoideus lateralis

6.20 M. temporalis

6.20.1 Anatomie, Lage und Innervation

Anatomie Der M. temporalis entspringt oberhalb des Arcus zygomaticus an der gesamten Fossa temporalis, bestehend aus der Linea temporalis inferior, dem Os temporale pars squamosa, dem Os sphenoidalis und dem Os zygomaticum. Sein Ansatz befindet sich am Processus coronoideus der Mandibula.

Lage Der M. temporalis bedeckt oberhalb des Arcus zygomaticus als fächerförmiger Muskel die ganze Fossa temporalis (➤ Abb. 6.55). Er wird lediglich von den dünnen Ohrmuskeln (Mm. auriculares) überdeckt.

Innervation Der M. temporalis wird von den Nn. temporalis profundi des N. mandibularis innerviert.

6.20.2 Funktion und funktionelle Einheit

Die Hauptfunktion des M. temporalis ist der Kieferschluss. Ansonsten wirkt er stabilisierend auf das Kiefergelenk, wobei seine horizontalen Fasern die Retrusion der Mandibula unterstützen. Sein wichtigster Synergist für den Kieferschluss ist der

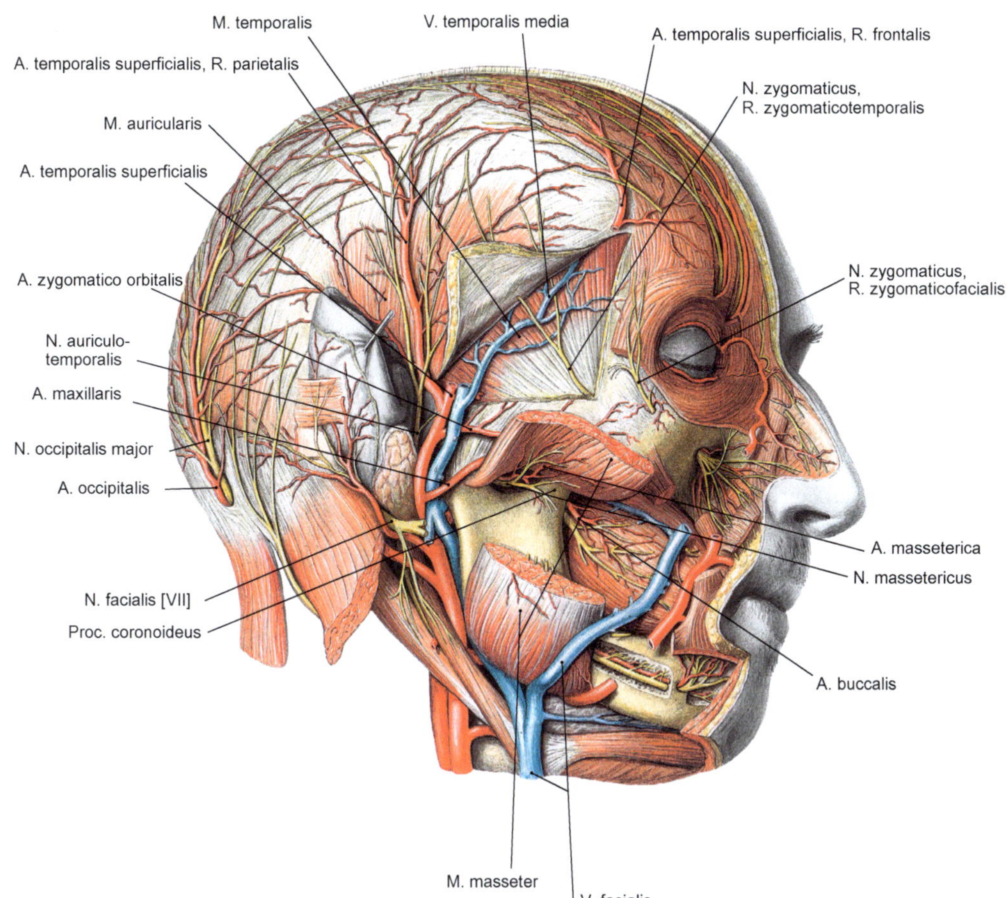

Abb. 6.55 Muskeln, Nerven und Arterien des Kopfes von lateral [L127]

M. masseter, zusätzlich wird diese Funktion unterstützt vom M. pterygoideus medialis und dem oberen Anteil des M. pterygoideus lateralis. Antagonistisch wirken vor allem die prävertebralen Halsmuskeln Mm. digastricus, omohyoideus und mylohyoideus.

6.20.3 Untersuchung, Palpation und Landmarken

Vor der Untersuchung des M. temporalis ist es oft sehr aufschlussreich, wenn aus aufrechter Körperhaltung von ventral das Öffnen und Schließen des Kiefers beobachtet wird, um allfällige Asymmetrien feststellen zu können. Ist bei der Mundöffnung eine Deviation zu einer Seite erkennbar, so kann dies ein Hinweis auf eine eingeschränkte Beweglichkeit des Kiefergelenks auf der gleichen Seite sein.

Auch für die erste **Palpation** ist eine aufrechte Sitzhaltung genauso geeignet wie die Rückenlage. Dabei positioniert sich der Untersucher hinter dem Patienten, legt seine Hände beidseits auf die Mm. temporales und lässt den Patienten den Kiefer intermittierend zusammenpressen und wieder entspannen. Auf diese Weise lässt sich sowohl die Größe, als auch die am kräftigsten ausgebildeten Bereiche des Muskels, in denen sich am häufigsten Triggerpunkte finden, sehr gut ertasten. Sollte das Zusammenbeißen die Beschwerden des Patienten auslösen, so kann diese Provokationsbewegung gleichzeitig als Referenztest für den Behandlungsverlauf verwendet werden. Bei der Suche nach Hartspannsträngen ist darauf zu achten, dass die dorsalen Fasern dieses fächerförmigen Muskels einen nahezu dorsoanterioren Verlauf aufweisen, im Gegensatz zu den ganz ventralen, kraniokaudal verlaufenden Fasern.

Als **Landmarken** dienen der Arcus zygomatikus und die Fossa temporalis.

6.20.4 Aktivierung und Aufrechterhaltung von Triggerpunkten

Wie bei allen Muskeln, die den Kieferschluss unterstützen, sind Bruxismus, Zusammenbeißen der Zähne, übermäßiger Konsum von Kaugummi, Angewohnheiten wie Nägelkauen und jegliche Art von Kiefergelenksdysfunktionen mögliche aktivierende Faktoren für Triggerpunkte. Da der Ursprung des M. temporalis an einer einigermaßen ungeschützten Stelle seitlich am Kopf liegt, gehören direkte Traumen, wie sie bei einem seitlichen Aufprall des Kopfes auf eine Wand oder den Boden oder z. B. beim Aufprall eines Golfballs auf den seitlichen Kopf auftreten können, ebenfalls zu den möglichen Ursachen. Es wird auch immer wieder beobachtet, dass die Bügel von schlecht angepassten Brillengestellen eine konstante ischämische Kompression auf den M. temporalis ausüben und so die Entstehung von Triggerpunkten begünstigen. Eine kyphosierte Haltung mit protrahiertem Kopf führt zu einer erhöhten Aktivität des M. temporalis und kann die Triggerpunktproblematik aufrechterhalten.

6.20.5 Symptome

Im Gegensatz zum M. masseter, dessen Triggerpunkte sowohl in die untere als auch in die obere Zahnreihe ausstrahlen, lösen Triggerpunkte im

6

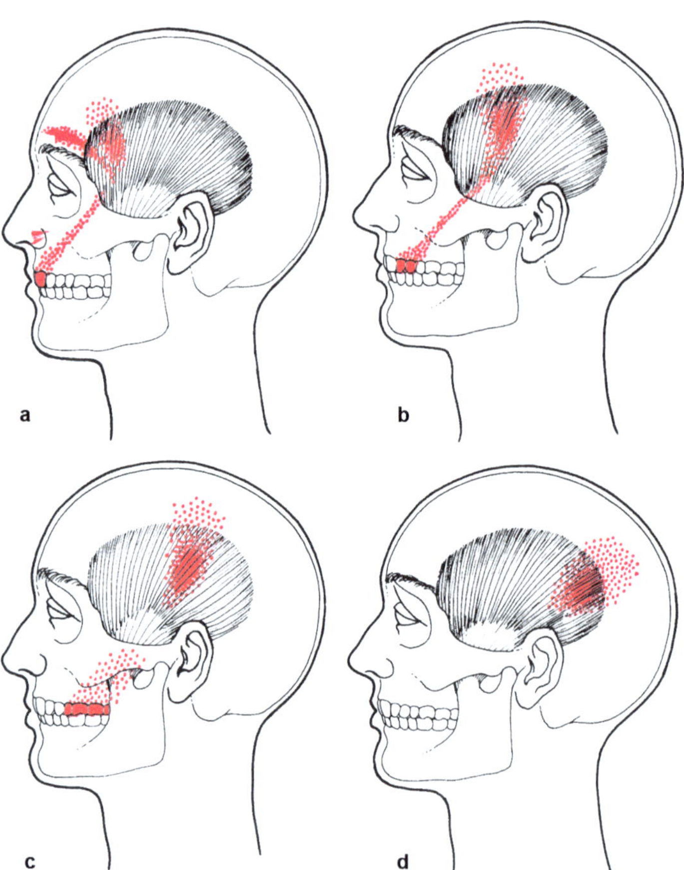

Abb. 6.56 Symptommuster, hervorgerufen durch Triggerpunkte im M. temporalis [G100]

M. temporalis in der Regel keine Schmerzen im Unterkiefer aus. Triggerpunkte im M. temporalis können einen tief empfundenen Schmerz in den Zähnen des gesamten Oberkiefers verursachen (➤ Abb. 6.56a, b, c), der die Patienten nicht selten dazu bringt, vergebens zum Zahnarzt zu gehen. Sehr typisch und oft vom Patienten schon selbst identifiziert, sind Triggerpunkte, die einen lokalen, tiefen Schläfenschmerz auslösen, der sich bis über die Augen in den Stirnbereich ausbreiten kann. Einschränkungen der Kieferöffnung können vorkommen, sind aber nicht so häufig wie beim M. masseter.

6.20.6 Manuelle Triggerpunkttherapie

Der gut zugängliche M. temporalis lässt sich ausgezeichnet manuell behandeln. Eine Probebehandlung mit der Technik I in sitzender Position ist sinnvoll. Wenn aber ausgiebig behandelt werden soll, dann ist die Rückenlage geeigneter (➤ Abb. 6.57a). Für die Technik I und II wird der Daumen längs zum Faserverlauf spitzig auf den Triggerpunkt gepresst. Mit der anderen Hand kann von der Gegenseite ein Widerlager zum Behandlungsdruck gegeben und gleichzeitig der Kiefer geführt werden. Die Technik I kann mit kleinen Kieferbewegungen (öffnen/schließen) kombiniert werden. Für die Technik II wird der Kiefer in geöffneter Stellung gehalten und mit dem Daumen der behandelnden Hand die Triggerpunktregion lokal, entlang dem Faserverlauf nach kaudal, respektive ventral gedehnt. Die Technik III kann flächig, mit Daumen oder Thenar in alle Richtungen ausgeführt werden, wobei das Aufwärtsstreichen in Bezug auf die Kopfschmerzen meist als weniger angenehm empfunden wird. Eine Technik IV findet am M. temporalis keine Anwendung. Eine Dehnung des M. temporalis ist speziell dann indiziert, wenn eine eingeschränkte Kieferöffnung festgestellt wurde. Die Dehnung (➤ Abb. 6.57d) dieses Muskels entspricht gleichzeitig auch einer Traktionsmobilisation des Kiefergelenks.

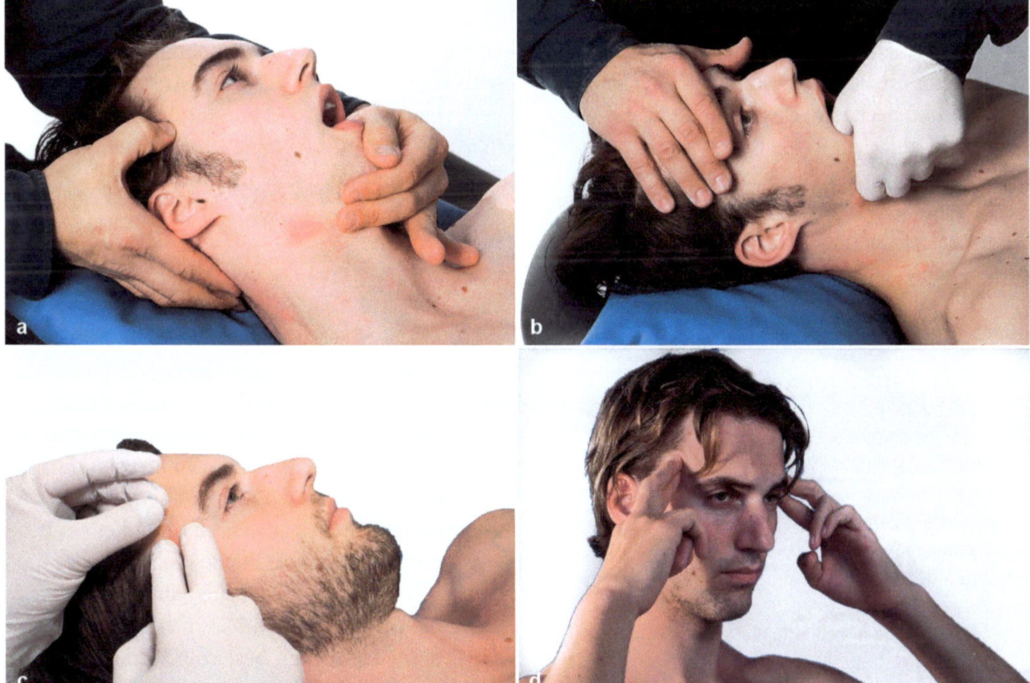

Abb. 6.57 a) Technik I und II, b) therapeutische Dehnung des M. temporalis und Mobilisation des Kiefergelenks, c) Dry Needling, d) Selbstbehandlung [V785]

6.20.7 Dry Needling

Für das Dry Needling soll der Patient liegen. Wenn nur einseitig behandelt werden muss, kann die Seitenlage gewählt werden, ansonsten ist die Rückenlage mit bequem unterlagertem Nacken ideal (➤ Abb. 6.57c). Bevor der identifizierte Triggerpunkt genadelt wird, muss die Stelle nochmals palpiert werden, um ausschließen zu können, dass sich an dieser Stelle ein Ast der A. temporalis befindet, deren Pulsschlag i. d. R. deutlich zu ertasten ist. Um zusätzlich das Verletzungsrisiko der in dieser Region verlaufenden Nervenäste des N. facialis zu minimieren, soll mit einer möglichst dünnen Nadel gearbeitet werden. Eine 0,2 × 15 mm große Nadel ist hier zweckmäßig. Es kann aber auch eine noch dünnere Nadel (0,16 × 30 mm) mit Führungsröhrchen verwendet werden. Dynamisches Dry Needling kann gut angewendet werden, wenn eher in oberflächlichen Fasern und nicht in unmittelbarer Nähe der A. temporalis gestochen wird.

6

6.20.8 Selbstbehandlung

Eine Selbstbehandlung mit den Techniken I und II ist leicht zu instruieren (➤ Abb. 6.57d). Zusätzlich kann vor und nach der Selbstbehandlung eine Wärmepackung aufgelegt werden.

PRAKTISCHE HINWEISE

- Leitsymptome von Triggerpunkten im M. temporalis sind Zahn- und Schläfenschmerzen.
- Landmarken:
  - Arcus zygomatikus
  - Fossa temporalis
- Potenzielle Gefahrenzonen beim Dry Needling:
  - A. temporalis
  - Rami temporales des N. facialis
  - N. auriculotemporalis
  - N. zygomaticus
- Wichtigste Differenzialdiagnosen:
  - Zahnerkrankungen
  - Arteriitis temporalis
  - Zervikogene Kopfschmerzen
  - Triggerpunkte in den Mm. masseter, sternocleidomastoideus, trapezius und den tiefen Nackenmuskeln

6.21 M. pterygoideus lateralis

6.21.1 Anatomie, Lage und Innervation

Anatomie Der M. pterygoideus lateralis ist ein zweiteiliger Muskel mit Ursprung an der Unterseite des Os sphenoidale (➤ Abb. 6.58). Beide Anteile haben ihren Ansatz an der Fovea pterygoidea der Mandibula, während der kraniale Anteil, der schräg nach kaudal-dorsal verläuft, zusätzlich mit einigen Fasern am Discus articularis inseriert.

Lage Ein Großteil dieses Muskels liegt verdeckt hinter dem Arcus zygomaticus und dem Processus coronoideus mandibulae.

Innervation Der M. pterygoideus lateralis wird vom N. pterygoideus lateralis, einem Ast des N. mandibularis des N. trigeminus, innerviert (V. Hirnnerv).

6.21.2 Funktion und funktionelle Einheit

Beidseitig aktiviert unterstützt der M. pterygoideus lateralis durch Protusion der Mandibula die funktionelle Kieferöffnung. Durch den Ansatz am Diskus hat er eine wichtige Funktion für die Kiefergelenksführung. Er zieht den Diskus zusammen mit dem Processus condylaris nach ventral.

6.21.3 Untersuchung, Palpation und Landmarken

Vor der Untersuchung des M. pterygoideus lateralis ist es empfehlenswert, das Öffnen und Schließen des Kiefers aus aufrechter Körperhaltung von vorne her zu beobachten, um allfällige Asymmetrien feststellen zu können. Ist bei der Mundöffnung eine Deviation zu einer Seite erkennbar, so kann dies ein Hinweis auf eine eingeschränkte Beweglichkeit des Kiefergelenks auf der gleichen Seite sein.

Für die Untersuchung des M. pterygoideus befindet sich der Patient am besten in Rückenlage. Der Hals sollte dabei so gelagert werden, dass der Kopf

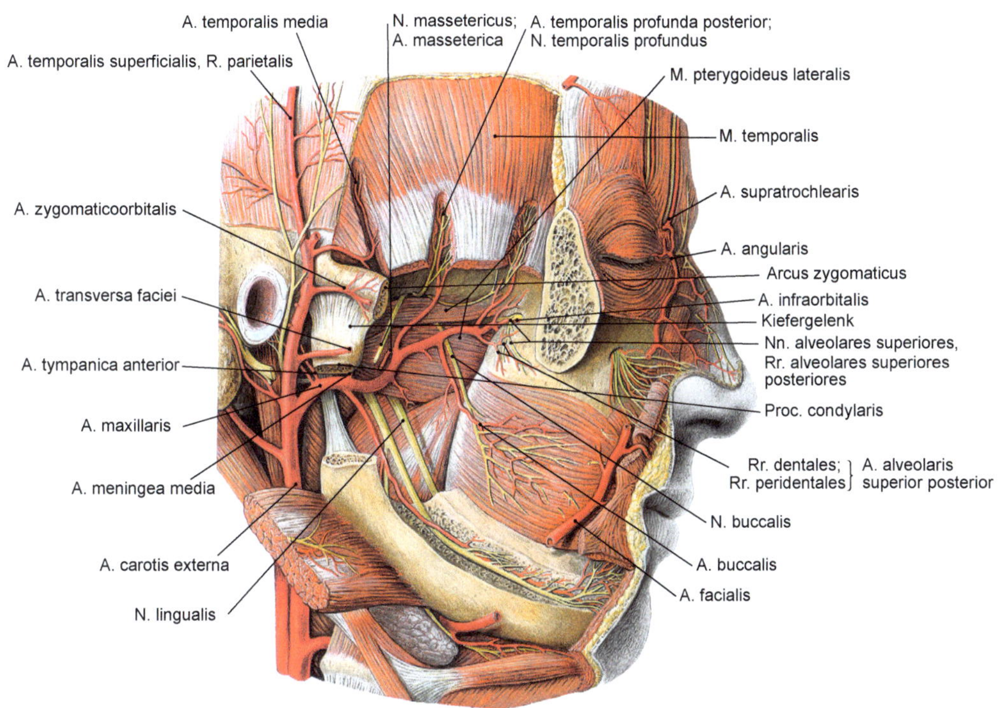

Abb. 6.58 Muskeln, Nerven und Arterien des Kopfes, seitliche tiefere Regionen [L127]

nicht in eine Inklinationsstellung fällt. Wird die Halswirbelsäule in einer leicht reklinierten Stellung gelagert, lässt sich die Mandibula freier bewegen und der M. pterygoideus besser untersuchen.

Eine gezielte **Palpation** des M. pterygoideus ist, bedingt durch seine Lage, kaum möglich. Es gibt grundsätzlich zwei Zugänge, über die mittels Druck auf den Muskel versucht werden kann, Triggerpunkte zu erreichen. Der eine Zugang führt von außen her, bei geöffnetem Kiefer oberhalb der Incisura mandibulae, zwischen Kiefergelenk und Processus coronoideus unter dem Arcus zygomaticus hindurch. Die zweite Möglichkeit bietet sich intraoral an. Dafür muss die Mandibula bei leicht geöffnetem Kiefer ein wenig in Deviationsstellung zur betroffenen Seite gebracht werden. Dadurch wird mehr Raum zwischen Maxilla und dem Processus coronoideus gewonnen, sodass der Palpationsfinger auf der Gingiva der oberen Zahnreihe nach dorsal auf den von dorsal-lateral nach ventral-medial verlaufenden M. pterygoideus geführt werden kann. Als Referenz für die korrekte Richtung kann der Palpationsfinger der anderen Hand von außen her im Bereich der Incisura mandibulae auf den M. pterygoideus lateralis gelegt werden (➤ Abb. 6.60b). Wird der Unterkiefer aus dieser Position protrahiert, spannt sich der M. pterygoideus an und erhöht gleichzeitig den Druck gegen den intraoralen Palpationsfinger. Bei Beschwerden im Kiefergelenksbereich wäre es reine Zeitverschwendung, lange nach einer Schmerzreproduktion zu suchen. Praktischer erweist sich eine kurze Probebehandlung und eine nachfolgende Überprüfung der zuvor festgestellten Beschwerden oder Funktionsstörungen.

Die wichtigsten **Landmarken** von außen sind der Arcus zygomaticus, der bei geöffnetem Kiefergelenk spürbare Processus coronoideus und das unmittelbar vor dem Gehörgang liegende Kiefergelenk mit dem Processus condylaris. Intraoral erfolgt die Orientierung am besten kranial der oberen Zahnreihe, an der Maxilla, und am ventralen Rand des Processus coronoideus.

6.21.4 Aktivierung und Aufrechterhaltung von Triggerpunkten

Die Triggerpunkte im M. pterygoideus lateralis entstehen oft aufgrund primärer Triggerpunkte in Muskeln, die einerseits in einem synergistischen oder antagonistischen Bezug stehen, wie z. B. die Muskeln Masseter und Pterygoideus medialis. Triggerpunkte können aber auch als Satelliten-Triggerpunkte entstehen, z. B. ausgehend von Triggerpunkten im M. sternocleidomastoideus. Zu den mechanischen Belastungen zählen Bruxismus, übermäßiger Konsum von Kaugummi, Angewohnheiten wie Nägelkauen und jegliche Art von Kiefergelenksdysfunktionen.

6.21.5 Symptome

Neben den typischen Ausstrahlungen in den Kieferhöhlenbereich kann es zusätzlich zu übermäßiger Sekretion aus dem Sinus maxillaris kommen (➤ Abb. 6.59). Ebenso gehören Kiefergelenksstörungen, Kiefergelenksschmerzen und zum Teil auch tinnitusähnliche Beschwerden ins Symptommuster, das von Triggerpunkten im M. pterygoideus verursacht wird. Differenzialdiagnostisch müssen Kiefergelenksarthropathien, Kieferhöhlenentzündungen und Tinnitus sowie Triggerpunkte in den Muskeln Masseter, Temporalis und Sternocleidomastoideus ausgeschlossen werden.

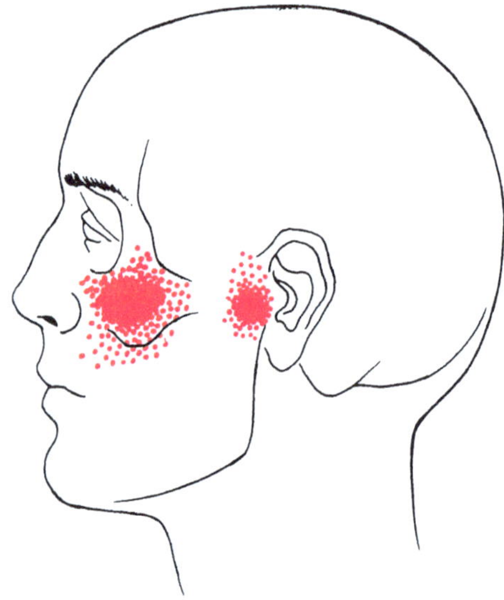

Abb. 6.59 Symptommuster, hervorgerufen durch Triggerpunkte im M. pterygoideus lateralis [G100]

6.21.6 Manuelle Triggerpunkttherapie

Eine gezielte manuelle Behandlung des M. pterygoideus ist wegen der engen Raumverhältnisse in dieser Region sehr schwierig, aber möglich. Es kann wie für die Untersuchung von extern oder intraoral gearbeitet werden (➤ Abb. 6.60a, b). Von extern ist eine reine Kompression des Triggerpunktes bei leicht geöffnetem Kiefer teilweise möglich und intraoral kann die Technik I um eine Pro- und Retrusions-Bewegung ergänzt werden. So ausgeführt wird bei dieser Technik natürlich zugleich mobilisierend für das Kiefergelenk gearbeitet. Technik II, III und IV finden hier keine Anwendung.

6.21.7 Dry Needling

Die Autoren empfehlen beim M. pterygoideus lateralis ausschließlich das superfizielle Dry Needling anzuwenden. Bei der intramuskulären Nadelung könnte eine Blutung entstehen, die nicht mittels Kompression von außen gestillt werden könnte. Durch eine lokale Blutung an dieser Stelle, ist eine Schädigung des N. opticus nicht auszuschließen.

6.21.8 Selbstbehandlung

Als Selbstbehandlung können mobilisierende Kiefergelenks- und Entspannungsübungen, über Pro- und Retrusion gegen leichten Widerstand, instruiert werden (➤ Abb. 6.60d) oder eine selbst ausgeführte Technik I, analog zu ➤ Abb. 6.60a.

PRAKTISCHE HINWEISE

- Leitsymptome von Triggerpunkten im M. pterygoideus lateralis sind Schmerzen im Kieferhöhlenbereich.
- Landmarken:
  - Arcus zygomaticus
  - Processus coronoideus
  - Kiefergelenk

6

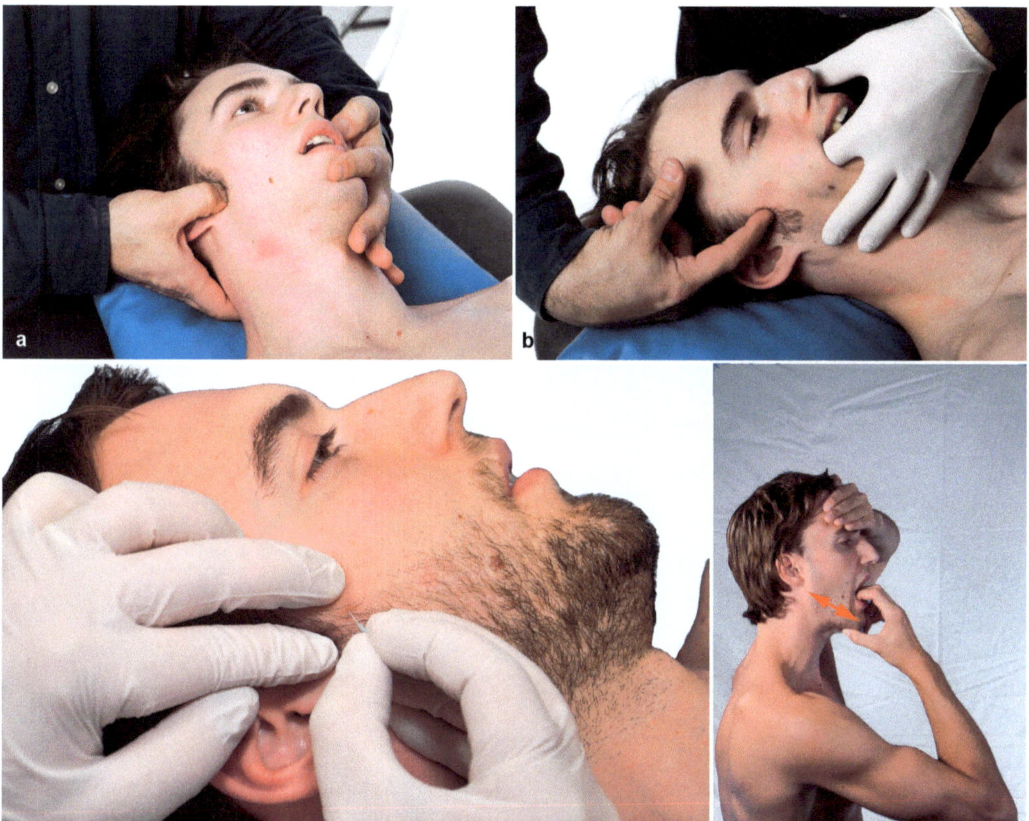

Abb. 6.60 a) Technik I extern, b) Technik I intraoral, c) Dry Needling, d) Selbstbehandlung [V785]

- Potenzielle Gefahrenzonen beim Dry Needling:
  - N. trigeminus
  - N. facialis
  - Äste der A. maxilla
  - Kiefergelenk
  - N. opticus
- Wichtigste Differenzialdiagnosen:
  - Kiefergelenksarthropathien
  - Sinusitis („Kieferhöhlenentzündung")
  - Tinnitus
  - Triggerpunkte in den Mm. masseter, temporalis und sternocleidomastoideus

6.22 Mm. glutaeus medius und minimus

6.22.1 Anatomie, Lage und Innervation

Anatomie Die Mm. glutaeus medius und minimus werden in diesem Kapitel aufgrund ihrer analogen Anatomie (➤ Abb. 6.61) und Symptomatik zusammengenommen.

- Der M. glutaeus medius entspringt von der Ala ossis ilii und dem Labium externum cristae iliacae.
- Der M. glutaeus minimus hat seinen Ursprung an der Facies glutaea zwischen den Lineae glutaeae anterior und inferior.
- Beide Muskeln setzen am Trochanter major an.

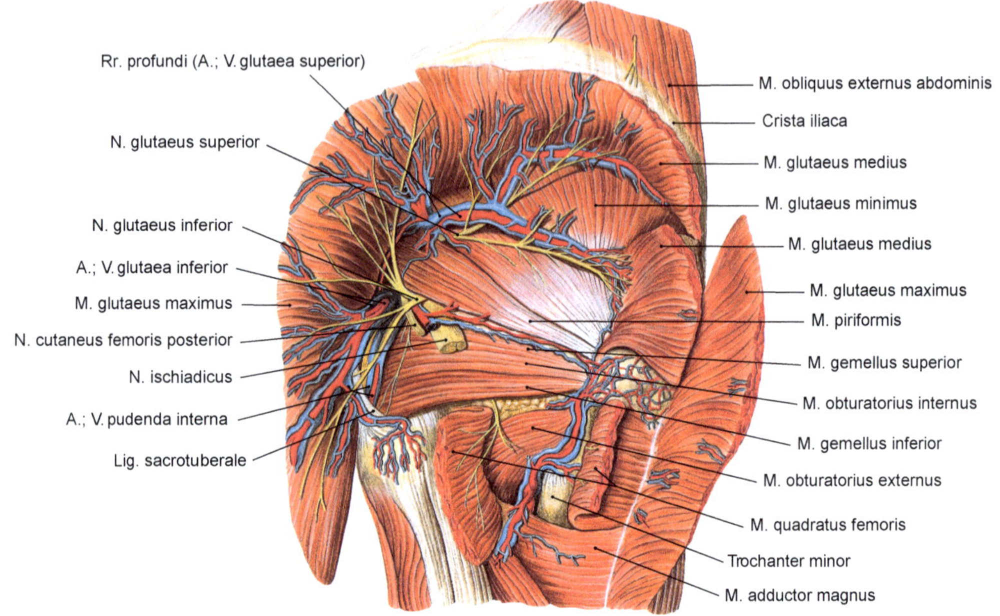

Abb. 6.61 Gefäße und Nerven der Gesäßregion [S007-1-23]

Lage Der M. glutaeus medius ist der oberflächlichere Muskel und wird lediglich an seinem dorsalen Viertel vom M. glutaeus maximus überlagert. Der M. glutaeus minimus hingegen wird praktisch vollständig vom M. glutaeus medius verdeckt. Nur ganz ventral zwischen dem M. tensor fasciae latae und dem M. glutaeus medius liegt er nahe an der Oberfläche und kann dort annähernd direkt palpiert werden.
Innervation Die Mm. glutaeus medius und minimus werden beide vom N. glutaeus superior (L4–S1) innerviert.

6.22.2 Funktion und funktionelle Einheit

Die Mm. glutaeus medius und minimus sind die wichtigsten Abduktoren des Hüftgelenks. Zusätzlich können sie mit den dorsalen Fasern die Hüftaußenrotation und mit den ventralen Fasern die Hüftinnenrotation unterstützen. Die zwei Muskeln sind hauptsächlich zur Stabilisation der Hüfte in der Frontalebene beim Einbeinstand, respektive beim Gehen jeweils auf Seite des Standbeins aktiv. Als kräftigster Antagonist gegen die Abduktion wirkt ihnen die gesamte Adduktorengruppe entgegen.

6.22.3 Untersuchung, Palpation und Landmarken

Für die Untersuchung des M. glutaeus medius eignet sich die Seitenlage mit angewinkelten Beinen, sodass der Patient stabil und entspannt liegen kann. Die beiden Muskeln liegen zwischen dem M. glutaeus maximus und dem M. tensor fascia latae. Um den M. glutaeus minimus besser erreichen zu können, kann das Knie der betroffenen Seite unterlagert werden, damit die Hüfte mehr abduziert und der darüberliegende M. glutaeus medius entspannt wird. Funktionelle Tests wie z. B. Vorbeugen oder Treppensteigen sind für die Provokation der Symptome hilfreich. Gibt der Patient auch einen Ruheschmerz beim Liegen auf der betroffenen Seite an, kann es nützlich sein, wenn die maximale Druckstelle im Glutealbereich eruiert wird. Dazu kann der Untersucher, während der Patient auf der Seite liegt, seine Hand zwischen die Behandlungsliege und die Glutealmuskulatur legen, um die Stelle besser finden zu können. Neben den Mm. glutaeus maximus und tensor fasciae latae sind die **Landmarken** Spina iliaca anterior superior, die Crista iliaca, die Spina iliaca posterior inferior und der Trochanter major hilfreich. Diese Strukturen definieren die genaue Lage der Mm. glutaeus medius und minimus.

6.22.4 Aktivierung und Aufrechterhaltung von Triggerpunkten

Sehr häufig sind Überlastungen beim Sport oder ungewohnte Bewegungen ausschlaggebend für eine Aktivierung von Triggerpunkten in den Mm. glutaeus medius und minimus. Dazu gehören vor allem Sportarten, die viel seitliche Stabilisation verlangen, wie z. B. beim Tennis oder „Stop-and-Go"-Hallensportarten. Stürze und Unfälle gehören ebenso zu den Ursachen wie intramuskuläre Injektionen. Die Glutealmuskulatur ist auch immer wieder Teil eines sog. **Kettengeschehens.** Dabei können sich z. B. Satellitentriggerpunkte aufgrund primärer Triggerpunkte im M. quadratus lumborum entwickeln oder eine Schonhaltung zwingt den Patienten, die Mm. glutaeus medius und minimus zu überlasten. Als Primärursache dürfen Hüftarthrose, lumbale, segmentale Dysfunktionen und radikuläre Pathologien nicht unterschätzt werden.

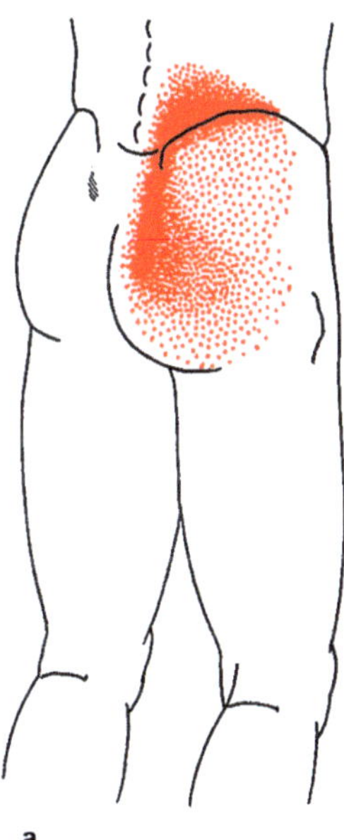

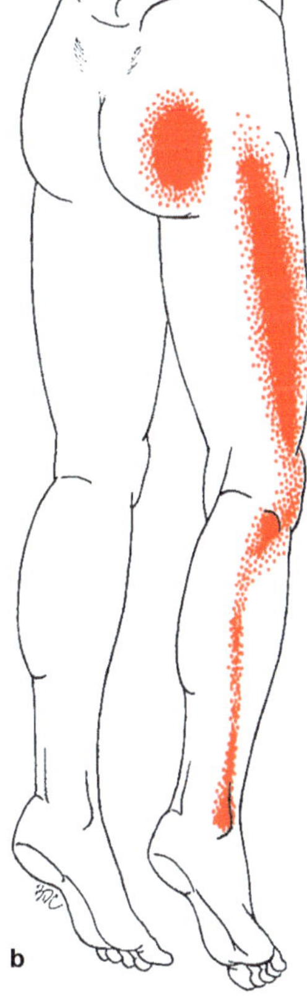

Abb. 6.62 Symptommuster, hervorgerufen durch Triggerpunkte in den Mm. glutaeus medius und minimus [G100]

6.22.5 Symptome

Das Ausstrahlungsgebiet von Triggerpunkten in den Mm. glutaeus medius und minimus erstreckt sich von der Lumbalregion und dem Sakrum lateral entlang über den Trochanter major des Oberschenkels bis in den Fuß. Während Triggerpunkte im M. glutaeus medius häufiger für lumbale und lokale Schmerzen verantwortlich sind, strahlt der M. glutaeus minimus klassischerweise weit nach kaudal (➤ Abb. 6.62a). Triggerpunkte in den dorsalen Fasern des M. glutaeus medius können die Rumpfflexion empfindlich stören. Eine Behandlung der aktiven, oft aber auch der latenten Triggerpunkte in diesem Bereich reduziert sofort die Schmerzen und verbessert das Bewegungsausmaß für die Vorneigung. Viele Patienten beschreiben auch einen Ruheschmerz, der sowohl beim Liegen auf der gleichen als auch auf der Gegenseite auftritt. Grund dafür sind häufig Triggerpunkte im M. glutaeus medius, die beim Liegen auf der gleichen Seite direkt komprimiert werden. Beim Liegen auf der Gegenseite kommt der Muskel durch die Adduktion des oberen Beins unter einen Dehnstress und provoziert so die aktiven Triggerpunkte. Triggerpunkte, die bis in den lateralen Unterschenkel ausstrahlen, können Satellitentriggerpunkte in den Mm. vastus lateralis und peronei unterhalten. Differenzialdiagnostisch sind Radikulopathien, eine Lumbalgie, Ischialgie oder eine Bursitis trochanterica sowie Triggerpunkte des Erector spinae und im M. glutaeus maximus zu berücksichtigen.

6.22.6 Manuelle Triggerpunkttherapie

Bei der manuellen Behandlung der kräftigen Glutealmuskulatur kann für die Technik I (➤ Abb. 6.63a) ein Triggerhölzchen helfen, die Finger zu entlasten. Der Behandlungsdruck soll aber immer vorher von Hand bestimmt und mit dem Triggerhölzchen nicht überschritten werden. Um tiefer in die Muskulatur zu gelangen, wird die Hüfte in stärkerer Abduktion gelagert. Diese Ausgangsstellung eignet sich auch für die Technik II. Um wieder etwas Vordehnung für die Technik III zu erhalten, kann die Hüfte in eine leichte Adduktionsstellung gebracht werden (➤ Abb. 6.63b). Die Technik IV findet bei den Mm. glutaeus medius und minimus keine Anwendung.

6.22.7 Dry Needling

Beim Dry Needling der Mm. glutaeus medius und minimus sind die Nn. glutaeus superior und inferior besonders zu berücksichtigen und darauf zu achten, beim Nadeln keine brennenden oder stechenden Schmerzen auszulösen. Die empfohlene Behandlungsposition ist die Seitenlage. Ein Lagerungskissen unter dem oberen Bein nähert die seitliche Glutealmuskulatur an, macht zugleich das Dry Needling weniger unangenehm und erleichtert die Behandlung des M. glutaeus minimus (➤ Abb. 6.63c). Um den M. glutaeus minimus gut erreichen zu können, braucht es viel Anpressdruck und eine mindestens 50–60 mm lange Nadel mit einem Durchmesser von 0,3–0,35 mm. Werden längere Nadeln verwendet, muss auch das Hüftgelenk als weitere Gefahrenzone berücksichtigt werden.

6.22.8 Selbstbehandlung

Eine effektive Selbstbehandlung ist die Kompression der Triggerpunkte mit einem Tennisball, der zwischen die Wand und die Muskulatur geklemmt wird (➤ Abb. 6.63d).

PRAKTISCHE HINWEISE

- Leitsymptome für die Mm. glutaeus medius und minimus sind lokale und ausstrahlende laterale, oft persistierende Beinschmerzen.
- Landmarken:
  - Spina iliaca anterior superior
  - Spina iliaca posterior inferior
  - Crista iliaca
  - Trochanter major
- Potenzielle Gefahrenzonen beim Dry Needling:
  - Nn. glutaeus superior und inferior
  - Hüftgelenk
  - Sensible Gesäßnerven (Nn. clunei)
- Wichtigste Differenzialdiagnosen:
  - Radikulopathien
  - Lumbalgie
  - Ischialgie
  - Bursitis trochanterica
  - Triggerpunkte des Erector spinae und dem M. glutaeus maximus

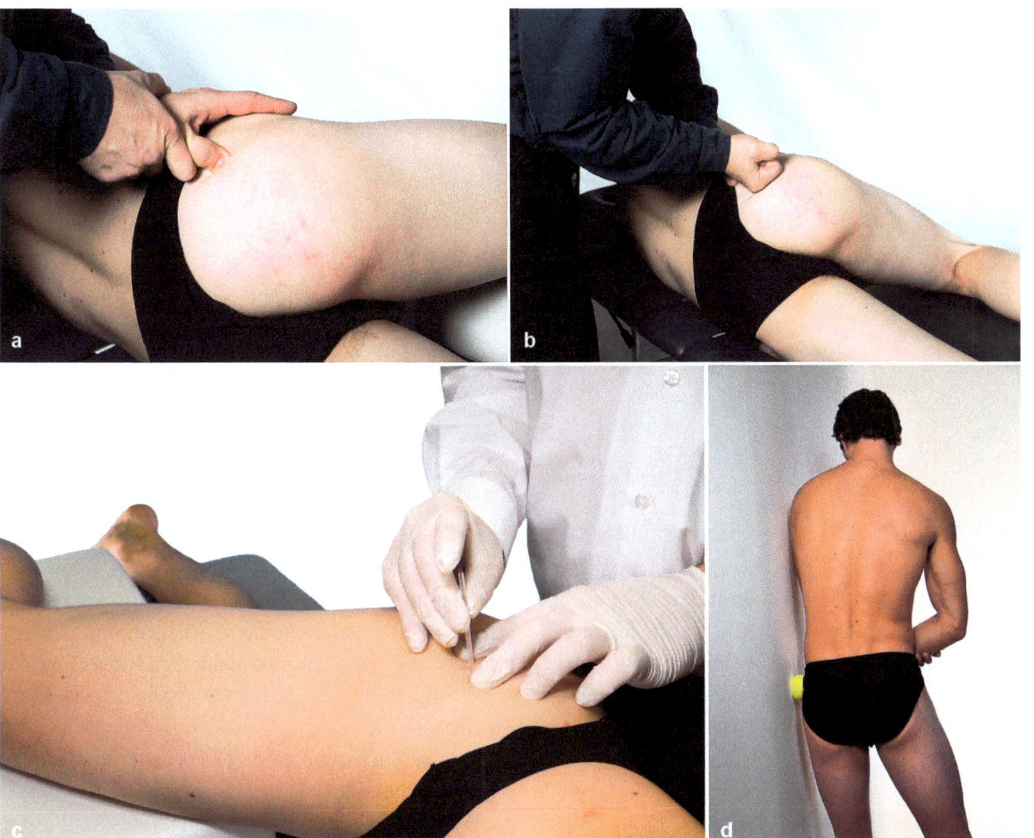

Abb. 6.63 a) Technik I und II, b) Technik III unter mehr Vordehnung, c) Dry Needling, d) Selbstbehandlung mit einem Tennisball [V785]

6.23 M. quadratus lumborum

6.23.1 Anatomie, Lage und Innervation

Anatomie Der M. quadratus lumborum besitzt drei verschiedene Fasergruppen:

- Die lateralsten vom Ilium zur 12. Rippe verlaufenden iliokostalen Fasern
- Die vom Ilium zu den Querfortsätzen L1–4 nach medial-kranial verlaufenden iliolumbalen Fasern
- Die von den Querfortsätzen L1–4 zur 12. Rippe nach lateral-kranial verlaufenden lumbokostalen Fasern

Lage Der M. quadratus lumborum ist an keiner Stelle direkt zugänglich (➤ Abb. 6.64). Durch seine klar definierte Lage sind zumindest die zwischen dem Ilium und der 12. Rippe verlaufenden iliokostalen Fasern relativ leicht ventral vom M. iliocostalis zu identifizieren.

Innervation Der M. quadratus lumborum wird von den Rami ventrales (Th12–L3) innerviert.

6.23.2 Funktion und funktionelle Einheit

Der M. quadratus lumborum kann in Bezug auf die Lendenwirbelsäule in allen Funktionen außer in Fle-

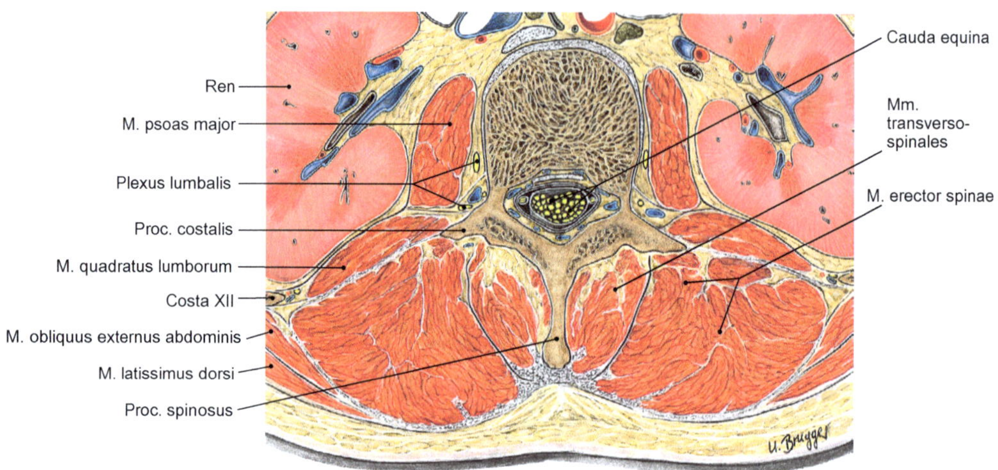

Abb. 6.64 Rückenmuskeln, Querschnitt auf der Höhe des 2. Lendenwirbels, von kaudal [S007-1-23]

xion wirksam sein. Seine Hauptfunktion ist die Stabilisation der Lendenwirbelsäule, was beim aufrechten Stand und umso deutlicher beim Gehen zur Geltung kommt. Unilateral ist er ein kräftiger Seitneiger und bilateral ein Extensor der Wirbelsäule.

6.23.3 Untersuchung, Palpation und Landmarken

Um Triggerpunkte im M. quadratus lumborum palpieren zu können, muss eine Position gefunden werden, bei der die Finger zwischen der 12. Rippe und dem Ilium Platz haben. Bei Frauen ist das in der Regel kein Problem, jedoch bei Männern muss die ideale Stellung meistens gesucht werden. So sind die beiden Ausgangsstellungen für die Behandlung, wie sie in ➤ Abb. 6.66a und b gezeigt werden, auch für die Untersuchung geeignet. Wird aus sitzender Position palpiert, können über Seitneigung zur gleichen Seite die darüberliegenden schrägen Bauchmuskeln, der M. latissimus und der M. quadratus lumborum angenähert und entspannt werden, sodass auch tiefer liegende Triggerpunkte palpatorisch erreicht werden können. Das ist aber nur praktikabel, wenn dabei der Abstand zwischen Rippe und Ilium nicht zu eng wird. Eine gründliche Untersuchung des M. quadratus lumborum von der 12. Rippe bis ganz nach kaudal und medial zahlt sich fast immer aus. Es ist darauf zu achten, dass der Querfortsatz L3, der bei den meisten Menschen druckempfindlich ist, nicht als Triggerpunkt fehldiagnostiziert wird! Wichtige diagnostische Hinweise geben auch Bewegungstests im Stand. Aktive Triggerpunkte reagieren in den meisten Fällen bei aus dem Stand ausgeführter Lateralflexion zur Gegenseite.

Für die Lokalisation des M. quadratus lumborum werden folgende **Landmarken** verwendet: Ilium, M. iliocostalis und 12. Rippe.

6.23.4 Aktivierung und Aufrechterhaltung von Triggerpunkten

Typische Auslösemechanismen sind Verhebetraumen, Unfälle, Stürze und natürlich auch segmentale Störungen, wie Bandscheibenvorfälle. Patienten beschreiben oft eine „dumme Bewegung“, die sich dann als eine Bückbewegung, kombiniert aus Flexion, Rotation und Seitneigung herausstellt. Als auslösende oder unterhaltende Faktoren dürfen Triggerpunkte in den Muskeln aus der gleichen funktionellen Einheit nicht unterschätzt werden. Diese sind unter anderem die Bauchmuskulatur, der M. iliopsoas, die Glutealmuskulatur und nicht selten sogar die Hamstrings. Kälte kann die Symptomatik ebenfalls verstärken, weshalb auf entsprechende, die Taille schützende Kleidung geachtet werden sollte.

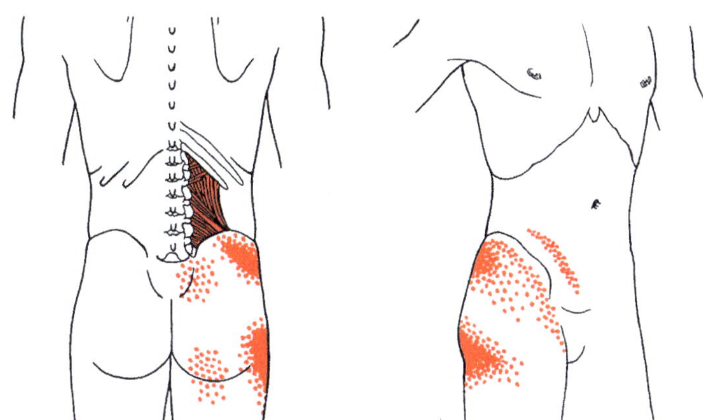

Abb. 6.65 Symptommuster, hervorgerufen durch Triggerpunkte im M. quadratus lumborum [G100]

6.23.5 Symptome

Typisch für aktive Triggerpunkte im M. quadratus lumborum ist ein dumpfer, tief liegender Dauerschmerz, der mit jeder Rumpfbewegung (außer Extension) einschießend verstärkt wird (➤ Abb. 6.65). Der Patient versucht sich bei solchen Bewegungen oft mittels Luftanhalten, über die „Bauchpresse", zu mehr Rumpfstabilität zu verhelfen. Schmerzen beim Husten und Niesen sind genauso typisch wie das morgendliche Aus-dem-Bett-Kriechen. Schmerzlinderung findet der Patient, indem er den M. quadratus lumborum mittels Abstützen der Hände auf dem Becken entlastet. Neben diesen Verhaltensmustern passen folgende Ausstrahlungsmuster zu Triggerpunkten im M. quadratus lumborum: Schmerzen entlang des Beckenkamms, die in die Leistenregion, über den Trochanter major, ins sakroiliakale Gelenk und in die Gesäßmuskulatur ziehen. Da Triggerpunkte im M. quadratus lumborum oft einhergehen mit einer Diskushernie, SIG-Blockierung, Ischialgie oder auch einer Bursitis trochanterica, ist eine differenzierte Diagnostik unumgänglich.

6.23.6 Manuelle Triggerpunkttherapie

Als Probebehandlung genügt oft eine aus sitzender Position, für wenige Sekunden ausgeführte Technik I, um den myofaszialen Befund zu bestätigen (➤ Abb. 6.66a). Für eine ausgiebigere Behandlung empfiehlt es sich, den Patienten auf die Seite zu legen. Dabei ist darauf zu achten, dass die meist empfindlichen Querfortsätze der Lendenwirbelsäule nicht mit Triggerpunkten verwechselt werden. Für die Technik II kann zusätzlich die Taille unterlagert werden, um über die Seitneigung mehr Vordehnung zu erhalten. Diese vorgedehnte Stellung eignet sich auch für die Technik III und kann sogar noch optimiert werden, indem der Patient die Unterschenkel über die Kante der Behandlungsliege hängen lässt (➤ Abb. 6.66). Die Technik IV findet keine Anwendung.

6.23.7 Dry Needling

Für ein sicheres Dry Needling sind das Retroperitoneum und der Abdominalraum stets zu schützen und die Nadel darf nie nach ventral gegen die Nieren oder nach kranial gegen die Lunge geführt werden. Als geeignete Behandlungsposition bietet sich eine stabile Seitenlage an (➤ Abb. 6.66c). Für den M. quadratus lumborum ist eine 5 cm lange Nadel geeignet. Bei dieser Nadellänge sind neben der Niere und der Lunge auch die Nervenwurzeln als Gefahrenbereiche zu berücksichtigen. Um möglichst nahe am Muskel arbeiten zu können, muss mit genug Anpressdruck genadelt werden.

6.23.8 Selbstbehandlung

Als Selbstbehandlung wird eine spezifische Dehnung empfohlen. Mit einem Keil, der von ventral auf der Gegenseite unter das Becken geschoben wird,

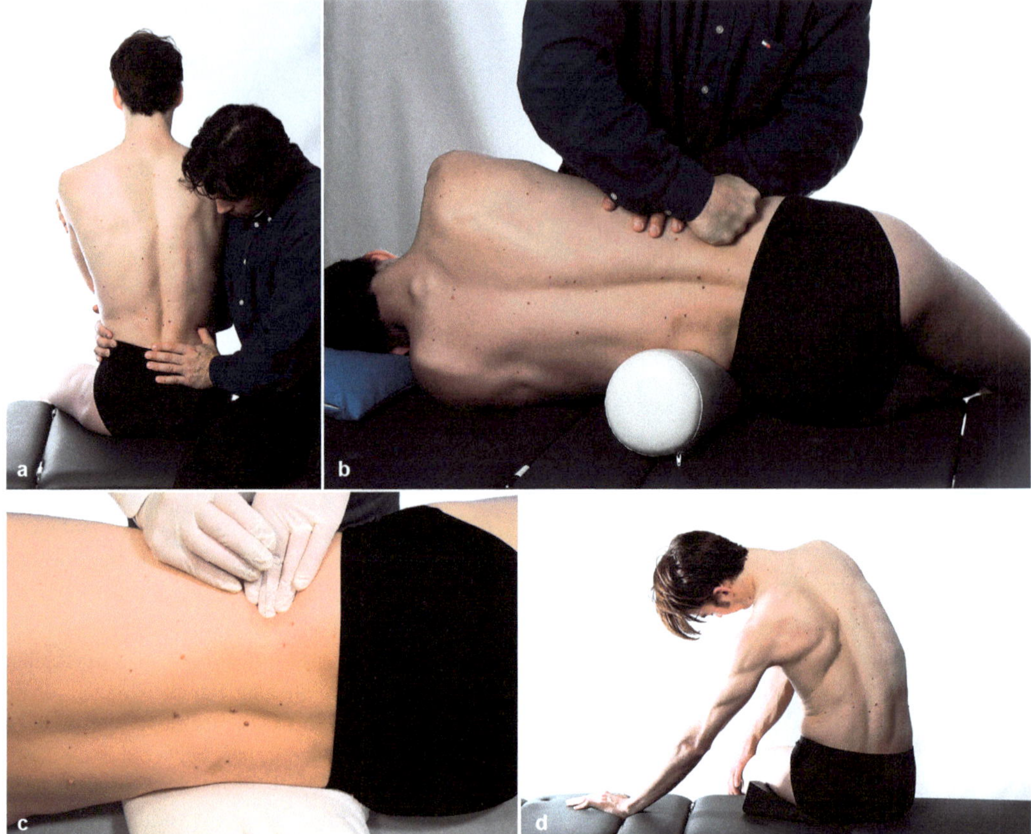

Abb. 6.66 a) Technik I im Sitzen, b) Technik III unter Vordehnung, c) Dry Needling, d) Selbstdehnung mit Keil [V785]

wie dies in ➤ Abb. 6.66d gezeigt wird, kann die LWS-Flexion und Lateralflexion zur Gegenseite von unten her verstärkt werden.

PRAKTISCHE HINWEISE

- Der M. quadratus lumborum ist der klassische „Lumbago-Muskel", der sowohl dumpfe tief liegende Schmerzen auslösen kann, mitunter aber auch ausstrahlende Schmerzen in die Trochanter- und Leistenregion verursachen kann. Häufig ist er auch verantwortlich für persistierende Schmerzen nach einem Bandscheibenvorfall.
- Landmarken:
  - Ilium
  - 12. Rippe
  - M. iliocostalis
  - Dornfortsatz L3
- Potenzielle Gefahrenzonen beim Dry Needling:
  - Lunge
  - Niere und Peritoneum
  - Nervenwurzeln
- Wichtigste Differenzialdiagnosen:
  - Diskushernien
  - SIG-Blockierungen
  - Ischialgie
  - Bursitis trochanterica

6.24 M. iliopsoas

6.24.1 Anatomie, Lage und Innervation

Anatomie Der M. iliopsoas besteht aus den Mm. psoas major und iliacus. Der bei ca. 50 % aller Personen vorkommende M. psoas minor, wird von einigen Autoren ebenfalls zum M. iliopsoas gezählt.

- Der M. psoas entspringt an den Lendenwirbelkörpern und Bandscheiben von Th12 bis L5.
- Der M. iliacus entspringt an der Crista iliaca und erstreckt sich über die oberen zwei Drittel der Fossa iliaca. Er bedeckt praktisch die gesamte Innenfläche des großen Beckens.
- Noch innerhalb des Beckens vereinigen sich die zwei Muskeln zum M. iliopsoas und setzen distal am Trochanter minor an.
- Der M. psoas minor entspringt im Bereich der anterolateralen Fläche des 12. Brustwirbels und der oberen ein oder zwei Lendenwirbel. Distal setzt er an der Linea pectinea des Ramus superior ossis pubis, der Eminantia iliopectinea und an der Fascia iliaca an.

Lage Oberhalb des Leistenbands wird der Iliopsoas von der Bauchmuskulatur bedeckt. Dorsal des M. psoas liegt die Wirbelsäule und etwas weiter laterodorsal der M. quadratus lumborum (➤ Abb. 6.67). Eine direkte Palpation wird erst unterhalb des Leistenbandes möglich, wo er zwischen den Mm. sartorius und pectineus zu finden ist.

Innervation Der M. iliopsoas wird vom Plexus lumbalis (L1–L4) innerviert.

6.24.2 Funktion und funktionelle Einheit

Der M. psoas major nimmt Einfluss auf die Lordosierung der Lendenwirbelsäule, das sakroiliakale Gelenk und das Hüftgelenk. Der M. Iliacus wirkt als Flexor im Hüftgelenk und der M. psoas minor unterstützt den M. psoas major bei seiner Funktion an der Wirbelsäule. Von seiner Lage her kann der M. psoas major zwar die Lordosierung der Lendenwirbelsäule verstärken, aber keine echte Extension der unteren

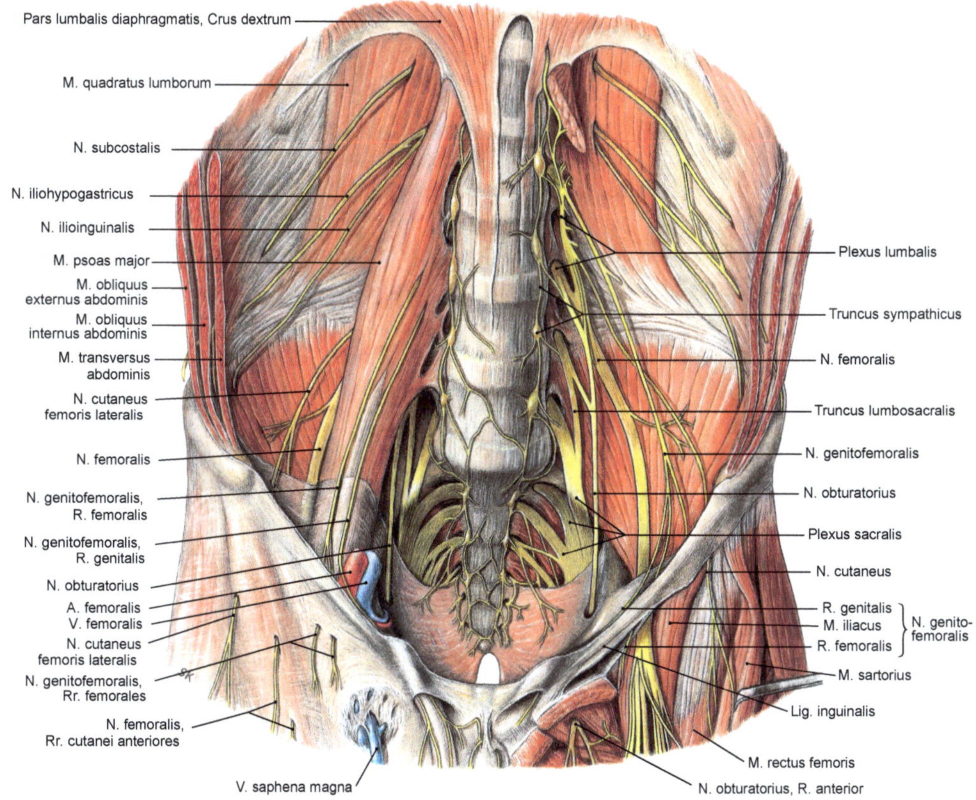

Abb. 6.67 Regio femoris anterior mit Gefäßen und Nerven des Oberschenkels, nach teilweiser Entfernung des M. sartorius und Durchtrennung des M. iliopsoas [S007-1-23]

Wirbelsäule bewirken. Er arbeitet sogar synergistisch mit der Bauchmuskulatur, wenn es z. B. darum geht, sich aus der Rückenlage aufzurichten. Ebenso hat der M. psoas eine leichte lateralflektorische Funktion, da er seitlich der Wirbelsäule liegt. Das Hüftgelenk wird durch die Krafteinwirkung des M. iliopsoas flektiert und außenrotiert sowie ein wenig adduziert.

6.24.3 Untersuchung, Palpation und Landmarken

Der M. iliopsoas wird in Rückenlage mit flektierter Hüfte untersucht. Dazu kann das Knie unterlagert werden. Für die Palpation oberhalb des Leistenbandes soll die Bauchmuskulatur entspannt werden, indem das Kopfteil der Behandlungsliege hochgestellt wird und der Patient zusätzlich beide Beine anstellt. Um den M. psoas zu finden, stellt man sich seinen Verlauf vor, der von der Höhe Th12 in Richtung Leiste führt. Die Untersuchung des M. psoas wird unmittelbar oberhalb des Leistenbandes und lateral des M. rectus abdominis, dort wo der Muskel am leichtesten zu identifizieren ist, begonnen. Der Palpationsdruck wird langsam und schmerzlos mit den Fingern II–IV unter Berücksichtigung der Atmung aufgebaut. Sobald ein Widerstand unter der Bauchmuskulatur verspürt wird, hebt der Patient vorsichtig sein Bein. Dadurch wird der M. psoas angespannt und deutlich spürbar und kann so einfacher nach proximal untersucht werden. Druck auf aktive Triggerpunkte im M. psoas hemmt oft die aktive Hüftflexion. Der Zugang zum proximalen Anteil des M. iliacus erfolgt aus der gleichen Ausgangsstellung unmittelbar medial der Crista iliaca. Da Triggerpunkte durch die Bauchmuskulatur kaum zu ertasten sind, ist es notwendig, dass der Patient jeweils die Schmerzqualität und -intensität beschreibt und so bei der Untersuchung aktiv mithilft. Speziell bei den proximalen Anteilen des M. psoas ist besonders auf die Aorta zu achten. Wird bei der Untersuchung im Bauchraum ein hämmernder Pulsschlag wahrgenommen, besteht der Verdacht eines Aortenaneurysmas. Eine manuelle Behandlung ist zu unterlassen und eine entsprechende Abklärung des Patienten ist einzuleiten. Für die Untersuchung des M. iliopsoas unterhalb des Leistenbandes hebt der Patient das Bein in einer leichten Außenrotationsstellung kurz ab, damit der M. sartorius sichtbar wird. Unmittelbar kaudal des Leistenbandes und medial des M. sartorius liegt der M. iliopsoas.

Die **Landmarken** oberhalb des Leistenbandes sind die Crista iliaca und der laterale Rand des M. rectus abdominis. Für die Orientierung im distalen Bereich helfen folgende Landmarken: kranial das Leistenband, lateral der M. sartorius und zur deutlichen medialen Abgrenzung dient der Pulsschlag der A. femoralis. Es ist aber zu beachten, dass der N. femoralis lateral der Arterie und teilweise über dem M. iliopsoas liegt.

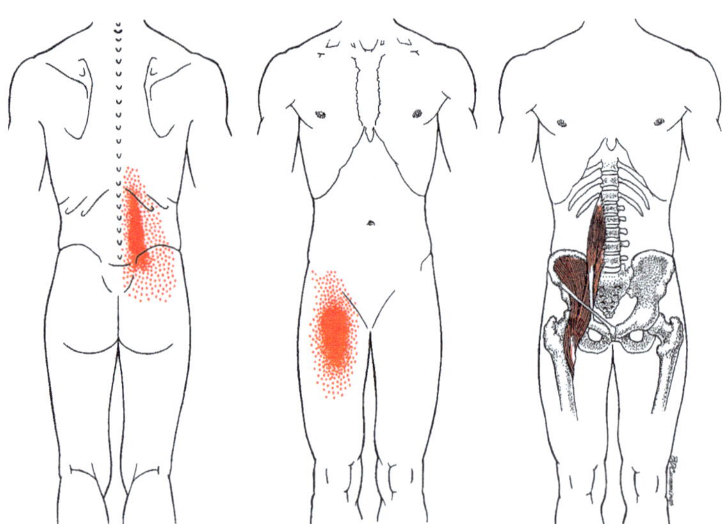

Abb. 6.68 Symptommuster, hervorgerufen durch Triggerpunkte im M. iliopsoas [G100]

6.24.4 Aktivierung und Aufrechterhaltung von Triggerpunkten

Haltungen und Körperstellungen wie z. B. das Sitzen, bei denen der M. iliopsoas verkürzt ist, können über längere Zeit zur Aktivierung von Triggerpunkten führen. Umso mehr, wenn der Muskel zusätzlich belastet oder überlastet und selten oder nie gedehnt wird. Oft finden sich in der Anamnese Beschreibungen von „falschen" Bauchmuskelübungen, bei denen der M. iliopsoas einen Hauptteil der Arbeit übernehmen musste. Nicht selten bilden sich auch sekundäre Triggerpunkte in anderen betroffenen Hüft- oder Rückenmuskeln. Triggerpunkte in M. iliopsoas sind in der Regel begleitet von segmentalen Dysfunktionen im thorakolumbalen Übergang.

6.24.5 Symptome

Meistens wird im Zusammenhang mit Triggerpunkten im M. iliopsoas ein paravertebraler, unilateraler Schmerz beschrieben, der am deutlichsten bei aus dem Stand ausgeführter Extension der Lendenwirbelsäule und Hüfte ausgelöst wird (➤ Abb. 6.68). Klassisch ist ein morgendlicher Anlaufschmerz, der umso stärker ist, nachdem der Patient in der Fötusstellung mit verkürztem M. iliopsoas geschlafen hat. Dieses Schmerzmuster kann aber nicht immer über eine Kompression der Triggerpunkte ausgelöst werden. Vermutlich stört der betroffene Muskel die Biomechanik im Lendenwirbelsäulenbereich und ist so indirekt für die Rückenschmerzen verantwortlich. Triggerpunkte im proximalen M. iliacus können in den sakroiliakalen Bereich ausstrahlen. Distal im Muskel gelegene Triggerpunkte lösen oft einen Leistenschmerz aus, der sich von der Spina iliaca anterior superior bis zur Mitte des Oberschenkels ausbreiten kann. Die Beschwerden sind differenzialdiagnostisch von Diskopathien, Entzündungen der Facettengelenke sowie einem Psoas-Logensyndrom zu unterscheiden.

6.24.6 Manuelle Triggerpunkttherapie

Manuell wird aus der gleichen Ausgangsstellung gearbeitet wie bei der Untersuchung. Die Mm. iliacus und psoas werden oberhalb des Leistenbandes nur

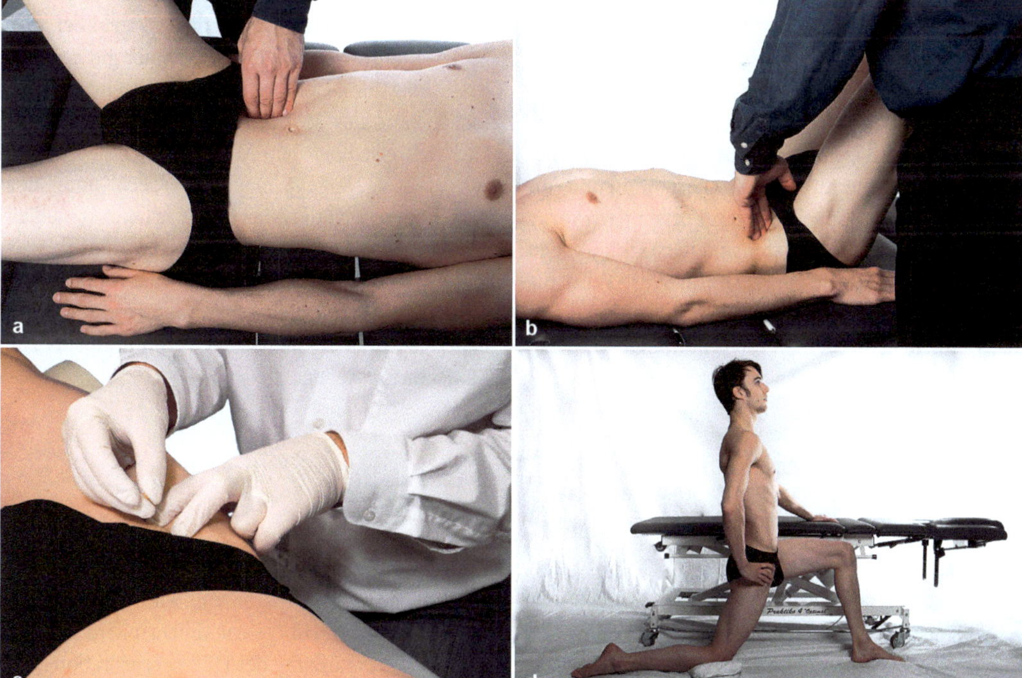

Abb. 6.69 a) Technik I M. psoas, b) Technik I M. iliacus, c) Dry Needling, distal des Leistenbandes, d) Selbstdehnung

mit der Technik I behandelt (➤ Abb. 6.69a, b). Die Technik II wäre hier zu schmerzhaft und würde die inneren Organe und die Aorta unnötig irritieren. Während der Technik I wird eine assistive Hüftflexions- und Extensionsbewegung ausgeführt, indem der Fuß vor und zurück geschoben wird. Unterhalb des Leistenbandes ist die Technik II angebracht. Die Techniken III und IV finden hier keine Anwendung.

6.24.7 Dry Needling

Grundsätzlich wird aus Sicherheitsgründen von einer Nadelung oberhalb des Leistenbandes abgeraten. Nicht zuletzt auch deshalb, da der M. iliopsoas ausgezeichnet auf die manuelle Behandlung reagiert. Am ehesten eignet sich das Dry Needling distal des Leistenbandes, unmittelbar medial vom M. sartorius (➤ Abb. 6.69c). Da der N. femoralis teilweise über dem medialen Anteil des Muskels verläuft und unmittelbar medial daneben die A. femoralis liegt, soll die Nadel im lateralen Bereich angesetzt werden. Um das unter dem M. iliopsoas liegende Hüftgelenk zu schützen, darf nicht zu tief gestochen werden. Die empfohlene Nadellänge ist 3 cm.

6.24.8 Selbstbehandlung

Eine spezifische Dehnung kann aus dem Halbkniestand mit extendierter Hüfte, Innenrotation und Abduktion erfolgen. Dabei wird das Becken nach vorne geschoben und die Hüftextension verstärkt, ohne in eine Lordose zu fallen (➤ Abb. 6.69d). Wird die Wirbelsäule zusätzlich zur Gegenseite geneigt, kann der Dehneffekt auf den M. psoas optimiert werden.

PRAKTISCHE HINWEISE

- Leitsymptome von Triggerpunkten des M. iliopsoas sind paravertebrale, oft unilaterale Schmerzen sowie Ausstrahlungen in die Leiste und den ventralen Oberschenkel.
- Landmarken:
  - M. rectus abdominis
  - M. obliquus externus abdominis
  - Lig. inguinale
  - M. sartorius
  - A. femoralis
- Potenzielle Gefahrenzonen beim Dry Needling:
  - N. femoralis
  - A. femoralis
  - V. femoralis
  - Hüftgelenk
  - Lymphknoten
- Wichtigste Differenzialdiagnosen:
  - Diskopathien
  - Entzündungen der Facettengelenke
  - Logensyndrom/Psoasabszess

6.25 M. pectineus

6.25.1 Anatomie, Lage und Innervation

Anatomie Der M. pectineus entspringt lateral am Tuberculum pubicum an der Eminentia iliopubica und am Pecten ossis pubis. Er zieht unter das Tuberculum minor des Femurs und setzt dort an der Linea pectinea an, die bis zur Linea aspera verläuft.

Lage Der M. pectineus liegt im medialen Bereich des Leistendreiecks, das vom Leistenband und den Mm. sartorius und adductor longus gebildet wird. Eine weitere Orientierungshilfe ist der gut spürbare Pulsschlag der A. femoralis, die unmittelbar am medialen Rand des M. pectineus liegt. Nicht spürbar, aber teilweise über dem Muskel liegen die V. femoralis und V. saphena magna. Verdeckt unter dem M. pectineus liegt die A. circumflexa femoris medialis und noch etwas tiefer befindet sich das Hüftgelenk.

Innervation Der M. pectineus wird vom N. femoralis (L2–L3) innerviert (➤ Abb. 6.70). In seltenen Fällen kann auch ein Ast des N. obturatorius zum M. pectineus ziehen.

6.25.2 Funktion und funktionelle Einheit

Der M. pectineus ist der am weitesten proximal und ventral gelegene Adduktor und wirkt daher zusätzlich als Flexor im Hüftgelenk. Ebenso wird ihm eine gewisse Unterstützung der Hüftaußenrotation zugeschrieben. Als kräftiger, gelenksnaher Muskel stabilisiert er auch das Hüftgelenk.

6

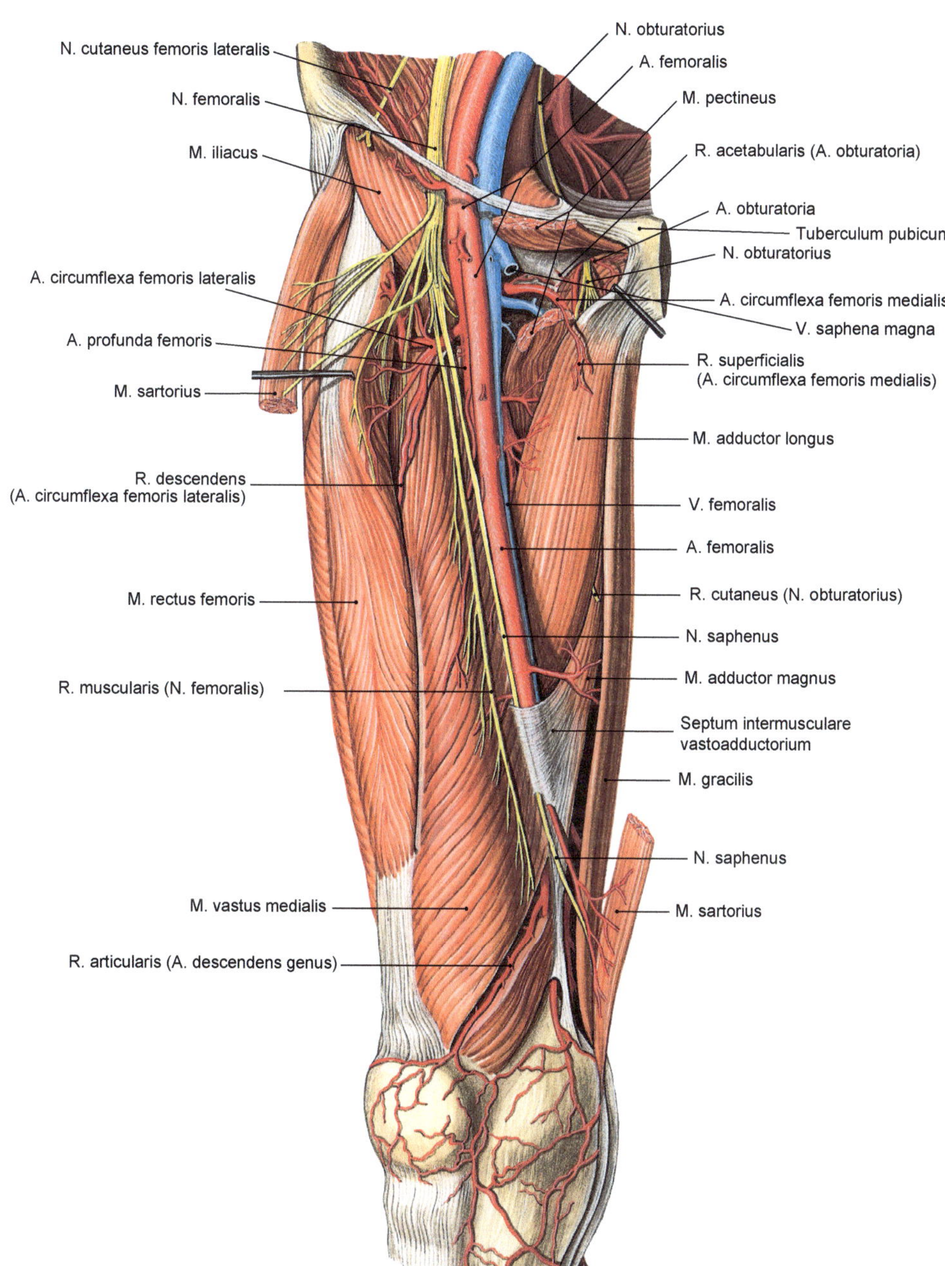

Abb. 6.70 Regio femoris anterior mit Gefäßen und Nerven des Oberschenkels, nach teilweiser Entfernung des M. sartorius und Durchtrennung des M. pectineus [S007-1-23]

6.25.3 Untersuchung, Palpation und Landmarken

Um den M. pectineus sicher und gezielt auffinden zu können, ist ein Diskriminationsverfahren hilfreich. Dabei werden die deutlich erkennbaren umliegenden Landmarken identifiziert. Ein einfacher Weg bietet sich von medial her über den M. adductor longus an. Am medialsten setzt die Sehne des M. adductor longus ventral an der Symphyse, am Os pubis, an. Lateral davon ist dann schon die flächige Struktur des M. pectineus spürbar und als laterale Abgrenzung dient der Puls der A. femoralis. Eine geeignete Position für die **Palpation** ist die Rückenlage mit einer Lagerungsrolle unter dem Knie, sodass die Hüfte leicht flektiert, abduziert und außenrotiert ist. Wird aus dieser Position nun das ganze Bein ein wenig abgehoben, tritt der M. sartorius prominent hervor und definiert so klar die laterale Abgrenzung des Leistendreiecks. Bei leichtem, intermittierendem Widerstand gegen die Adduktion lässt sich auch der M. adductor longus, die mediale Abgrenzung, gut sichtbar machen.

Somit sind die wichtigsten **Landmarken** für die Identifizierung des M. pectineus das Leistenband, die Mm. adductor longus und sartorius sowie die A. femoralis.

6.25.4 Aktivierung und Aufrechterhaltung von Triggerpunkten

Triggerpunkte im M. pectineus werden oft durch eine traumatische Überlastung des Muskels ausgelöst, wie dies beispielsweise beim Stolpern oder Hängenbleiben mit dem Bein vorkommen kann. Ungewohnte Bewegungen, wie sie z. B. bei den ersten Reitversuchen vorkommen, oder auch eine plötzliche kraftvolle Flexions-Adduktions-Bewegung können ebenfalls für die Aktivierung der Triggerpunkte verantwortlich sein. Bei einer Hüftarthrose finden sich in den meisten Fällen ebenfalls Triggerpunkte im M. pectineus. Vermutlich hilft der Muskel, die Hüfte zu stabilisieren und unter anderem schmerzhafte Hüftextensionsbewegungen zu verhindern, um so das Hüftgelenk zu schonen.

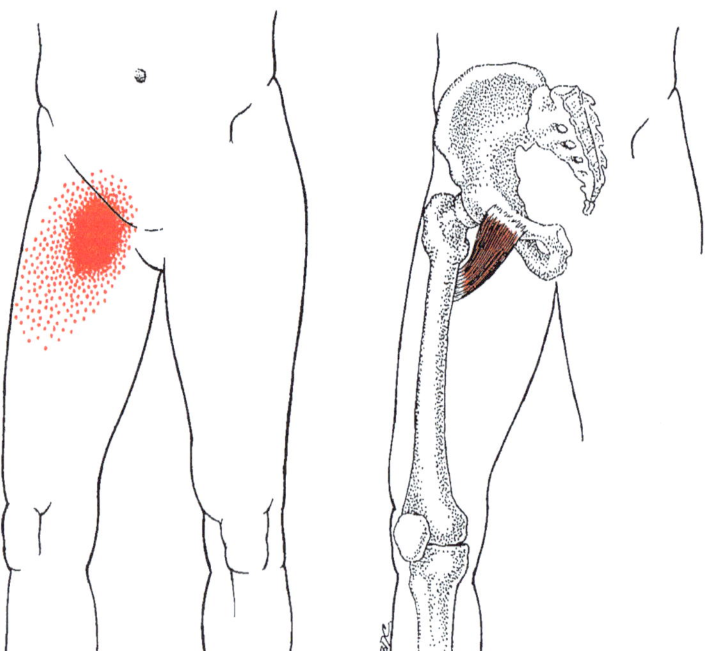

Abb. 6.71 Symptommuster, hervorgerufen durch Triggerpunkte im M. pectineus [G100]

6.25.5 Symptome

Triggerpunkte im M. pectineus verursachen einen sehr lokalen, tief empfundenen Schmerz, der von vielen Patienten als Hüftgelenksschmerz beschrieben wird (➤ Abb. 6.71). Großflächige Ausstrahlungen sind selten. Einschränkungen der Hüftextension hingegen sind regelmäßig zu beobachten. Latente Triggerpunkte in diesem Muskel können auch die Symptomatik einer Hüftgelenksarthrose verstärken und sind unbedingt auch präoperativ, zusammen mit weiteren gelenksnahen Hüftmuskeln, zu behandeln, um die Schmerzen und eine allfällige Schonhaltung zu reduzieren sowie die Hüftbeweglichkeit intakt zu halten oder zu verbessern. Die myofaszialen Symptome sind abzugrenzen von einer Hüftgelenksarthrose, einer Symphysitis am Os pubis oder einem Entrapment des N. obturatorius.

6.25.6 Manuelle Triggerpunkttherapie

Für die manuelle Behandlung kann die gleiche Ausgangsstellung wie für die Untersuchung gewählt werden oder das Bein kann, wie in der ➤ Abb. 6.72a gezeigt wird, noch mehr angewinkelt werden, um die Region des Leistendreiecks zu entspannen.

Häufig erweist sich eine gründlich ausgeführte Technik I als genügend. Zusätzlich zur Kompression kann die Hüfte assistiv in Streckung und wieder zurück in Beugung gebracht werden. Durch diese Bewegung kann zusätzlich zur Kompression ein lokaler Dehneffekt erzeugt werden. So ausgeführt, entspricht diese Technik grundsätzlich einer Technik II. Die Techniken III und IV sind bei diesem Muskel nicht praktikabel und sollten nicht angewendet werden. Eine therapeutische Dehnung, bei der die Hüfte in Extension, Abduktion und Innenrotation bewegt wird, kann hier z. B. mit neuromuskulären Techniken kombiniert werden, um den Dehneffekt und die

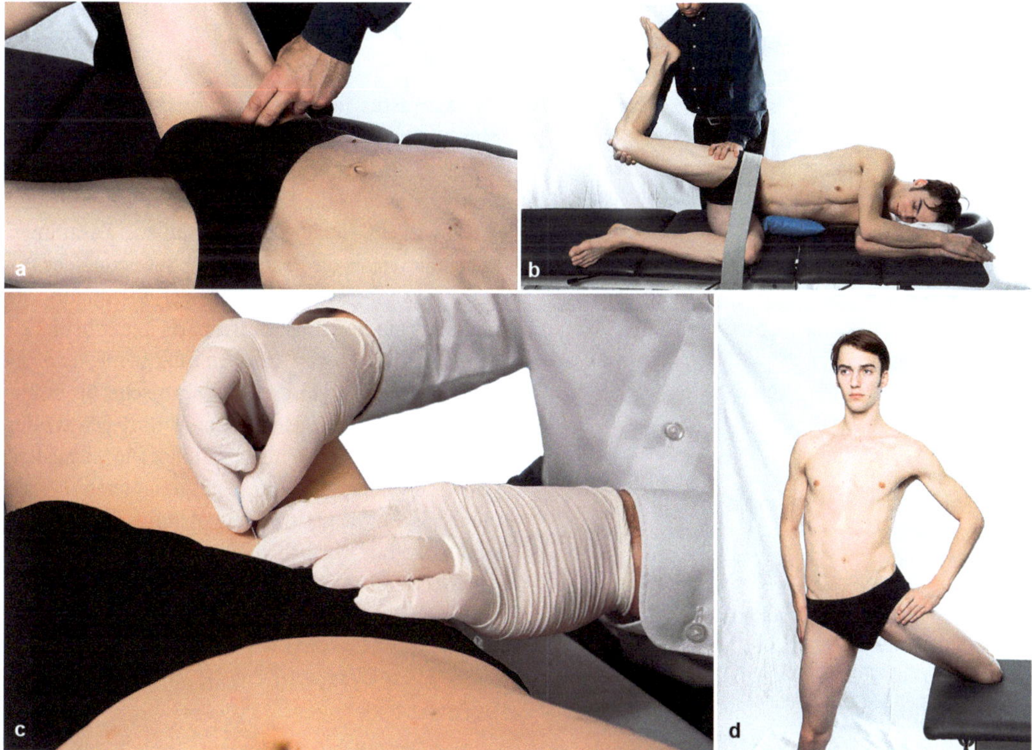

Abb. 6.72 a) Technik I/(II), b) therapeutische Dehnung, c) superfizielles Dry Needling, medial der A. und V. femoralis, d) Selbstdehnung [V785]

Hüftbeweglichkeit zu verbessern (➤ Abb. 6.72b). Eine zu intensive manuelle Behandlung birgt die Gefahr einer Verletzung der A. oder V. femoralis.

6.25.7 Dry Needling

Aufgrund des relativ hohen Verletzungsrisikos der z. T. über den M. pectineus verlaufenden A. und V. femoralis, dem nahe gelegenen N. femoralis und der unter dem Muskel verlaufenden A. circumflexa femoris lateralis wird von einer intramuskulären Nadelung abgeraten und für diese Region das superfizielle Dry Needling empfohlen.

6.25.8 Selbstbehandlung

Ergänzend soll dem Patienten eine Selbstdehnung gezeigt werden. Die Hüfte wird dabei extendiert und abduziert, indem das Knie z. B. seitlich auf einem Stuhl abgestützt wird (➤ Abb. 6.72d). Aus dieser Position schiebt der Patient sein Becken nach vorne und gleichzeitig weg von der betroffenen Hüfte, um die Dehnung zu verstärken.

PRAKTISCHE HINWEISE

- Klassisches Leitsymptom für Triggerpunkte im M. pectineus ist ein lokaler, oft tief in der Leiste empfundener Leistenschmerz.
- Landmarken:
  - Lig. inguinale
  - M. sartorius
  - M. adductor longus
  - A. femoralis
- Potenzielle Gefahrenzonen beim Dry Needling:
  - N. femoralis
  - A. femoralis
  - V. femoralis
  - A. circumflexa femoris medialis
  - V. saphena magna
  - Hüftgelenk
  - Lymphknoten
- Wichtigste Differenzialdiagnosen:
  - Hüftgelenksarthrose
  - Symphysitis am Os pubis
  - Entrapment des N. obturatorius

6.26 M. vastus medialis

6.26.1 Anatomie, Lage und Innervation

Anatomie Der M. vastus medialis entspringt ganz proximal, posterolateral des Femurschaftes und hat seine Insertionsstellen an der Linea intertrochanterica, der Linea aspera und am Septum intermusculare femoris mediale. Distal setzt er medial an der Patella und am Retinaculum patellae an (➤ Abb. 6.73).

Lage Der M. vastus medialis wird vom M. sartorius gekreuzt und ventral teilweise vom M. rectus femoris verdeckt, daher scheint er kleiner als er effektiv ist.

Innervation Wie die restlichen Anteile des M. quadriceps wird auch der M. vastus medialis vom N. femoralis (L2–L4) innerviert.

6.26.2 Funktion und funktionelle Einheit

Der M. vastus medialis bildet zusammen mit den Mm. vastus lateralis, vastus intermedius und rectus femoris den M. quadriceps den Hauptextensor des Kniegelenks. Für die Extensionsarbeit reagieren die drei Muskeln in der Regel simultan. Zusammen kontrollieren sie die Position und Bewegung der Patella. Im aufrechten Stand ist der M. quadriceps praktisch inaktiv. Umso aktiver arbeitet er beim Gehen, Hochsteigen von Treppen oder beim Abspringen. Ebenso wichtig ist seine exzentrische, bremsende Aktivität im Kniegelenk beim Abwärtsgehen oder beim Landen nach einem Sprung. Die distalsten, schräg nach lateral-ventral ausgerichteten Fasern (auch als M. vastus medialis obliquus bezeichnet) sind mitverantwortlich dafür, dass die Patella bei der Extension nicht nach lateral abgleitet.

6.26.3 Untersuchung, Palpation und Landmarken

Vor der **Palpation** des M. vastus medialis sollte man sich die Faserrichtungen dieses Muskels vergegen-

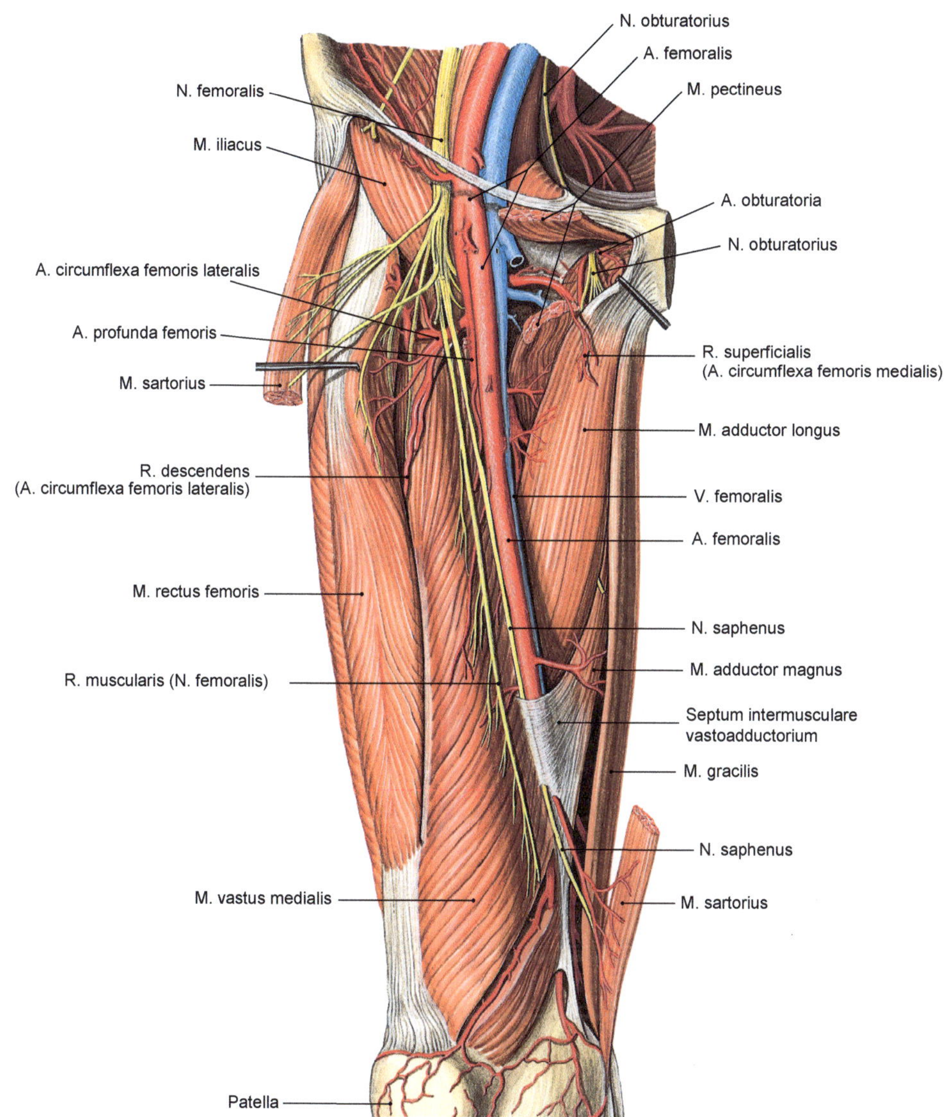

Abb. 6.73 Regio femoris anterior, Gefäße und Nerven des Oberschenkels [S007-1-23]

wärtigen. Triggerpunkte finden sich meistens im Bereich der distalen Hälfte des Oberschenkels. Eine Häufung scheint es vor allem in den Fasern des distalen, schräg verlaufenden Muskelanteils zu geben.

Für eine gründliche Untersuchung des M. vastus medialis darf dieser nicht zu viel Vorspannung haben, damit auch tiefer liegende Fasern palpierbar sind. Für die Untersuchung des distalen Anteils hingegen ist etwas Vorspannung hilfreich, um die Fasern und Hartspannstränge besser palpieren zu können. Dabei kann sehr gut die „Fingernagelpalpation" erfolgen, bei der der Fingernagel längs zum Faserverlauf liegt und so mit wenig Kraft ganz gezielt einzelne Faserstränge untersucht werden können. Eine geeignete Ausgangsposition ist die Rückenlage, bei der das Knie mit einer Lagerungsrolle unterlegt wird.

Neben dem Dehntest sind beim M. quadriceps spezifische Belastungs- und Widerstandstests, bei denen in vielen Fällen ein Phasenschmerz ausgelöst werden kann, von großer Wichtigkeit. Schon eine einfache Kniebeuge über das ganze Bewegungsausmaß (mit oder ohne zusätzliche Gewichte) kann nützliche Hinweise bringen.

Als **Landmarken** zur Identifizierung des M. vastus medialis dienen proximal der M. sartorius, der nach distal verläuft, um als Teil des Pes anserinus superficialis an der Tibia anzusetzen. Ventral-lateral grenzt der M. vastus medialis an den Rectus femoris, respektive an den darunterliegenden M. vastus intermedius. Distal ist der laterale Rand der Patella leicht zu identifizieren.

6.26.4 Aktivierung und Aufrechterhaltung von Triggerpunkten

Triggerpunkte im M. quadriceps werden im Allgemeinen durch akute oder chronische Überlastungen aktiviert. Dazu gehören unangepasste Trainingseinheiten mit zu viel Gewicht am Trainingsgerät oder mit zu tiefen Kniebeugen bei freien Übungen oder Sportarten wie z. B. Fußball, Basketball, Skilaufen etc.

Fußanomalien und Beinlängendifferenzen können ebenfalls begünstigend wirken. So sind bei einer Beinlängendifferenz vermehrt aktive Triggerpunkte im M. vastus medialis des kürzeren Beins festzustellen.

Stürze und direkte Traumen des Kniegelenks können ebenfalls Triggerpunkte aktivieren.

Zu den unterhaltenden Faktoren gehören unter anderem falsche Beinachsenstellungen und Schonhaltungen, die zu einer dauernden Fehlbelastung führen können, sowie Ruhigstellungen mit extendiertem Knie.

6.26.5 Symptome

Für fortgeleitete Schmerzen in der anteromedialen Fläche des Knies des unteren Oberschenkels sind meistens aktive Triggerpunkte distal im M. vastus medialis verantwortlich (➤ Abb. 6.74a). Die proximal gelegenen Triggerpunkte verursachen häufig ein Schmerzmuster, das sich im medialen Oberschenkel, entlang dem Verlauf des M. vastus media-

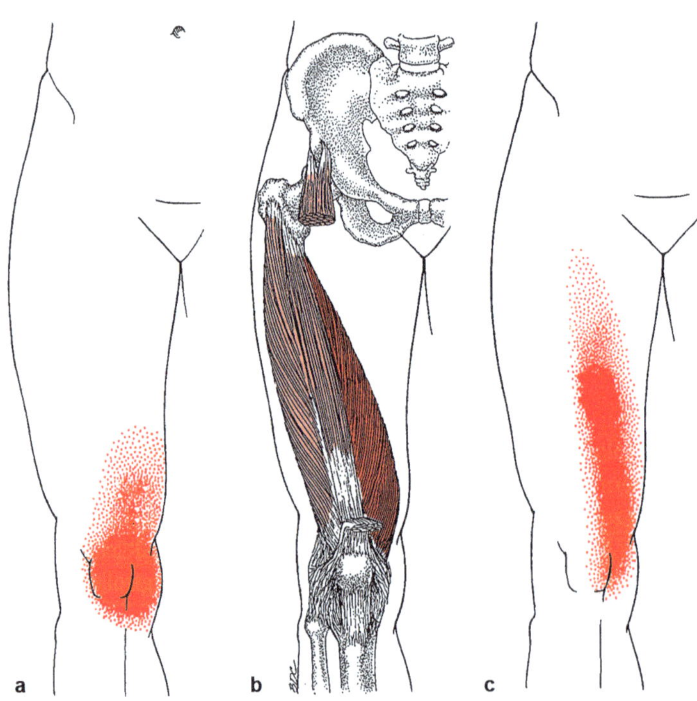

Abb. 6.74 Symptommuster, hervorgerufen durch Triggerpunkte im M. vastus medialis [G100]

lis, oft ebenfalls bis ins Knie ausbreitet (➤ Abb. 6.74b).

Auffallend häufiges Symptom bei Triggerpunkten im M. quadriceps und speziell im Vastus medialis ist die Inhibition des Muskels. Diese wird vom Patienten als Schwäche oder vom Sportler als verminderte Sprungkraft beschrieben. Die wichtigsten Differenzialdiagnosen sind eine Läsion des Lig. collaterale mediale, arthrotische Veränderungen des Kniegelenks und Irritationen des N. saphenus.

6.26.6 Manuelle Triggerpunkttherapie

Die optimale Ausgangsstellung für die manuelle Behandlung ist die Rückenlage. Für die Technik I sollte der M. vastus medialis nicht zu viel Vordehnung haben, damit mit dem ischämischen Druck auch die tiefer liegenden Triggerpunkte erreicht werden können. Um genug Druck für die Technik I aufbauen zu können, kann mit der anderen Hand der Daumen stabilisiert werden; die Verwendung eines Triggerhölzchens ist ebenfalls angebracht. Für die Techniken II und III darf der Unterschenkel seitlich über die Kante der Behandlungsliege hängen (➤ Abb. 6.75a). Diese Position eignet sich meistens auch für die Technik IV, die zwischen dem M. vastus medialis und den Adduktoren respektive dem M. sartorius ausgeführt wird (➤ Abb. 6.75b). Damit die Finger tiefer zwischen die Muskeln gelangen, soll zuerst das Knie passiv gestreckt werden, um die Muskeln zu entspannen. Um dem venösen und lymphatischen Rückfluss nicht entgegenzuwirken, wird empfohlen, bei den Techniken II, III und IV von distal nach proximal zu arbeiten.

6.26.7 Dry Needling

Der M. vastus medialis lässt sich gut in Rückenlage behandeln. Um den Muskel besser fixieren zu können, kann mittels einer Knierolle eine leichte Knieflexion eingestellt werden (➤ Abb. 6.75c). Durch etwas Außenrotation des Beins kann die Arbeitsposition noch optimiert werden.

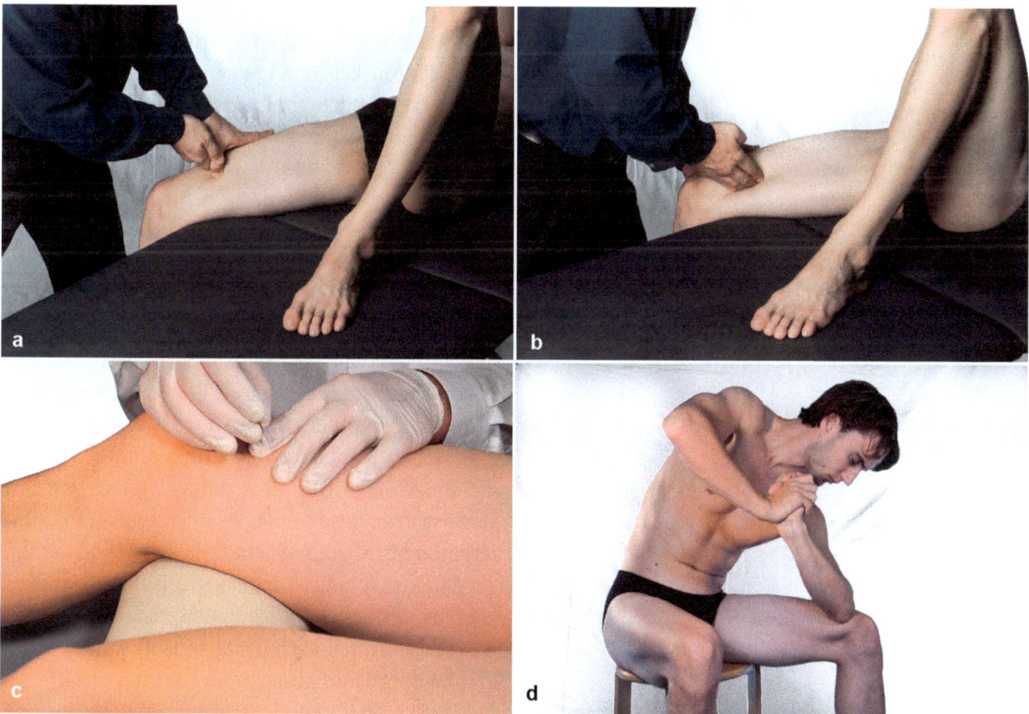

Abb. 6.75 a) Technik I/II mit stabilisiertem Daumen, b) Technik IV, c) Dry Needling von medial, d) Selbstbehandlung [V785]

Beim Dry Needling im distalen Anteil besteht die Gefahr, ins Gelenk oder den Recessus zu stechen. Deshalb muss in dieser Region darauf geachtet werden, dass nicht zu tief gestochen und keinesfalls Knochenkontakt gesucht wird. Proximaler, in der Nähe des M. sartorius dürfen der N. saphenus, R. muscularis (N. femoris) und die A. femoralis nicht verletzt werden.

Beim durch Triggerpunkte inhibitierten Muskel kann das superfizielle Dry Needling sehr gut mit Kräftigungs- und Koordinationsübungen kombiniert werden.

6.26.8 Selbstbehandlung

Als Selbstbehandlung wird die Massage des Muskels mit dem Ellenbogen empfohlen, wenn möglich kniend, aus vorgedehnter Position, oder sitzend auf einem Stuhl (➤ Abb. 6.75d).

PRAKTISCHE HINWEISE

- Triggerpunkte im M. vastus medialis sind neben medialen Knieschmerzen sehr häufig auch für Abschwächungen dieses Muskels verantwortlich.
- Landmarken:
  - M. sartorius
  - M. rectus femoris
  - Patella (medialer Rand)
- Potenzielle Gefahrenzonen beim Dry Needling:
  - N. saphenus
  - R. muscularis (N. femoris)
  - A. femoralis
  - Kniegelenk/Recessus articularis
- Wichtigste Differenzialdiagnosen:
  - Läsion des lig. collaterale mediale
  - Kniegelenksarthrose
  - Entrapment des N. saphenus

6.27 M. vastus lateralis

6.27.1 Anatomie, Lage und Innervation

Anatomie Der M. vastus lateralis bedeckt proximal drei Viertel der posterioren Fläche des Femurs, wo er am Trochanter major, an der Linea intertrochanterica, der Linea aspera und dem Septum intermusculare femoris ansetzt.

Lage Der M. vastus lateralis ist der größte Muskel der Quadricepsgruppe und bedeckt praktisch den gesamten lateralen Oberschenkel (➤ Abb. 6.76). Distal heftet er am lateralen Patellarand und teilweise am Retinaculum patellae an.

Innervation Wie die restlichen Muskeln des Quadriceps, wird auch der M. vastus lateralis vom N. femoralis (L2–L4) innerviert.

6.27.2 Funktion und funktionelle Einheit

Der M. vastus lateralis ist der größte und kräftigste der vier Muskeln des Quadriceps, welcher der wichtigste Extensor des Knies ist. In der Regel reagiert der M. vastus lateralis simultan mit den Mm. vastus medialis und intermedius.

Zusammen kontrollieren sie die Position und Bewegung der Patella. Im aufrechten Stand ist der M. quadriceps praktisch inaktiv, umso aktiver arbeitet er beim Gehen, Hochsteigen von Treppen oder beim Abspringen. Ebenso ist er ein außerordentlich wichtiger Muskel beim Landen nach einem Sprung, wo er exzentrisch bremsend im Kniegelenk wirkt.

6.27.3 Untersuchung, Palpation und Landmarken

Bei der **Palpation** des M. vastus lateralis darf sich der Behandler nicht vom darüberliegenden Tractus iliotibialis irritieren lassen, der als derbe, harte Struktur lateral über dem Muskel liegt. Es empfiehlt sich deshalb, vor der Untersuchung des M. vastus lateralis den Tractus iliotibialis zu identifizieren. Dies gelingt am einfachsten distal, nahe am Kniegelenk, wo sich seine sehnige Struktur am deutlichsten vom darunterliegenden Muskel abhebt. Ein weiteres Kriterium zur Differenzierung ist der Faserverlauf des M. vastus lateralis, der, anders als häufig erwartet, nicht einfach nur von proximal nach distal verläuft, sondern von kranial-dorsal nach distal-ventral zieht.

Sehr häufig liegen die Triggerpunkte im Bereich des Tractus iliotibialis und können deshalb meist

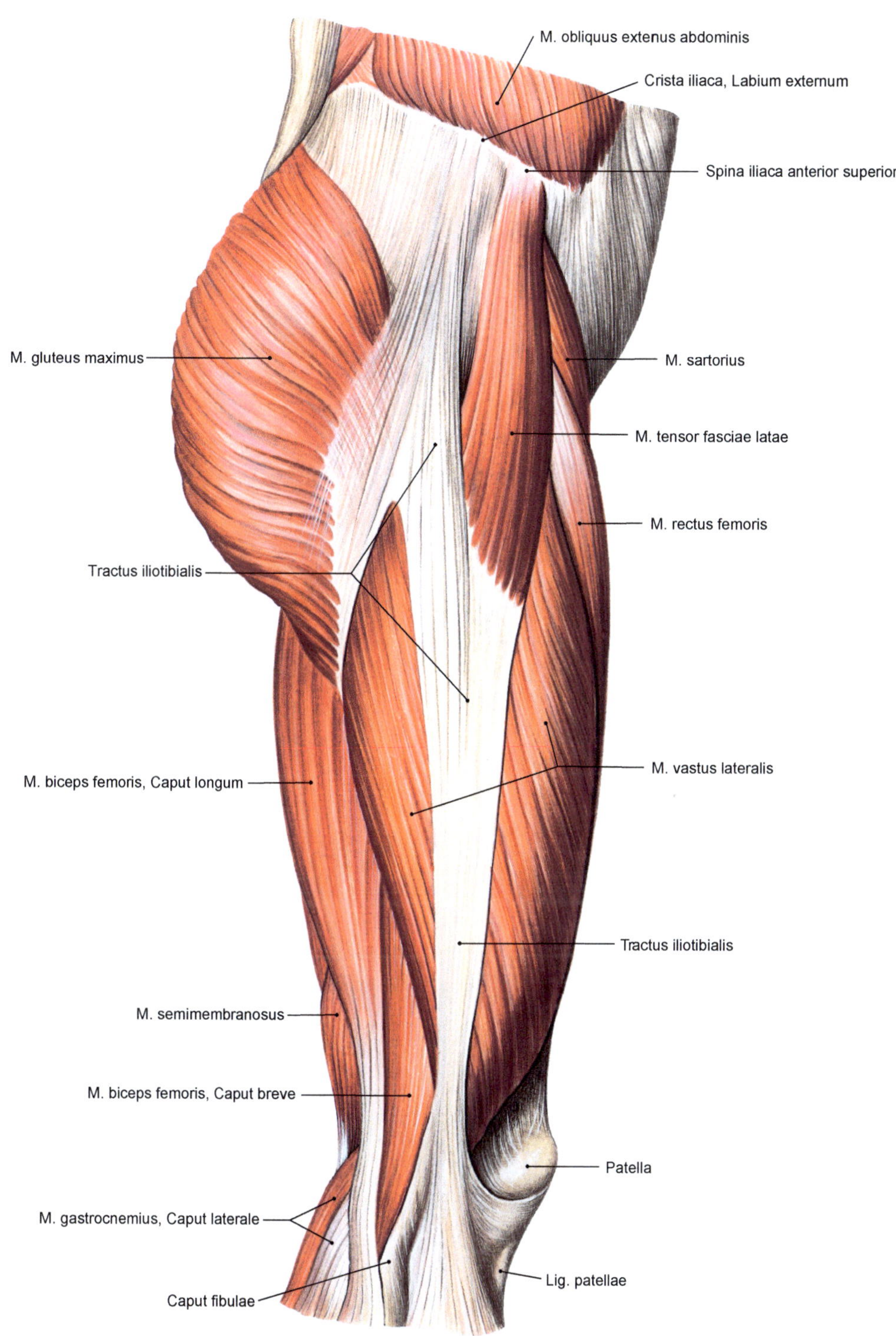

Abb. 6.76 Muskeln des Oberschenkels und der Hüfte; nach Abtragung der Fascia lata bis auf den Tractus iliotibialis [S007-1-23]

nur als druckdolente Stellen mit einem entsprechenden Ausstrahlungsgebiet definiert werden. Es sei hier aber gesagt, dass es sich in den wenigsten Fällen um ein sogenanntes Tractus-iliotibialis-Syndrom handelt.

Um den M. vastus lateralis gründlich untersuchen zu können, sollte er nicht zu viel Vorspannung haben, damit auch tiefer liegende Fasern palpierbar sind. Wenn neben dem Vastus lateralis die anderen Anteile des M. quadriceps untersucht werden sollen, dann eignet sich die Rückenlage mit einer Lagerungsrolle unter dem Knie als Ausgangsposition.

Mindestens so wichtig wie der Dehntest ist beim Quadriceps der Belastungs- oder Widerstandstest, bei dem in vielen Fällen ein Phasenschmerz ausgelöst werden kann. Dies kann z. B. eine einfache Kniebeuge über das ganze Bewegungsausmaß sein (mit oder ohne zusätzliche Gewichte).

Als **Landmarken** zur Identifizierung des M. vastus lateralis dienen proximal der M. tensor fascia latae, der teilweise über dem Vastus lateralis liegt, ventral wird er vom M. rectus femoris abgegrenzt, dessen Ursprungssehne von der Spina iliaca anterior inferior her leicht zu finden ist, und dorsal grenzt er an das Caput longum des M. biceps femoris. Als distale Landmarke ist der laterale Patellarand leicht zu identifizieren.

6

6.27.4 Aktivierung und Aufrechterhaltung von Triggerpunkten

Triggerpunkte im M. quadriceps entstehen im Allgemeinen durch akute oder chronische Überlastungen. Dazu gehören auch unangepasste Trainingseinheiten mit zu schweren Gewichten am Trainingsgerät oder mit zu tiefen Kniebeugen bei freien Übungen. Beim M. vastus lateralis sind, bedingt durch seine exponierte Lage, auch direkte Traumen ein häufiger Auslöser für Triggerpunkte. Üblicherweise kommen solche Verletzungen am lateralen Oberschenkel beim Fußball und bei anderen Kontakt- oder Kampfsportarten, wie z. B. Thaiboxen, vor. Auch bei regelmäßigen Injektionen von Insulin in den Oberschenkel besteht ein erhöhtes Risiko, Triggerpunkte an den Injektionsstellen zu aktivieren.

Falsche Beinachsenstellungen und Schonhaltungen, die zu einer dauernden Fehlbelastung führen können, gehören genauso zu den unterhaltenden Faktoren wie Ruhigstellungen bei extendiertem Knie.

6.27.5 Symptome

Triggerpunkte im M. vastus lateralis können für Schmerzen im ganzen lateralen Bereich des Oberschenkels verantwortlich sein (➤ Abb. 6.77). Irritierenderweise befinden sich die Triggerpunkte sehr häufig verdeckt unter dem Tractus iliotibialis, sodass häufig zunächst ein Tractus-iliotibialis-Syndrom vermutet wird. Die Schmerzen treten norma-

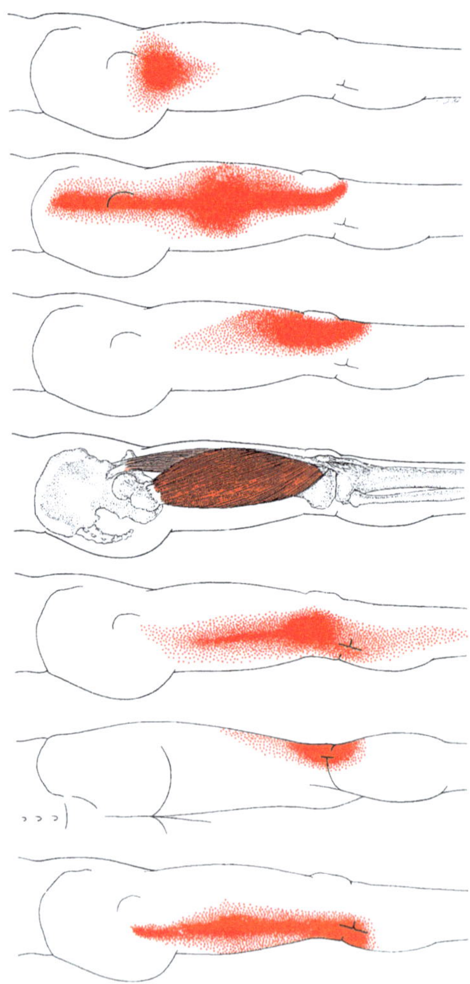

Abb. 6.77 Symptommuster, hervorgerufen durch Triggerpunkte im M. vastus lateralis [G100]

lerweise beim Gehen auf, können lokal beginnen und dann aber einschießend bis ins Knie ausstrahlen. Triggerpunkte, die sich eher im gelenksnahen Muskelanteil befinden, können auch Ursache einer Blockierung der Patella sein. Außerdem können Triggerpunkte im Vastus lateralis die Stabilität des Kniegelenks und die Führung der Patella stören. Vor einer myofaszialen Behandlung sind eine Bursitis trochanterica, ein Tractus-iliotibialis-Syndrom sowie ein Entrapment des N. cutaneus femoris lateralis differenzialdiagnostisch auszuschließen.

6.27.6 Manuelle Triggerpunkttherapie

Triggerpunkte im M. vastus lateralis werden am besten in Rückenlage behandelt. Für die Technik I sollte das Knie nur wenig flektiert sein, um die Vordehnung gering zu halten (> Abb. 6.78a) und bei der ischämischen Kompression auch tiefer gelegene Bereiche des Muskels zu erreichen. Für die Technik II kann der Patient auch den Unterschenkel über den Rand der Behandlungsliege hängen lassen, wodurch noch mehr Vordehnung für die Techniken II und III erreicht wird. Um bei der Technik IV besser zwischen den M. biceps femoris und M. vastus lateralis zu kommen, wird das Bein in einer entspannten Position gelagert (> Abb. 6.78b).

6.27.7 Dry Needling

In Seitenlage lässt sich der Oberschenkel so lagern, dass der gesamte M. vastus lateralis gut für das Dry Needling zugänglich ist. Mit einem Lagerungsblock unter dem zu behandelnden Bein kann dieses so eingestellt werden, dass weder der Vastus lateralis noch der Tractus iliotibialis zu viel Spannung haben (> Abb. 6.78c).

Das Dry Needling kann verhältnismäßig sicher angewendet werden, da sich keine größeren Nerven oder Gefäße im Behandlungsgebiet befinden. Proximal ist der sensible N. cutaneus femoris lateralis und distal das Kniegelenk als Gefahrenzonen zu berücksichtigen.

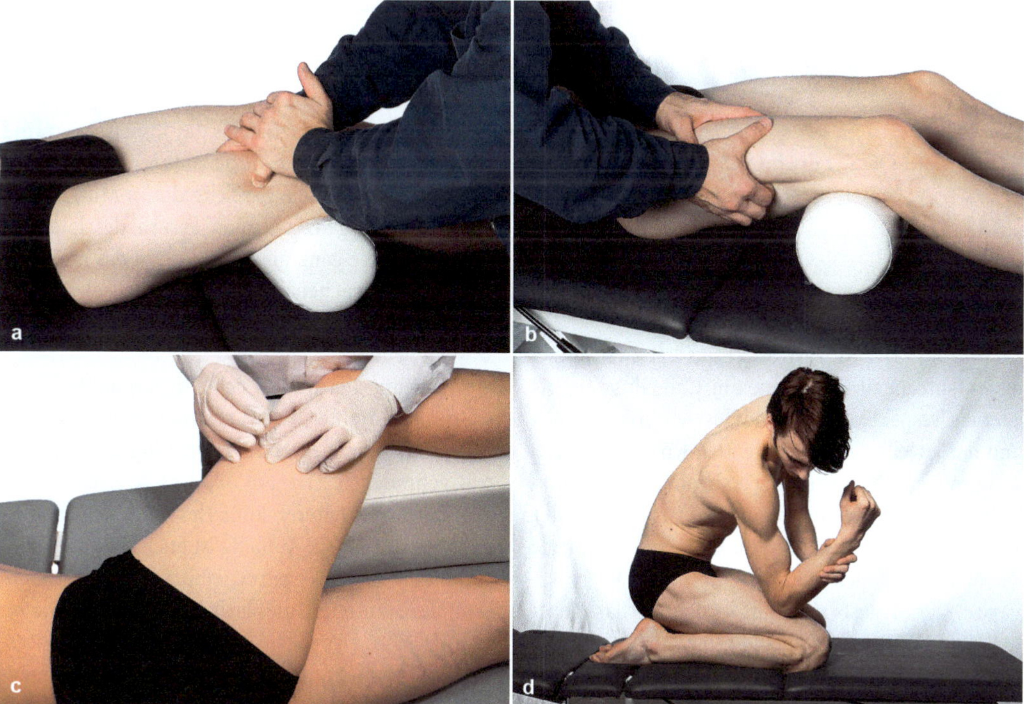

Abb. 6.78 a) Technik I/II, b) Technik IV dorsal am vastus lateralis, (c) Dry Needling von medial, d) Selbstbehandlung [V785]

6.27.8 Selbstbehandlung

Als Selbstbehandlung wird eine mit dem Ellenbogen ausgeführte Technik I und III empfohlen. Optimalerweise kniet der Patient, damit der M. quadriceps aus vorgedehnter Position behandelt werden kann (➤ Abb. 6.78d). Alternativ kann die Selbstbehandlung auch auf einem Stuhl sitzend durchgeführt werden.

PRAKTISCHE HINWEISE

- Triggerpunkte im M. vastus lateralis sind am häufigsten für laterale Oberschenkelschmerzen verantwortlich.
- Landmarken:
  - M. tensor fascia latae
  - M. rectus femoris
  - M. biceps femoris
  - Tractus iliotibialis
  - Patella (lateraler Rand)
- Potenzielle Gefahrenzonen beim Dry Needling:
  - Kniegelenk
  - N. cutaneus femoris lateralis
- Wichtigste Differenzialdiagnosen:
  - Bursitis trochanterica
  - Tractus-iliotibialis-Syndrom
  - Entrapment des N. cutaneus femoris lateralis

6.28 M. gastrocnemius

6.28.1 Anatomie, Lage und Innervation

Anatomie Der M. gastrocnemius hat zwei Köpfe, die entsprechend ihrer Lage am Condylus femoris lateralis respektive am Condylus femoris medialis und der jeweils darunterliegenden Kniegelenkskapsel ansetzen. Distal vereinigen sich die beiden Muskelbäuche mit einem gemeinsamen Ansatz an der Tendo calcanea (Achillessehne), die an die dorsale Fläche des Kalkaneus zieht (➤ Abb. 6.79).

Lage Der M. gastrocnemius ist der oberflächlichste Wadenmuskel, dessen beide Muskelbäuche deutlich zu erkennen sind. Ganz proximal liegt er zwischen den Sehnen der Mm. semimembranosus/semitendinosus und biceps femoris.

Innervation Der M. gastrocnemius wird vom N. tibialis (S1–S2) versorgt.

6.28.2 Funktion und funktionelle Einheit

Als zweigelenkiger Muskel hat der M. gastrocnemius sowohl Einfluss auf das Kniegelenk als auch auf das Fußgelenk. Seine Hauptfunktion im Kniegelenk ist eher die Stabilisation als die Knieflexion. Funktionell wirkt er im Fußgelenk als Plantarflexor. Beim langsamen aufrechten Gang ist der M. gastrocnemius aber nur geringfügig aktiv. Je mehr Vorneigung des Körpers besteht, desto aktiver wird er. In diesem Sinne ist der Gastrocnemius wichtig, um das Gleichgewicht des Körpers in der Vertikalen zu halten.

Die Mm. gastrocnemius und soleus sind zusammen die wichtigsten Plantarflexoren des Fußes.

6.28.3 Untersuchung, Palpation und Landmarken

Ein großer Anteil der Muskelbäuche des M. gastrocnemius lässt sich im entspannten Zustand fast immer mittels Pinzettengriff untersuchen, wobei der mediale Muskelbauch meist etwas leichter zu fassen ist als der laterale. Dazu muss das Knie flektiert und der Fuß etwas in Dorsalextension eingestellt sein. Um aber wirklich alle Bereiche dieses Muskels, im Speziellen die ganz lateralen Fasern des lateralen Kopfes und die ganz medialen Fasern des medialen Kopfes, untersuchen zu können, ist zusätzlich die flache **Palpation** mit mehr Vordehnung des Muskels notwendig.

Am häufigsten finden sich Triggerpunkte in der proximalen Hälfte des M. gastrocnemius. Es empfiehlt sich aber, den Hartspannsträngen der proximal gefundenen Triggerpunkte nach distal zu folgen, um nach weiteren klinisch relevanten Triggerpunkten zu suchen. Auffällig ist auch, dass die Triggerpunkte im M. gastrocnemius oft als größere Komplexe auftreten, die als dicke, verhärtete Knoten spürbar sind. Der lokale Schmerz sollte den Untersucher aber nicht davon abhalten, die Kompression auf dem gefundenen Punkt mehrere Sekunden aufrechtzuerhalten, um dem Patienten die Möglichkeit

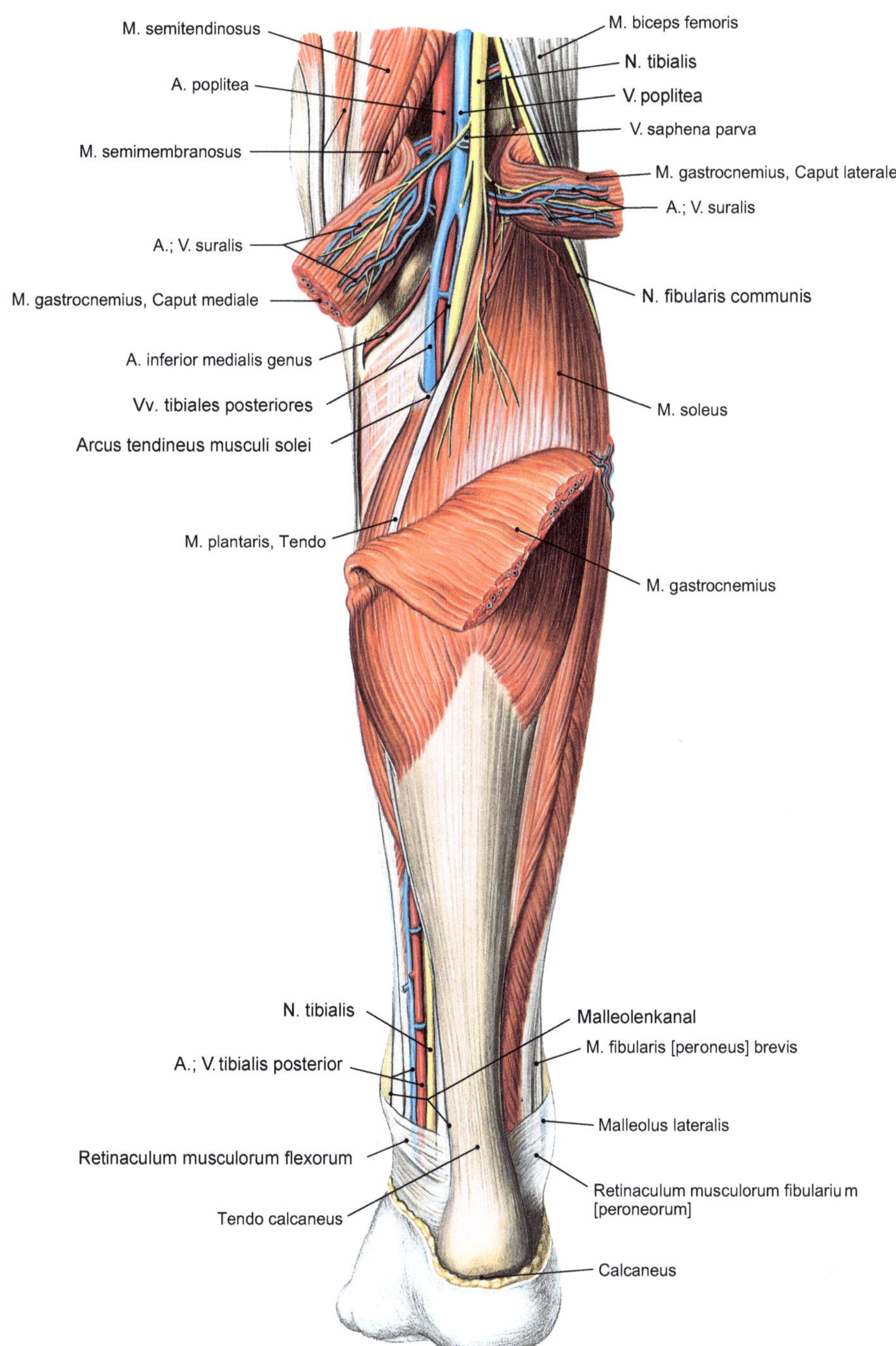

Abb. 6.79 Regio cruris posterior mit Gefäßen und Nerven der Kniekehle, Fossa poplitea und des Unterschenkels [L127]

zu geben, eine allfällige Ausstrahlung aus dem Triggerpunkt überhaupt wahrnehmen zu können. Grundsätzlich ist dieser oberflächliche Muskel sehr einfach aufzufinden. Zur Orientierung, vor allem für die proximalen Anteile, dienen zusätzlich die Sehnen der Hamstrings, die unmittelbar lateral der Ursprünge des M. gastrocnemius verlaufen. Als distale **Landmarke** dient die Achillessehne.

6.28.4 Aktivierung und Aufrechterhaltung von Triggerpunkten

Mechanische Überlastung oder anhaltende Kontraktion bei verkürztem Muskel sowie längere Immobilisation gehören zu den wichtigsten auslösenden Faktoren von Triggerpunkten im M. gastrocnemius. Zu den mechanischen Überlastungen gehören unter anderem längere Wanderungen auf unebenem und weichem Untergrund, wie z. B. Sandstränden, oder auch Klettertouren, in untrainiertem Zustand.

Unterhaltend wirken Situationen, welche die Durchblutung des Muskels beeinträchtigen, wie z. B. zu enge Gummibündchen von Kniestrümpfen oder zu straff gebundene Schnürstiefel. Auch hohe Absätze und ständige Unterkühlung der Waden können zu den unterhaltenden Faktoren gezählt werden.

6.28.5 Symptome

Sogar latente Triggerpunkte im M. gastrocnemius können Krämpfe und tief liegende krampfartige Schmerzen in der Wadenmuskulatur auslösen. Solche Krämpfe treten häufig auch nachts auf, wenn durch eine plantarflektierte Fußstellung der Muskel angenähert ist.

Das Ausstrahlungsmuster von aktiven Triggerpunkten reicht sowohl nach proximal bis über die Kniekehle in den Bereich der Hamstrings als auch über die Achillessehne bis in die Fußsohle (➤ Abb. 6.80). Wenn der M. gastrocnemius eine größere An-

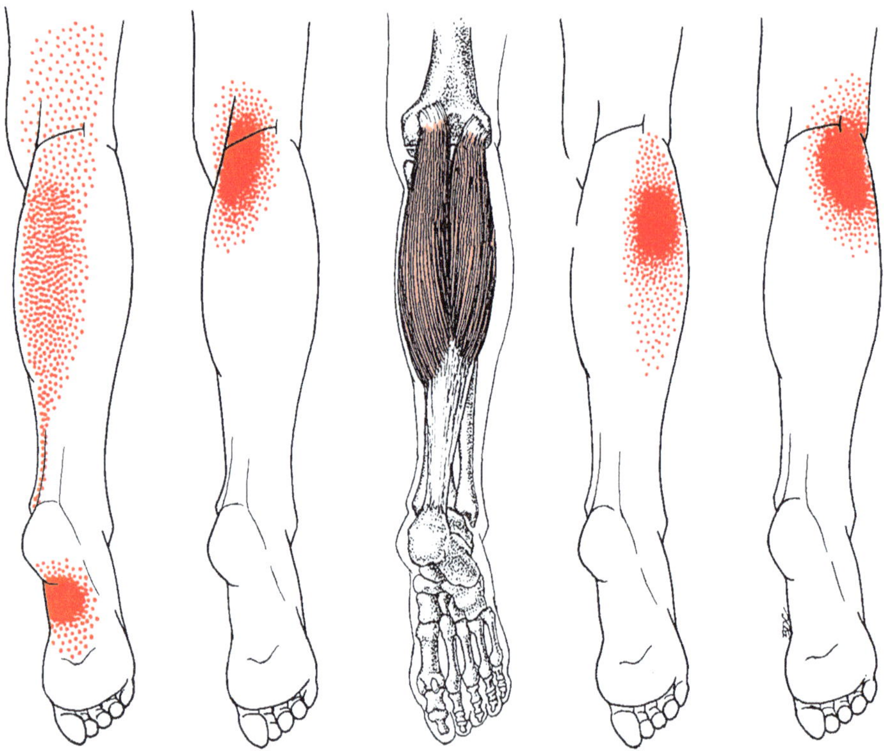

Abb. 6.80 Symptommuster, hervorgerufen durch Triggerpunkte im M. gastrocnemius [G100]

zahl Triggerpunkte birgt, dann kann dies neben den Ausstrahlungen in die Achillessehne auch eine mechanische Einwirkung auf die Sehne und den Sehnenansatz haben, was schließlich zu einer Tendinopathie oder Enthesopathie führen kann.

Die ins Knie ausstrahlenden Schmerzen treten meistens während Belastungen wie Wandern oder Bergauffahren mit dem Fahrrad auf. Differenzialdiagnostisch sollten neben radikulären Ursachen eine Fasciitis plantaris oder eine Thrombophlebitis ausgeschlossen werden. Triggerpunkte im M. gastrocnemius sind selten Ursache von Schwäche oder Bewegungseinschränkungen.

6.28.6 Manuelle Triggerpunkttherapie

Auch wenn sich der M. gastrocnemius gut in den Pinzettengriff nehmen lässt, ist dieser Griff für die manuelle Behandlung den meisten Therapeuten zu anstrengend. Nachdem ein Triggerpunkt mittels Pinzettengriff palpiert und identifiziert worden ist, soll der Muskel für die manuelle Triggerpunkttherapie mit leichter Vordehnung so eingestellt werden, dass er unter der ischämischen Kompression der Technik I und während der lokalen Dehnung bei der Technik II nicht ständig wegrutscht. Der Fuß des Patienten kann zu diesem Zweck am Bein des Therapeuten abgestützt werden. Die Technik III kann aus

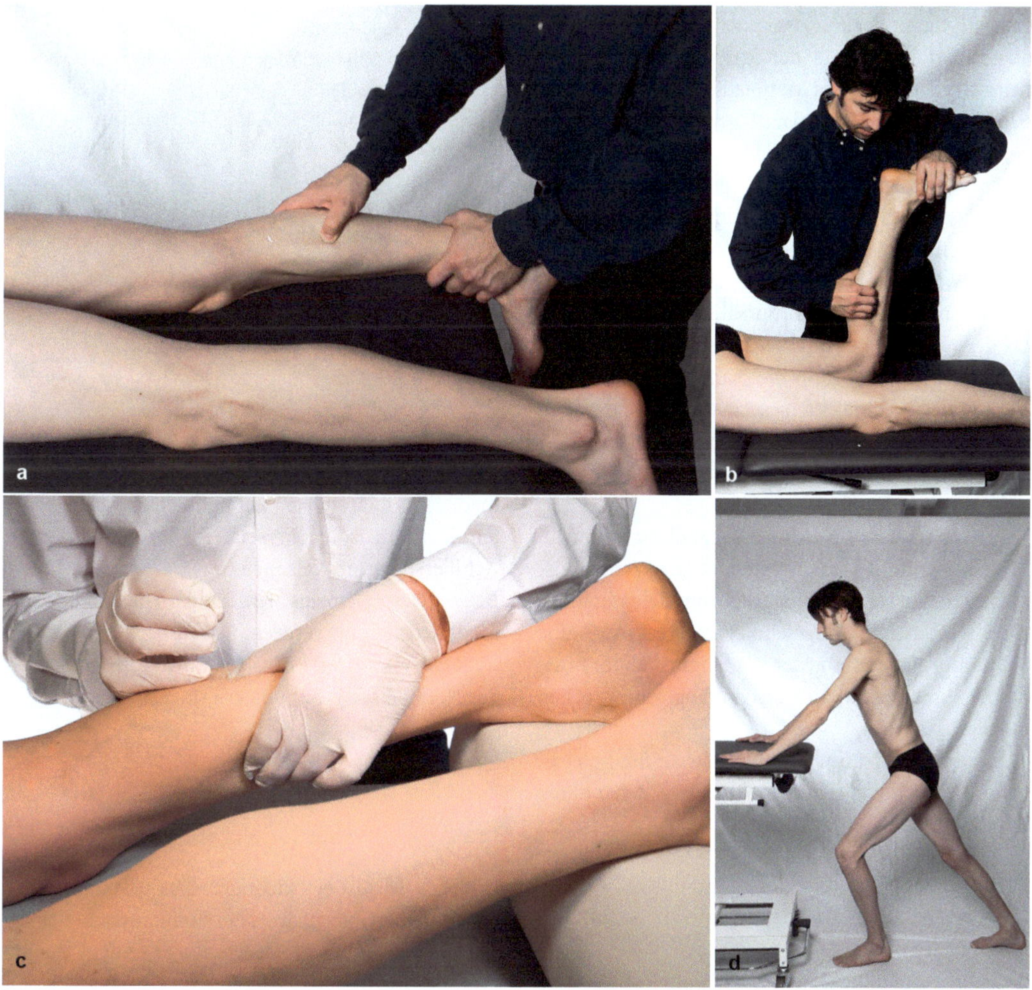

Abb. 6.81 a) Technik I/II, b) Technik III, c) Dry Needling des medialen Muskelbauchs im Pinzettengriff, d) Selbstdehnung [V785]

der gleichen Stellung angewendet werden und wird von distal nach proximal ausgeführt (➤ Abb. 6.81a, b). Für die Technik IV, die unter anderem die intermuskuläre Mobilität zwischen den Mm. gastrocnemius und soleus verbessern soll, muss der M. gastrocnemius ähnlich wie in ➤ Abb. 6.81b (M. soleus) durch vermehrte Knieflexion und Plantarflexion angenähert werden.

6.28.7 Dry Needling

Nach Möglichkeit soll versucht werden, für das Dry Needling den M. gastrocnemius von den darunterliegenden Nerven und Gefäßen abzuheben. Der Patient wird dafür mit etwas Kniebeugung und Plantarflexion gelagert, damit der M. gastrocnemius entspannt und angenähert ist, z.B. in der Seitenlage (ähnlich wie beim Dry Needling des M. tibialis posterior; ➤ Kap. 6.30.6) oder in der Bauchlage (➤ Abb. 6.81c).

Kann ein einzelner Muskelbauch des M. gastrocnemius in den Pinzettengriff genommen werden, dann lässt sich das Dry Needling, ohne Gefahr zu laufen, eine Arterie oder einen Nerv zu treffen, sicher anwenden. Ist der Pinzettengriff nicht anwendbar, dann kann auch von dorsal gestochen werden. Da der N. tibialis praktisch in der Mitte des Unterschenkels verläuft, kann die Nadel zwar über dem Verlauf des N. tibialis angesetzt werden, die Nadelspitze darf dann aber nur in lateraler oder medialer Richtung geführt werden, jedoch nie direkt nach ventral gegen den Nerv.

Für die erste Dry-Needling-Behandlung empfiehlt es sich, nur statisch zu arbeiten, da die Wadenmuskulatur nicht selten mit starken muskelkaterähnlichen Nachbehandlungsschmerzen reagiert. Eine beidseitige Behandlung der Wadenmuskulatur muss deshalb mit dem Patienten vorgängig besprochen werden.

Sollten sich Krampfadern im Behandlungsgebiet befinden, wird von einer Dry-Needling-Behandlung abgeraten.

6.28.8 Selbstbehandlung

Als Selbstbehandlung wird eine gezielte Dehnung des M. gastrocnemius empfohlen, bei der darauf geachtet werden muss, dass das Kniegelenk extendiert ist (➤ Abb. 6.81d).

PRAKTISCHE HINWEISE

- Triggerpunkte im M. gastrocnemius sind häufig für Wadenkrämpfe und lokale Muskelschmerzen verantwortlich.
- Landmarken:
  - M. gastrocnemius
  - Caput fibulae
  - Achillessehne
  - Kalkaneus
- Potenzielle Gefahrenzonen beim Dry Needling:
  - N. tibialis
  - N. fibularis communis
  - A. + V. tibialis posterior
  - A. + V. fibularis
  - N. suralis
  - Krampfadern
- Wichtigste Differenzialdiagnosen:
  - Fasciitis plantaris
  - Thrombophlebitis
  - Radikulopathie S1

6.29 M. soleus

6.29.1 Anatomie, Lage und Innervation

Anatomie Der M. soleus hat seinen Ursprung am medialen Tibiarand, am Caput fibulae und am Arcus tendineus m. solei. Er setzt in der gemeinsamen Achillessehne am Kalkaneus an.

Lage Der M. soleus wird dorsal vollständig vom M. gastrocnemius verdeckt (➤ Abb. 6.82).

Innervation Der M. soleus wird von einem Ast des N. tibialis (S1–S2) innerviert.

6.29.2 Funktion und funktionelle Einheit

Der M. soleus ist ein wichtiger Plantarflexor des Fußes. Er gilt zudem auch als ein supinatorischer Hilfsmuskel des Fußes. Im Gegensatz zu seinem Hauptsynergisten, dem M. gastrocnemius, spielt die Kniestellung keine Rolle in Bezug auf seine Funktion. Der

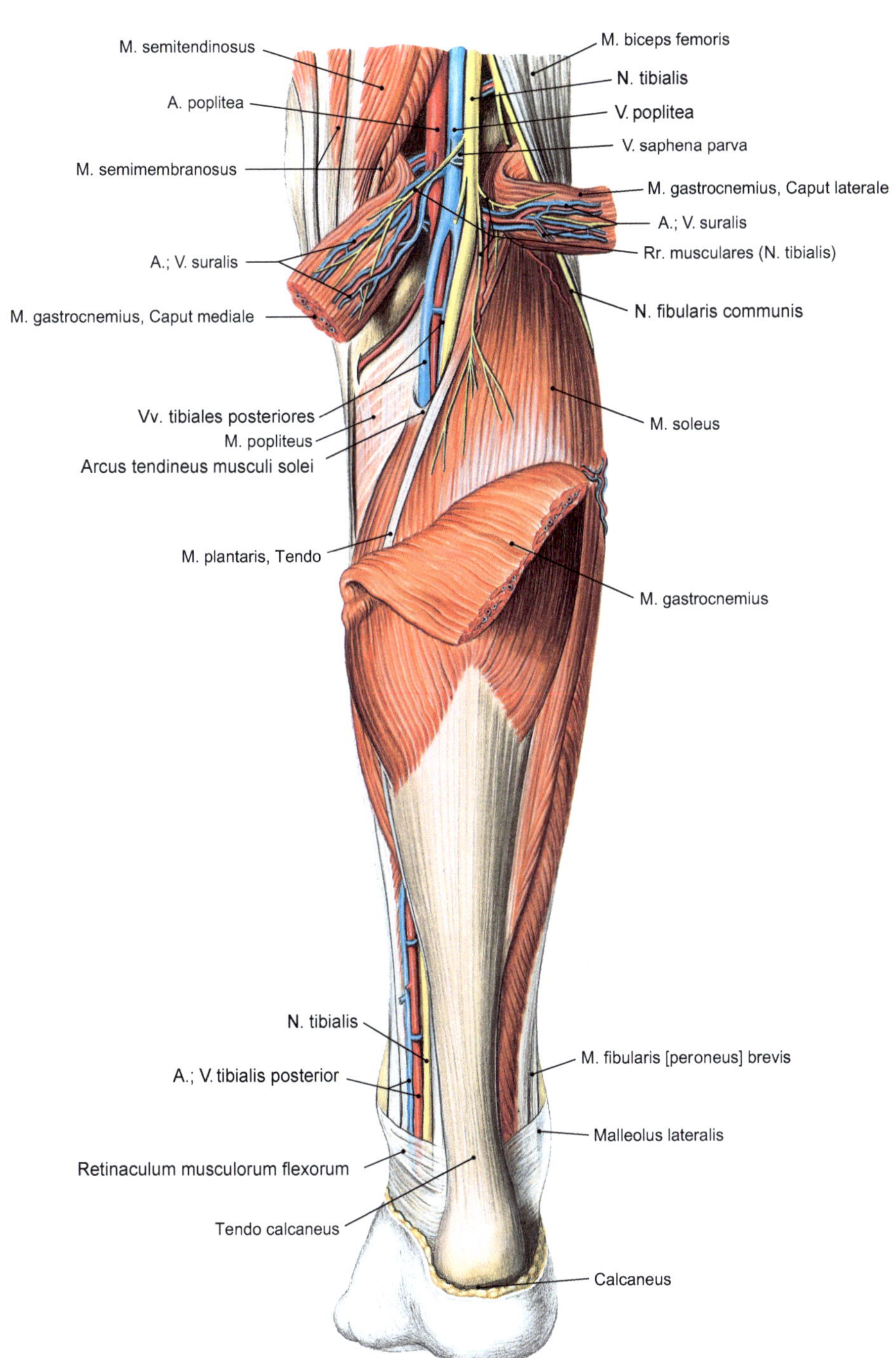

Abb. 6.82 Regio cruris posterior mit Gefäßen und Nerven der Kniekehle, Fossa poplitea und des Unterschenkels [L127]

M. soleus ist ein ausdauernder Muskel, der sowohl konzentrisch als auch exzentrisch intensiv gefordert wird. Zunächst ist er für das Abstoßen beim Gehen mitverantwortlich, hilft aber auch, beim Stehen die Stellung der Tibia auf dem Talus zu stabilisieren, so muss er z. B. bei einer Kniebeuge die Bewegung exzentrisch bremsen.

6.29.3 Untersuchung, Palpation und Landmarken

Triggerpunkte im M. soleus sind häufig über den ganzen Muskel verteilt und müssen zu einem großen Teil durch den darüberliegenden M. gastrocnemius palpiert werden.

Da sich der M. gastrocnemius gut abheben lässt, können die Triggerpunkte, die sich lateral oder medial im M. soleus befinden, gut ertastet werden. Dazu eignet sich die Bauchlage mit einer Lagerungsrolle unter den Füßen, damit über die so erreichte Kniebeugung der M. gastrocnemius angenähert wird. Der M. soleus lässt sich (mit ausreichend großen Händen, um den M. gastrocnemius zu umgreifen) gut in einen Zangengriff nehmen und so isoliert untersuchen. Diese etwas Kräfte raubende Untersuchung empfiehlt sich vor allem dann, wenn zuerst durch den M. gastrocnemius palpiert worden ist und Gewissheit über die Lokalisation des Triggerpunktes gesucht wird. Um zu differenzieren, in welchem dieser beiden Muskeln aktive Triggerpunkte liegen, eignet sich auch eine selektive Dehnung über Plantarflexion bei gleichzeitig leicht flektiertem Knie, bei der der M. gastrocnemius nicht unter Spannung gebracht wird.

Als wichtigste **Landmarken** dienen der leicht identifizierbare, zweiköpfige M. gastrocnemius und die Achillessehne. Proximal am lateralen Unterschenkel orientiert man sich am Fibulaköpfchen, um die Höhe des Muskelursprungs bestimmen zu können.

6.29.4 Aktivierung und Aufrechterhaltung von Triggerpunkten

Überlastungen, wie sie zum Beispiel bei Fehltritten oder beim Landen nach einem hohen Sprung vorkommen können, spielen ebenso eine Rolle bei der Entstehung von aktiven Triggerpunkten, wie direkte Traumen, wie sie beim Fußball zu beobachten sind. Häufige Ursache für die Beschwerden im M. soleus sind sowohl intensive konzentrische Belastungen, z. B. beim kräftigen Abstoßen bei einem Sprint, als auch exzentrische Überlastungen beim Joggen. Unflexible Schuhsohlen, die ein physiologisches Abrollen des Fußes nicht zulassen, können genauso an der Überlastungsproblematik beteiligt sein, wie ein schlechtes Sohlenprofil, das beim schnellen Gehen keinen Halt bietet. Triggerpunkte im M. soleus können eine Tendinopathie oder Enthesopathie an der Achillessehne zur Folge haben.

6.29.5 Symptome

Triggerpunkte im M. soleus strahlen sehr häufig bis in die Ferse aus. Dies kann sogar so weit führen, dass der Patient einen deutlichen Druckschmerz verspürt, der ihn daran hindert, beim Stehen oder Gehen die Ferse zu belasten. Schonhaltungen und Ausweichbewegungen, die daraus entstehen können, führen wiederum zu einer zusätzlichen Überlastung des M. soleus, aber auch der restlichen Wadenmuskulatur.

Schmerzen an der Achillessehne, die ihren Ursprung im M. soleus haben, werden eher medial an der Sehne beschrieben (➤ Abb. 6.83a). Eine Druckdolenz an der Sehne selbst ist nicht zwingend zu finden. Triggerpunkte im M. soleus können auch Ursache eines sog. Shin Splint sein.

Häufig beschreibt der Patient einen tief im Muskel liegenden, dumpfen Schmerz, der relativ einfach zu identifizieren ist (➤ Abb. 6.83b). Krampfartige Schmerzen in der Wade sind eher dem M. gastrocnemius zuzuordnen.

Eher selten, aber wichtig zu erkennen sind Schmerzen, die im sakroiliakalen Gelenk empfunden werden (➤ Abb. 6.83c). Ein Hinweis auf dieses Phänomen kann sein, dass der Schmerz beim Tragen von hohen Absätzen (und gleichzeitiger Annäherung des M. soleus) geringer ist als bei flachen Schuhen, wo der Muskel vermehrt unter Dehnstress steht. Auch hier sind eine Fasciitis plantaris, eine Thrombophlebitis oder Radikulopathien differenzialdiagnostisch auszuschließen.

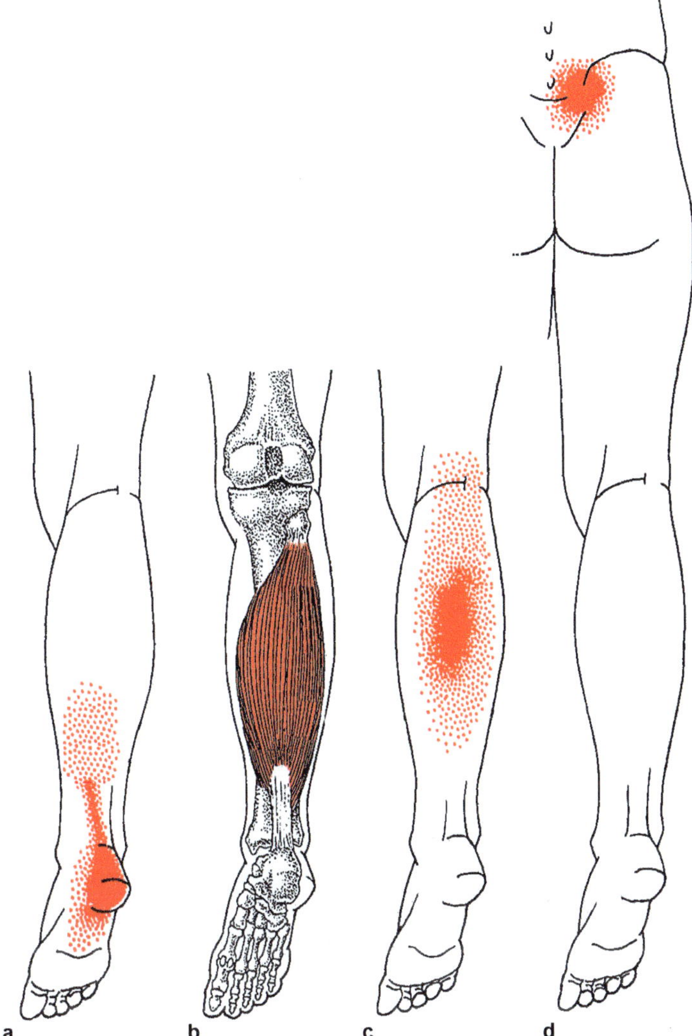

Abb. 6.83 Symptommuster, hervorgerufen durch Triggerpunkte im M. soleus [G100]

6.29.6 Manuelle Triggerpunkttherapie

Die manuelle Triggerpunkttherapie ist besonders bei der Wadenmuskulatur als Erstbehandlung geeigneter als das Dry Needling, das in der Regel einen deutlich unangenehmeren und länger anhaltenden Nachbehandlungsschmerz mit sich bringt. Der M. soleus kann sowohl von der Seite als auch von dorsal behandelt werden. Nachdem die Druckempfindlichkeit geprüft wurde, kann die Technik I mithilfe eines Triggerhölzchens angewendet werden. Gleichzeitig führt der Patient kleine Plantarflexions- und Dorsalextensions-Bewegungen aus. Für die Techniken II (➤ Abb. 6.84a) und III kann der Muskel über ein wenig Dorsalextension in eine leichte Vordehnung gebracht werden. Die Technik IV verlangt etwas mehr Knieflexion, damit die Finger leichter zwischen die Mm. gastrocnemius und soleus kommen (➤ Abb. 6.84b). Unter assistiv geführter Knieflexion und -extension werden die Finger immer tiefer zwischen die Muskeln geschoben. Wenn

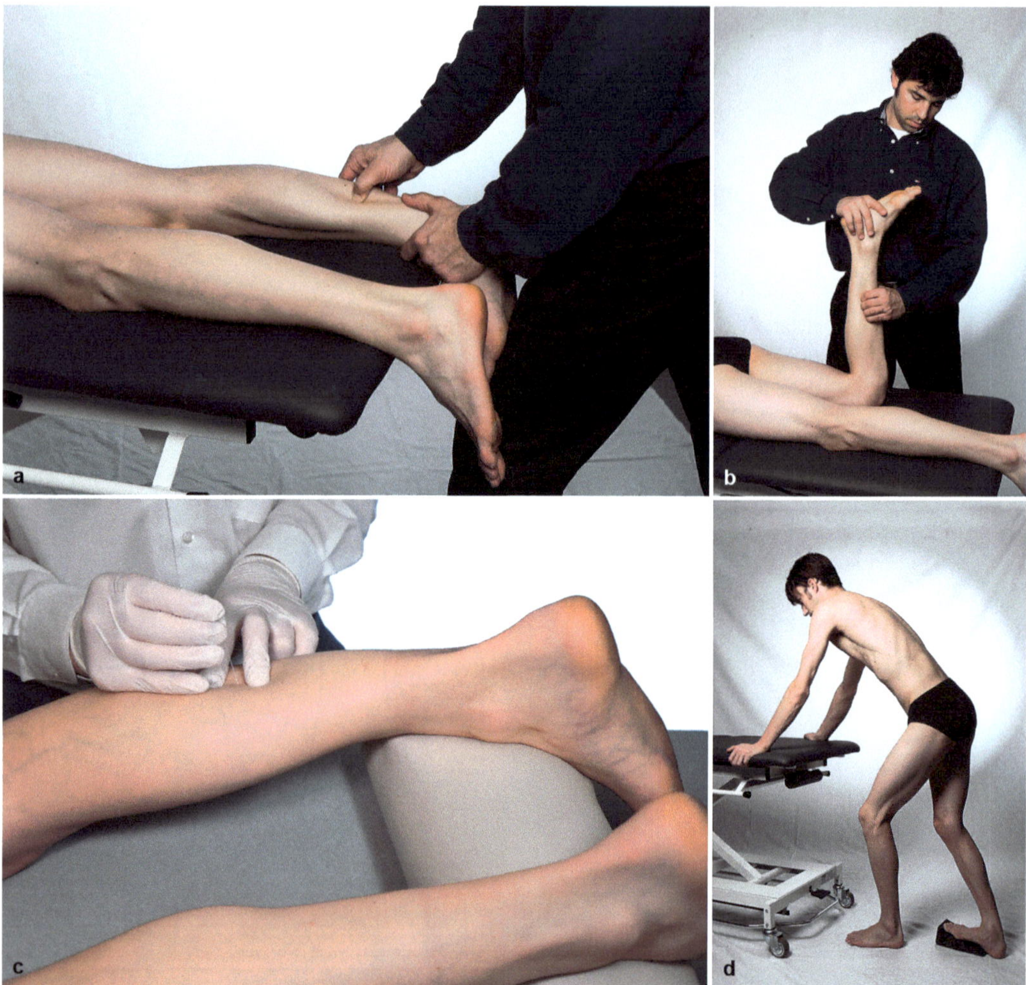

Abb. 6.84 a) Technik I/II, b) Zugang für die Technik IV bei entspannter Wadenmuskulatur, c) Dry Needling von lateral, d) Selbstdehnung [V785]

eine gewisse Tiefe erreicht ist, kann versucht werden, das Knie langsam zu extendieren, sodass der M. gastrocnemius regelrecht über die Finger gespannt wird.

6.29.7 Dry Needling

Nach Möglichkeit soll für das Dry Needling der M. soleus von den darunterliegenden Nerven und Gefäßen abgehoben werden. Dazu muss der Patient so gelagert werden, dass das Knie etwas gebeugt und der Fuß in Plantarflexion eingestellt ist, damit der M. gastrocnemius und auch der M. soleus entspannt und angenähert sind. Das ist einerseits in der Seitenlage möglich (ähnlich wie beim Dry Needling des M. tibialis posterior; ➤ Kap. 6.30.6) oder wie abgebildet in der Bauchlage (➤ Abb. 6.84c).

Wird der Muskel mithilfe des Pinzettengriffs behandelt, dann muss die Nadel dorsal der Nerven und Gefäße entweder von medial nach lateral oder von lateral nach medial geführt werden. Ist der Pinzettengriff nicht anwendbar, dann kann auch von dorsal gestochen werden. Da der N. tibialis praktisch in der Mitte des Unterschenkels verläuft, kann die Nadel zwar über dem Verlauf des N. tibialis angesetzt werden, die Nadelspitze darf dann aber nur in lateraler oder medialer Richtung geführt werden und nie direkt nach ventral. Dabei ist zu beachten, dass der Verlauf des N. tibialis und der A. tibialis posterior im unteren Viertel des Unterschenkels nach medial führt.

Für die erste Dry-Needling-Behandlung empfiehlt es sich, nur statisch zu arbeiten, da der M. soleus nicht selten mit starken muskelkaterähnlichen Nachbehandlungsschmerzen reagiert. Aus diesem Grund ist auch eine beidseitige Behandlung der Wadenmuskulatur gut zu überdenken. Befinden sich Krampfadern im Behandlungsgebiet, wird von einer Dry-Needling-Behandlung abgeraten.

6.29.8 Selbstbehandlung

Als Selbstbehandlung wird eine gezielte Selbstdehnung des M. soleus empfohlen (➤ Abb. 6.84d).

PRAKTISCHE HINWEISE

- Triggerpunkte im M. soleus sind meistens für tiefe Wadenschmerzen und Fersenschmerzen verantwortlich.
- Landmarken:
  - M. gastrocnemius
  - Caput fibulae
  - Achillessehne
  - Kalkaneus
- Potenzielle Gefahrenzonen beim Dry Needling:
  - N. tibialis
  - N. fibularis communis
  - A. + V. tibialis posterior
  - A. + V. fibularis
  - N. suralis
  - Krampfadern
- Wichtigste Differenzialdiagnosen:
  - Fasciitis plantaris
  - Thrombophlebitis
  - Radikulopathie S1

6.30 M. tibialis posterior

6.30.1 Anatomie, Lage und Innervation

Anatomie Der M. tibialis posterior setzt proximal vorwiegend an der Membrana interossea und an der medialen Fläche der Fibula an. Zudem verfügt er über Ansatzstellen am posterioren Tibiaschaft sowie an der tiefen Fascia transversa und den Septa intermuscularia der anliegenden Muskeln. Im unteren Viertel des Unterschenkels verläuft die Sehne des Muskels nach medial, um dann unterhalb des Retinaculum mm. flexorum an den Plantarflächen der meisten Knochen des Fußgewölbes zu inserieren.

Lage Der M. tibialis posterior liegt dorsal der Membrana interossea, ventral des M. soleus sowie zwischen den Mm. extensor digitorum longus und extensor hallucis longus und ist somit der tiefste Wadenmuskel (➤ Abb. 6.85). Er lässt sich nur indirekt palpieren.

Innervation Innerviert wird der M. tibialis posterior vom N. tibialis (L5–S1).

6.30.2 Funktion und funktionelle Einheit

Der M. tibialis ist einerseits an der Plantarflexion und Supination des Fußes beteiligt und unterstützt andererseits maßgeblich das Fußgewölbe, umso mehr, wenn schwere Lasten getragen werden. Ebenso hilft er mit, das Körpergewicht auf die Außenkante des Fußes zu verlagern. Durch seine supinatorische Wirkung verhindert der M. tibialis posterior eine übermäßige Pronation des Fußes. Zusammen mit dem M. peroneus longus bildet er den sog. Steigbügel. Die Mm. peroneii sind demzufolge seine Hauptantagonisten.

6.30.3 Untersuchung, Palpation und Landmarken

Triggerpunkte im M. tibialis posterior befinden sich meistens im oberen Drittel des Unterschenkels. Die Palpation gestaltet sich insofern schwierig, da es keinen direkten Zugang zu diesem Muskel gibt.

Bei der **Palpation** von dorsal wird versucht, zwischen den beiden Köpfen des M. gastrocnemius und durch den M. soleus hindurch palpatorischen Druck auf den M. tibialis posterior auszuüben. Dazu ist es zweckmäßig, den M. gastrocnemius über Knieflexion etwas anzunähern. Der Fuß sollte ebenfalls entspannt in leichter Plantarflexion gelagert sein. Um den Schmerz, der bei der Palpation ausgelöst wird, besser zuordnen zu können, sollen die Mm. gastro-

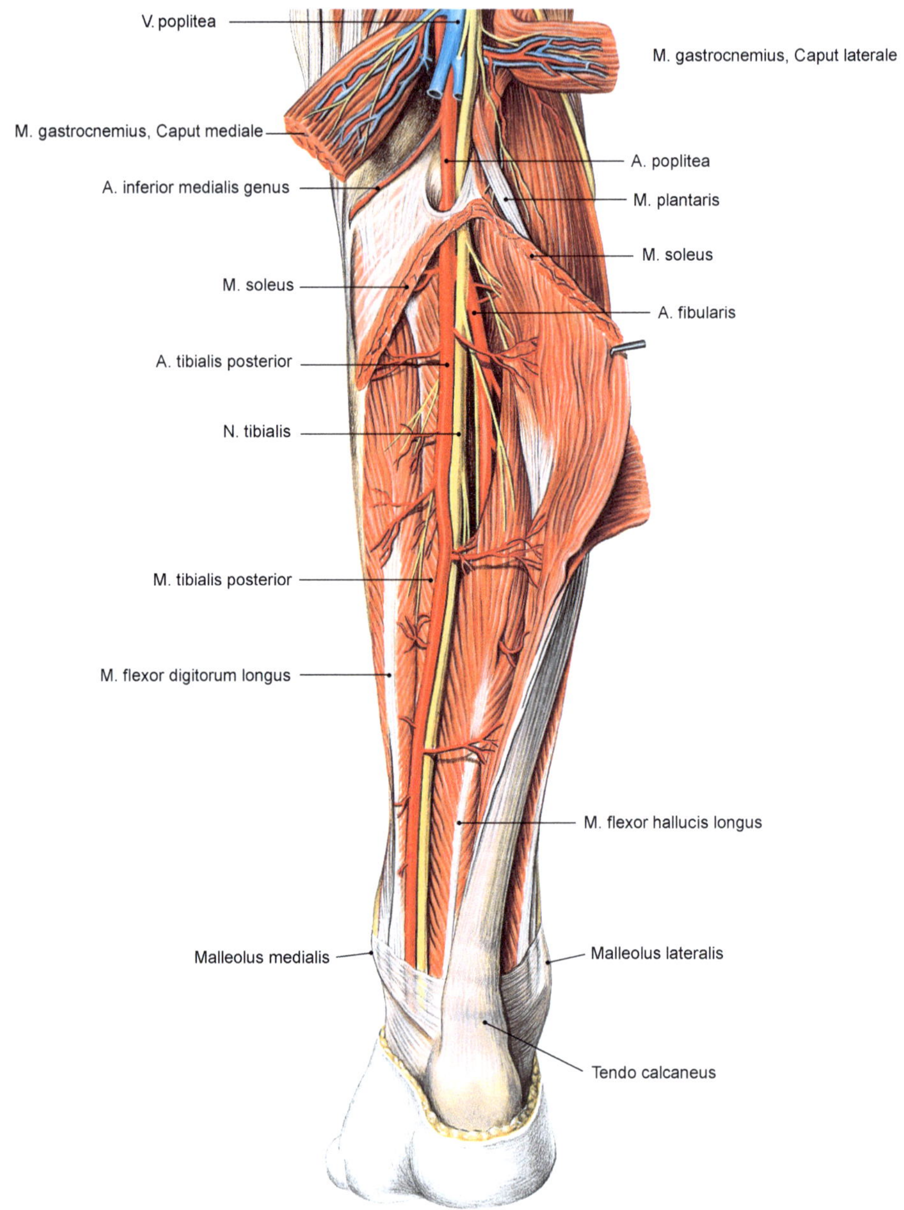

Abb. 6.85 Regio cruris posterior, tiefe Schicht mit Nerven und Arterien des Unterschenkels [L127]

cnemius und soleus mittels des Pinzettengriffs ebenfalls palpiert werden, um deren Beteiligung an den Beschwerden ein – respektive ausschließen zu können.

Eine weitere indirekte Palpationsmöglichkeit bietet sich von medial, zwischen der Tibia und dem M. soleus, durch den M. flexor digitorum. Dazu soll der Patient mit angewinkeltem Knie auf der betroffenen Seite liegen, der Palpationsdruck erfolgt von medial nach lateral. Erst wenn so eine gewisse Tiefe erreicht wurde, soll entlang des Muskels nach kaudal oder kranial nach den Triggerpunkten und dem typischen ausstrahlenden Schmerz gesucht werden. Die wichtigsten **Landmarken,** um diesen Muskel zu lokalisieren, sind die mediale Tibiakante im oberen Drittel des Unterschenkels, der leicht abzuhebende, zweiköpfige M. gastrocnemius und der darunterliegende M. soleus.

6.30.4 Aktivierung und Aufrechterhaltung von Triggerpunkten

Joggen und schnelles Laufen, speziell auf unebenem Gelände oder auch mit Schuhen, die den Fuß schlecht stabilisieren, begünstigen die Entstehung von Triggerpunkten. Eine übermäßige Pronationsstellung des Fußes, wie dies z. B. bei einem hypermobilen Mittelfuß der Fall sein kann, trägt ebenfalls zu einer Überlastung des M. tibialis posterior bei. Schonhaltungen, die den Vorfuß belasten, wie sie bei einer schmerzenden Ferse zu beobachten sind, führen häufig zu einer Überlastung des M. tibialis posterior und der restlichen Wadenmuskulatur.

6.30.5 Symptome

Triggerpunkte im M. tibialis posterior strahlen klassischerweise in den Bereich der Achillessehne aus (➤ Abb. 6.86). Sehr häufig betroffen ist die Region unmittelbar oberhalb der Ferse. Diese Schmerzen treten im frühen Stadium erst nach einer längeren Belastung, wie z. B. nach einer Stunde Joggen, auf. Die Achillessehne selbst ist dabei meistens noch nicht druckdolent. Je akuter die Beschwerden sind, desto weniger Belastung braucht es, um sie auszulösen. Eine Schmerzprovokation kann dann auch

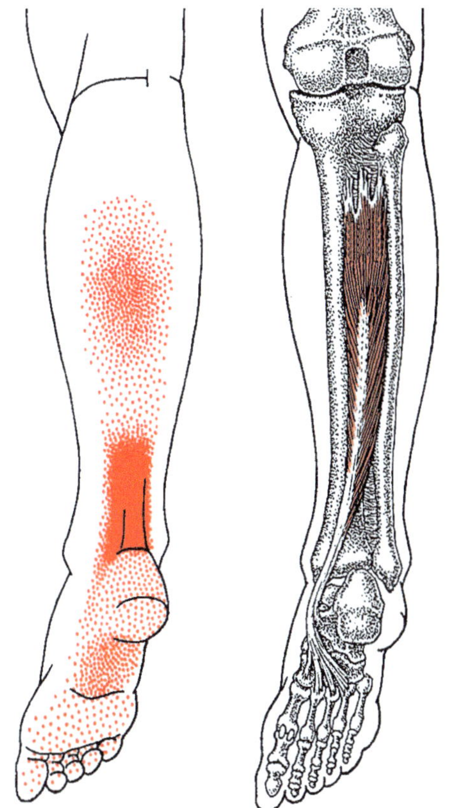

Abb. 6.86 Symptommuster, hervorgerufen durch Triggerpunkte im M. tibialis posterior [G100]

schon beim Zehenstand oder bei einer Dehnung des Muskels auftreten.

Im chronischen Zustand sind die Mm. gastrocnemius und soleus oft mitbetroffen, begleitet von einer druckdolenten Achillessehne. Weitere Ausstrahlungen innerhalb der Wade selbst und in die Fußsohle gehören ebenfalls ins typische Muster, das von Triggerpunkten des M. tibialis posterior verursacht wird. Neben einer Achillodynie ist eine Morton-Neuralgie differenzialdiagnostisch auszuschließen.

6.30.6 Manuelle Triggerpunkttherapie

Triggerpunkte im M. tibialis posterior können von dorsal durch die Mm. gastrocnemius und soleus behandelt werden oder analog zum Dry Needling von medial her. Die Wadenmuskulatur soll möglichst entspannt und angenähert sein. Für die Technik I kann ein Triggerhölzchen verwendet werden (➤ Abb. 6.87a). Es ist zu empfehlen, den Druck gegen den M. tibialis posterior sehr langsam aufzubauen, um eine reaktive Schutzspannung der darüberliegenden Muskeln nach Möglichkeit zu verhindern. Die Technik II wird nach proximal ausgeführt. Damit der notwendige Druck bei dieser intramuskulären Technik den M. tibialis posterior überhaupt erreichen kann, sollte die Vorspannung der darüberliegenden Muskeln eher gering sein. Die Technik III findet auch bei diesem Muskel Anwendung, selbst wenn seine Faszie nicht direkt behandelt werden kann (➤ Abb. 6.87b). Der detonisierende, entspannende Effekt, den diese Faszientechnik auf die gesamte Wadenmuskulatur hat, ist grundsätzlich sowohl nach der manuellen Triggerpunkttherapie als auch nach dem Dry Needling wohltuend. Um den Muskel von medial besser erreichen zu können, kann vorgängig die Technik IV zwischen Tibia und M. soleus angewendet werden. Da bei diesem tiefliegenden Muskel mit relativ viel Druck gearbeitet werden muss, besteht eine erhöhte Gefahr einer Gefäßverletzung.

6.30.7 Dry Needling

Bei der geeignetsten Variante, um den M. tibialis posterior mittels Dry Needling zu behandeln, liegt der Patient auf der betroffenen Seite. Das obere Bein ist angewinkelt und liegt ventral (➤ Abb. 6.87c). Die Strukturen, die mit der Nadel nicht getroffen werden sollten, sind die Aa. und Vv. tibialis posterior und fibularis sowie der N. tibialis. Diese liegen unmittelbar dorsal auf dem M. tibialis posterior. Deshalb soll die Nadel auf der Höhe des identifizierten Triggerpunktes zuerst von dorsal gegen die Tibia

6

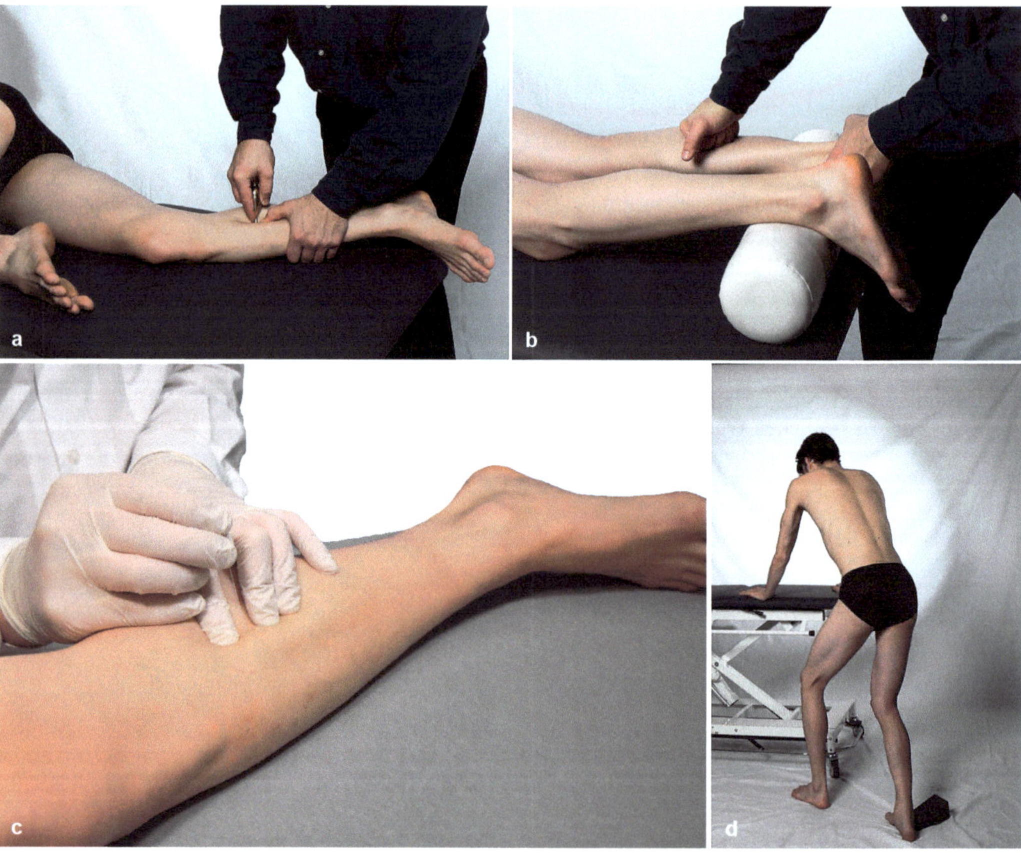

Abb. 6.87 a) Technik I, b) Technik III, c) Dry Needling von medial, d) Selbstdehnung [V785]

geführt werden, bis Knochenkontakt besteht. Danach wird die Nadel wenig zurückgezogen, die Richtung etwas nach medial korrigiert und die Nadel wieder vorgeschoben. Sollte es erneut zu Knochenkontakt kommen, wird nochmals gleich vorgegangen, bis die Tiefe erreicht ist, in welcher der Triggerpunkt vermutet wird. Die Nadel liegt jetzt zwischen der Tibia und dem N. tibialis. Dabei muss langsam und vorsichtig gearbeitet werden, sodass sofort reagiert werden kann, falls ein Nerv oder eine Arterie getroffen wird. Ein Einstich in den N. tibialis würde sich, wie immer, wenn ein Nerv getroffen wird, mit stechenden (A-Delta-)Schmerzen und allenfalls einer entsprechenden neurogenen Ausstrahlung bemerkbar machen. Eine Blutung in dieser Region sollte möglichst vermieden werden, da die Gefahr eines Logen-Syndroms besteht. **Die Autoren empfehlen diese Technik ausschließlich ultraschallgesteuert anzuwenden.**

6.30.8 Selbstbehandlung

Als Selbstbehandlung wird eine gezielte Dehnung empfohlen, bei der der Fuß mithilfe eines Keils in Dorsalflexion und leichter Pronation eingestellt wird (➤ Abb. 6.87d). Das Knie muss dabei leicht flektiert sein. Die Dehnung erfolgt über eine Verstärkung der Dorsalflexion im Sprunggelenk, wobei darauf geachtet werden soll, dass die Ferse Bodenkontakt behält.

PRAKTISCHE HINWEISE

- Triggerpunkte im M. tibialis posterior sind am häufigsten für Schmerzen an der Achillessehne verantwortlich.
- Landmarken:
  - Laterale Tibiakante
  - M. gastrocnemius (medialer Kopf)
  - M. soleus
  - M. flexor digitorum longus
- Potenzielle Gefahrenzonen beim Dry Needling:
  - N. tibialis
  - A. + V. tibialis posterior
  - A. + V. fibularis
- Wichtigste Differenzialdiagnosen:
  - Achillodynie
  - Morton-Neuralgie

6.31 M. quadratus plantae

6.31.1 Anatomie, Lage und Innervation

Anatomie Der M. quadratus plantae ist ein zweiköpfiger Muskel, dessen medialer Kopf proximal an der medialen Seite des Kalkaneus ansetzt. Der etwas kleinere Kopf setzt an dessen Außenseite und am Ligamentum plantare longum an. Distal vereinen sich die zwei Köpfe und führen in den lateralen Rand der Sehnen des M. flexor digitorum longus.

Lage Der M. quadratus plantae liegt also ventral des Kalkaneus und lässt sich im Bereich der proximalen Fußsohle am besten von plantar oder medial palpieren (➤ Abb. 6.88).

Innervation Der M. quadratus plantae wird vom N. plantaris lateralis (S2–S3) innerviert.

6.31.2 Funktion und funktionelle Einheit

Aufgrund seines Ansatzwinkels an der Sehne des M. flexor digitorum longus unterstützt der M. quadratus plantae die Funktion dieses Muskels, indem er dessen Zugrichtung nach lateral zentriert. Ebenso ist er in der Lage, die Zehen auch ohne Aktivität des M. digitorum longus zu flektieren. Für die Mm. lumbricales, die distal der Sehnen des M. digitorum longus entspringen, wirkt er stabilisierend.

6.31.3 Untersuchung, Palpation und Landmarken

Die gezielte **Palpation** von Triggerpunkten im M. quadratus plantae ist nicht ganz einfach, da die Muskelfaserstruktur durch die Fußsohle kaum zu spüren ist. Für das Auffinden der aktiven Triggerpunkte ist die Mithilfe des Patienten unerlässlich. Es muss minutiös mit relativ viel Druck der gesamte Muskel sowohl von plantar durch die Fußsohle als auch von medial abgesucht werden, bis der Schmerz vom Patienten wiedererkannt wird.

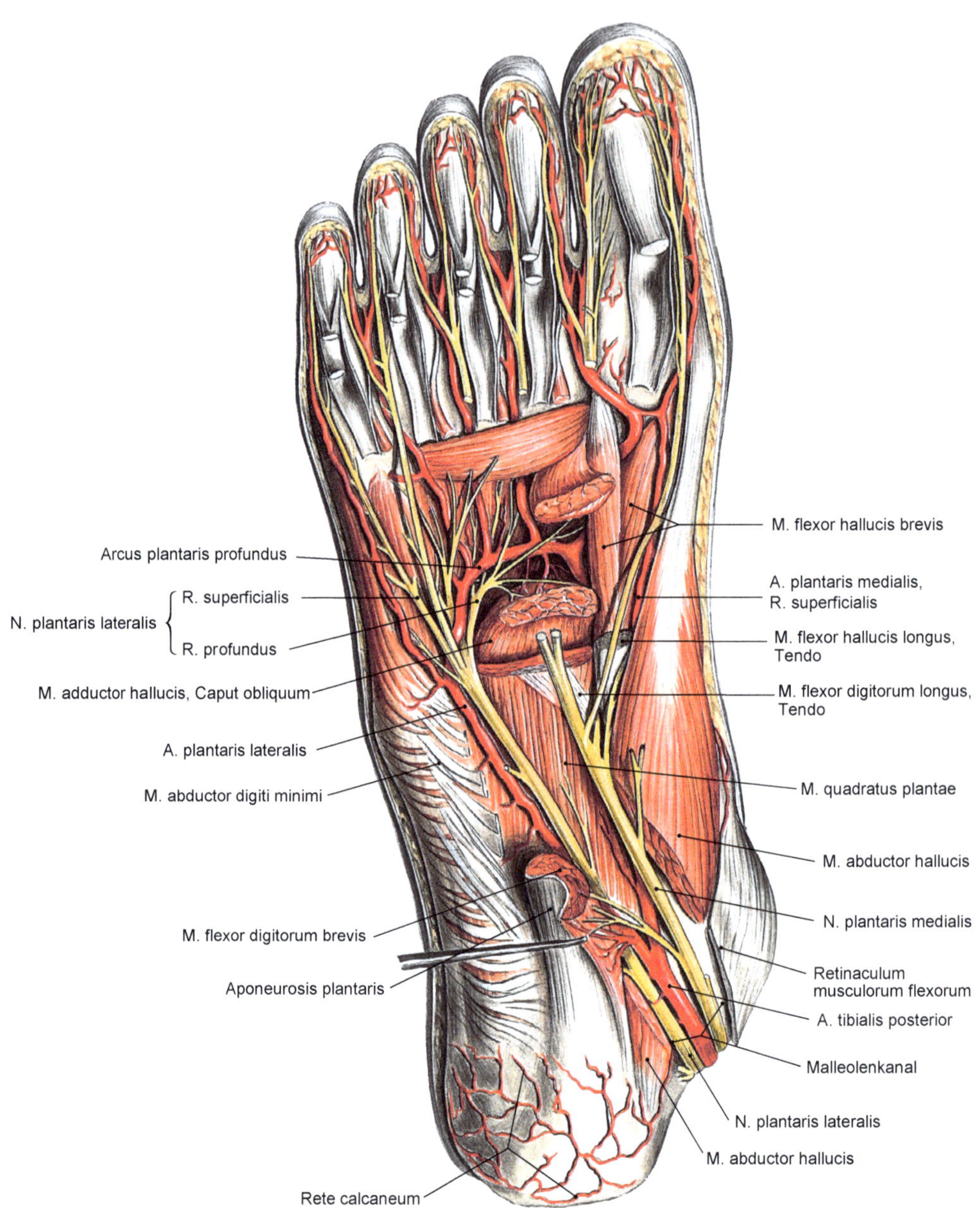

Abb. 6.88 Fußsohle; tiefste Schicht mit Arterien und Nerven des Fußes [L127]

Als **Landmarken** dienen der ventrale Rand des Kalkaneus, medial dient zusätzlich der M. abductor hallucis, der medial des M. quadratus plantae liegt, der Orientierung.

6.31.4 Aktivierung und Aufrechterhaltung von Triggerpunkten

Beim M. quadratus plantae, wie bei den meisten Fußmuskeln, gehören direkte Traumen, z. B. Quetschungen, Prellungen oder auch das Anstoßen der

Zehen, zu den auslösenden Faktoren. Frakturen der Fußknochen mit anschließender Ruhigstellung, aber auch zu enges Schuhwerk, das die Bewegungsfreiheit der Zehen einschränkt, können für die Aktivierung und Aufrechterhaltung von Triggerpunkten verantwortlich sein. Primäre Triggerpunkte der Wadenmuskulatur sind bei Fersenschmerzen oft mitbeteiligt und können ebenfalls zur Aufrechterhaltung dieser Triggerpunkte beitragen.

6.31.5 Symptome

Triggerpunkte im M. quadratus plantae haben meistens ein begrenztes Ausstrahlungsgebiet im Bereich der plantaren Ferse (> Abb. 6.89). Triggerpunkte im M. quadratus plantae gehen oft einher mit einer Fasciitis plantaris. Eine Fraktur des Os calcaneus ist auszuschließen.

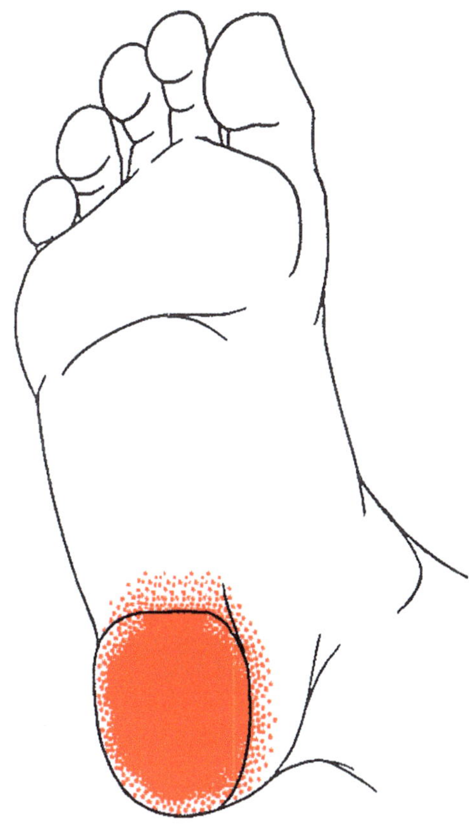

Abb. 6.89 Symptommuster, hervorgerufen durch Triggerpunkte im M. quadratus plantae [G100]

6.31.6 Manuelle Triggerpunkttherapie

Für die Behandlung der Triggerpunkte im M. quadratus plantae liegt der Patient am besten auf dem Bauch. Die Füße sind mit einer Rolle unterlagert, sodass genug Druck für die Technik I aufgewendet werden kann (> Abb. 6.90a). Gearbeitet wird direkt durch die Fußsohle. Für die Technik II kann zusätzlich mittels Dorsalextension und Extension der Zehen eine leichte Vordehnung eingestellt werden. Es wird weg vom Kalkaneus in distaler Richtung gearbeitet.

Als abschließende Behandlung nach den vorhergehenden doch meist schmerzhaften Techniken bringt die Technik III zusätzliche Entspannung in die Fußmuskulatur (> Abb. 6.90b). Die Technik IV findet hier keine Anwendung.

6.31.7 Dry Needling

In der Regel ist das Dry Needling durch die Fußsohle äußerst schmerzhaft und deshalb nicht unbedingt empfehlenswert. Für den medialen Anteil des M. quadratus plantae kann von medial, unmittelbar proximal vom Rand der Fußsohle in medialer Richtung in den Muskel gestochen werden (> Abb. 6.90c). Dabei ist aber zu berücksichtigen, dass in dieser Region auch der N. plantaris und die A. tibialis posterior verlaufen und dass der M. abductor hallucis, der medial des M. quadratus plantae liegt, meistens ebenfalls durchstochen wird.

Kommt das Dry Needling trotzdem zur Anwendung, sollte statisch und mit möglichst dünnen Nadeln (z. B. 0,16 mm Durchmesser) gearbeitet werden. Ist ein Triggerpunkt gefunden worden, verbleibt die Nadel im Muskel, bis das Krampfgefühl abgenommen hat.

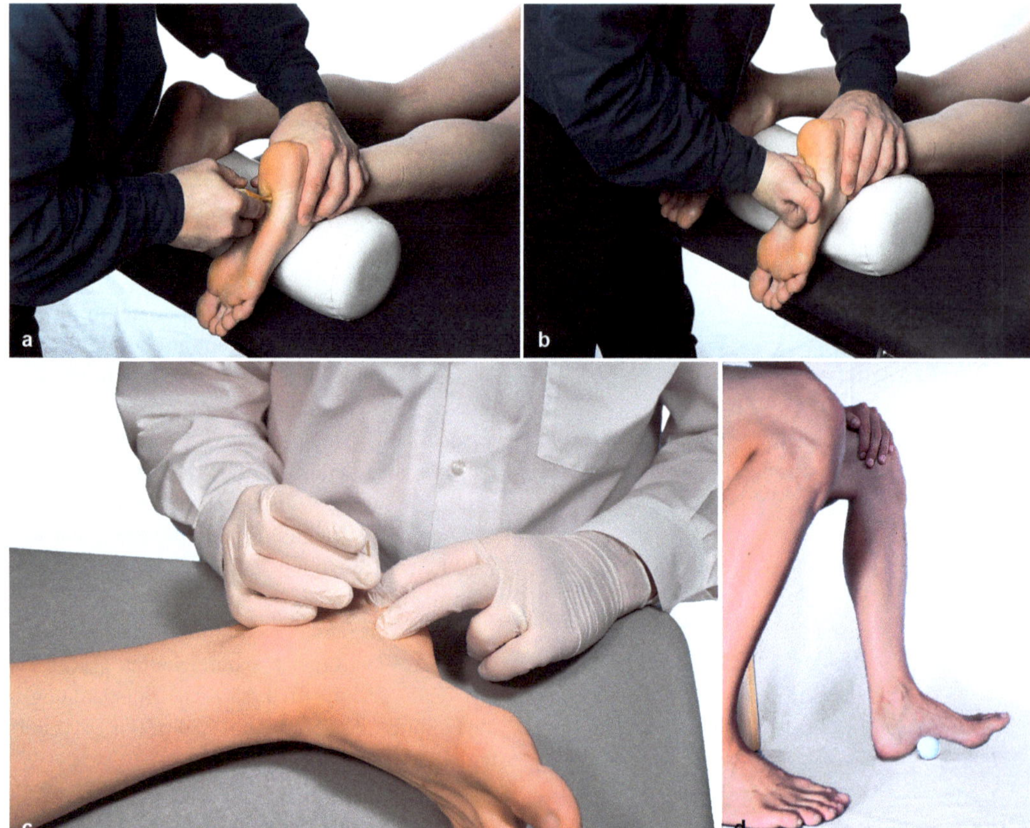

Abb. 6.90 a) Technik I/II mithilfe eines Triggerhölzchens, b) Technik III, c) Dry Needling von medial, d) Selbstbehandlung mit dem Golfball [V785]

In den meisten Fällen ist eine manuelle Behandlung vorzuziehen.

6.31.8 Selbstbehandlung

Für die Selbstbehandlung der plantaren Fußmuskeln eignet sich ein Golfball. Dazu sitzt der Patient, legt den Fuß auf den Golfball und sucht so die aktiven Triggerpunkte (➤ Abb. 6.90d). Ein moderater, statischer Druck sollte dann jeweils für ca. 1 Minute punktuell auf den Triggerpunkt ausgeübt werden. Danach wird die gesamte Fußsohle mit kleinen Bewegungen und etwas weniger Druck auf dem Ball ausmassiert.

PRAKTISCHE HINWEISE

- Triggerpunkte im M. quadratus plantae sind meistens mitbeteiligt bei plantaren Fersenschmerzen.
- Landmarken:
  - Kalkaneus
  - Sustentaculum tali
  - Basis des Os metatarsale I
  - M. abductor hallucis
- Potenzielle Gefahrenzonen beim Dry Needling:
  - Nn. plantaris medialis und lateralis
  - A. tibialis posterior
  - Die Fußsohle
  - Gelenke des Tarsus
- Wichtigste Differenzialdiagnose:
  - Fasciitis plantaris
  - Fraktur des Os calcaneus

Register

M

N

O

P

R

S

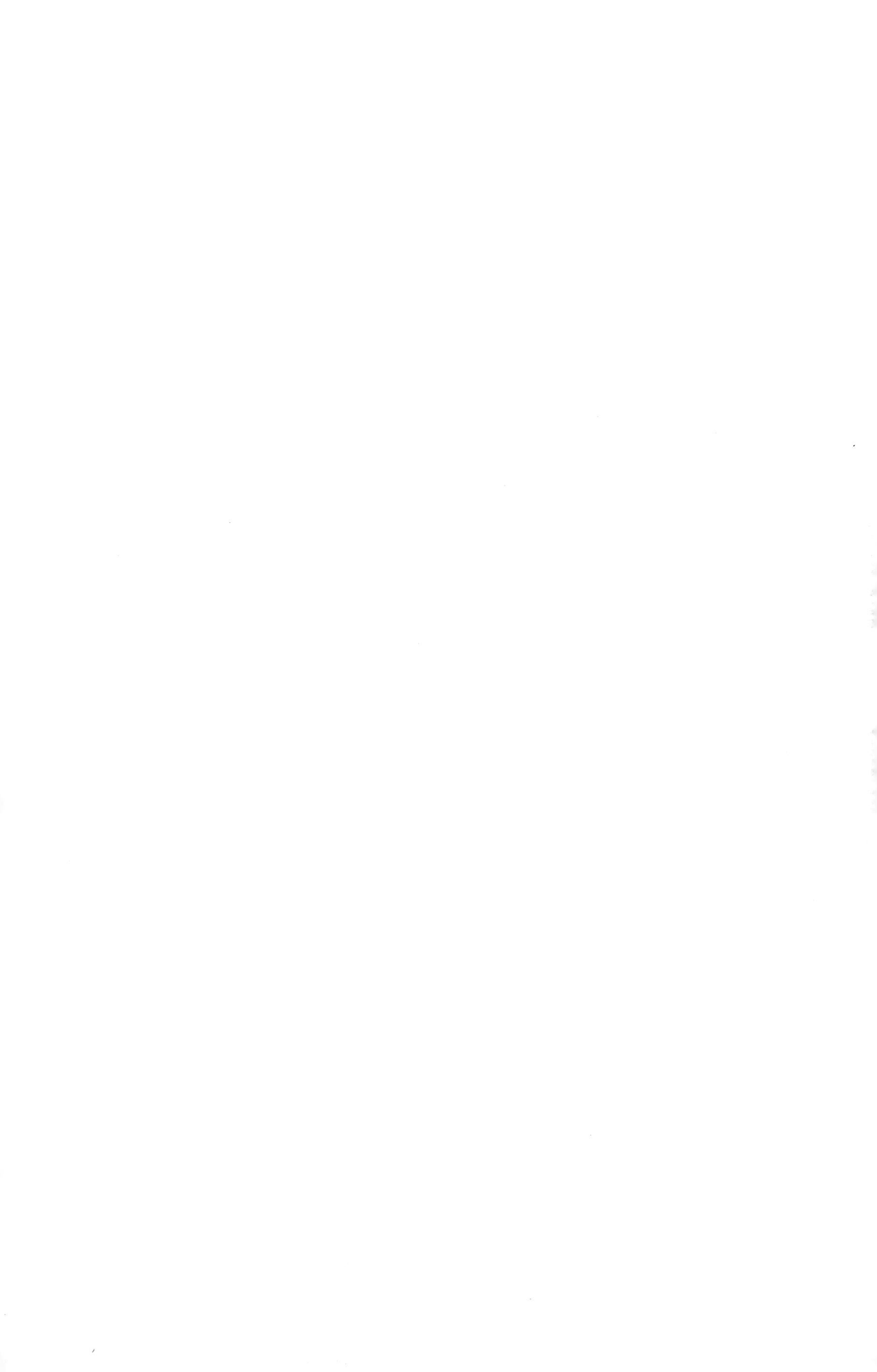

Muskel	**Landmarken**	**Potenzielle Gefahrenzonen beim Dry Needling**	**Wichtigste Differenzialdiagnosen** *(Forts.)*
Mm. longissimus und iliocostalis ➤ 6.18	Dornfortsätze der Brust- und Lendenwirbelsäule Sakrum Crista iliaca Rippen Processus mastoideus	Lunge Peritoneum und Retroperitoneum Facettengelenke	Segmentale Dysfunktionen Radikulopathien Triggerpunkte aus der tiefen autochthonen Rückenmuskulatur und dem M. iliopsoas
M. masseter ➤ 6.19	Os zygomaticus Angulus mandibulae	A. transversa faciei Rami zygomatici und buccalis des N. facialis Ductus parotideus und Glandula parotidea	Zahnerkrankungen Kiefergelenksdysfunktionen Sinusitis Triggerpunkte in den Mm. temporalis, trapezius und pterygoideus lateralis
M. temporalis ➤ 6.20	Arcus zygomatikus Fossa temporalis	A. temporalis Rami temporales des N. facialis N. auriculotemporalis N. zygomaticus	Zahnerkrankungen Arteriitis temporalis Zervikogene Kopfschmerzen Triggerpunkte in den Mm. masseter, sternocleidomastoideus, trapezius und den tiefen Nackenmuskeln
M. pterygoideus lateralis ➤ 6.21	Arcus zygomaticus Processus coronoideus Kiefergelenk	N. trigeminus N. facialis Äste der A. maxilla Kiefergelenk N. opticus	Kiefergelenksarthropathien Sinusitis („Kieferhöhlenentzündung") Tinnitus Triggerpunkte in den Mm. masseter, temporalis und sternocleidomastoideus
Mm. glutaeus medius und minimus ➤ 6.22	Spina iliaca anterior superior Spina iliaca posterior inferior Crista iliaca Trochanter major	Nn. glutaeus superior und inferior Hüftgelenk Sensible Gesäßnerven (Nn. clunei)	Radikulopathien Lumbalgie Ischialgie Bursitis trochanterica Triggerpunkte des M. erector spinae und dem M. glutaeus maximus
M. quadratus lumborum ➤ 6.23	Ilium 12. Rippe M. iliocostalis Dornfortsatz L3	Lunge Niere und Peritoneum Nervenwurzeln Facettengelenke	Diskushernien SIG-Blockierungen Ischialgie Bursitis trochanterica
M. iliopsoas ➤ 6.24	M. rectus abdominis M. obliquus externus abdominis Lig. inguinale M. sartorius A. femoralis	N. femoralis A. femoralis V. femoralis Hüftgelenk Lymphknoten	Diskopathien Entzündungen der Facettengelenke Logensyndrom/Psoasabszess